Ban C.H. Tsui
Santhanam Suresh

Springer

Pediatric Atlas of
Ultrasound - and Nerve Stimulation-Guided Regional Anesthesia

儿童超声和神经刺激器引导区域麻醉图谱

主　编　〔加〕班・C. H. 徐
　　　　〔美〕桑塔南・苏雷斯
主　译　梅　伟　张鸿飞
主　审　田玉科　徐世元

天津出版传媒集团
天津科技翻译出版有限公司

著作权合同登记号:图字:02 – 2017 – 216

图书在版编目(CIP)数据

儿童超声和神经刺激器引导区域麻醉图谱/(加)班·C. H. 徐(Ban C. H. Tsui),(美)桑塔南·苏雷斯(Santhanam Suresh)主编;梅伟,张鸿飞主译. — 天津:天津科技翻译出版有限公司,2019.4

书名原文:Pediatric Atlas of Ultrasound-and Nerve Stimulation-Guided Regional Anesthesia

ISBN 978 – 7 – 5433 – 3906 – 4

Ⅰ. ①儿… Ⅱ. ①班… ②桑… ③梅… ④张… Ⅲ. ①小儿疾病 – 局部麻醉 – 图谱 Ⅳ. ①R614.3 – 64

中国版本图书馆 CIP 数据核字(2018)第 277416 号

授权单位:Springer-Verlag GmbH
出　　版:天津科技翻译出版有限公司
出 版 人:刘 庆
地　　址:天津市南开区白堤路 244 号
邮政编码:300192
电　　话:(022)87894896
传　　真:(022)87895650
网　　址:www. tsttpc. com
印　　刷:山东鸿君杰文化发展有限公司
发　　行:全国新华书店
版本记录:889 × 1194　16 开本　24 印张　700 千字
2019 年 4 月第 1 版　2019 年 4 月第 1 次印刷
定价:248.00 元

(如发现印装问题,可与出版社调换)

主译简介

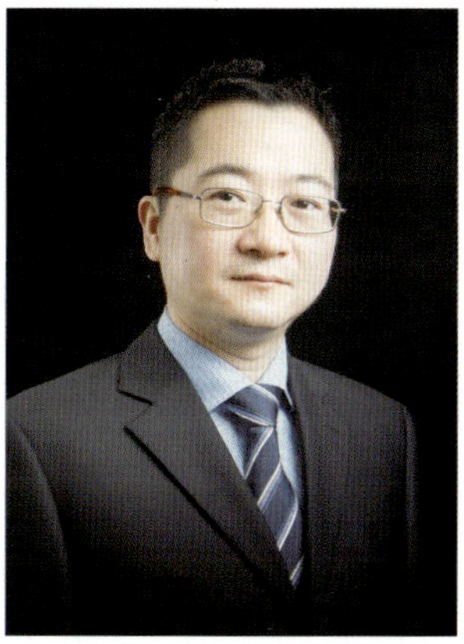

梅伟　医学博士，教授，主任医师，博士研究生导师，2012年起任华中科技大学同济医学院附属同济医院麻醉科副主任。中华医学会麻醉学分会第十一届委员会青年委员，第十二届委员会青年委员兼副秘书长。中华医学会麻醉学分会老年人麻醉学组副组长。中国医疗保健国际交流促进会区域麻醉与疼痛医学分会常务委员。湖北省医学会麻醉学分会第八届委员会委员。中国研究型医院学会麻醉学专业委员会委员。中国心胸血管麻醉学会围术期器官保护分会常务委员。中国心胸血管麻醉学会疼痛学分会常务委员。《临床麻醉学杂志》编委，《中华麻醉学杂志》通讯编委，《国际麻醉学与复苏杂志》第四届编辑委员会委员。承担国家自然科学基金3项，省部级课题3项。主编《超声定位神经阻滞图谱》(人民卫生出版社出版)。主要研究方向为神经阻滞麻醉、老年麻醉和急性疼痛。总计发表通讯或第一作者论文60余篇，其中发表于 *British Journal of Anaesthesia*, *Anesthesiology*, *Anaesthesia*, *Reg Anesth Pain Med.*, *Anesthesia & Analgesia* 等期刊发表SCI论文近30篇。

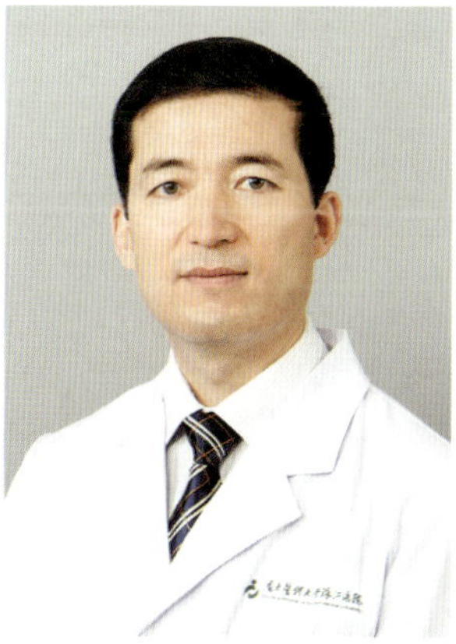

张鸿飞　博士，博士后，主任医师，博士研究生导师，广东省首批杰出青年医学人才，南方医科大学珠江医院麻醉科副主任。现为中国药理学会麻醉药理专业委员会常务委员、中国心胸血管麻醉学会脑与血管分会委员、中华医学会麻醉学分会麻醉药理学组委员、广东省医疗行业协会麻醉医学管理分会副主任委员、广东省中西医结合学会麻醉学分会常务委员、广东省医学会麻醉学分会围术期器官保护学组副组长、心脏麻醉学组副组长。担任 *Anesthesia & Analgesia* 以及《中国疼痛医学杂志》《甘肃医药》等杂志的审稿专家。主持国家自然科学基金、广东省自然科学基金等5项，在 *British Journal of Anaesthesia*、*Stroke*、*Anesthesia & Analgesia* 等期刊发表SCI及核心期刊文章20余篇，主编/主译著作6部。主要研究方向为麻醉药物的器官保护作用、危重症患者围术期血流动力学变化及目标导向容量治疗在围术期管理中的应用。

主审简介

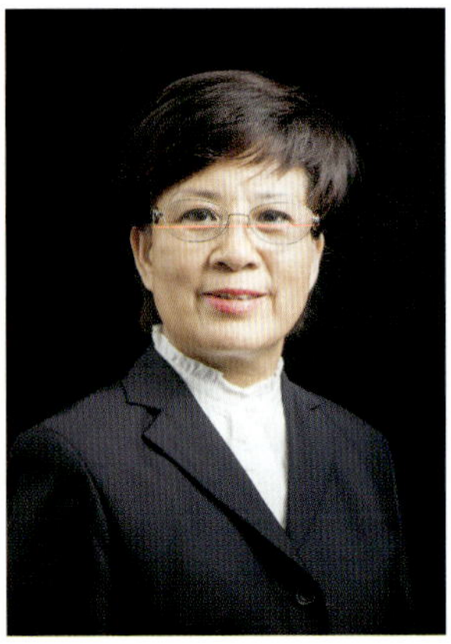

田玉科 华中科技大学同济医学院附属同济医院麻醉学研究所所长，二级教授，主任医师，博士研究生导师。曾任中华医学会理事，中华医学会麻醉学分会第八、九、十届副主任委员，中国医师协会麻醉学医师分会第二、三届常委，湖北省医学会麻醉学分会第六届主任委员、中华医学会武汉分会副会长。现为中德医学协会副理事长、中华医学会麻醉学分会顾问、中国医师协会麻醉医师分会顾问、中国女医师协会常务理事、湖北省医学会常务理事、湖北省医学会麻醉学分会名誉主委、世界麻醉医师协会联盟(WFSA)理事、德国麻醉与危重医学协会“荣誉会士”;《中华麻醉学杂志》《临床麻醉学杂志》副总编,《麻醉与监护论坛》副主编,《同济医科大学学报》(外文版)、《中国麻醉与镇痛杂志》等多部杂志编委;1992年起享受国务院特殊津贴。

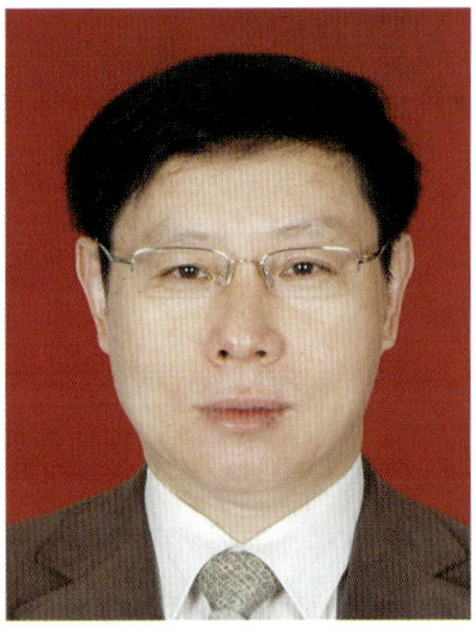

徐世元 南方医科大学珠江医院麻醉科主任，二级教授，主任医师，博士研究生导师，珠江医师奖获得者。现为中华医学会麻醉学分会委员，中华医学会麻醉学分会产科麻醉学组副组长，广东省医学会麻醉学分会第九届主任委员，中国高等教育学会麻醉学教育研究会常务理事，中国药理学会麻醉药理学分会常务委员，广东省卫计委麻醉质量控制中心副主任委员，广东省医院管理协会麻醉学分会副主任委员;《中华麻醉学杂志》编委、《临床麻醉学杂志》编委、《国际麻醉学与复苏杂志》编委、《中华神经医学杂志》特邀编委。主持麻醉药中枢与周围神经毒性机制及防治、阿片类药物急性耐受及痛敏的机制与防治、肌松药药效动力学与肌松监测方法及肌松药作用分子机制、器官血流动力学及氧与能量代谢研究。先后以第一作者或通信作者发表论文192篇，SCI收录论文43篇。参与编写专著29部，副主编专著2部，主编专著2部。近年获国家自然科学基金7项及省、部级基金10项;曾获军队或省部级科技进步二等奖与三等奖5项。

译者名单

主 译

梅 伟　华中科技大学同济医学院附属同济医院麻醉科
张鸿飞　南方医科大学珠江医院麻醉科

主 审

田玉科　华中科技大学同济医学院附属同济医院麻醉科
徐世元　南方医科大学珠江医院麻醉科

译者名单（按姓氏汉语拼音排序）

陈 森　郑州大学第一附属医院麻醉科
陈汉文　南方医科大学顺德医院麻醉科
陈惠群　东莞市人民医院麻醉科
韩 宁　沈阳安联妇婴医院麻醉科
李国才　广州中医药大学深圳医院(福田)麻醉科
鲁开智　陆军军医大学第一附属医院手术麻醉科
吕 锐　陆军军医大学第一附属医院手术麻醉科
吴 茜　华中科技大学同济医学院附属同济医院麻醉科
夏 维　华中科技大学同济医学院附属同济医院麻醉科
肖 可　成都医学院麻醉系
占丽芳　赣南医学院第一附属医院麻醉科
张 冰　新疆医科大学第三临床医学院(附属肿瘤医院)麻醉科
张 旭　桂林医学院第二附属医院麻醉科
张 玥　华中科技大学同济医学院附属同济医院麻醉科
张建峰　湖北文理学院附属医院麻醉科
赵 博　武汉大学人民医院麻醉科
郑俊奕　广州中医药大学第一附属医院麻醉科
周 萍　南方医科大学珠江医院麻醉科
周金锋　山东大学齐鲁医院(青岛)麻醉科
周祥勇　浙江大学医学院附属第二医院麻醉科
邹 平　江西省赣州市肿瘤医院麻醉科

编者名单

Alex Baloukov, MPH Faculty of Health Sciences, Simon Fraser University, Burnaby, BC, Canada

Karen R. Boretsky, MD Department of Anesthesia, Perioperative and Pain Medicine, Harvard Medical School, Boston Children's Hospital, Boston, MA, USA

Kelly P.A. Byrne, MB ChB, FANZCA Department of Anesthesia, Waikato Hospital, Hamilton, New Zealand

Bruce D. Dick, PhD, R Psych Division of Pain Medicine, Department of Anesthesiology and Pain Medicine, Stollery Children's Hospital, University of Alberta, Edmonton, AB, Canada

Bryan J. Dicken, MSc, MD, FRCSC Division of Pediatric Surgery, Department of Surgery, University of Alberta Hospital, Edmonton, AB, Canada

Derek Dillane, MB, BCh, BAO, MMedSci, FFARCSI Department of Anesthesiology and Pain Medicine, University of Alberta Hospital, Edmonton, AB, Canada

Adam M. Dryden, MD Department of Anesthesiology and Pain Medicine, University of Alberta Hospital, Edmonton, AB, Canada

Vivian H.Y. Ip, MB ChB, MRCP, FRCA Department of Anesthesiology and Pain Medicine, University of Alberta Hospital, Edmonton, AB, Canada

Glenn Merritt, MD Department of Anesthesiology, University of Colorado Hospital and Children's Hospital Colorado, Aurora, CO, USA

Peter D. Metcalfe, MD, MSc, FRCSC Division of Pediatric Surgery, Division of Urology, Department of Surgery, Stollery Children's Hospital, University of Alberta Hospital, Edmonton, AB, Canada

Michelle L. Noga, MD, FRCPC Department of Radiology and Diagnostic Imaging, University of Alberta, Edmonton, AB, Canada

Kathy Reid, RN, MN, NP Pediatric Anesthesia, Stollery Children's Hospital, Edmonton, AB, Canada

Adam O. Spencer, MSc, MD, FRCPC Vi Riddell Complex Pain and Rehabilitation Centre, Alberta Children's Hospital, Calgary, AB, Canada

Santhanam Suresh, MD Department of Pediatric Anesthesiology, Ann & Robert Lurie Children's Hospital of Chicago, Chicago, IL, USA

Heather Yizhen Z. Ting, MD, FRCPC Department of Anesthesiology and Pain Medicine, University of Alberta Hospital, Edmonton, AB, Canada

Ban C.H. Tsui, Dip Eng, BSc (Math), B Pharm, MSc, MD, FRCPC Department of Anesthesiology and Pain Medicine, Stollery Children's Hospital/University of Alberta Hospital, Edmonton, AB, Canada

Michelle J. Verrier, BA Department of Anesthesiology and Pain Medicine, University of Alberta, Edmonton, AB, Canada

Anil H. Walji, MD, PhD Division of Anatomy, Department of Surgery, Faculty of Medicine and Dentistry, University of Alberta, Edmonton, AB, Canada

中文版序言

“健康中国2030”规划纲要提出要突出解决好妇女、儿童、老年人、残疾人、流动人口、低收入人群等重点人群的健康问题。据国家统计局统计数据显示，2015年我国0~14岁儿童数量约2.42亿，总量庞大。儿童麻醉是临床麻醉中非常特殊的一个亚专业，对于需要手术的儿童，特别是全身麻醉手术，不仅要考虑如何做到充分的镇静、镇痛和肌肉松弛，更要考虑如何避免大剂量全身麻醉药物带来的潜在毒副作用。理论上讲，区域麻醉无论是作为主要麻醉手段还是全身麻醉辅助，在控制手术应激和术后疼痛方面，均有其独特的优势，区域麻醉对发育期中枢神经系统影响甚微，这一优势在儿童中尤为突出。过去由于技术手段限制，区域麻醉穿刺多用解剖定位盲法穿刺，由于儿童个体差异大，加之配合度有限，出于安全性顾虑，区域麻醉在儿童的临床使用实际上受到诸多限制。近年来随着超声和神经刺激器技术的普及和推广，区域麻醉技术在儿童患者中有了较大发展。由于儿童周围神经位置相对于成人更表浅，更容易利用高频超声探头清晰显像，因此理论上使用超声引导阻滞技术有更大优势。由Ban C.H. Tsui和Santhanam Suresh主编的《儿童超声和神经刺激器引导区域麻醉图谱》一书，是儿童超声和神经刺激器引导区域麻醉领域最专业的参考书之一。本书分为11部分，包含仪器、设备和药品准备，基础解剖知识，儿童区域麻醉特点，各部位区域麻醉的具体操作方法和流程等内容，介绍了儿童超声和神经刺激器引导区域麻醉的方法，其内容翔实丰富，更重要的是详细讲解了儿童和成人超声和神经刺激器引导区域麻醉的各自特点。

华中科技大学同济医学院附属同济医院梅伟教授和南方医科大学珠江医院张鸿飞教授，组织国内在区域麻醉方面有实践经验的中青年麻醉医生，对全书进行了高质量的翻译。该书主译者为国内践行区域麻醉的中青年技术骨干，主审为国内麻醉学专业资深专家。本书翻译组织工作比较新颖，参译者既有国内大学教学医院学科带头人或技术骨干，也有通过“新青年麻醉论坛”平台召集的国内在区域麻醉上有临床经验且富有热情的中青年麻醉医生，充分体现了国内广大一线临床麻醉科医生继承和发扬老一代麻醉学家精神，热爱学习、刻苦专研的专业精神。全书在字面翻译上做到了“信”“达”“雅”的要求，在图片的注解上做到了与原版同品质的水准，是一本非常难得的儿童麻醉亚专业参考书。在此向国内麻醉同道推荐本书，希望能帮助麻醉同行学习和掌握这门新的麻醉专业核心技术，促进该技术的推广和普及，并规范操作流程，提高儿童手术麻醉安全和围术期管理质量。

薛张纲

2018年7月27日

中文版前言

为国内同道及时了解和学习麻醉学专业知识、技术等最新进展，把握学科发展方向，提高临床、科研和教学水平；同时帮助各级医院麻醉学科青年医生快速成长，在国内麻醉学界颇具影响力、已经成立十年的“新青年麻醉论坛”在2016年初特别组建了新青年麻醉文献编译组，实施麻醉学科科研群星计划，负责关注、搜集、翻译、分享国内外最新前沿知识、麻醉学科热点、麻醉学科资讯动态等，成员来自全国各大医院，均为具有一定临床麻醉与科研经验及英文功底的青年才俊。在国内麻醉学界知名专家的鼓励与支持下，从今年初开始由我和梅伟教授牵头，着手将这本《儿童超声和神经刺激器引导区域麻醉图谱》翻译出版。

本书重点介绍如何使用超声和神经刺激器技术实施儿童区域麻醉。书中各章采取循序渐进的方式介绍区域阻滞相关的理论知识和操作方法，包括穿刺方法、病例分析、临床经验和不适反应的调整等。书中提供近400幅珍贵图片，包括超声图像、MRI图像、解剖结构图和流程图，目的是帮助读者尽快掌握儿童神经解剖结构及最佳区域麻醉方案。值得一提的是，本书不仅侧重介绍常用的临床操作方法，还包括最新的研究进展，同时结合病例强调动态和系统的扫描技术，旨在提高儿科及其相关亚专业麻醉医生的理论及操作技能。

本书具有以下特点：所有原著作者均为儿童麻醉领域的国际权威专家；重点介绍了超声和神经刺激器这两种已被证明可提高麻醉成功率的技术；囊括了与区域麻醉相关的儿童解剖学内容；详述了麻醉儿童患者时所遇到的有关设备、疼痛评估、局部麻醉药理学和患者安全因素等问题及其处理方法。

本书内容丰富，图表清晰，表达准确，弥补了国内目前已出版麻醉学书籍中的相关空白，可使广大麻醉科医生开阔视野、拓宽知识面。期望本书有助于广大麻醉科医生知识更新，提高专业理论及技术水平，促进学科发展。

感谢华中科技大学医学院附属同济医院田玉科教授与南方医科大学珠江医院徐世元教授承担了本书的主审工作，作为国内知名的麻醉学专家，其高屋建瓴、严谨求实的专业精神值得我们学习。

本书的引进、翻译及出版，得到了天津科技翻译出版有限公司的大力支持，感谢赵媛媛编辑，其认真负责的工作态度令人钦佩。

最后，我要感谢本书所有译者，正是他们精益求精的专业精神和求真务实的工作态度才使本书得以顺利出版。尽管本书译者均具有相当的临床知识和文字功底，但在理解翻译上难免有不足之处，希望广大读者不吝指正，以期再版时及时修订。

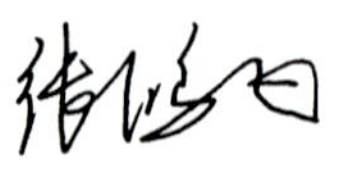

序言

在过去的30年中，儿童区域麻醉技术已趋于成熟。如今有关疼痛反应对发育的影响、局部麻醉药理学、婴幼儿的区域麻醉技术的应用经验正在迅速增长。来自临床试验注册中心关于区域麻醉的安全性和有效性的文献也在迅速增加。30年前，全世界大多数儿科中心只有少数手术采用区域麻醉。而如今，儿童区域麻醉技术已经在世界范围内广泛应用，并成为儿童麻醉与镇痛管理的重要组成部分。在发达国家的儿童医疗中心，区域麻醉作为多模式镇痛的重要组成部分，旨在缓解术后活动时的疼痛，减少阿片类药物的使用，从而降低阿片类药物的毒副作用；促进患者早期运动、早期进行肠内营养，以及早日出院。一些关于婴儿和幼龄动物的初步研究表明，区域麻醉可能对预防手术创伤对中枢神经系统的长期改变产生一定影响。在资源配置匮乏的条件下，基于成本、安全、减少术后重症监护等方面的考虑，区域麻醉经常被作为儿童手术的主要麻醉方式。面对全身麻醉药对大脑发育影响的争论，区域麻醉在减少新生儿、婴儿和幼儿全身麻醉药物用量和全身麻醉药暴露时间等方面发挥着越来越重要的作用。

作为儿童区域麻醉领域的先驱，Ban C.H. Tsui 和 Santhanam Suresh 共同合作编写了这本精品教科书。在过去的20年里，两位编者都在该领域取得了重要的创新，并在继续创新，指导新一代的研究人员和临床医生。

本书在许多方面堪称佳作。作为一本图谱，可谓一流。它采用解剖图谱、表格、图片和超声图像相结合的方式巧妙地引导读者。引言部分概述了神经刺激和超声物理原理，对临床医生而言，既复杂又高度实用。“超声在临床实践中的应用”一章以清晰并且实用的方式介绍了一套极具临床价值的理论。论述疼痛评估、药理学和并发症的章节内容实用，并且经过更新。第3部分涵盖了人体各区域的临床解剖学与区域麻醉的相关性。通过这些章节正确的细节层次和重点强调，使得书中内容描述更加准确和突出。第4至第10部分正是建立在上述基础上，讨论了如何全方位地进行区域麻醉。没有任何一本成人或儿童教科书会给出如此明确的关于如何实施阻滞操作、如何解决问题、如何避免误区、如何分析和解决临床问题的指导。通过这些章节的学习，我们将在区域麻醉的科学性与艺术性之间获得高度平衡。每一章都列出了权威的参考文献。

总而言之，本书是一本全面的图谱，但真的不止于此：它是迄今为止儿童区域神经麻醉的权威教科书。

Charles Berde, MD, PhD

美国哈佛医学院波士顿儿童医院儿科麻醉教授

前言

Tsui 在 2007 年与 Springer 出版社合作出版了第一部针对成年患者的超声引导下区域神经阻滞教科书，命名为《超声和神经刺激器引导下的区域麻醉图谱》。此后，诸多针对成年患者的类似书籍和图谱相继出版。在过去几十年中，尽管区域麻醉取得了长足发展，但是目前仍然没有针对儿童患者的超声和神经刺激器引导区域麻醉的教科书和(或)图谱。

在此次筹备第一部儿童超声和神经刺激器引导区域麻醉教材的过程中，我们首先召集了朋友和同事们作为本书的作者。与成人患者情况相似，儿童区域麻醉长期以来被看作是一门"艺术"，大多数人认为仅少数经验丰富的儿科麻醉医生能成功驾驭该技术。约在 30 年以前，神经刺激器技术的引入使区域麻醉更像一门"科学"。然而，神经刺激器也有其局限性；这项技术依赖电脉冲刺激神经产生生理反应，并且该反应在不同个体之间存在着较大的差异。神经刺激器引导也受很多其他因素的限制，包括注射液的属性、生理体液(如血液)和疾病。虽然如此，但现已证明它是可将针尖送至神经组织附近的一种有效的和客观的方法，具有一定的可靠性。令人惊讶的是，神经刺激器的引进并未提高人们对区域麻醉的兴趣，尽管该技术对传统神经阻滞技术有帮助。对于儿童患者更应采用神经刺激器技术，因为操作时患儿多处于深度镇静和(或)全身麻醉状态，通常不能对神经阻滞的效果提供准确的反馈。

超声成像应用是区域麻醉技术最令人兴奋的进展之一。这是 100 多年以来我们首次可以直接看到想要阻滞的神经。与神经刺激器不同，我们预见超声将促进麻醉医生更多地实践区域麻醉。我们必须牢记，超声影像是间接的且依赖个人辨识能力，该能力与操作者的经验、培训状况以及他们获取经验和接受培训的机构有关。虽然一些人具备解释超声图像的天赋，但这毕竟是少数。掌握超声引导下区域麻醉有一条重要的学习曲线。此外，现已证实，联合应用超声和神经刺激器可以提高神经阻滞的成功率，这就意味着学习和掌握这两种技术才能达到共同的目标。这也是成人图谱中描述和解释这两项技术优势的主要原因。

我们期待成人图谱激励读者将超声(和神经刺激器)技术应用于临床实践并逐渐成为更加出色的区域麻醉医生。与成人图谱相比，本书的主要目标是缩短与儿童区域麻醉应用有关的学习曲线。对于那些已经熟练掌握并接受过儿童区域麻醉训练的麻醉医生来说，本书也许会帮助他们丰富相关知识，对此领域有更深入的理解和认识。本书的最终目标是将体表标志、神经刺激以及超声引导技术在区域麻醉中的应用有机融合，同时提高对患者的服务质量。

本图谱的编写模式与成人图谱的编写模式相似。前面几章以超声和神经刺激方面的知识开头。同时讨论了儿童区域麻醉的设备及设置。第 4 章讲述的是本书最重要的知识，包括应用超声实施儿童区域麻醉的许多实用的观点和方法。与成人超声区域麻醉图谱一样，本书有一个章节专门讨论了区域麻醉电刺激的基本概念和物理原理。在临床章节中，读者可以找到一些实用的表格和流程图，它们详细描述了如何使用电刺激一步步地找到神经，以及在神经刺激器诱发预期肌肉反应或非预期反应时的处理要点。本书还有一章介绍了如何在超声引导下放置神经导管进行连续的神经阻滞。本章介绍的方法也同样适用于成年人。

同理，区域麻醉成功实施的基础是丰富的解剖知识，因此解剖学是本书的核心内容。正如现代区域麻醉之父 Gaston Labat 所述："解剖是整个区域麻醉概念形成的基础。任何想在区域麻醉领域有所建树的人都必须透彻地学习解剖学基础。"一个世纪前的这些观点在当今依旧正确。因此，本书有 6 个连续章节讨论了区域麻醉相关的儿童解剖，每个图表和插图都会向读者展示身体某个部位全面系统的解剖知识。在临床章节中，有插图来简要描述相关解剖。在缺乏现成的儿童尸体解剖资料时，我们利用成人的解剖软件获取横断面图像以显示系统解剖，我们尽可能用 MRI 和超声观察儿童患者，以获得相应阻滞区域的详细图像。随后的内容描述了如何实施超声引导下区域阻滞。相应章节描述并图示了探头的定位，具体穿刺技术的应用，如何使用神经刺激器，以及术前和术后局部麻醉的应用方法。这种序贯的章节编排方式让读者感到更贴近临床实际应用。

书中所用的图像均源自我们日常的临床实践，新手们在使用超声进行区域阻滞时亦可实现。我们有意不去关注偶然才能获得的解剖完美的超声图像，相反，书中大多采用平时常见的有代表性的图像。与成人图谱一样，在获得患者知情同意的情况下，采用 MRI 图像进一步阐述神经解剖和周围解剖结构的关系。我们尽可能在书中提供了实施超声引导下神经阻滞时需关注的神经、血管、骨骼、肌肉以及其他组织结构关系的示意图。对于超声图像，我们提供了未标记和标记的图像，同时用一个图表显示超声探头的位置。未标记的图像可以让读者免受标记的干扰，更熟悉真实的临床图像。根据以往的经验，同步展示未标记和标记的超声图像可作为新手学习超声阻滞的有效学习工具。

由于超声引导下区域麻醉仍然是一个新兴的领域，文献中关于如何更好地使用该技术的新观点也在不断地更新。本书中，我们主要介绍最常用的方法，并补充了一些内容(包括临床经验和注释)，也有一组文献或专著报道的非常规方法。这可以让读者尝试和选择最适合患者需求的方法。全书着重强调动态和系统的扫描技术。与成人一样，在儿童患者的操作中，超声识别邻近显著解剖标志(即血管)是定位目标神经的第一步。从解剖标志开始，将图像移到相关的神经结构，然后"追溯"到想找的局部阻滞点。根据我们的经验，该方法优于在没有任何熟悉的定位标志引导的情况下盲目寻找目标神经。由此可知，动态定位法再次强调了解剖学知识是区域麻醉成功的重要基石。

几乎可以肯定的是，麻醉医生首次使用超声行区域麻醉时，如何利用这项技术来辨别神经结构以及针尖如何准确定位会遇到不同的困难。多数情况下，这些困难会给他们带来挫折和失败感，这可能会阻止许多麻醉医生在坚持提高自身技术并在实际操作中使用该项技术。特别是儿童区域麻醉，一般情况下儿童相对于成人配合度低，解剖结构更小，在某些情况下甚至发育尚未完善。我们期望，该书中描述的概念和方法将缩短那些希望将区域阻滞纳入其临床实践的儿童麻醉医生的学习曲线。最后，对于所有希望掌握这门先进技术以指导临床实践的区域麻醉医生们，本书提供了有用的深造课程及资源。

Ban C. H. Tsui, MSc, MD, FRCPC
Santhanam Suresh, MD

致 谢

我们衷心地感谢在准备这本书期间给予支持、辛勤工作和贡献的以下人士。Tsui 博士的研究经理，Gareth Corry 博士辛勤工作，花费了大量额外时间组织本书的材料。他的持续协助和组织加快了我和同事们的写作和编辑过程。同时，我们也要感谢一群学生(医学生、学者及助理研究员)，包括 Natalie Chua、Kim Cochrane、Jason Ha、Sarah Henschke、Alex Kwan、Danika Leung、Paul Li、Jennifer Pillay，以及艾伯塔大学的 Jenkin Tsui 和西北大学的 Amod Sawardekar，在过去 5 年协助组织章节内容、图片标志，以及材料写作方面做出的贡献。感谢艾伯塔大学麻醉与疼痛科主任 Mike Murphy 博士提供的支持与鼓励。感谢艾伯塔大学影像与放射诊断科的 Michelle Noga 博士在协助获得医院的 MRI 技术和操作方面给予的大力支持。我们也感谢哥伦比亚大学放射学住院医生 Teresa Liang 所做的工作，他努力收集了本书中使用的 MRI 图像。我们还要感谢 Ecole Polytechnique Fédérale de Lausanne, Switzerland, Visible Human Web Server (http://visiblehuman.epfl .ch) 为本书提供的解剖切片。来自艾伯塔大学医院、Stollery 儿童医院、芝加哥西北大学 Lurie 儿童医院的医护人员为患者的护理、教学和科研提供了良好的环境，直接推动了区域麻醉临床实践的发展。艾伯塔传统医学研究基金会临床学者奖允许 Tsui 博士从事该项目并对他的学术工作提供了支持。Springer 对启动该项目提供了财务支持和帮助，非常感谢来自 Springer 的 Shelley Reinhardt 和 Michael D. Sova 为这个项目提供的专业知识和帮助。

Ban C.H. Tsui, MSc, MD, FRCPC

Santhanam Suresh, MD

我们想把本书献给我们的患者、老师、学生和家人。此外,Dr.Tsui 特别想表达他最深切的谢意,感谢他的父亲 Woon-Tak Tsui 在学术生涯中所给予的巨大鼓励,他在本版的编写过程中突然失去了父亲。

Ban C.H.Tsui,MD
Santhanam Suresh,MD

献给生命中的真爱,我的妻子 Eliza,还有我的孩子 Jenkin 和 Jeremy。没有他们的支持和理解,我不可能完成这个要求很高的作品。我要将这部作品献给我的父母,Woon-Tak 和 Kau-Wan,感谢他们在我的一生中给予的爱和指导。

Ban C.H.Tsui,MD

我想把本书献给我的家庭:我的妻子 Nina,我的孩子 Aneesha,Sunitha 和 Madhav,他们给了我一生中最大的灵感和爱;我的母亲 Chandra Santhanam 一直是我的忠实支持者;纪念我已故的父亲 R.Santhanam,他对我们家庭非凡的爱和奉献促进了我的成长。我要感谢 Ann 和 Robert H.芝加哥的鲁里儿童医院儿童麻醉系的所有人员,他们的支持对于本书的出版至关重要。最后感谢我的朋友和同事 Ban C.H.Tsui,他的奉献和努力成就了本书的出版。

Santhanam Suresh,MD

目　录

第 1 部分

神经刺激器与超声引导下实施区域麻醉所需的设备与技术

第 1 章

区域神经阻滞的场地设置、设备和监护

Vivian H.Y. Ip, Ban C. H. Tsui

1.1 儿童和成人之间区域阻滞的差异

儿童和成人之间存在着明显差异，并会对区域阻滞技术造成影响。为了解儿童区域麻醉所用的设置和设备，有以下几点必须明白。

(1)儿童不理解一直躺着不动对于整个过程的重要性。

(2)儿童无法沟通或辨别感觉异常、疼痛或注射压力感。

(3)儿童的解剖结构更小，彼此间分布更紧密且靠近邻近血管。

(4)儿童的目标神经更浅表。

(5)儿童的血浆蛋白结合浓度较低，特别是在低龄儿童中。

为了解决这些差异，儿童区域麻醉一般在深度镇静或全身麻醉下进行。这种做法在成人区域麻醉时存在争议，但在儿童患者中被广泛接受，主要是由于上述差异的原因。该做法也促进了神经刺激器、超声和注射压力监测等其他技术的发展，以降低神经损伤风险。

进行区域麻醉时，器械应适合患者体形。特别是穿刺针的尺寸必须适合儿童体形。这有利于实施阻滞(往往在浅表神经)时对穿刺针的更好控制。SLA"曲棍球棒"(25mm，6~13MHz)型探头可以良好地分辨浅表结构且占用空间小，是一种很好的超声换能器。这些是儿科超声引导下区域阻滞的基本特征。

1.2 阻滞操作的场地和监护

进行儿童区域麻醉时，需要集中精神并关注每一个细节。需要一个安静的环境，并确保所有区域阻滞和复苏所需的药物和设备均处于随手可用状态，这对实施儿童区域麻醉至关重要。诱导间是一个理想的场所，患者可以提前接受镇静或麻醉，并在进入手术间前实施区域阻滞。然而，不同的医院可用的空间和设置可能不同。对于成人患者，为缩短周转时间，往往会设置专门的阻滞区域来提供理想的环境；而对于儿童患者来说，这类区域可能是不必要的，因为绝大多数儿童患者在区域麻醉之前会接受全身麻醉。另外，因为儿科区域阻滞是为了镇痛，所以阻滞起效的时间也不像用于手术麻醉那么重要。

助手应该接受过区域麻醉相关培训，并具有监护镇静或全身麻醉状态下儿童患者的经验，这对整个过程中监护患儿、操作神经刺激器，以及协助注射等都非常重要。

除了麻醉场地外，在操作间准备好所有设备、药物和监测仪器都很重要。最好的方法是用标志好的储物车(图 1.1)收集所有必要的设备和药物，这样有条理性且易于识别。

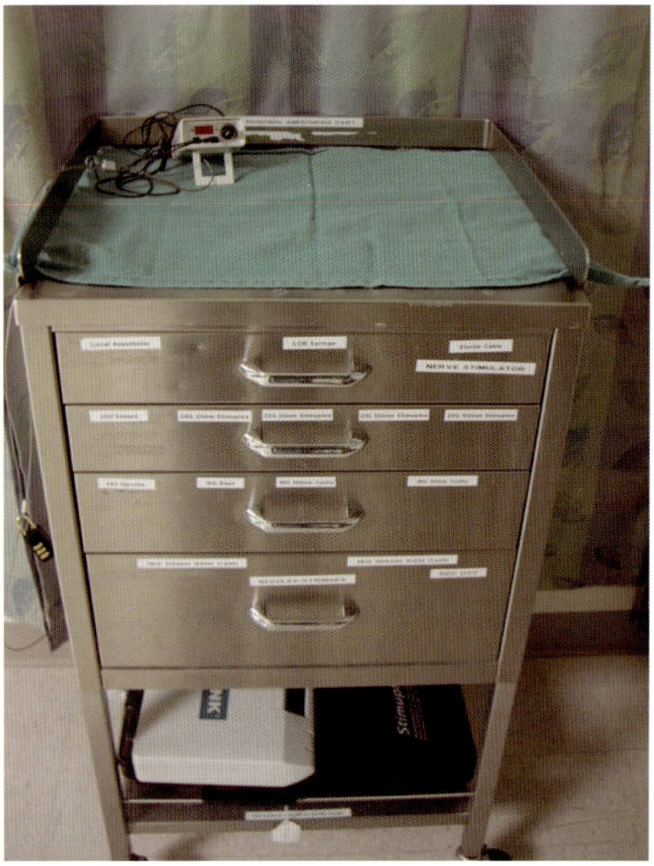

图 1.1　设备储物车上要有设备、辅助材料和药品的清晰标志。

以下列举了该储物车中的物品。

1.2.1 一般设备

(1)皮肤消毒液。

(2)海绵或纱布。

(3)消毒巾。

(4)标记笔和直尺,用于标记和定位。

(5)不同型号的注射器。

(6)不同型号的针,用于皮肤浸润,抽取 5%葡萄糖、局部麻醉药、镇静药或者全身麻醉诱导药物。

(7)对于儿童患者,大多数区域阻滞可在不使用肌肉松弛剂的全身麻醉下实施。而对于能合作的大龄患儿,可以选择以下的镇静或催眠药物。

• 咪达唑仑。肌内注射或静脉注射:0.1~0.15mg/kg 最高可达 0.5mg/kg,静脉注射负荷剂量为 0.05~0.2mg/kg,时间为 2~3 分钟。或以 0.06~0.12mg/(kg·h)的速度开始持续输注。

• 丙泊酚。静脉注射:1~2mg/kg 镇静,然后以 100~150μg/(kg·min)持续输注。

• 短效阿片类药物:

—芬太尼。静脉注射镇静:1~2μg/kg,然后以 0.5~1μg/(kg·h)静脉输注。

—瑞芬太尼。静脉注射:2~18 岁,1μg/kg,时间为 30~60 秒,然后以 0.05~0.1μg/(kg·min)持续输注。所有的镇静药物需根据反应调整剂量。

• 几种不同浓度的常用局部麻醉药,如有必要,加上 50mL 袋装或瓶装的生理盐水,用于稀释药物。

• 所有局部麻醉药应和静脉药物分开保存。

1.2.2 急救药物和复苏设备

(1)尽管应用超声可以减少神经阻滞所用局部麻醉药的用量,但是使复苏设备和药物时刻处于备用状态仍属必要。

(2)由于分布容积更大(以体重为依据),儿童对局部麻醉药的耐受性更高,这增加了达到中毒剂量的阈值。然而,在小于 6 个月的新生儿中,由于与局部麻醉药结合的血浆蛋白(又称血清类黏蛋白)浓度较低,使血浆未结合局部麻醉药浓度增高,这会导致局部麻醉药中毒剂量的阈值降低。

1.2.3 复苏设备

(1)供氧装置,鼻导管和面罩。

(2)选择不同型号的口咽通气道、面罩、喉罩和气管导管。

(3)喉镜(Macintosh 和 Miller 喉镜片)和橡胶弹性探条。

(4)急救用呼吸器。

(5)吸引器。

(6)不同型号的静脉套管针。

(7)除颤仪也应处于备用状态。

1.2.4 复苏药物(静脉注射剂量)

(1)阿托品(0.02mg/kg)。

(2)肾上腺素(0.01mg/kg)。

(3)琥珀酰胆碱(2mg/kg)。

(4)麻黄碱(1~12 岁:0.2~0.3mg/kg;12~18 岁:2.5~5mg)。

(5)格隆溴铵(5~10μg/kg)。

(6)20%脂肪乳剂[负荷剂量为 1.5mL/kg,注射时间为 1 分钟,接着以 0.25mL/(kg·min)持续输注;如自主循环未恢复,负荷剂量每 5 分钟可重复 1 次](见第 7 章和第 8 章)。

1.2.5 监测

在镇静或全身麻醉诱导前应常规建立监测，包括如下。

(1)心电图。

(2)无创血压。

(3)脉搏氧饱和度。

(4)二氧化碳描记。

(5)终末潮气量监测。

1.2.6 神经阻滞和置管设备

有各种各样不同的穿刺针用于单次神经阻滞，以及 Tuohy 针用于外周神经置管。用于单次神经阻滞的穿刺针通常有一个阴性接头用于连接神经刺激器，和一个延长管用于回抽及注射 5% 葡萄糖或局部麻醉药。用于导管置入的 Tuohy 针也有延长管用于连接注射器。

1.2.7 穿刺针

1.2.7.1 穿刺针针尖设计

钝性穿刺针(图 1.2)降低了神经损伤的风险并可提供更好的刺穿筋膜时的突破感。但是，如果针尖太钝，使用者可能必须用额外的压力才能刺穿筋膜，这可能导致刺穿神经。

长斜面的穿刺针在神经内穿刺时，增加了损伤神经和血管结构的风险。

对于连续神经阻滞，常用的穿刺针如下。

(1)Tuohy 穿刺针(图 1.3)，18G(20G 导管)或 20G (22~24G 导管)。这些和硬膜外麻醉用的穿刺针相同。

(2)Sprotte 专用套管针(图 1.4)有一个边缘平滑的侧孔以防止剪切导管，还有一个防损伤尖部。

(3)短平面针(图 1.5)用于平行神经置入导管。

1.2.7.2 穿刺针长度

穿刺针长度的选择取决于阻滞的类型和儿童体形。使用超声有助于确定目标神经的深度。一些穿刺针具有厘米刻度(图 1.6)可以显示刺入组织的深度。选用所需神经阻滞最短的穿刺针以便更好地掌握和操作。可用穿刺针的范围举例如下。

(1)25mm(ProBloc SC® by Life-Tech INC.，Texas，USA; Arrow，Reading，PA)。

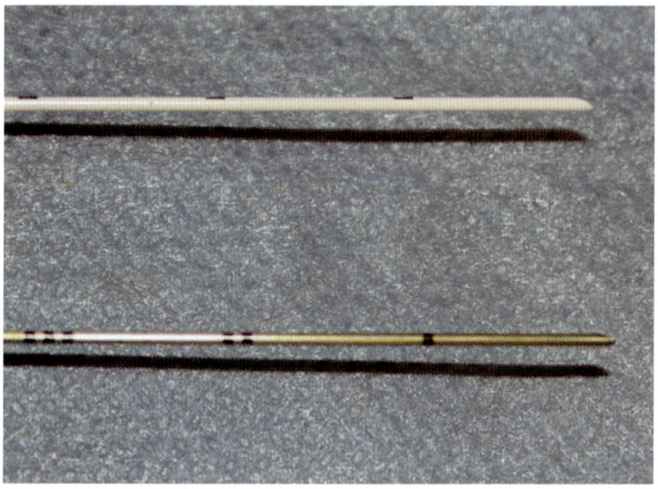

图 1.2 用于单次神经阻滞的钝性穿刺针。

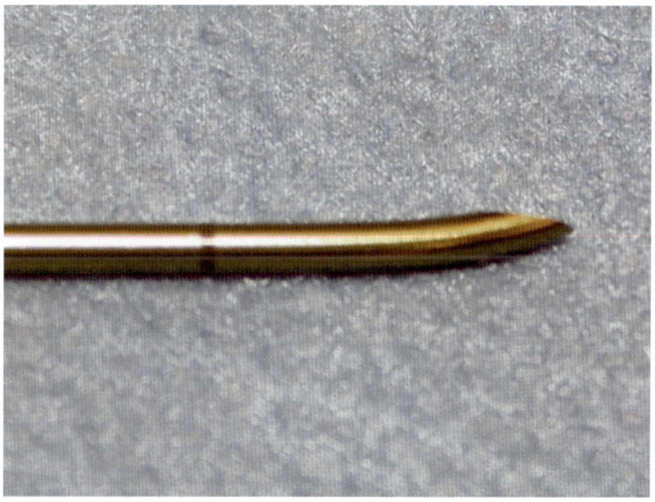

图 1.3 用于连续外周神经阻滞的 Tuohy 穿刺针。

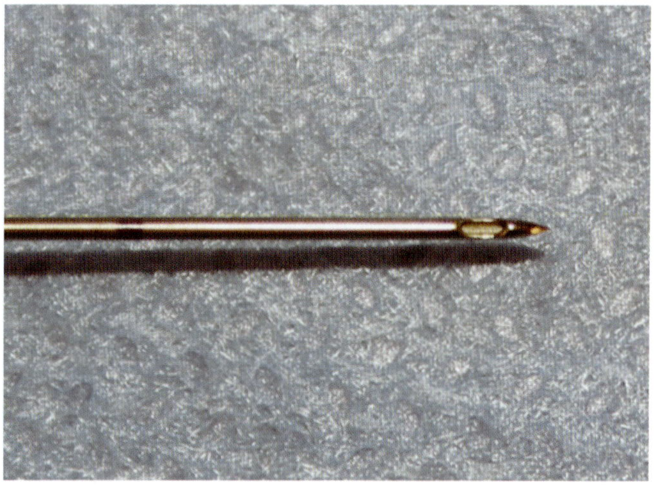

图 1.4 Sprotte 专用套管针具有一个边缘光滑的侧孔和一个防损伤尖部。

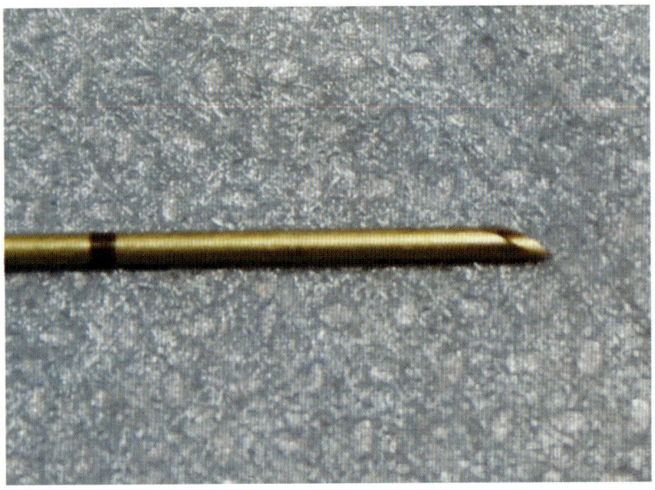

图 1.5 平行神经置入导管时使用的短平面针。

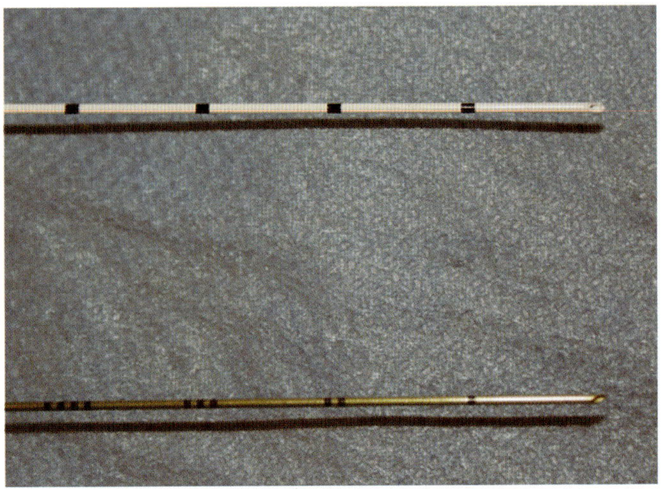

图 1.6 穿刺针长轴上的厘米刻度可用于测量穿刺深度。

(2)30mm(Life-Tech INC.,Texas,USA; Pajunk,Geisingen,Germany; B Braun,Melsungen,Germany)。

(3)40mm(ProBloc SC® by Life-Tech INC.,Texas,USA)。

(4)50mm(Life-Tech INC.,Texas,USA; Pajunk,Geisingen,Germany; Arrow,Reading,PA)。

1.2.7.3 穿刺针型号

(1)对于单次外周神经阻滞,通常会使用 22G 的绝缘穿刺针,尽管 25G 的穿刺针也是可用的。

(2)对于置入导管,20G~21G 和 24G 的导管可分别通过 18G 和 20G 的 Tuohy 针置入。

1.2.7.4 其他穿刺针设计

另外的一些穿刺针可产生回声(例如,Stimuplex®,B Braun,Melsungen,Germany),或具有类似墙角石反射形成的点状回声(例如,SonoPlex®,Pajunk,Geisingen,Germany)(图 1.7),使穿刺针在超声下能更好地显影。

1.2.8 外周神经置管

具体方法见第 5 章。

1.穿刺针内置管

有两大类导管:刺激型导管和非刺激型导管。刺

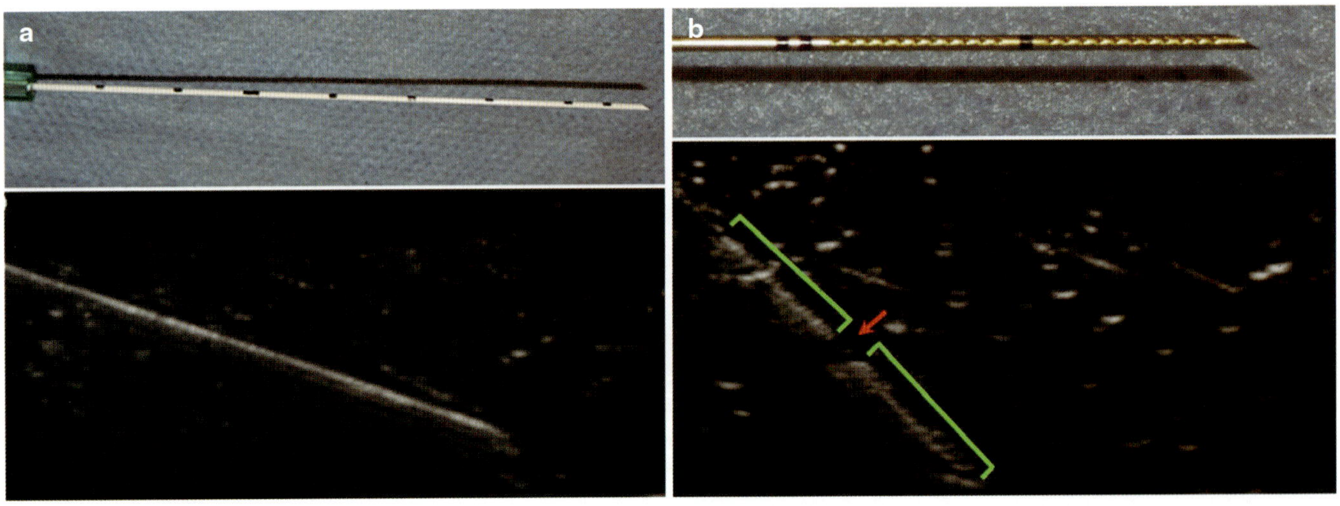

图 1.7 (a)回声针或(b)具有墙角石样反射物的点状回声针使穿刺针在超声下更好地显影。

激型导管的置入和定位可在神经刺激器引发运动反应的引导下完成。

2.穿刺针外置管

此方法刚刚被引入市场。当使用穿刺针外置管方法时，超声引导是关键。引导针可以是刺激型的或非刺激型的，而在非刺激模式中，导管本身是唯一可以利用的。相关细节讨论见第 5 章。

1.2.9 椎管内神经阻滞或置管

已有现成的阻滞包（包括不同的穿刺针、注射器、消毒巾、海绵或纱布、消毒液和导管）用于骶部、脊髓和硬膜外麻醉。这些应该放在储物车内。硬膜外置管的相关内容详见第 5 章和第 33 章。

1.2.10 附加设备

当进行区域阻滞时，患者的反馈和交流常常被视为一种神经损伤的指征。由于儿童多数情况下都是在麻醉状态下接受区域阻滞的，所以使用其他的工具增加成功率并减少毒副作用就显得尤为重要。这些工具包括以下几种。

1.2.10.1 神经刺激器

能够用于外周神经阻滞的高质量的神经刺激器，应具有 0~5mA 的电流强度和短脉冲宽度，并能以数字显示。当实施神经刺激时，负极与穿刺针连接，正极与患者连接。经硬膜外导管进行的电刺激（Tsui 试验）需要更高强度的电流（1~15mA）。平稳逐步递增或递减调节电流对于微调阻滞针或导管位置极为重要。

1.2.10.2 超声仪

关于超声仪和相关设备的原理的讨论详见第 3 章，超声引导下麻醉实践方面的内容将在第 4 章中讨论。

为确保获得高质量的图像，选择合适的换能器和高分辨率的机器是必要的。由于儿童的不同组织结构解剖上非常靠近，当实施儿童神经阻滞时，良好的穿刺技术、针和可视化也至关重要。

1.2.10.3 注射压力监测

当实施外周神经阻滞时，监测注射压力是重要的。注射压力高可能提示神经内注射，这可能导致持续的神经损害。已经有商用的一次性内置压力监测装置（图 1.8）。使用注射器内的一段空气和压缩空气注射技术（CAIT）（图 1.9）也可以避免高压力注射。压缩空气注射技术包括在注射器上端抽取一定量的空气，然后，在注射过程中挤压并保持这段空气，维持一定水平的压力。在注射过程中，注射器中压缩空气的容积压缩比例不超过 50%，以确保注射压力在 760mmHg

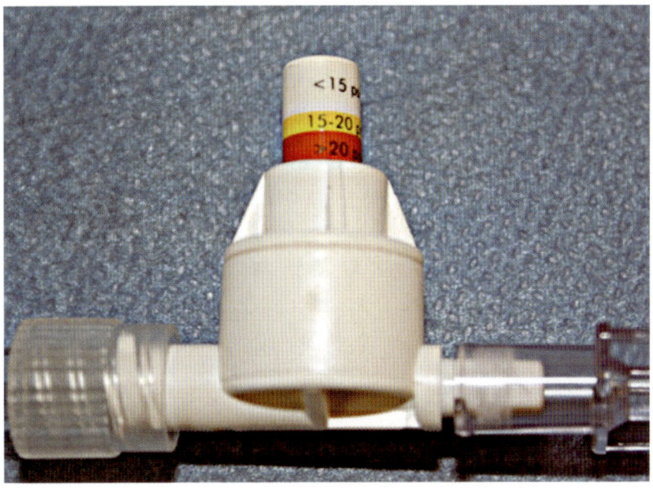

图 1.8　在周围神经阻滞中监测注射压力的一次性商用内置压力监测装置。

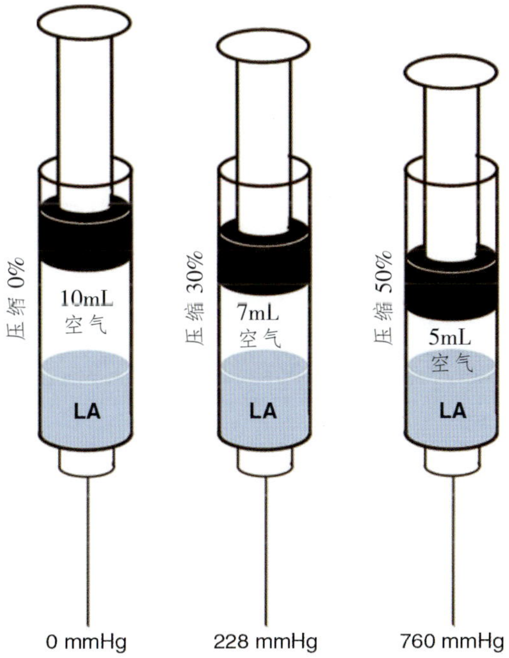

图 1.9　压缩空气注射技术（CAIT）防止高压力注射。注射器中压缩 50%空气容积相当于 760mmHg 的注射压力。LA：局部麻醉药。（Adapted from Tsui BC，Li LX，Pillay JJ. Compressed air injection technique to standardize block injection pressures. Can J Anesth.2006;53:1098-102.with permission from Springer Verlag.）

以下。这远远低于临床上增加神经损害风险的压力阈值[1293mmHg(1mmHg=0.133kPa)]。然而,目前缺少儿童人群中注射压力限值和神经损害相关性的资料。

1.2.10.4 注射/输注泵

注射泵是用于手术后连续输注的装置(包括或不包括局部麻醉药脉冲式输注),可增加外周或椎管内神经阻滞的持续时间。市场上已经有一系列输注泵可供使用,它们常被分为机械泵、电子驱动泵和弹力驱动泵。

一次性输注泵用于不卧床患者的连续外周神经阻滞,可以提高生活质量。已经有这些输注泵用于8岁儿童的报道,当然这需要谨慎地选择患者以及教育和随访。在出院前一定要确认经导管给予的局部麻醉药剂量。

(张旭 译 韩宁 梅伟 校)

推荐读物

Cave G, Harvey M. Intravenous lipid emulsion as antidote beyond local anesthetic toxicity: a systematic review. Acad Emerg Med. 2009;16:815–24.

Gadsden J, McCally C, Hadzic A. Monitoring during peripheral nerve blockade. Curr Opin Anaesthesiol. 2010;23:656–61.

Hadzic A, Dilberovic F, Shah S, et al. Combination of intraneural injection and high injection pressure leads to fascicular injury and neurologic deficits in dogs. Reg Anesth Pain Med. 2004;29:417–23.

Ilfeld BM, Smith DW, Enneking FK. Continuous regional analgesia following ambulatory pediatric orthopedic surgery. Am J Orthop. 2004;33:405–8.

Kapur E, Vuckovic I, Dilberovic F, et al. Neurologic and histologic outcome after intraneural injections of Lidocaine in canine sciatic nerves. Acta Anaesthesiol Scand. 2007;51:101–7.

Pitcher CE, Raj PP, Ford DJ. The use of peripheral nerve stimulators for regional anaesthesia: a review of experimental characteristics, technique, and clinical applications. Reg Anesth. 1985;10:49–58.

Tsui BC. Equipment for regional anesthesia in children. Tech Reg Anesth Pain Manag. 2007a;11:235–46.

Tsui BC. Regional block room setup and equipment. In: Tsui BC, editor. Atlas of ultrasound and nerve stimulation-guided regional anesthesia. New York: Springer; 2007b. p. 1–7.

Tsui BC, Li LX, Pillay JJ. Compressed air injection technique to standardize block injection pressures. Can J Anesth. 2006;53:1098–102.

Weinberg G, Ripper R, Feinstein DL, Hoffman W. Lipid emulsion infusion rescues dogs from bupivacaine-induced cardiac toxicity. Reg Anesth Pain Med. 2003;28:198–202.

第 2 章

儿童神经电刺激

Kelly P.A. Byrne, Ban C.H. Tsui

2.1 神经刺激流程

应用神经刺激法行外周神经阻滞的常规流程如下。

(1)患者处于麻醉或镇静状态,不使用肌肉松弛剂,并被置于神经阻滞的合适体位。

(2)将神经刺激针与负电极相连。

(3)穿刺部位皮肤消毒并铺设无菌孔巾后,设定电流为 1~2mA,脉冲宽度为 0.1~0.2ms。将穿刺针朝向目标神经置入。

(4)在此电流强度下,当穿刺针针尖距离神经 1~2cm 时,该神经发生去极化,相应肌肉收缩。

(5)降低电流强度,继续朝目标神经进针。其目的是电流强度降低至 0.4~0.5mA 时,仍能引起神经去极化和相应肌肉收缩。而低于这一电流强度(即阈电流为 0.4~0.5mA)时,肌肉收缩消失。

(6)试图以更低的电流强度(<0.4mA)观察到肌肉收缩,可能导致神经内注射,且并不能提高穿刺的成功率。

(7)留置外周神经导管时,通常需要更高强度的电流刺激神经。这一情况在应用生理盐水行水分离术时尤为明显,因为生理盐水具有离子导电性,分散了电流刺激。

(8)一旦达到可接受的阈电流,进行回抽试验以排除潜在的血管内注射。如果回抽试验是阴性的,随后进行 Raj 试验, 注射 1~2mL 局部麻醉药或生理盐水,随着注射液的注入,肌肉收缩应当减弱。最初认为这种现象主要是由于注射液使神经发生位移,神经与针尖距离增加,导致电流不足以刺激神经。然而,Tsui 等[1]最近研究提示,这一现象可能与注射的离子溶液(例如,生理盐水或局部麻醉药)分散电流有关。使用非离子溶液(例如,5%葡萄糖溶液)仍能保持目标肌肉的收缩, 并可提高神经阻滞和外周神经置管的准确性。

电刺激的其他应用还包括经皮电极引导穿刺针穿刺定位。这对儿童特别有用,因为儿童皮肤到神经的距离短。电刺激也可用于硬膜外置管,此技术将在本章后面详细阐述。

2.2 电生理学

电脉冲特性决定其刺激神经的能力,电极极性和类型、穿刺针针尖与神经之间的距离以及组织-穿刺针界面相互作用可影响电刺激质量。

2.2.1 电脉冲的特点

脊神经由神经内膜包裹的神经束和小血管组成(图 2.1)。刺激神经所需的电流强度由神经纤维类型和直径决定。直径大的有髓神经纤维较直径小的无髓神经纤维更容易被刺激。选择合适的电流是重要的,因为刺激运动神经时,越高强度的电流特异性越差。因此,当使用适当的电流强度时,理论上可产生运动反应而不刺激疼痛纤维,从而允许患者在操作过程中保持清醒。

2.2.2 电流强度和持续时间

神经是否被刺激,取决于刺激强度和持续时间以及电极极性。目前所有的神经刺激器产生的都是方波脉冲电流。施加到神经的总能量(或电荷)(Q)与电流强度(I)和脉冲持续时间(t)相关:$Q=(I)(t)$。神经特性、神经兴奋性与其所需电流刺激强度的关系可用公式表述:$I=\mathrm{Ir}(1+C/t)$(图 2.2)。I 代表所需电流,Ir 代表基

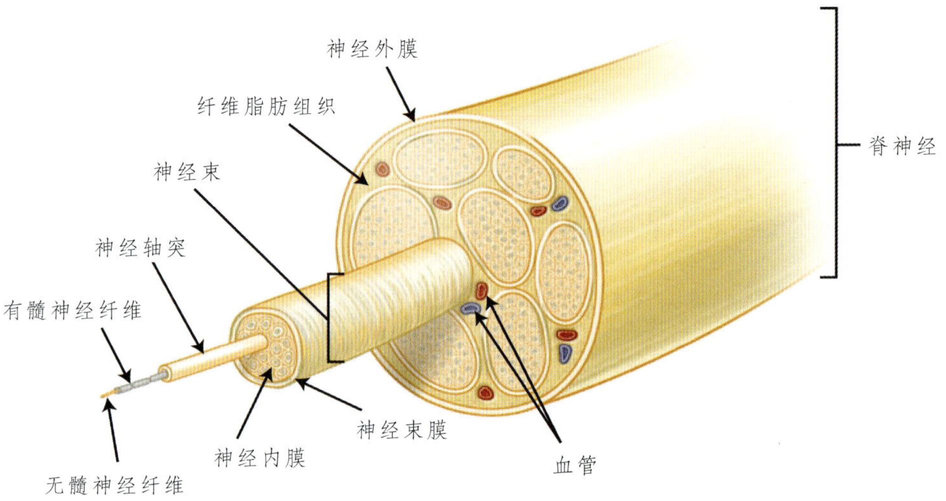

图 2.1 脊神经横截面图示。

强度，C 代表时值，t 代表刺激持续的时间。基强度是指用长脉冲持续时间或脉冲宽度刺激神经所需的最小电流（mA）。如图 2.2 所示，当脉冲持续时间超过 0.3ms 时，刺激神经所需的电流强度最小。时值由强度-持续时间曲线决定，被定义为两倍基强度的电流引起神经反应的刺激持续时间（ms）。换句话说，施加的刺激强度是刺激神经所需最小强度的两倍。就如 Raj 等 [2]阐述的，时值可用作所有神经阈值的衡量标准，这在比较不同神经或神经纤维时非常有用。为匹配不同神经纤维类型，脉冲宽度可随之改变。在哺乳动物外周神经中，各自的时值分别是 Aα 纤维 0.05~0.1ms；A δ 纤维 0.17ms；C 纤维 0.4ms。

2.2.3 电流变化率

（1）不考虑刺激强度，极低的电流变化率将降低神经兴奋性。

（2）低的阈下刺激强度或者缓慢增加刺激电流强度将使钠通道失活，防止去极化的发生——这就是“适应”现象。

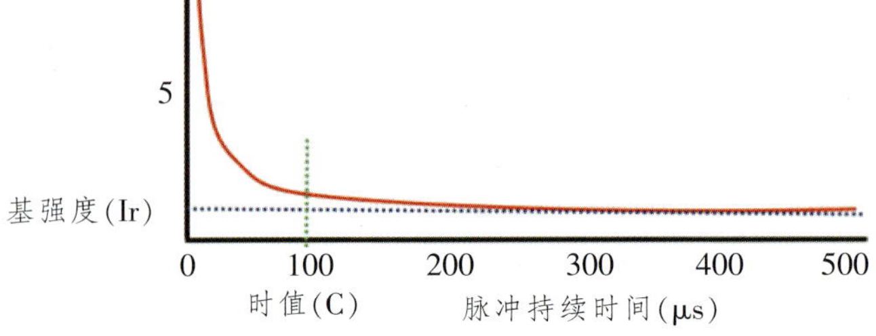

图 2.2 电流强度与脉冲持续时间刺激曲线。

2.2.4 刺激和回路电极的极性

在一定的电流下，穿刺针的极性将影响其刺激神经的能力。如果穿刺针接通的是正电极，刺激神经所需电流强度将比接通负电极时大 4 倍。当穿刺针连接负电极时，穿刺针内的电流将在针尖周围产生一个去极化区域。这会降低神经细胞膜的静息膜电位，引发去极化和动作电位。当穿刺针连接正电极时，穿刺针内的电流在针尖周围形成超极化区域，导致刺激所需的电流强度增高。这种现象被称为优先负极刺激（图 2.3），指的是当负电极作为刺激电极时，可显著减少引发动作反应所需的电流量。因此，实际操作中通常以负电极连接穿刺针。正电极连接患者的皮肤，作为回路电极完成电流循环。先前认为，穿刺针和回路电极之间的距离是影响整个环路电阻抗的主要因素。然而，现在知道，不论回路电极放在哪里，总的电阻抗均保持不变。

2.2.5 距离-电流关系

正如想象的那样，刺激电极和目标神经的距离越远，所需的刺激电流就越大（图 2.4）。电流强度和刺激电极距离的关系可以通过库仑定律描述，$I=k(i/r^2)$，I=所需电流，k 是库伦常数，i=最小电流，r=距神经的距离。从这个等式可以看出，所需电流与神经距离的平

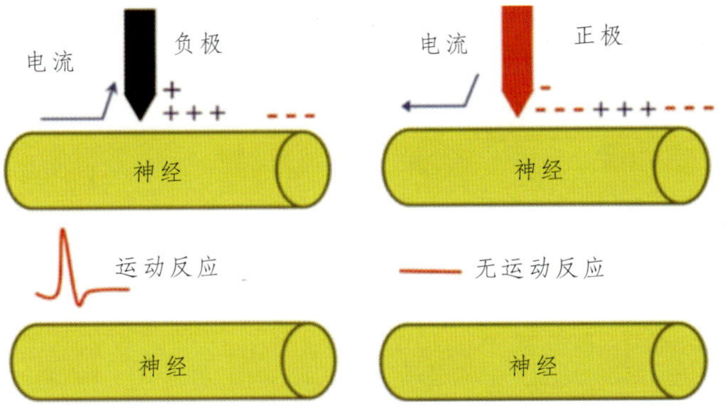

图 2.3　优先负极刺激。当连接负极时，穿刺针内电流导致针尖周围去极化。这降低了神经细胞膜的静息膜电位，最终产生一个动作电位。

方成反比。因此，神经距离的微小变化将大大影响所需电流强度。距离神经 2cm 时，刺激神经所需要的电流比穿刺电极与神经直接接触时大 400 倍。

在特定距离和电流下，另一个决定神经是否产生刺激反应的因素是刺激脉冲宽度。就如脉冲宽度–电流曲线所显示的，根据不同的电流变化，短脉冲宽度(例如，0.04ms) 是神经刺激器和目标神经之间距离的更好的指示器(图 2.5)。使用长脉冲宽度(例如，1ms)，刺激针与神经之间无论直接接触还是相距 1cm 远，刺激神经所需的电流无太大区别。相反，在脉冲宽度为 0.04ms 时，刺激针与神经直接接触或两者距离相距 1cm 时，所需的刺激电流存在着巨大差别。

当进行外周神经阻滞时，首先使用 1~2mA(脉冲宽度为 0.1~0.2ms)的刺激电流引出浅表反应。当刺激电流降低至 0.2~0.5mA，刺激反应依然存在，表明穿刺针位置准确。如果电流低于 0.2mA 神经刺激依然存在，可能存在神经内注射，穿刺针需要重新定位。所以，如果电流低于 0.2mA 引出神经刺激，高度提示穿探针置入神经内。

最近的几项研究已引起关注，在通常认为存在神经内注射风险的电流范围内，即使未引出神经刺激反应，也可能发生神经内注射。Bigeleisen 等[3]进行锁骨上神经阻滞发现，在 54%的穿刺针置入神经内的患者中，给予 0.2~0.5mA 的电流刺激，同样引出动作反应。这些结果和先前指定的指南相矛盾。先前的指南提出，低于 0.2mA 电流引出动作反应，提示穿刺针置入神经内。Robards 等[4]联合使用超声和神经刺激器在行腘窝坐骨神经阻滞时发现，24 名患者中，20 名患者运动反应一直未引出，直到穿刺针针尖置入神经内。基

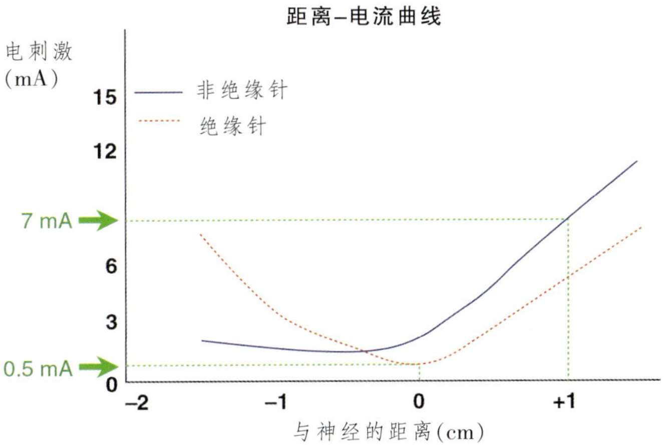

图 2.4　距离–电流曲线。当与神经的距离相同时，非绝缘针比绝缘针需要更大的电流；当接近神经时，非绝缘针对距离的分辨率更低。当穿刺针位于神经中时，绝缘针的阈电流最小(0.5mA)。

于以上的发现，已经开始研究其他判断穿刺针置入神经内的方法，例如改变电阻抗。

经皮电刺激引导可被用于确定穿刺针的进针位置。神经刺激器的负电极与市售的表面电极(直径 0.5cm)相连(图 2.6)。初始电流设定为 5mA，脉冲宽度为 0.2ms。然后运用前面描述的方法降低电流至最小。随着超声的广泛应用，经皮引导设备的使用大大减少。

2.2.6 电极的电流强度和注射溶液

在针尖，电流的传导面积将改变电流的强度和效

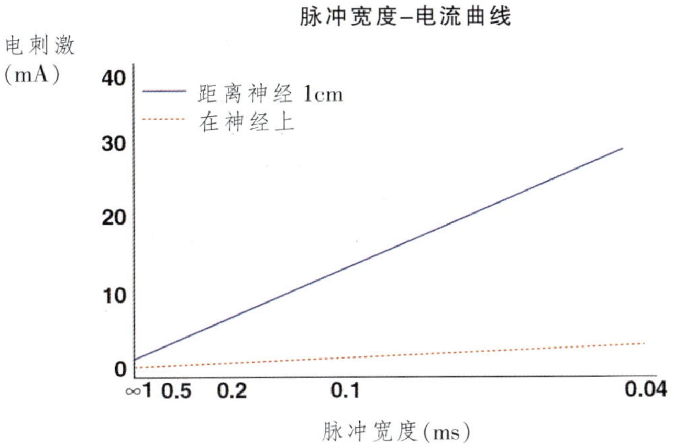

图 2.5　不同脉冲宽度下的电流强度。短脉冲宽度需要更大的电流，具有更大的神经–针尖距离，但它是一个鉴别神经–穿刺针距离的好指标。

应阈值。小的传导面积将凝聚电流，降低引起动作反应的阈电流。穿刺针/导管–组织接触面积同样影响电流强度，因为传导面积可随着不同的注射溶液和不同的组织成分而改变。注射溶液是否具备导电性质将显著影响针尖处的电流。

2.2.7 电极

电极的种类包括绝缘和非绝缘的穿刺针和刺激型导管。绝缘穿刺针有非传导性的针鞘(例如，Teflon)，将电流直接指向裸露针尖周围的球面–传导面积越小，电流密度越大。这就意味着更低的刺激电流可以引发动作反应。非绝缘穿刺针是裸露的金属，通过整个针干传递电流，和绝缘穿刺针比较，其针尖的电流密度很低，意味着非绝缘穿刺针常需要超过 1mA 的电流才能引起神经刺激。刺激导管与绝缘穿刺针相似，尽管可以用生理盐水作为预充液或扩张介质，但由于离子溶液对电流的分散作用，往往需要更高的阈电流以确认导管的合适位置。

2.2.8 注射液

(1)注射局部麻醉药或生理盐水这类等离子溶液，可使穿刺针针尖传导面积增加，增加了神经刺激所需的阈电流(图 2.7)。这导致注射试验剂量的局部麻醉药或生理盐水时，运动反应消失(Raj 试验)，而不是神经和注射针之间位移的影响。

(2)使用非电解质/非传导注射液，比如 5%葡萄糖溶液，可减少传导面积，增加穿刺针针尖电流密度，在低电流(<0.5mA)时，仍可保持或增加运动反应。

(3)神经刺激对组织–穿刺针/导管接触面的变化非常敏感。从生理学来讲，针尖周围的电荷范围和针尖产生的传导面积都是不均匀的，偶尔导致不稳定的电刺激反应。

(4)当推进刺激导管时，运用非传导性的溶液扩张神经周围的空间是有好处的，因为，当刺激导管尖端停留在靠近神经的位置时，非传导性溶液将减少电流损失并促进置管时持续性运动反应。

2.2.9 电阻抗

一般来说，电阻抗被定义为电流环路的阻力。它

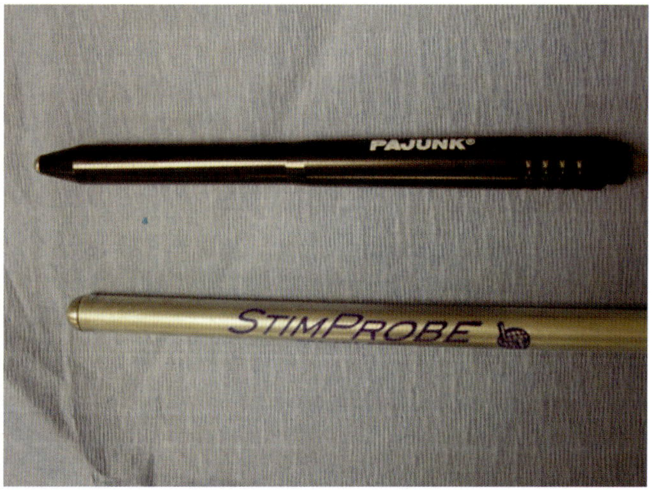

图 2.6 用于经皮电刺激引导的表面电极。大直径(0.5cm)电极连接神经刺激器的负电极。

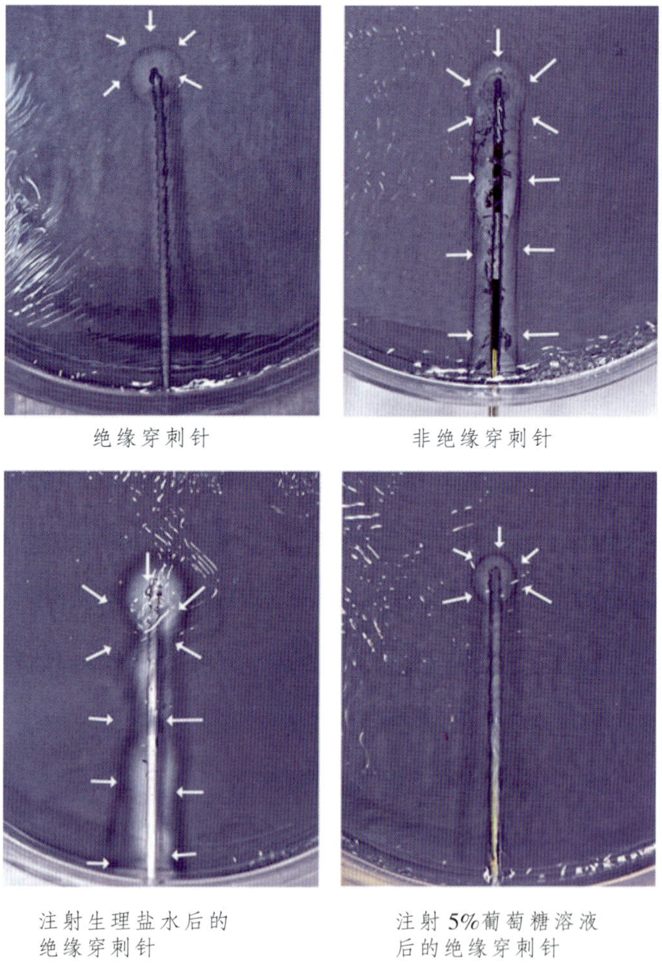

图 2.7 电极和注射液的传导特性。上图，绝缘穿刺针传导面积小，电流刺激阈值低，而非绝缘针通过整个针干传导电流，针尖电流密度较低。下图，传导性溶液(例如生理盐水或局部麻醉药)增加了穿刺针针尖的传导面积，并提高了刺激电流阈值。非传导性溶液(例如 5%葡萄糖溶液)减少了针尖的传导面积并提高了电流密度。当穿刺针或导管置入时，注射 5%葡萄糖液后，神经刺激引起的运动反应保持不变(或被扩大)。

是单一的复合指数，可用某一特定频率下电压-电流的比值来计算。电阻抗对组织成分高度敏感，可随组织含水量不同而改变。已证实在猪的坐骨神经中，由于组织成分的物理组成不同，神经外和神经内的电阻抗有明显的不同[5]。这种电阻抗的不同可被解释为，神经内外之间水和脂质含量的变化（图 2.8）；和周围的肌肉比较（含水量 73%~78%），神经内间隔中包含有大量的非传导性脂质和低含量的水（5%~20%）。

在超声引导区域麻醉中可以观察到，神经刺激可引起明显不同的反应，这可能和同一神经的不同部位神经内外组织的阻抗明显不同有关。在正中神经中已证明，电阻抗与阈电流之间呈负相关[6]；在腋窝处刺激神经所需的阈电流明显高于肘部。腋窝处电阻抗较低的肌肉组织，在针尖周围可能产生了一个高传导性组织区域，分散了来自神经的电流。当刺激针向前通过低电阻抗的肌肉组织时，可能需要设置更高的电流。另一方面，在高阻抗的脂肪或结缔组织中行神经定位时，需要更低的电流设置。

一项近期的研究评估了超声引导下成人神经阻滞中意外的神经穿刺伤，证明了电阻抗法在临床实践中的价值[7]。此研究表明，电阻抗提高>4.3%，可能提示神经内穿刺。近期，一项运用电阻抗法引导儿童区域阻滞穿刺针置入的研究也已经开展。

2.3 硬膜外电刺激

硬膜外导管的硬膜外电刺激用于硬膜外置管并可确定术后镇痛导管位置。这一技术特别适用于儿童患者，因为微小的距离变化将明显地改变硬膜外神经

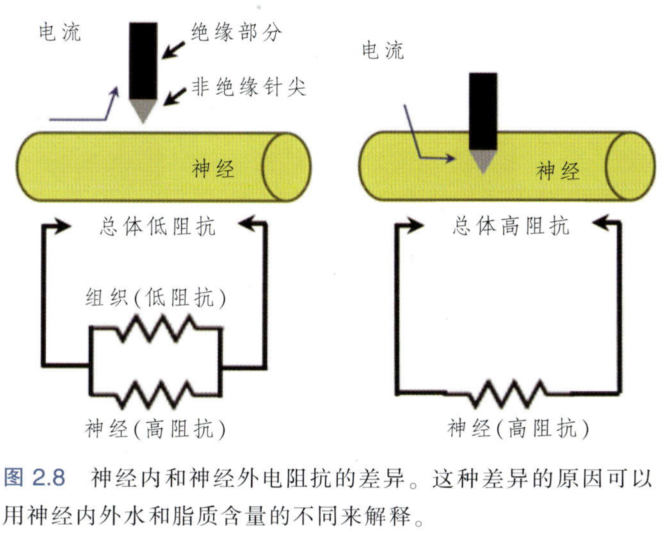

图 2.8 神经内和神经外电阻抗的差异。这种差异的原因可以用神经内外水和脂质含量的不同来解释。

阻滞分布。

硬膜外刺激试验（Tsui 试验）[8]与外周神经阻滞的应用原理相同，就是利用电脉冲和电流与神经距离的关系。经影像学确认，硬膜外试验对硬膜外置管成功的预测率达到 80%~100%，可有效引导硬膜外导管置入目标水平两个节段以内。这使导管更易置入，并方便在导管移位、打结、卷曲时进行调整。除能确认和引导硬膜外导管置入外，此试验还能发现潜在的鞘内、硬膜下或血管内置管。这一试验原理可用于经硬膜外和骶尾入路置管和单次注射技术。

2.3.1 试验设备和步骤

硬膜外电刺激需要用到一些特殊的设备（Tsui 硬膜外包，Pajunk，Geisingen，Germany）。为实施电刺激，传统的硬膜外设备也可被改进。这一试验常和传统的阻力消失法一起被设计应用。

（1）麻醉或镇静（不使用肌肉松弛剂）后，将患者置于合适体位。使用传统的阻力消失法行硬膜外穿刺，并将导管置入硬膜外腔。硬膜外导管必须包含金属线圈以进行电刺激。

（2）消毒准备后，通过一个电极适配器（例如，Arrow-Johans ECG 适配器，USA）使神经刺激器与硬膜外导管相连（图 2.9）。

（3）用无菌生理盐水预充导管和适配器。

（4）将神经刺激器负极导线连接至适配器的金属插孔。将正极导线连接到患者的身体表面。

（5）把神经刺激器设置在低频率和脉冲宽度（1Hz，0.2ms）。

（6）小心缓慢地增加电流强度直至引发运动反应。

（7）根据运动反应的特点（见表 2.1），辨别并适当调整导管位置。

（8）如果进行单次硬膜外阻滞，确认穿刺针位置的方法也是相同的。唯一不同的是，连接神经刺激器的是绝缘针（例如，18G~24G 绝缘针）而不是置入导管。

（9）用于判断穿刺针处于合适位置的阈电流，在腰部和骶尾部都是相似的。但在胸部硬膜外阻滞时阈电流可以提高到 10mA 以上（最高达 17mA）。

（10）刺激器要足够精密，允许电流微量调整和短周期使用。

2.4 硬膜外刺激试验的机制

硬膜外电刺激通过导管内注射的生理盐水，传导

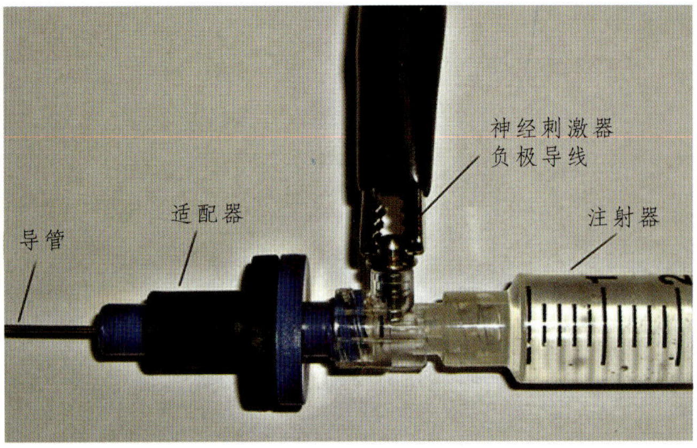

图 2.9 适配器（Arrow-Johans ECG 适配器）连接至硬膜外导管（19G Arrow Flex Tip Plus）；适配器和导管充满了无菌盐水，神经刺激器的负极导线与适配器的金属插孔相连。

表 2.1 在注射局部麻醉药前使用试验剂量的 5%葡萄糖溶液

- 行外周神经阻滞时，在注射局部麻醉药前使用试验剂量的非传导性溶液（例如 5%葡萄糖溶液）是有益的。
- 溶液较易在超声下显影，特别是彩色多普勒超声，可显示局部麻醉药物的扩散。
- 仔细观察 5%葡萄糖溶液的扩散有助于确认血管外和神经外穿刺针位置，特别是当神经刺激阈电流<0.4mA 时。
- 当使用神经刺激器时，注射 5%葡萄糖溶液后，动作反应保持不变或增大，可确认穿刺针接近神经。

一个低振幅电流，刺激脊神经根（不是脊髓），并引导硬膜外导管置入合适位置。适当的运动反应（1~10mA）能确认硬膜外导管尖端的准确定位（表 2.2）。适当的定位是指距神经根 1~2cm。更低的阈电流（<1mA）即观察到运动反应，特别是出现弥散或双侧的反应，可能提示导管处于不正确的位置，或者特别接近神经根，或者在蛛网膜下隙或硬膜下隙，在那里导管直接接触到高传导性的脑脊液（CSF）。前期的研究曾使用绝缘针在硬膜外腔引出动作反应（11.1±3.1mA[9]和 3.84±0.99mA）[10]，明显高于鞘内诱发运动所需电流（0.77±0.32mA 和 0.6±0.3mA）[11]。当导管向前置入时，引起序贯性的肌肉收缩（例如从下肢到后肋间和上肢），可提示导管尖端所处的节段水平。

局部麻醉药试验剂量有助于确认硬膜外与血管内置管。如导管置于合适位置，注入局部麻醉药后，运动阈电流将增加。这是由于离子性溶液对电流的分散作用。如果导管位于血管内，局部麻醉药将被转移进入全身循环系统，导致引发动作反应的阈电流没有改变。为进一步确认导管的位置，可给予试验剂量肾上腺素（0.5μg/kg）并观察随后的心电图变化，如果出现与导联无关的 T 波增高>25%或 ST 段改变，则提示导管位于血管内。

神经阻滞针和导管的电阻抗和阈电流不同。针体绝缘型阻滞针电阻抗低，因而被用于电刺激。当使用穿刺针实施电刺激时，引起阳性反应的阈电流上限与骶尾部置管相似（平均值=3.7mA）；而在胸段硬膜外，阈电流变得更高（高至 17mA）。低限>1mA 的阈电流适用于所有节段。高的阈电流直接用于胸段水平穿刺，为保证最小有效穿刺深度，较高的阈电流可作为预警措施。

2.4.1 硬膜外刺激置管的要求

硬膜外刺激型导管在要求上与传统硬膜外导管主要存在两方面的不同：

（1）需要能有效传导电流。

（2）具备将导管置入足够距离的能力。

表 2.2 硬膜外导管定位：标准试验剂量（含 1∶200 000 肾上腺素的利多卡因）与硬膜外刺激试验比较

导管位置	试验剂量	硬膜外刺激试验
蛛网膜下隙	低血压或全脊麻反应（<1mA）	阳性双侧或单侧运动
硬膜下隙	？（<1mA）	多节段的弥散运动反应
硬膜外隙		
接近神经	？	单侧运动反应（<1mA）
靠近神经根	？	阳性运动反应（1~10mA）；局部麻醉药注射后阈电流增加
非血管内	心率增加	局部麻醉药注射后保持或恢复基础阳性运动反应（1~10mA）
血管内	血压升高	心电图改变
皮下	？	阴性反应

2.4.2 电流的有效传导

为了感应电脉冲，导管必须保持低电阻。任何高传导性的离子溶液(例如生理盐水)都可以用于预充导管。导管内腔的金属线圈是必需的，因为导管长度和可能滞留的空气可增加电流的电阻。一条柔软的、含有金属的硬膜外导管(图 2.10a)(例如，Flextip Plus from Arrow Internation, Reading, PA, USA; Perifix from B.Braun, Bethlehem, PA, USA; Spirol from Sims, Portex, Markham ON, Canada)对于硬膜外刺激试验非常有用。硬膜外刺激导管(例如，StimuLong Plus from Pajunk, Geisingen, Germany, or StimuCath, Arrow International, Reading, PA, USA) 包含一条固定于内部并延长出管腔末端的金属丝(图 2.10b)；这样的导管用于硬膜外刺激试验不需要预冲生理盐水。然而，这种导管的使用经验有限，并且它与传统的金属线圈导管相比可能没有任何优点。

2.4.3 导管的置入

传统的金属-线圈-封闭导管柔软且易于弯曲，所以置入时需要一个金属管心针引导，或者一种专门的带有一个注射口的管心导管装置 (图 2.11；StimuLong Tsui, Pajunk, Geisingen, Germany)。当向前置入导管时，可通过向导管注射生理盐水，或者使患者的脊柱弯曲或伸展来降低置管阻力。推注液体可减少导管与周围组织的摩擦力，当使用多端口导管时，这种方法更有效。临床医生必须保持警惕，因为硬膜外置管有潜在的神经损伤风险。所以，在任何情况下都不要强行置入导管。

2.4.4 试验操作的注意事项和说明

在硬膜外刺激下，躯干部的肌肉收缩易被混淆，所以推荐行腰部硬膜外刺激时，将正电极置于上肢；行胸部硬膜外刺激时，将正电极置于下肢。硬膜外刺激使用 1~10mA 的电流，这仅仅作为参考，因为硬膜外刺激电流可能超出此范围。某些情况下将需要高于 17mA 的刺激电流，例如当在胸段区域使用绝缘针时。我们推荐的这个电流范围是基于以下几点理由：它很好记，当刺激电流低于 1mA，提示鞘内置管或者置管位置非常接近神经根。

合适的硬膜外置管的最好预测方法是联合应用阈电流水平和引出的动作反应分布(比如与节段定位相关)，因为皮下置管不会引出这种可预测的和节段性的反应。

尽管目前尚未见到已知的硬膜外电刺激相关并发症的报道，但还是推荐使用安全范围内的刺激电流(<15~20mA)，并且将刺激持续时间控制在几分钟以内。这有助于确保硬膜外电刺激的安全性。其他一些关于慢性疼痛治疗中的脊髓刺激和脊柱手术中的脊髓监测研究中，使用的刺激电流范围为 2~40mA。

2.4.5 硬膜外刺激的局限性

(1)临床上使用神经肌肉阻滞剂或局部麻醉药用于硬膜外隙限制了这一试验的应用。用心电图监测导

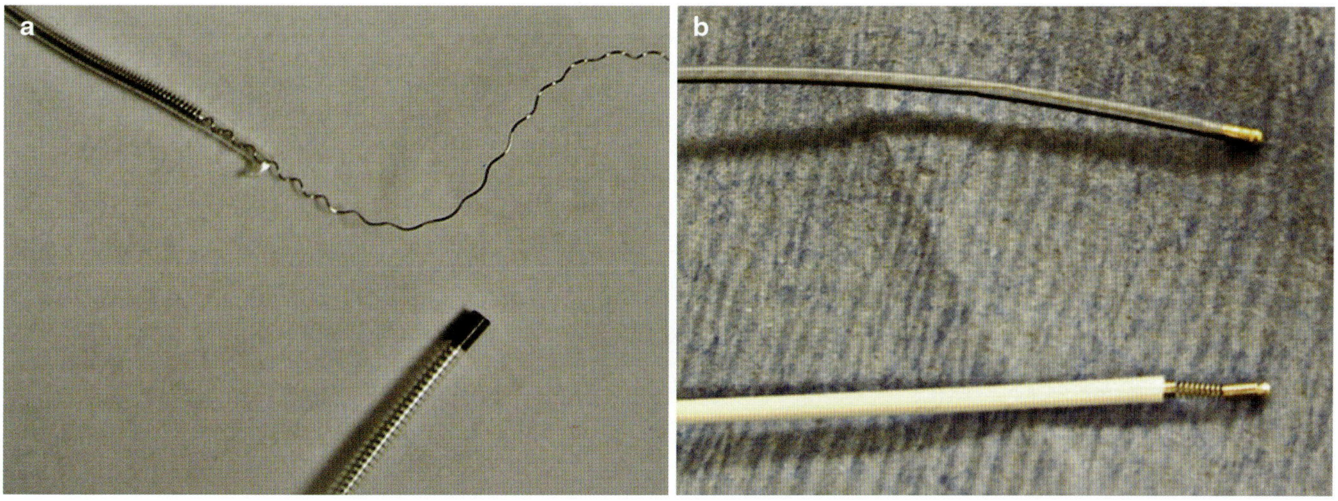

图 2.10　(a)柔软的含有金属的硬膜外导管可用于硬膜外刺激试验(在顶部的导管中，金属导丝已被暴露和展开)；(b)其他的外周刺激导管，导丝延伸出末梢尖端，已被用于电刺激引导下硬膜外导管置入。

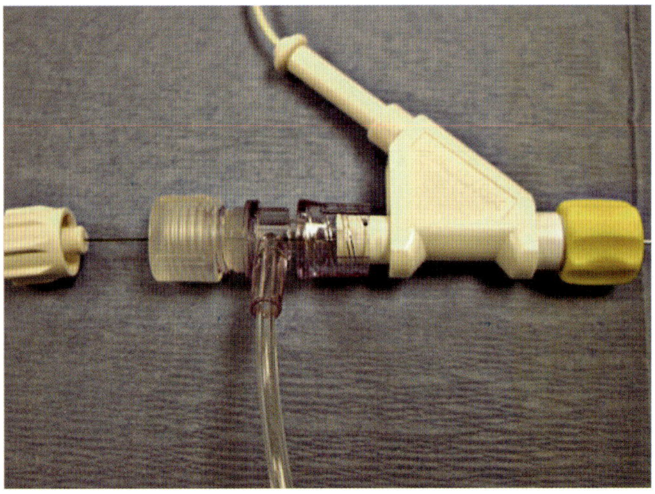

图 2.11 一个专门的带有注射端口的管心导管装置(StimuLong Tsui,Pajunk,Geisingen,Germany)。

管定位是一项硬膜外刺激试验的替代技术。当导管尖端位于或靠近目标节段时,来自硬膜外导管的心电图记录将与来自同节段体表电极的心电图相匹配。不像硬膜外刺激试验,心电图技术不能预警鞘内或血管内置管,也不能在导管置入很短距离时引导导管置入(见图 33.7)。

(2)超声成像是另一种在儿童中引导和留置导管的方法。

(3)电刺激的局限性较少,包括需要专门刺激导管和成本增加。这些局限性可被更精确的术后镇痛和避免鞘内及血管内置管等好处所抵消。

2.5 神经刺激器中有用的设备特征

在 1985 年,Pith 等[12]描述了神经刺激器的基本特征,从此以后这些标准没有太多的改变。神经刺激器有多种不同的产品和型号,它们大多具有相同的特征。麻醉医生应熟悉所在机构中最常用的设备。

2.5.1 恒定电流输出和显示

过去的神经刺激器产生恒定的电压,而现代的神经刺激器产生的是恒定的电流(图 2.12)。这意味着电路的电阻是可监控的,可根据提供的恒定电流调节电压。大多数神经刺激器具有可变的频率、脉冲宽度和电流强度(图 2.13)。另外,还可清晰地显示数字传递给患者的电流、目标电流设定和电阻。一些刺激器有低(<6mA)和高(<80mA)电流范围,可相应提高外周神经定位和神经肌肉阻滞监测的准确性。硬膜外刺激所需的电流强度(1~17mA)常常超出周围神经刺激器平时的工作范围。其他品牌和型号的神经刺激器可满足此项技术的需要。

2.5.2 可变的脉冲宽度和频率

脉冲宽度决定了传递给患者的电荷总数,不同的

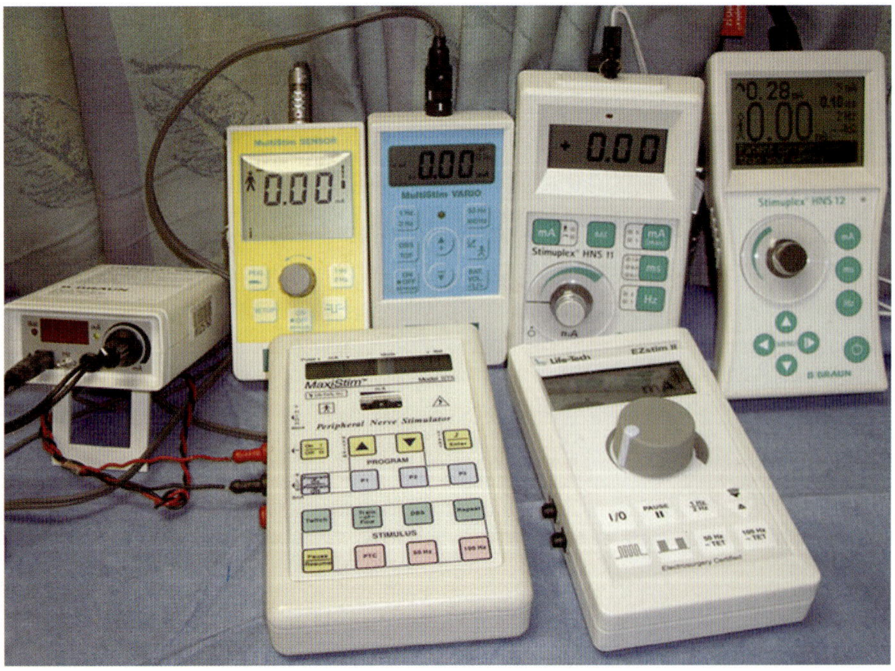

图 2.12 市场上有多种恒流的神经刺激器,它们的电流输出范围有所不同。

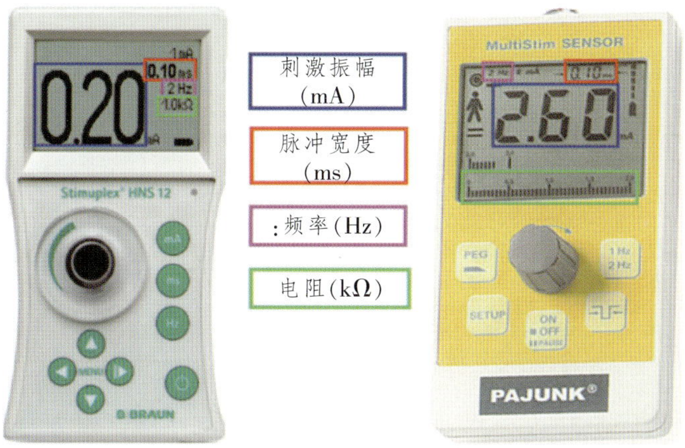

图 2.13　可显示刺激振幅、脉冲宽度、频率和电阻抗的周围神经刺激器。

脉冲宽度可选择性刺激不同类型的神经纤维。例如，长脉冲宽度(0.4ms)对感觉纤维的刺激更为有效，而短脉冲宽度(0.05~0.15ms)对运动纤维刺激更为有效。一些机器允许脉冲宽度范围为 0.05~1ms，依据具体的神经定位，提供更多的变化和选择。刺激频率将影响穿刺针的前进速度，选择低频刺激(<1Hz)时可能导致错过目标神经，而高频率可引起过强肌束震颤。大多数医生选择 2Hz 作为最优方案。

2.5.3 其他特征

专用公口是一个有用的配件，用来连接神经刺激针的母口。屏幕显示电池状态以及对不完整电路或脉冲传导失败报警，也是神经刺激器的重要组成部分。脚踏板或手动遥控器能调节输出电流(图 2.14)，可提高操作者独立完成操作的能力。

当进行经皮电极引导操作时，探头可能有助于体表定位(图 2.6)。

2.6 临床考虑

2.6.1 文献记录

对神经阻滞操作和整个过程进行文献记录是一个关键程序，关乎质量控制和法医学因素。一定要记录下阻滞的步骤、出现肌肉收缩的电流量、肌肉收缩消失的电流量，以及任何疼痛或感觉异常的出现和消失。

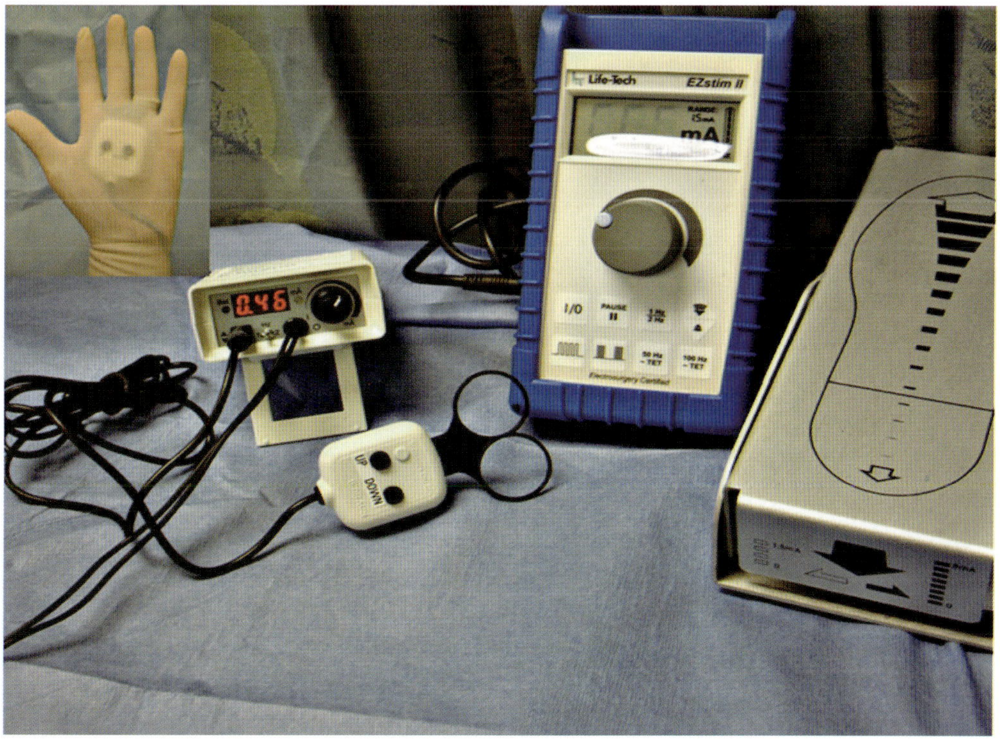

图 2.14　脚踏板或手动遥控器调节输出电流。

2.6.2 患者群体考虑

特殊的患者群体可能需要增加电流强度水平(例如,糖尿病、肥胖者、神经传导异常和麻醉状态下[13]);然而,这些往往和儿童患者无关。

2.6.3 神经刺激产生了不同吗?

当前的研究评估了神经刺激为基础的神经阻滞的成功率和毒副作用,是与超声引导下神经阻滞相比较的。新的证据表明,超声引导下阻滞起效的时间更早,降低了局部麻醉药用量,在某些条件下可能提高了成功率。难道这就意味着神经刺激是一个过时的产物了吗?我们强烈地认为,这不是事实。当超声快速成为全世界很多地方治疗的标准时,神经刺激至少应该被认为,是实施神经阻滞时最低的安全标准。在儿童患者中最为重要的是,神经刺激为麻醉状态下患者的神经定位提供了一个客观方法,并与超声引导下神经阻滞形成互补。当前的超声使用还是有局限的,因为在实施神经阻滞时,它不能可靠地发现神经内注射。如果超声联合应用神经刺激,将会避免神经内注射。发展新的方法,例如测量电阻抗和应用硬膜外刺激试验,可为区域麻醉中应用神经刺激提供新的优点。

临床经验

- 在儿童中,全身麻醉后实施区域阻滞已成为常规做法,如果打算利用神经刺激法,一定不能使用肌肉松弛药。
- 周围神经阻滞:
  —没有明确的证据支持神经刺激的好处,但是它可以使神经阻滞更安全;作者以0.2mA神经刺激电流作为针尖离神经太近的预警。
  —另外,最近的报道建议,接受全身麻醉的患者引出运动反应的阈电流应比清醒患者更高。
- 中枢神经阻滞:
  作者发现,当从骶尾部置入导管时,神经刺激法对于监测和引导硬膜外导管置入具有实际价值。

(张旭 译 韩宁 梅伟 校)

参考文献

1. Tsui BCH, Kropelin B, Ganapathy S, Finucane B. Dextrose 5% in water: fluid medium for maintaining electrical stimulation of peripheral nerves during stimulating catheter placement. Acta Anaesthesiol Scand. 2005;49:1562–5.
2. Raj PP, Rosenblatt R, Montgomery SJ. Use of the nerve stimulator for peripheral blocks. Reg Anesth. 1980;5:14–21.
3. Bigeleisen PE, Moayeri N, Groen GJ. Extraneural versus intraneural stimulation thresholds during ultrasound-guided supraclavicular block. Anesthesiology. 2009;110:1235–43.
4. Robards C, Hadzic A, Somasundaram L, Iwata T, Gadsden J, Xu D, Sala-Blanch X. Intraneural injection with low-current stimulation during popliteal sciatic nerve block. Anesth Analg. 2009;109:673–7.
5. Tsui BC, Pillay J, Tsung C, Dillane D. Electrical impedance to distinguish intraneural from extraneural needle placement in porcine nerves under direct exposure and ultrasound guidance. Anesthesiology. 2008;109:479–83.
6. Sauter AR, Dodgson MS, Kalvøy H, Grimnes S, Stubhaug A, Klaastad O. Current threshold for nerve stimulation depends on electrical impedance of the tissue: a study of ultrasound-guided electrical nerve stimulation of the median nerve. Anesth Analg. 2009;108:1338–43.
7. Bardou P, Merle JC, Woillard JB, Nathan-Denizot N, Beaulieu P. Electrical impedance to detect accidental nerve puncture during ultrasound-guided peripheral nerve blocks. Can J Anesth. 2013;60:253–8.
8. Tsui BC, Gupta S, Finucane B. Confirmation of epidural catheter placement using nerve stimulation. Can J Anesth. 1998;45:640–4.
9. Tsui BC, Wagner A, Cave D, Seal R. Threshold current for an insulated epidural needle in pediatric patients. Anesth Analg. 2004;99:694–6.
10. Tsui BC, Wagner AM, Cunningham K, Perry S, Desai S, Seal R. Can continuous low current electrical stimulation distinguish insulated needle position in the epidural and intrathecal spaces in pediatric patients? Paediatr Anaesth. 2005;15:959–63.
11. Tsui BCH, Wagner AM, Cunningham K, et al. Threshold current of an insulated needle in the intrathecal space in pediatric patients. Anesth Analg. 2005;100:662–5.
12. Pither CE, Raj PP, Ford DJ. The use of peripheral nerve stimulators for regional anaesthesia: a review of experimental characteristics, technique, and clinical applications. Reg Anesth. 1985;10:49–58.
13. Tsui BC. The effects of general anaesthesia on nerve-motor response characteristics (rheobase and chronaxie) to peripheral nerve stimulation. Anaesthesia 2014;69:374–9.

推荐读物

Baranoswski AP, Pither CE. A comparison of three methods of axillary brachial plexus anaesthesia. Anaesthesia. 1990;45:362–5.

Bosenberg AT, Raw R, Boezaart AP. Surface mapping of peripheral nerves in children with a nerve stimulator. Pediatr Anesth. 2002;12:398–403.

Bouaziz H, Narchi P, Mercier FJ, Labaille T, Zerrouk N, Girod J, Benhamou D. Comparison between conventional axillary block and a new approach at the midhumeral level. Anesth Analg. 1997;84:1058–62.

Capdevila X, Lopez S, Bernard N, Dadure C, Motais F, Biboulet P, Choquet O. Percutaneous electrode guidance using the insulated needle for prelocation of peripheral nerves during axillary plexus blocks. Reg Anesth Pain Med. 2004;29:206–11.

de Medicis E, Tetrault JP, Martin R, Robichaud R, Laroche L. A prospective comparison study of two indirect methods for confirming the localization of an epidural catheter for postoperative analgesia. Anesth Analg. 2005;101:1830–3.

Dillane D, Tsui BC. Is there still a place for the use of nerve stimulation? Pediatr Anesth. 2012;22:102–8.

Ganta R, Cajee RA, Henthorn RW. Use of transcutaneous nerve stimulation to assist interscalene block. Anesth Analg. 1993;76:914–5.

Goldberg ME, Gregg C, Larijani GE, Norris MC, Marr AT, Seltzer JL. A comparison of three methods of axillary approach to brachial plexus blockade for upper extremity surgery. Anesthesiology. 1987;66:814–6.

Guyton AC, Hall JE. Textbook of medical physiology. 9th ed. Philadelphia: WB Saunders; 1995. p. 57–71.

Hadzic A, Vloka JD, Claudio RE, Hadzic N, Thys DM, Santos AC. Electrical nerve localization: effects of cutaneous electrode placement and duration of the stimulus on motor response. Anesthesiology. 2004;100:1526–30.

Kimura J. Electrodiagnosis in diseases of nerve and muscle: principles and practice. 3rd ed. Oxford: Oxford University Press; 2001. p. 178–214.

Lena P, Martin R. Subdural placement of an epidural catheter detected by nerve stimulation. Can J Anesth. 2005;52:618–21.

Magora F, Rozin R, Ben-Menachem Y, Magora A. Obturator nerve block: an evaluation of technique. Br J Anaesth. 1969;41:695–8.

Marhofer P, Schrogendorfer K, Koinig H, Kapral S, Weinstabl C, Mayer N. Ultrasonographic guidance improves sensory block and onset time of three-in-one blocks. Anesth Analg. 1997;85:854–7.

Shannon J, Lang SA, Yip RW, Gerard M. Lateral femoral cutaneous nerve block revisited. A nerve stimulator technique. Reg Anesth. 1995;20:100–4.

Sia S, Bartoli M, Lepri A, Marchini O, Ponsecchi P. Multiple-injection axillary brachial plexus block: a comparison of two methods of nerve localization-nerve stimulation versus paresthesia. Anesth Analg. 2000;91:647–51.

Tamai H, Sawamura S, Kanamori Y, Takeda K, Chinzei M, Hanaoka K. Thoracic epidural catheter insertion using the caudal approach assisted with an electrical nerve stimulator in young children. Reg Anesth Pain Med. 2005;29:92–5.

Tsui BC, Tarkkila P, Gupta S, Kearney R. Confirmation of caudal needle placement using nerve stimulation. Anesthesiology. 1999;91:374–8.

Tsui BC, Gupta S, Finucane B. Detection of subarachnoid and intravascular epidural catheter placement. Can J Anesth. 1999;46:675–8.

Tsui BC, Seal R, Koller J, Entwistle L, Haugen R, Kearney R. Thoracic epidural analgesia via the caudal approach in pediatric patients undergoing fundoplication using nerve stimulation guidance. Anesth Analg. 2001;93:1152–5.

Tsui BC, Wagner A, Finucane B. Electrophysiologic effect of injectates on peripheral nerve stimulation. Reg Anesth Pain Med. 2004;29:189–93.

Tsui BC, Wagner A, Cave D, Kearney R. Thoracic and lumbar epidurals via the caudal approach using electrical stimulation guidance in pediatric patients: a review of 289 patients. Anesthesiology. 2004;100:683–9.

Tsui BC, Hopkins D. Electrical stimulation for regional anesthesia. In: Boezaart AP, editor. Anesthesia and orthopaedic surgery. New York: McGraw-Hill; 2006. p. 249–56.

Tsui BC. Electrical nerve stimulation. In: Tsui BC, editor. Atlas of ultrasound and nerve stimulation-guided regional anesthesia. New York: Springer; 2007. p. 9–18.

Urmey WF, Stanton J. Inability to consistently elicit a motor response following sensory paresthesia during interscalene block. Anesthesiology. 2002;96:552–4.

Urmey WF, Grossi P. Percutaneous electrode guidance: a noninvasive technique for prelocation of peripheral nerves to facilitate peripheral plexus or nerve block. Reg Anesth Pain Med. 2002;27:261–7.

Urmey WF, Grossi P. Use of sequential electrical nerve stimulation (SENS) for location of the sciatic nerve and lumbar plexus. Reg Anesth Pain Med. 2006;31:463–9.

Williams R, Saha B. Ultrasound placement of needle in three-in-one nerve block. Emerg Med J. 2006;23:401–3.

第 3 章

超声基础

Michelle L. Noga, Vivan H.Y. Ip, Ban C.H. Tsui

3.1 基本超声物理学与技术

3.1.1 基本原理

(1)超声波是指振荡频率超过 20 000Hz 的声波。

(2)超声波发送后经介质(如液体或软组织)传导至另一个不同的介质表面,产生回波。返回的声波被接收处理,就产生了超声图像。

(3)超声波由压电晶体产生,钛酸钡或锆钛酸铅等称作压电晶体的震动材料能将电能转换为声波或机械能。

(4)换能器中包含着压电晶体,应用交流电时压电晶体会发生暂时变形。

(5)产生的声波沿着既定的波束和方向传播。

(6)这些晶体还检测被反射回来的超声波(回波),并将压力变化转换为电能。

(7)接收器对信号进行放大,并通过以下方式显示。

- A 型(振幅模式):以振幅形式显示回声的高低。
- B 型(亮度模式):以亮度形式反映沿声束传播方向上不同层面的超声信息(最常用于区域麻醉)。
- M 型 (运动模式): 显示组织随时间的运动情况。

3.2 换能器

(1)换能器是超声仪中最重要的部分,它会影响扫描患者时的图像质量。高频换能器有较高的空间分辨率,但组织穿透力较弱。

(2)换能器发射脉冲超声波。

(3)典型的脉冲超声波包含 2~5 个周期的重复频率。

(4)脉冲长度是指每个脉冲的持续时间。

(5)脉冲重复频率是由换能器发射的脉冲次数,以每秒发射的脉冲数表示。必须要设置脉冲重复频率,以确保下一个脉冲产生之前,所有的回波已经返回到换能器。

3.2.1 超声换能器的类型

换能器以其压电元件的几何排列形式命名。市场上有许多不同类型的换能器(图 3.1)。总的来说,有三种排列类型。

线性阵列

(1)压电单元平行排列,形成可以产生矩形图像的一行矩形元件。

(2)高频率具有良好的分辨率,但组织穿透力差。

(3)在接触(基脚)区域和图像尺寸之间存在一一对应关系,这可能是这类换能器的缺点。

(4)线阵换能器对于 3~4cm 深的浅表组织有良好的成像质量,所以广泛应用于儿童群体中。

凸面(或曲线)阵列

(1)凸阵换能器是弯曲的线性换能器,将线性阵列转换为凸曲线样排列,有一个较大的视野。

(2)优点是可以较少的接触(基脚)面即可产生的较大图像视野。

(3)主要的缺点是图像的非线性分布,这可能使初学者在理解图像时更加困难。

(4)C60 探头是低频换能器(2~5MHz),具有良好的穿透能力但对表浅结构的分辨率较差。因此很少用

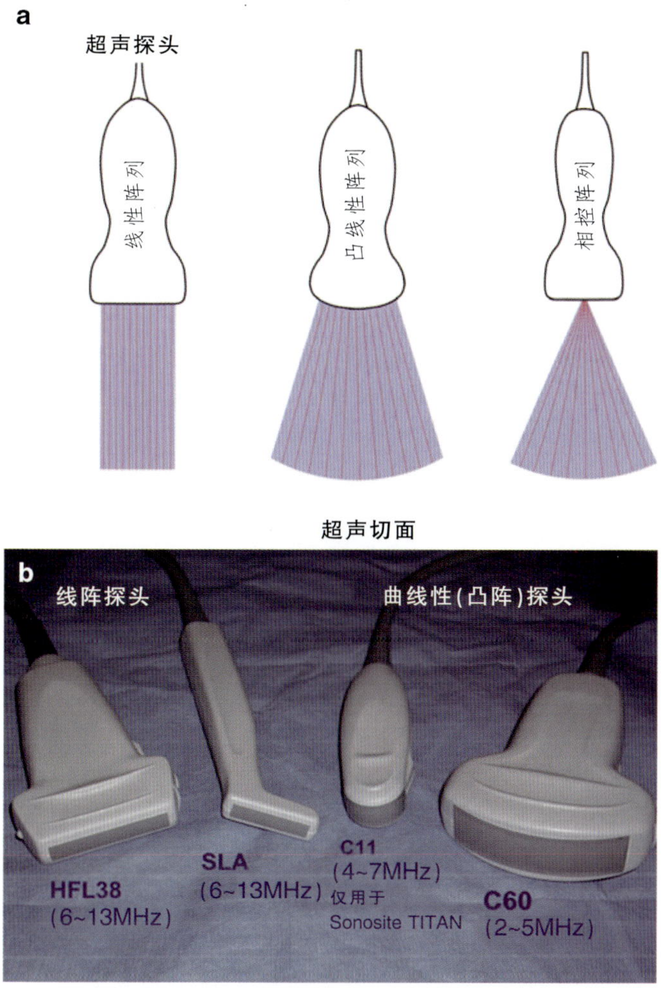

图 3.1　(a)超声换能器类型的示意图:线性阵列、凸线性阵列和相控阵列。(b)线性和曲线性(凸线性)换能器(例如,SonoSite MicroMaxx)是在区域麻醉中最常用的类型。每个换能器均具有不同的波束频率。

于儿童。

(5)C11 探头是中频(4~7MHz)换能器,可用于儿童进行髂腹股沟/髂腹下神经阻滞时腹部成像。

相控阵列(1~2MHz)

(1)这类换能器类似于线性阵列,包含一行矩形元件,但在该换能器中压电元件更少并且更小。

(2)该换能器的优点是尽管耦合面积小但能看到的视野很大。

(3)缺点是较小的近场(见下文)和非线性分布。

(4)该换能器通常用于心脏成像或小儿腹部成像。

宽带换能器

(1)这类换能器覆盖一定的频带范围,例如 5~10MHz 或 8~14MHz。

(2)其脉冲长度更短,有更高的轴向分辨率和更宽的频率范围,这对于谐波成像(以轴向分辨率为代价)至关重要。

(3)这类换能器对上肢浅表结构分辨率极好,并且对下肢深部组织也有良好的穿透力,因此不必改变探头即可完成对上下肢的成像。

3.3 组织中的声波特性

为了理解和说明超声扫描所获得的图像,掌握超声通过组织传播的基本原理非常重要。表 3.1 是超声成像在实际应用方面的总结。

3.3.1 声速

超声通过组织传播的速度取决于组织的性质。

气体中传播速度最慢(例如,空气= 330m/s);液体中速度适中(例如,水= 1480m/s);固体中传播速度最快(例如,骨骼= 3400m/s)。

3.3.2 反射

当超声波到达两种不同类型的组织之间的界面时,一部分声波在界面处发生反射和透射。

回波的强度取决于两个组织的声阻抗。声阻抗是由组织的密度和刚度决定的。

软组织的声阻抗范围在 $1.3 \sim 1.7 \times 10^6$(kg·m)/s 之间;空气为 430(kg·m)/s;骨组织为 6.47×10^6(kg·m)/s。两个组织的声阻抗的差越大,存在的反射越多(例如,软组织-空气界面或软组织骨界面)。在这些边界之外传播很少;因此,超出这些边界的成像通常是不可能的。

本章随后的小节将更详细地介绍不同组织的超声表现。

3.3.3 散射

对于尺寸非常小的界面,例如血管,反射被称为散射。

散射波在所有方向上扩散并使得到的图像失真。

不同类型的组织引起不同程度的散射;因此,它更重要的是作为一个诊断工具。

3.3.4 分辨率

空间分辨率描述了在显示器上区分两个相邻的对象的能力。

表3.1 超声波实践性方面的特性

频率(Hz)
每秒周期数
高频率对浅表结构空间分辨率高但组织穿透性差;较深层次的结构需要较低的频率
波长(mm)
声波在传播方向上完成一个周期所传播的距离
声速(m/s)
单位时间内声波的位移
不同组织的声阻抗(密度)决定了超声波在相应组织中传播的速度
周期(s)
一个完整声波周期传播所需要的时间
振幅
波的强度,由波能的平方根计算而来
放大器增益功能调整较弱回波的强度以提高信噪比
衰减
超声波振幅随着穿过组织增多而逐渐减小
时间增益补偿(TGC)是指在初始脉冲之后,按时间函数增加超声信号的放大系数,以补偿超声波的衰减;结果是不论深度如何,所有类似界面的信号都是一致的
场
表示超声能量在介质中的传播特征
近场(Fresnel区域)是邻近换能器表面声束非发散的部分;长度是换能器频率和直径的函数
远场(Fraunhofer区域)是远离探头超声波声束的发散部分,能量减少因此导致横向分辨率(或锐度)减小;高频并且直径大的换能器发散较少
聚焦换能器可以改变场的界面,即是最佳图像分辨率的聚焦区
反射
每个组织的界面(由于不同声阻抗)将声波反射回到发射声波的换能器;不同的组织因此产生区分彼此清晰的轮廓
流体内声音传播良好,没有回声导致图像呈黑色;组织使声波衰减和分散,导致均匀或不均匀的外观

分辨率有两种类型。

- 轴向分辨率:区分与超声束轴方向平行或不同深度组织的能力。这取决于脉冲长度,脉冲长度是波长和脉冲周期数的函数。频率越高或脉冲长度越短,产生的轴向分辨率越好。这对于儿童群体尤为重要,因为他们的结构较成人小。
- 横向分辨率:区分彼此相邻的对象的能力。这取决于波束宽度和单位距离内换能器元件的数量(线密度)。

3.3.5 折射

声波以一定角度传播至界面层处,由于在两介质中声波传播速度的改变,声波从一个介质进入另一个介质时传播方向也随之改变。

如果声波在第一介质中速度较快,则朝向垂直方向发生折射,反之亦然。

3.3.6 吸收

当超声波通过组织传播时,组织对声波吸收是声波能量损失的主要原因。

当声波进入身体时,摩擦使动能转换成热能,并且其能量损失不能用于形成图像。

吸收取决于组织类型和所使用的频率。骨组织中吸收较多;因此,在骨组织后方会形成声影。频率越高,阻尼越大,最大穿透深度越小。

3.4 图像质量优化:快捷设置

3.4.1 频率

根据目标神经的深度选择合适频率的换能器是获得良好超声图像的第一步。

每个换能器都有一个频率范围,可以通过选择要检查的类型来选择更精确的频率。例如,选择超声机上的分辨率(或神经检查)、常规检查或穿透力(或腹部检查)按键等。

3.4.2 深度

选择适当的检查深度非常重要,深度过深导致需要观察的目标较小,而过浅则不足以完整成像,可能漏掉安全神经阻滞所必须显示的重要相邻结构。

3.4.3 增益

通过增加增益,回波的幅度会增加,使图像显得更亮。

此功能用于提高信噪比,使弱回声也能被检测到(图 3.2)。

3.4.4 时间增益补偿

此功能用于调整不同深度的图像增益。

这是非常重要的功能,因为随着在组织中传播,超声的振幅会减小;通过调整不同深度的图像增益可使超声信号在整个图像中均匀显示。

3.4.5 聚焦区

超声能量在组织传播时分为三个部分。

- **近场(Fresnel 区)**

这个区域与换能器表面相邻,是超声波束的非发散部分。

其宽度与换能器的宽度相同。

其长度是换能器频率和宽度的函数。

- **聚焦区**

这里是声锥在聚焦区的最窄处,在近场的末端和

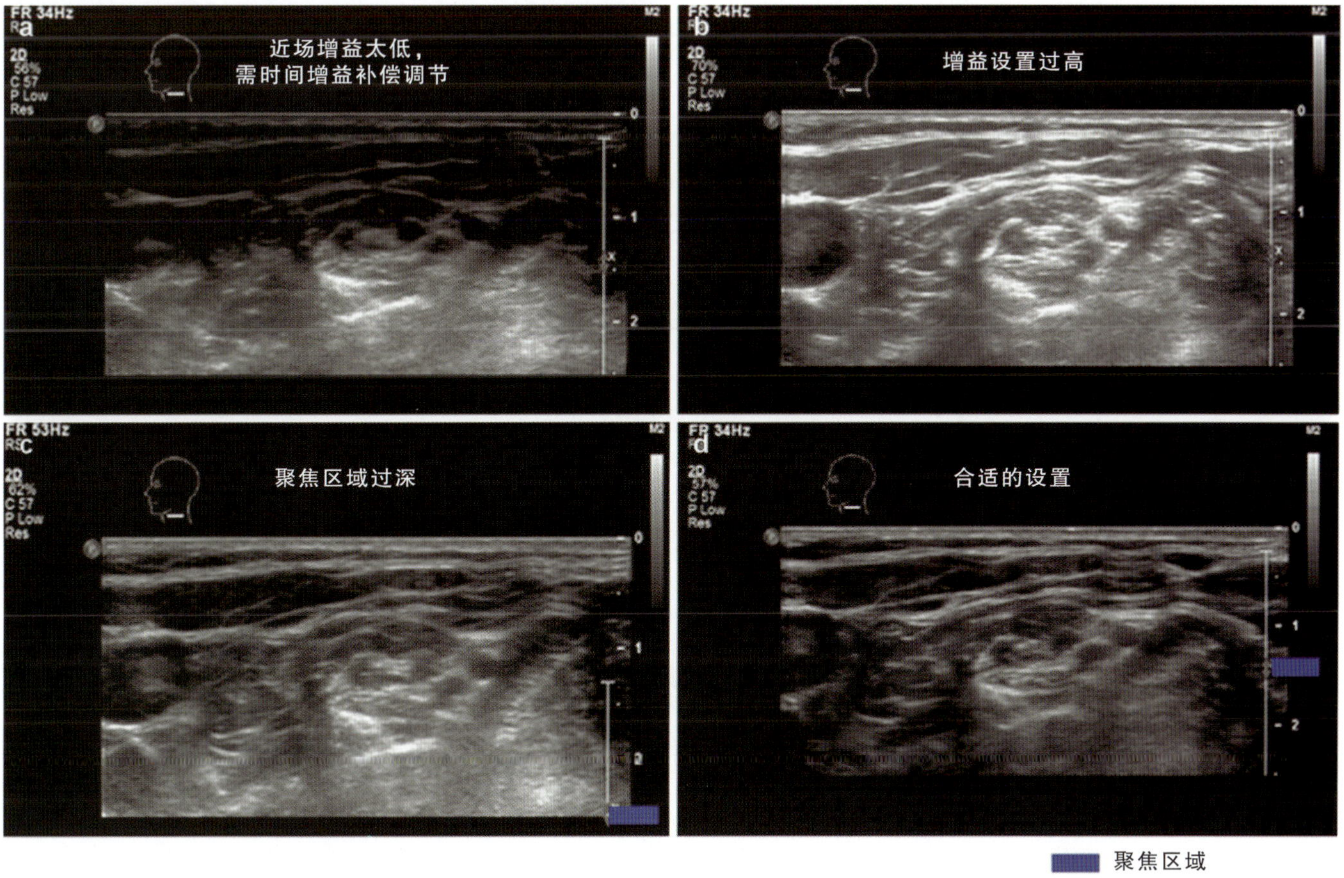

图 3.2 增益和聚焦区深度调整。增加增益将增加回波的幅度并提高信噪比。增益设置太高(a)或太低(b)将导致伪影,降低对不同结构的分辨率。可通过有效减小声束直径(比较 c 和 d)来调整聚焦区域(最大图像分辨率的区域)。

远场之前。

该区域具有最好的横向分辨率。

一些超声仪可以选择焦点区域，它应该位于目标神经附近。

• **远场**（Fraunhofer 区）

在这里超声波被组织逐渐吸收，超声束开始发散并且能量减少。

随着声束发散，横向分辨率降低。

3.4.6 多普勒超声

多普勒超声使用连续（而不是脉冲）超声束来检测移动界面的存在并测量其速度。

它检测移动物体回声的频移。当移动物体接近时，接收频率高于发射频率，而当它远离时，接收频率低于发射频率。这种频率的变化被称为多普勒频移。

它可以检测血管的存在，而血管可以作为辅助识别目标神经的标志，所以它对神经阻滞非常有用。

它还突出显示了与目标神经相邻的血管的位置，使穿刺针的轨迹可以有计划地避开血管。这在锁骨上区域尤其重要，因为变异血管如颈横动脉和上肩胛动脉可能出现在进针轨迹区域。

3.5 各向异性和伪像

3.5.1 各向异性

各向异性是指肌腱、神经和肌肉在超声波束和组织结构之间的入射角改变后，它们的超声表现也随之改变的性质。

这个性质很重要，因为这三种结构是我们在进行神经阻滞时需要重点区分的标志或对象。在儿童中这些结构更小，区分它们将会变得更有挑战性。

在换能器和被成像的结构之间不能实现90°角垂直接触时，会产生特殊的神经图像。例如，在锁骨上区，换能器和皮肤之间无法直接接触，而臂丛神经不是很表浅时，可以通过在低龄儿童中使用SLA“曲棍球棒”探头或较大儿童中使用C11凸阵探头来解决。

在腹股沟区对股神经成像时，通常也会观察到这种效果。

3.5.2 伪像

伪像是指图像未真实反映被扫描的原始结构的图像属性。这可能是操作者引起的或者超声与相邻组织相互作用的结果。有各种形式的伪像。

声影

具有高衰减系数（例如，骨骼）的结构使超声束穿透减少，导致通过该组织结构的超声束极少甚至消失（图3.3）。

一些伪像可以作为识别目标神经（例如，桡神经在肱骨上的“滚动”）的重要标志。

声增强

当超声波束从低衰减组织传播到高衰减组织时，可以在界面正下方看到高回声区域（图3.4）。

可以通过降低总增益或远场增益来减弱这种声

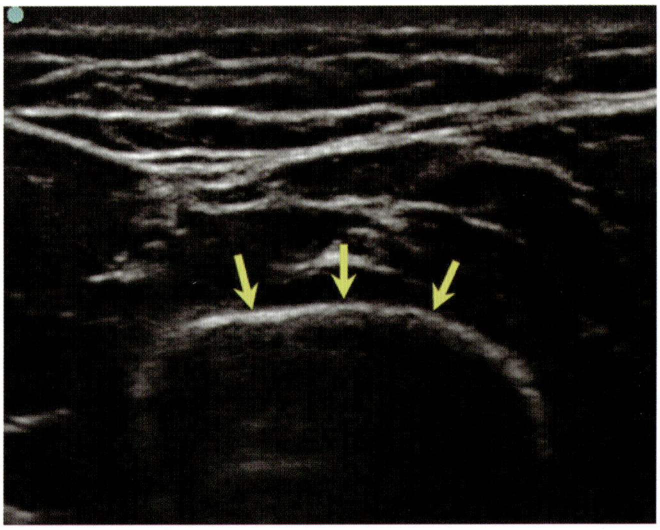

图3.3 声影的示例。骨组织（箭头所示）阻止了超声束的穿透，导致声束的反射和下方的阴影。

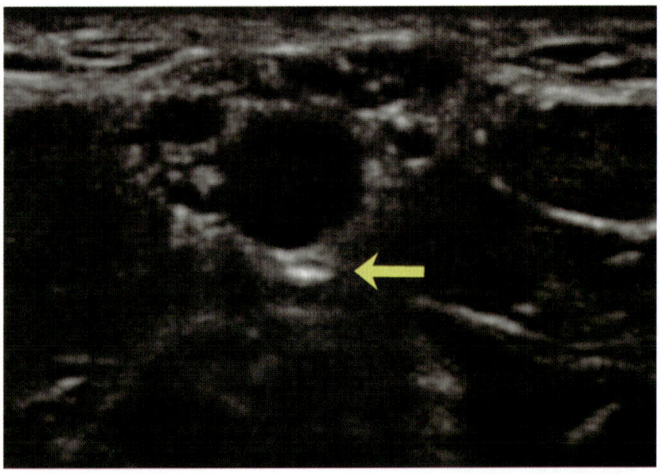

图3.4 声增强的示例。箭头指示的亮白色区域是其被反射到组织上的声增强。

增强。

混响伪像

这是由于超声波穿过特性明显不同的两个相邻结构引起的(图 3.5)。

3.6 不同组织的超声表现

不同的组织有各自的超声表现(表 3.2)。为区别束状神经和纤维状肌腱,高频率和宽带宽的换能器是必要的。这在神经和肌腱彼此邻近的区域(例如,在手腕或脚踝处)是特别具有挑战性的。

区域麻醉超声成像中有如下两个常见的切面。

(1)横断切面,即超声图像显示为"组织结构横切面"时的视图。这也被称为短轴或横轴切面。

(2)纵向切面,即超声波沿着组织走向显示其结构的视图。这也被称为长轴切面。

神经和肌腱

周围神经的长轴视图显示为结缔组织中高回声(明亮)管状结构,在该管状结构内具有细长且清晰的低回声(暗)区域,这是神经束(图 3.6)。

周围神经的短轴视图显示为小的椭圆形或圆形束状低回声结构,每个束状结构被均匀的高回声结缔组织包围,形成了神经蜂窝状的外观。因为神经是一个连续性的结构,并且通常与血管相邻(图 3.7),在用超声对神经进行成像时,也可以使用追溯的方法(见第 4.4.2 节)对神经进行"追溯"。

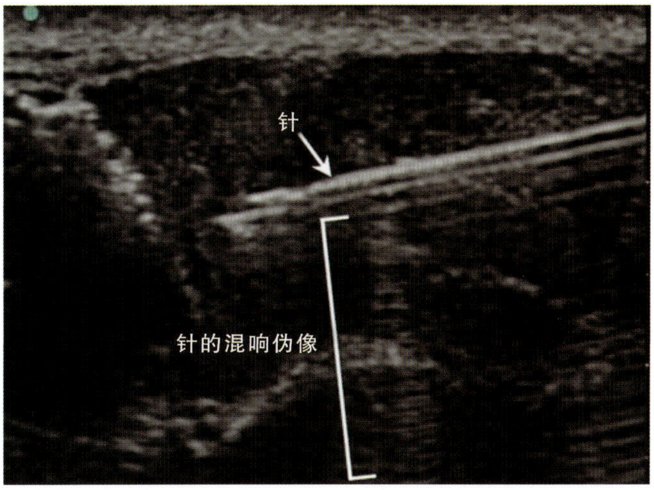

图 3.5 混响伪像的示例(在针的深部有多个高回声线)。

神经根,例如在颈部肌间沟入路法臂丛神经阻滞时显示为单束支状。由于神经根周围较厚的神经束膜高回声信号,臂丛的神经干和分支的束状外观显得更清晰。而在通常情况下,由于神经分支位置较神经根更深,在神经分支水平上观察这种束状外观非常困难。

在纵向视图上,由于外周神经周围结缔组织的增加,臂丛与周围神经相比表现为低回声。

尽管存在一定的差异,但难以用超声区分神经和肌腱,如表 3.3 所示。

表 3.2 各种组织的超声特征

组织/腔	超声表现
神经	束状外观
长轴	高回声(明亮)管状结缔组织内散在分布细长的强回声束
短轴	在均匀高回声背景中圆形或椭圆形的低回声(黑色)束
神经丛水平	长轴切面中比外周神经的回声更低
肌腱	纤维状外观
长轴	由细的低回声线分隔开的高度线性的平行强回声线性结构
短轴	纵向区域上高回声和低回声互相交替;无圆形束状外观
肌肉	
长轴	羽状或羽毛状
短轴	"星夜"状的均匀低回声结构;比神经和肌腱回声更低
骨组织	线性高回声骨性结构与低回声阴影
血管	短轴平面下呈低回声或无回声圆形结构。动脉的回声更低,管状结构更明显以及不易被压缩,可以此和静脉相区别
脂肪组织	一般低回声,可能含有病理性高回声结缔组织
筋膜	高回声并具有明显清晰的边界
胸膜和空气	胸膜呈高回声表现带有无回声的流体腔或弥漫性高回声的气腔(例如,充气的肺)

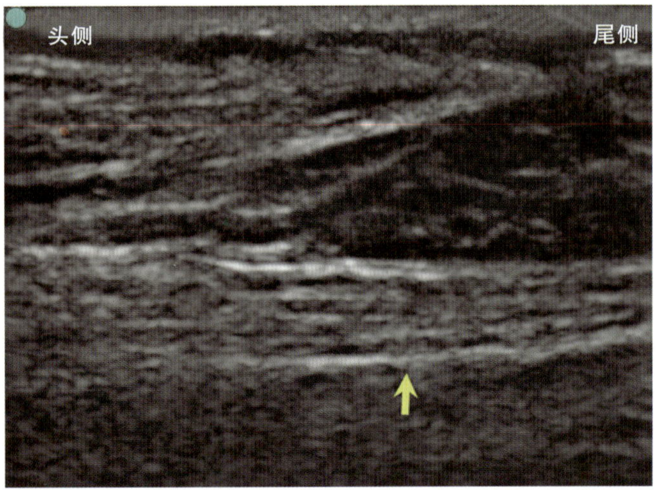

图 3.6 外周神经的长轴视图显示为高回声管状结构（黄色箭头所示）。该管状结构内细长而且清晰的低回声区是神经束。

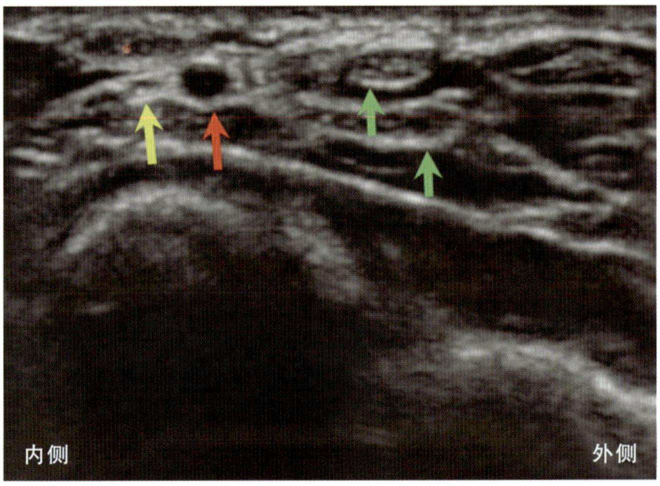

图 3.7 周围神经的短轴视图(黄色箭头所示)显示为小的椭圆形或圆形低回声束状结构，每个束状结构被均匀的高回声结缔组织包围,形成了神经蜂窝状的外观。红色箭头表示动脉;绿色箭头表示肌腱。

肌肉

在短轴(横截面)视图中,表现为均匀的低回声"星夜"状图案;在纵向扫描(长轴视图)上,表现为典型的板状或羽毛状外观(图 3.8)。

与神经相比,肌肉内的高回声线被较宽的低回声间隔分隔开来。

骨组织

骨骼具有线性、高回声的外观,在骨组织下面为声影(声学阴影)(图 3.3)。

这种醒目的超声外观是进行神经阻滞理想的标志,例如,股骨大转子为臀下入路坐骨神经阻滞的标志,或者桡神经沟/三角肌粗隆、内上髁和外上髁分别标志着桡神经、正中神经以及尺神经的位置。

血管结构

血管在横截面视图上表现为无回声结构。

动脉通常是圆形并且搏动的;后一特性在通过皮肤上的换能器从外部对动脉血管进行加压时得到增强。

静脉是可压缩的,因此在执行神经阻滞时必须小心,因为在扫描期间施加在换能器上的压力可能阻塞静脉,使它们在图像上不可见。当血管较小时,例如儿童的血管,情况尤其如此。

脂肪

脂肪组织相对于皮肤略显低回声,然而诸如肿瘤等异常情况可能会引起高回声反射。

筋膜组织

筋膜显示为清晰的高回声线。

胸膜和空气

胸膜具有高回声线性外观,并且除了胸膜之外,混响伪像造成了在呼吸时"移动"的镜面反射(图 3.5)。

肺内的空气形成了胸膜深处的"彗星尾"声学阴

表 3.3 神经和肌腱超声外观的差异

	神经	肌腱
总体外观	束状	纤维状
长轴视图(90°入射角)	高回声线不太明显并且较少,但这些线更厚	许多细且平行的高回声线(纤维模式)被低回声线分隔
横向视图	高回声区或者低回声区,没有特定的模式 蜂窝状外观,特别是周围神经	纵向区域内的高低回声交替出现
形状一致性	形状相当一致	形状易变
纵向视图与主动或被动运动	在周围的移动组织中是固定的	可移动的

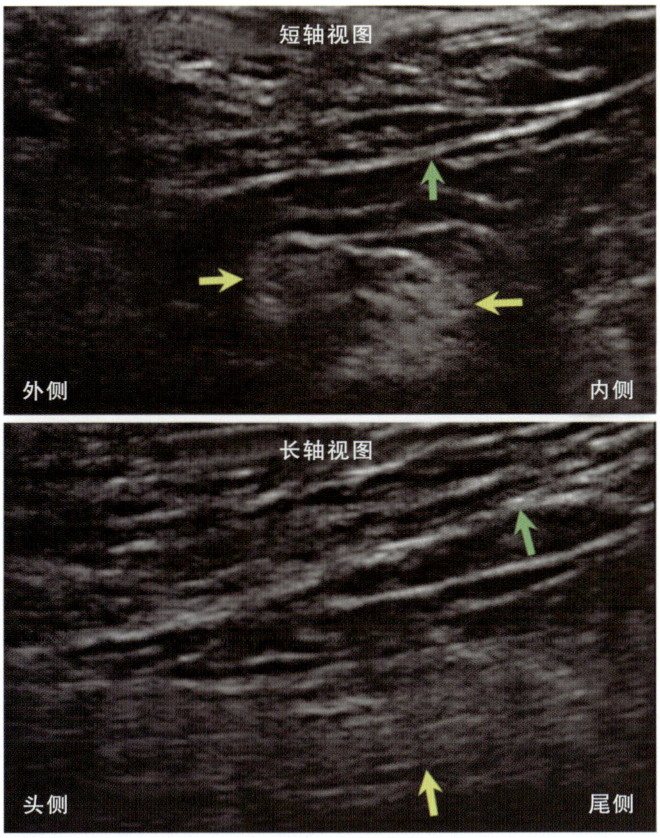

图 3.8 肌肉的短轴(上图)和长轴(下图)视图。短轴视图中可见均匀、低回声"星空"状图案;长轴视图中可见板状或羽毛状外观。黄色箭头表示神经;绿色箭头表示肌肉。

影。

3.7 设备选择

(1)超声机器是进行超声引导下区域麻醉的必要设备。当前可用的便携式笔记本式超声仪可以提供高质量、高分辨率的图像,而车载系统更大、更麻烦(且更昂贵)。便携式机器更实用并且方便在床边进行超声引导下的神经阻滞。

(2)超声机器应具有优化图像质量的基本功能,例如增益控制、彩色多普勒和缩放。

(3)超声机器应该可以捕获并存储图像和短视频剪辑。应该有一个用于存储图像和视频文件的高容量硬盘以及将这些文件导出到 U 盘(USB)或光盘(CD)的功能。除非另有说明,本书中的图像均是用索诺声 M-Turbo(Bothell,WA,USA)获得的。

(4)好的超声机器应该易于使用,常用的功能按钮清晰可见。

(5)超声机器就像相机。便携式的装置类似于当前的自动摄影机,"点击式"的相机易于使用并且可以捕获相当好的图片。相比之下,较大的车载系统则类似于专业摄影师喜欢的复杂的手动照相机。

(6)对于在儿童中进行的大多数神经阻滞,索诺声 M-Turbo 超声仪是能够满足的。然而,对于椎管内结构成像,更大的车载系统分辨率和灵敏度更高,产生的图像更显著且精度更高,因此较便携式超声仪也更有优势。

(7)超声仪中最重要的设备是换能器。如本章前面所述,高频线性换能器(6~13MHz)具有较高的空间分辨率,在儿童进行周围神经阻滞和椎管内阻滞中对表浅结构的成像是非常理想的。

(8)SLA"曲棍球棒型"换能器(25mm),具有更小的占位面积,特别适用于在低龄儿童中实施神经阻滞。具有较大表面积(38mm)的传感器更适合大龄儿童并可提供更多的信息。

(9)对于椎管内神经阻滞,通常使用 38mm 的高频探头(6~13MHz)。

在表 3.4 中列出了不同阻滞位置首选的神经阻滞针和超声探头。

表 3.4 用于周围神经阻滞定位的穿刺针和超声探头选择

阻滞区域	针头	探头
上肢		
肌间沟	3~5cm,22G	HFL38,C11
锁骨上	3.75cm,22G	SLA,C11
锁骨下	10cm,22G	HFL38,C11
腋窝	1.25~2cm,22G	HFL38
桡神经(桡神经沟)	1.25~2cm,22G	HFL38
肌皮神经(喙肱肌)	1.25~2cm,22G	HFL38
正中神经(肘前)	3.75cm,22G	HFL38
尺神经(中前臂)	3.75cm,22G	SLA,HFL38
下肢		
腰丛	15cm,22G	C60
股神经	3~4cm,22G	HFL38
坐骨神经前/后	10cm,22G	C60
腘-后部	5~6cm,22G	HFL38
腘-侧面	10cm,20G	HFL38
踝部	2.5cm,24G	SLA,HFL38
躯干		
肋间	3.75cm,22G	HFL38
椎旁	8.75cm,22G	HFL38,C60

选择基于常用的针长度和超声探头(见图 3.1b)。

3.8 未来发展的研究进展

技术的进步使超声图像的质量不断提高。重要的发展领域如下所述。

3.8.1 复合成像

散斑是超声图像中由散射介质产生的 2D 噪声。为了解决散斑的问题,超声波束从不同的角度和宽带宽频率同时捕获多个图像平面,然后将其平均以构成单个散斑减少的图像。这个过程称为复合成像。

3.8.2 单晶换能器

这些是通过类似于在生长硅中使用的技术制造出来的相当大的单晶体。它们可以产生更宽的带宽、更高的灵敏度和能量密度以获得更显著的性能。

3.8.3 电容式微机超声换能器(CMUT)

通过存储在微机械加工硅晶片获得的多个微电容中的电场,来获得从声能到电能的转换,反之亦然。这些传感器具有优异的带宽以及与人体匹配的阻抗。这些特性使这类换能器可以产生分辨率更高的图像,并能实现最佳组织谐波成像,谐波成像可以捕获的高频率回波中散射和伪像较少。此应用对于实时 3D 成像非常重要。

3.8.4 Sonix 定位系统 (Ultrasonix Medical Corp, Richmond, BC, Canada)

Sonix 定位系统是一种电磁针跟踪系统, 在这个系统中传感器位于穿刺针内,用于实时超声引导下置入穿刺针。当前和预测的穿刺针的位置显示在超声屏幕上,并且随着穿刺针前进,针轨迹和超声束实时对准,用户可以将穿刺针精确地对准最终目标位置。

3.8.5 能量多普勒

该技术可以检测在正常彩色多普勒中不能显现的较低流量的血管,例如从垂直多普勒角度舒张速度慢的血管。除了估计多普勒信号中的频移以外,能量多普勒还可以估计功率谱的积分。能量多普勒图像中的颜色表示存在于血流中,但不能提供任何流速的信息。

3.8.6 机器人辅助区域麻醉

最近, 多功能达芬奇手术系统 (DVS)(Intuitive Surgical,Sunnyvale,CA)被证明,在实时超声引导下,在超声体模中实施了单次神经阻滞和神经周围置管。该技术的局限性首先在于成本,并且需要增加人力(在该模拟中,需要两名工程师,一名麻醉医师和一名泌尿外科医生)使用该设备完成整个过程。然而,这仍然是一个令人振奋的试验,它证明了 21 世纪技术的进步。

(张旭 译 韩宁 梅伟 校)

推荐读物

Bhargava R, Noga M, Lou L. Ultrasound basics. In: Tsui BC, editor. Atlas of ultrasound and nerve stimulation-guided regional anesthesia. New York: Springer; 2007. p. 19–33.

Connolly DJA, Berman L, McNally EG. The use of beam angulation to overcome anisotropy when viewing human tendon with high frequency linear array ultrasound. Br J Radiol. 2001;7(4):183–5.

Gray AT. Ultrasound-guided regional anesthesia. Anesthesiology. 2006;104:368–73.

Hemmerling TM, Taddei R, Wehbe M, et al. First robotic ultrasound-guided nerve blocks in humans using the Magellan system. Anesth Analg. 2013;116:491–4.

Karmakar MK, Kwok WH. Ultrasound-guided regional anesthesia. In: Cote CJ, Lerman J, Todres ID, editors. A practice of anesthesia for infants and children. 4th ed. Philadelphia: WB Saunders; 2009. p. 911–24.

Kelsey CA. Essentials of radiology physics. St. Louis: Warren H. Green; 1985.

Lemoigne Y, Caner A, Rahal G, editors. Physics for medical imaging applications. Dordrecht: Springer; 2007.

Marhofer P, Frickey N. Ultrasonographic guidance in pediatric regional anesthesia. Part 1: theoretical background. Pediatr Anesth. 2006;16:1008–18.

Oakley CG, Zipparo MJ. Single-crystal piezoelectrics: a revolutionary development for transducers. Ultrason Symp 2000 IEEE. 2000;2:1157–67.

Oralkan O, Ergun S, Johnson JA, et al. Capacitive micromachined ultrasonic transducers: next-generation arrays for acoustic imaging. IEEE Trans Ultrason Ferroelectr Freq Control. 2002;49:1596–610.

Park SE, Hackenberger W. High performance single crystal piezoelectrics: applications and issues. Curr Opin Solid State Mater Sci. 2002;6:11–8.

Polaner DM, Suresh S, Cote CJ. Regional anesthesia. In: Cote CJ, Lerman J, Todres ID, editors. A practice of anesthesia for infants and children. 4th ed. Philadelphia: WB Saunders; 2009. p. 873–4.

Rapp H, Folger A, Grau T. Ultrasound-guided epidural catheter insertion in children. Anesth Analg. 2005;101:333–9.

Rubin K, Sullivan D, Sadhasivam S. Are peripheral and neuraxial blocks with ultrasound guidance more effective and safe in children? Pediatr Anesth. 2009;19:92–6.

Sites BD, Brull R, Chan VW, et al. Artifacts and pitfall errors associated with ultrasound-guided regional anesthesia. Part I: understanding the basic principles of ultrasound physics and machine operations. Reg Anesth Pain Med. 2007;32:412–8.

Tighe PJ, Badiyan SJ, Luria I, et al. Robot-assisted regional anesthesia: a simulated demonstration. Anesth Analg. 2010;111(3):813–6.

第 4 章 超声在临床实践中的应用

Michelle L. Noga，Vivian H.Y. Ip，Ban C.H. Tsui

4.1 图像获取

基本概念

(1)建议在无时间限制无压力的环境下实施阻滞。

(2)无菌消毒前目标区需涂上足够的超声耦合剂进行扫描。探头缺乏足够的耦合剂致使与皮肤接触不良是显影差的最常见原因之一。

(3)在皮肤上合适的穿刺部位用无菌标记笔标记出探头的位置。

(4)本书中所用的图像均来自于我们日常的临床实践[1]，任何一个初学超声引导下区域麻醉的医生均可获得这些图像。我们并不关注那些偶然遇到的堪称解剖学完美的图像，而是要呈现日常临床操作中即可获取的超声图像。

(5)为了帮助识别超声下的解剖结构，未标记的超声图像紧邻相同的已标记的图像。我们的同事发现这一布局可使操作者更加高效地熟悉真实图像，免除标志的干扰，同时还得益于注释和图像同步展示。

(6)更重要的是，这种标注系统指出可正常显像的结构以及可能不会立即被识别的临床相关和重要的结构。希望这样能减少或降低因试图显影每一个结构的不切实际的期望所导致的挫折和失败。

4.2 探头的准备

(1)为保证最大程度的无菌和最佳成像质量，需提前准备探头和处理患者皮肤。

(2)水溶性导电凝胶用于去除空气-皮肤界面，以使超声波反射良好。

(3)实时、动态超声引导下的神经阻滞时探头无菌技术至关重要。可以使用标准探头保护套来维持，只是费用会增加，操作会烦琐。

(4)由于气泡会导致超声图像模糊，因此使用这种长的标准保护套时，必须避免探头和保护套之间以及保护套和皮肤之间出现气泡。

(5)我们发现，单次注药神经阻滞使用透明敷贴实现探头无菌更加实用，无需使用专用无菌保护套。

- 可有效利用无菌透明敷料(Tegaderm™；3M Health Care，St. Paul，MN，USA)，但是为了保证表面光滑，贴到探头表面之前需充分展开无菌透明敷料。为此Ⅳ3000 透明敷料(Smith & Nephew Medical Limited，Hull，UK)应运而生，但我们使用中发现，当把它贴到探头表面时，透明敷料下会形成大量的小气泡，导致成像较差，限制了多普勒效应的应用(图 4.1)[1]。
- 我们也使用一次性无菌凝胶。

(6)连续神经阻滞：

- 需全面无菌准备；超声探头使用完整的无菌套，操作者需戴口罩、穿无菌手术衣、戴无菌手套。
- 操作完成后，彻底清洁探头和相关设备(包括所有设备的表面和线路)。

4.3 图像优化

(1)患者体位是超声引导下定位的重要因素之一。患者体位需完全显露目标区域。在随后的临床章节中，超声成像技术之前都需讲述每一例神经阻滞患者的体位。

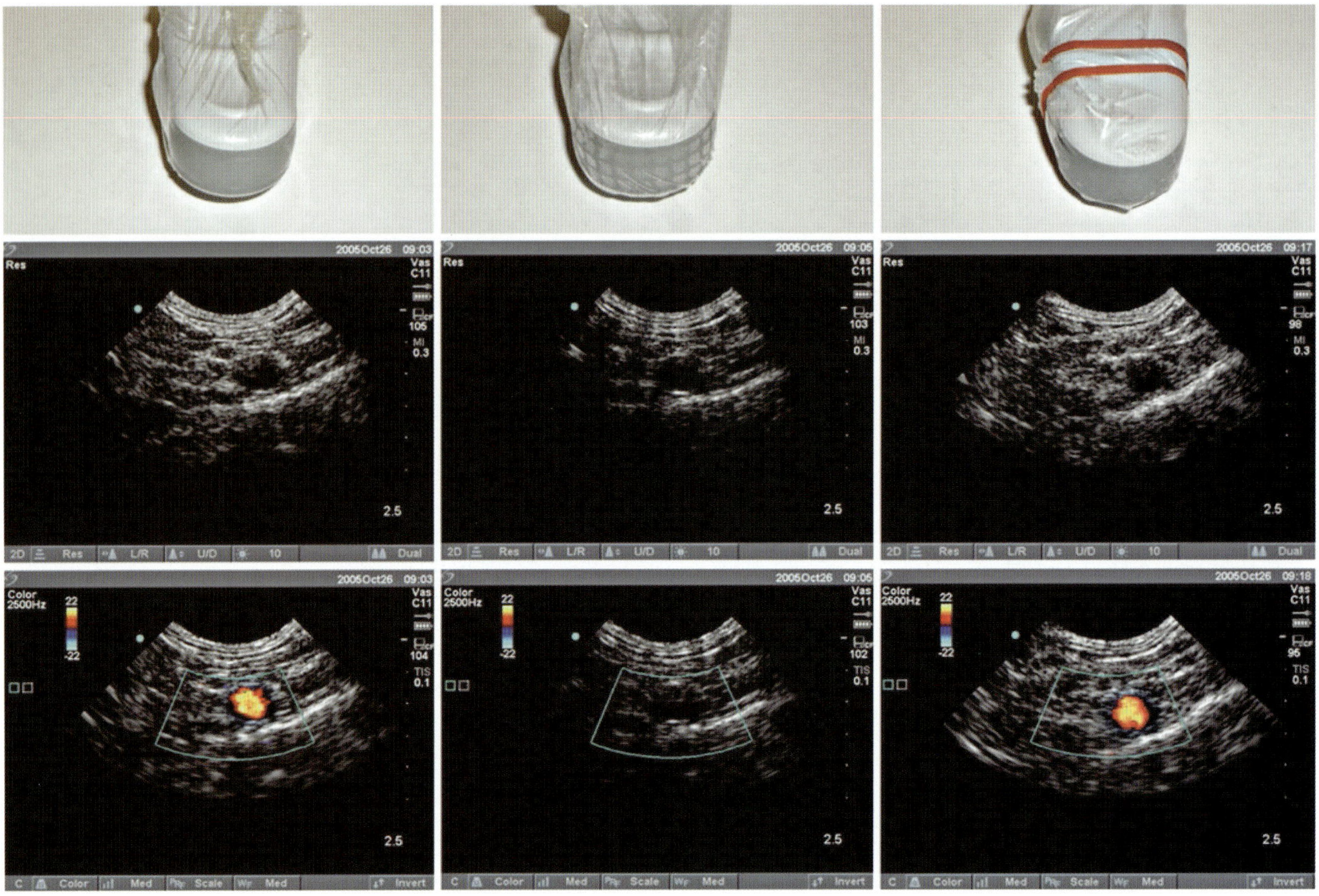

图 4.1 无菌透明保护套对图像质量以及使用弧形探头进行多普勒超声探测能力的影响。Tegaderm 套(左侧)需伸展拉开以保证其图像质量和使用多普勒成像的能力。Ⅳ3000 保护套(中间)亦可使用,但其下易形成多个小气泡,导致图像质量变差及多普勒成像能力受限。如果置入导管实施连续区域麻醉或镇痛,那么一种完全商业化的无菌套(右侧)是必需的。(Adapted from Tsui et al.[1] With permission from Wolters Kluwer Health.)

(2)操作者的位置应既能很好地观察超声屏幕又方便进针。

(3)读者可参照第 3 章,为每种部位外周神经阻滞选择合适的超声探头;所选探头频率在一定程度上决定了哪种阵列类型(线性阵列或弧形阵列)合适。通常,高频线阵换能器(≥10MHz)最适合儿童。如果目标区域相对较深,如青少年臀部,建议使用穿透力更强的低频探头 (5~7MHz)。探头选择线阵还是弧阵取决于所选部位和视野需要(例如,弧形探头提供更广的视野和低频率,可使腰区神经阻滞获益)。

4.3.1 探头校准

(1)探头上有一个标记或凹槽示意该侧为"上"。标记对应超声图像的上部, 如果朝标记侧滑动探头,图像将随探头移动的方向移动。同理,如果探头远离标记侧移动,图像将向背离标记侧移动。

(2)多数情况下特别是横截面,换能器声束的平面需与神经结构的轴线垂直交汇,此种情况下横向的分辨率最佳,且各向异性程度最小(第 3 章 3.6)。

(3)在冠状面上要获得最佳短轴视野,例如扫描锁骨上区,探头操作应遵循以下重要步骤(图 4.2)。

- 扫描相关区域获得横向血管或神经的结构视图(如锁骨下动脉),因为在短轴上超声光束更容易捕捉这些结构的横切面而非一个纵向视图。
- 可通过旋转探头(顺时针或逆时针)或倾斜探头并前后滑动超声束垂直射向目标结构来优化得到清晰的图像。

(4)调节增益补偿(TGC)使视野回声均衡。更换探头时,将增益补偿调回中间位置。

(5)适当的调整深度,使目标神经位于屏幕中央

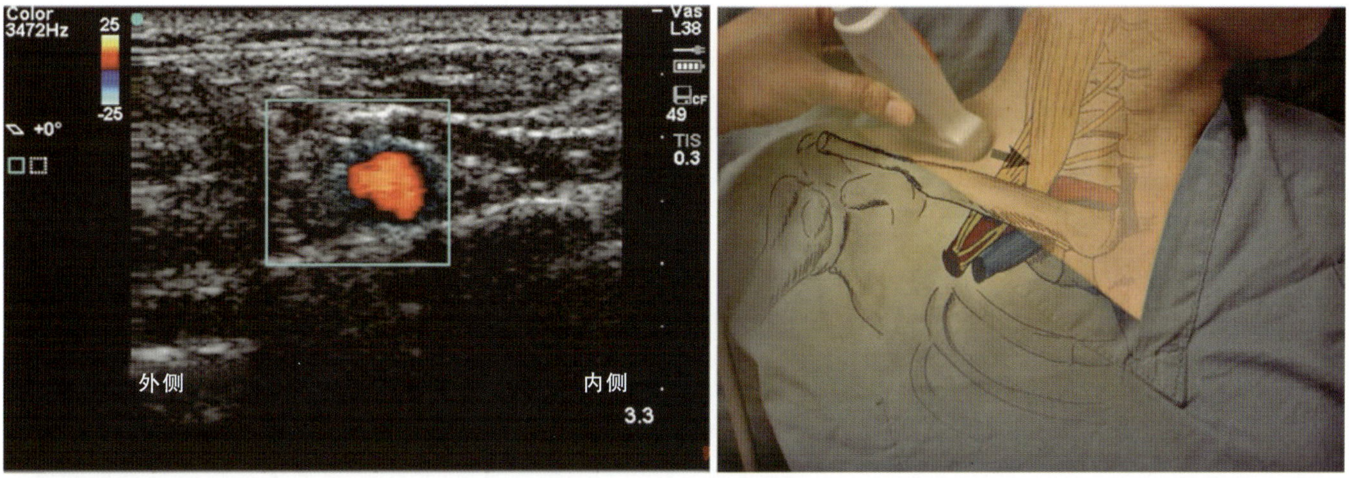

定位锁骨下动脉

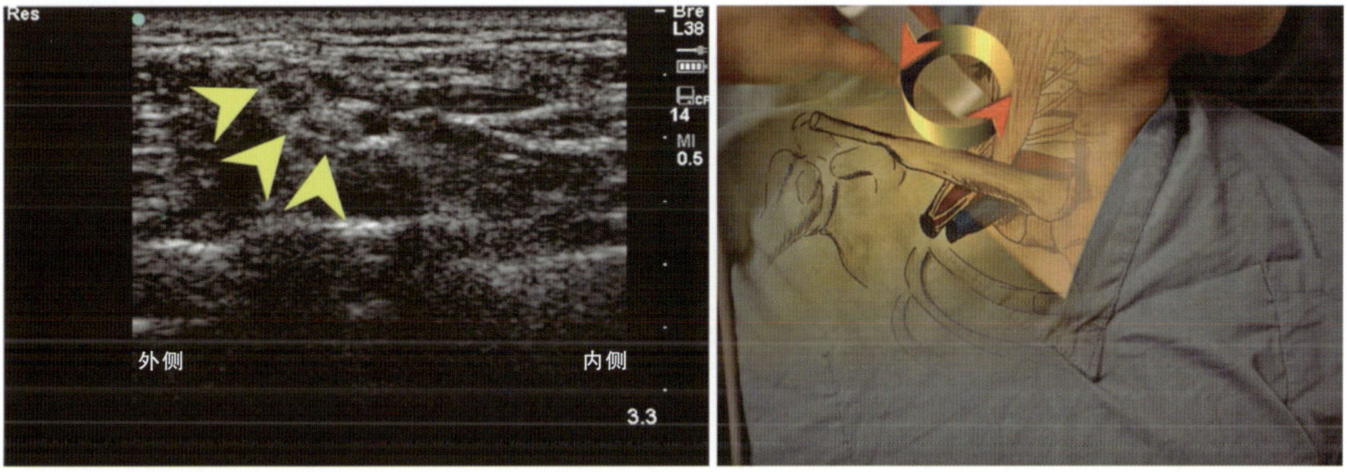

旋转探头以便使光束垂直通过目标结构

图 4.2 通过识别锁骨下动脉实施锁骨上神经阻滞的探头操作。扫描相关区域以获得血管结构的横切面(本例中为锁骨下动脉;上图)。为使图像清晰,旋转探头(顺时针或逆时针方向)或向前或后方倾斜探头以便使光束垂直通过目标结构(下图)。

区以区别于其他组织结构视(例如,锁骨上区阻滞,应该能够看到锁骨下动脉、第一肋骨和胸膜)。

(6)焦点应调整到目标神经所在区域。

(7)系统化的方法能够及时获得最佳图像,以提高超声引导下外周神经阻滞成功率。

(8)大多数神经与血管(动脉搏动或静脉可压缩)或骨性标志伴行,超声下易识别这些血管与骨性标志。在这种情况下彩色多普勒用以确定血管。惯例是红色代表血液流向探头,蓝色代表血液远离探头流动。因此,在识别这些标志周围的神经时,解剖学知识发挥着重要的作用。

(9)追踪法(见下文)有助于识别神经,尤其是与神经结构类似的肌腱或伪影。

4.3.2 实用方法:追踪法

与传统的盲法神经阻滞一样,实施超声引导下外周神经阻滞解剖学知识至关重要。周围结构空间辨认也非常重要。根据我们的经验,超声下神经结构并不总是容易识别;它们可能会出现高回声或低回声,有时甚至和伪影相混淆。神经结构连续,因此无论是在近端还是在远端都能发现它的踪迹。这就使得类似的外观结构得以区分(例如肌腱)。在这一部分,我们将介绍一种系统的追踪法[2],来识别常用神经阻滞中的目标神经(不同区域)。

(1)该方法不是直接专注于定位神经阻滞部位的目标神经,而是获得与目标神经相邻近的解剖标志的清晰图像(即血管或骨性标志)。

(2)若适合,通常会选择解剖关系可靠的位置实施神经阻滞。

(3)否则,操作者专注于神经(如探头校准部分所述,在短轴方向调整探头),在阻滞区域通过沿着神经走向近端或远端移动超声探头“追踪”目标神经。

(4)随着超声探头的移动,周围组织结构(例如,肌肉和其他软组织)的图像不断变换,然而目标神经的图像却未发生任何变化且可追踪。

(5)这样,我们就能容易并且准确地找到相应的神经或神经丛。

出于演示目的,图4.3应用追踪法定位鉴别腘窝坐骨神经(应用血管标志)。该方法使操作者在识别和定位神经时更加自信。在培训过程中我们发现,在实施神经阻滞之前使用追踪法定位神经结构是一种简单、可靠的方法。然而,追踪法在一些比较容易定位的粗大神经没有必要使用,例如,腋窝和肘窝定位正中神经,腹股沟区定位股神经。

我们强烈建议,实施超声引导下区域麻醉第一步是识别临近目标神经的各种解剖标志(通常是血管或者是骨性标志)。表4.1列举了大量神经阻滞,均可通过识别可靠解剖结构[即血管(特别是彩色多普勒)和骨骼]准确定位目标神经。在识别坐骨神经分叉处、肌间沟臂神经丛或者是发现解剖异常中,追踪法也是有用的。

4.4 控制针轨迹

4.4.1 穿刺针的可视化

(1)普通的小内径22G号绝缘针,用于实施超声引导下小儿神经阻滞。

(2)由于小儿神经结构比较表浅,尽管增大进针角度会降低针尖可见度,但是超声下针尖仍然具备较高的可见度。

(3)使用更粗的神经阻滞针,如17G~20G Tuohy针,可以提高可见度。

(4)制造商在不断改进穿刺针的可视性,医用超声增强型神经阻滞针有售(第1章)。

(5)操作时看到针尖非常重要。倾斜(图4.4a)、旋转(图4.4b)和操纵探头(图4.4c)以确保能够看到穿刺针以及针尖的位置。 这对于平面外穿刺是非常重要的,因为针在超声下显示为高回声的点,可能是针尖影像,也可以是针体(见下文)。

4.4.2 手眼协调

初学者学习超声引导下神经阻滞常见的错误之一是他们通常把注意力集中在手中的针上,而不是观察屏幕上针的位置改变。这是一个基本错误,因为当把注意力集中在手中的穿刺针上时,就会忽略针在超声下的位置以及图像等重要信息。现在的青少年玩视频游戏时通常把注意力集中在游戏屏幕上而不是手柄上就是对此现象很好的说明(图4.5)。同样,有经验的腹腔镜外科医生在他们的穿刺器初始插入腹腔时会看手中的器械,但很快就把焦点转移到屏幕进行后续操作。强调手眼协调虽然听起来微不足道,但是掌握起来对医务人员的临床实践却意义重大。

4.4.3 穿刺技术

4.4.3.1 平面内技术(图4.6)

(1)平面内技术是一个重要的概念,需要掌握和实践。

(2)平面内(IP、长轴、纵向或轴向)入路,穿刺针平行于超声扫描平面进针,具备能够连续清晰显像穿刺针轨迹的优势。

(3)神经结构通常位于超声屏幕的边缘,确保穿刺针以较小角度进针时也能获得较好可见度。

(4)从针和探头的上方或者轴面观察针和探头位置关系,使穿刺针和探头声束平面平行以获得最佳图像。

(5)实际上,我们通常建议在范围局限的区域,例如锁骨上窝,选用较小的线性探头(例如,曲棍球杆探头)或者凸阵探头(例如,C11)。在此平面严格使用平面内技术(能够完全看到穿刺针从而避免发生气胸),小探头可为调控穿刺针留出更多空间。

(6)大多数商业化穿刺针引导工具通过物理固定将针与超声束平面对齐。这种装置不仅价格昂贵,使用烦琐,而且往往影响穿刺针精细调整,或需要选用更长的针(图4.7)。

(7)目前有GPS穿刺针跟踪装置,可提供实时信息引导穿刺针达到正确区域(第3章)。

(8)相比之下,不需要特殊工具指引下进行穿刺往往需要操作者具备优秀的能力,控制针在平面内保持与超声束平行,以便在操作中更好的追踪针尖所在位置。因此,操作者通常需要进行专业进修或培训。

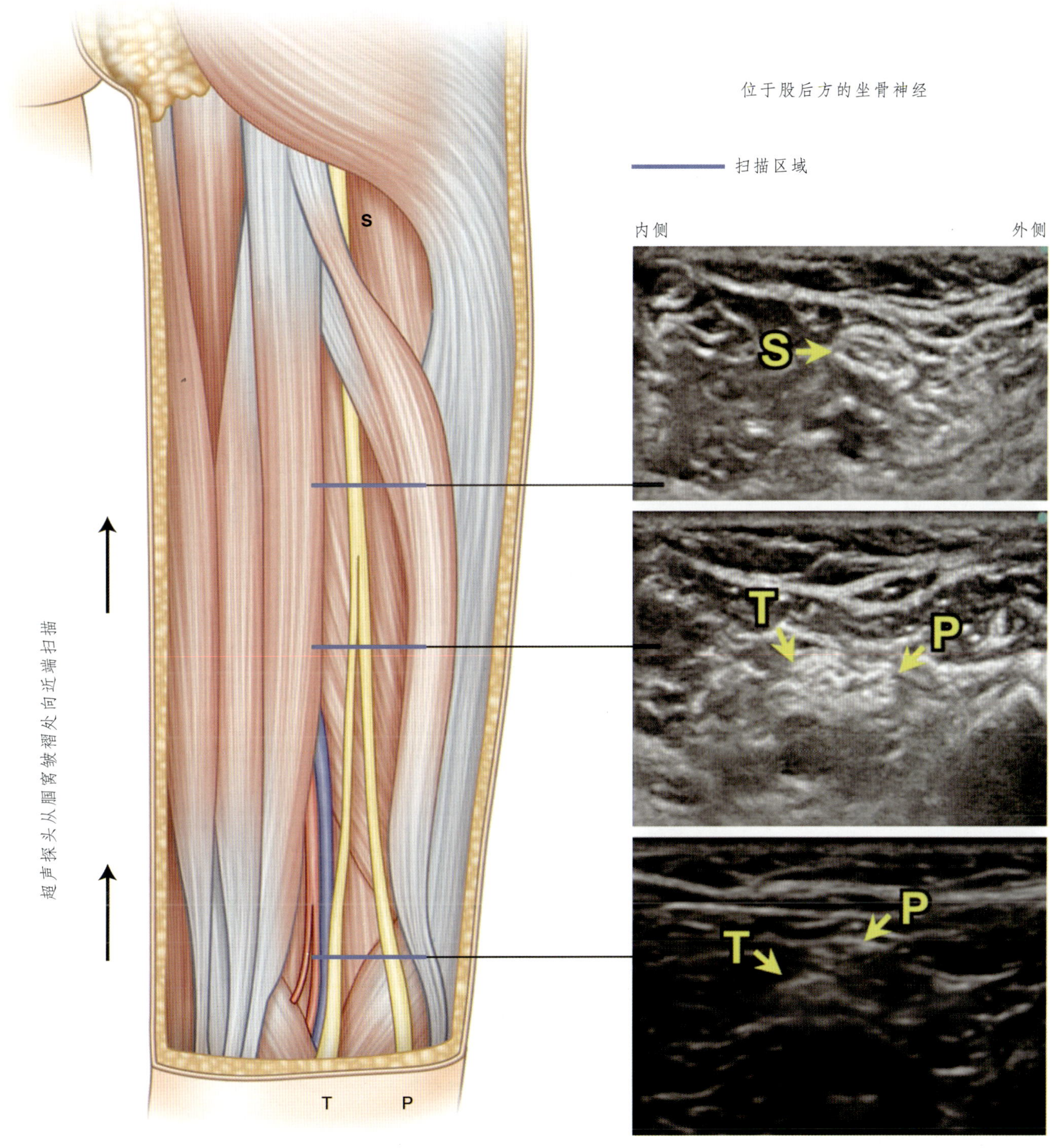

图 4.3　追踪法在股后方确定腘窝处的坐骨神经。(Adapted from Tsui and Finucane[2]. With permission from Wolters Kluwer Health.)

表 4.1 超声引导下神经阻滞有效标志，可用于追踪法

阻滞部位	超声标志	注释
肌间沟	锁骨下动脉	从远端自锁骨上（动脉走行于神经内侧的位置）向近端追踪神经
锁骨上	锁骨下动脉	臂神经丛位于外侧，位置常较动脉表浅
锁骨下	锁骨下动脉和静脉	臂丛神经束包绕动脉
腋窝	腋动脉解剖	末梢神经环绕动脉
外周神经		
肘窝正中神经	肱动脉	神经紧临动脉内侧
肘后桡神经	桡神经沟	沟位于肱骨后外侧表面，三角肌止点之下，此位置可定位神经（毗邻深肱动脉）并追溯到肘前
前臂内侧尺神经	尺动脉	神经位于内侧，毗邻前臂正中动脉
腰丛	横突	位于横突的深部
股神经	股动脉	神经位于动脉外侧（静脉位于最内侧）。在股动脉分叉之上穿刺
坐骨神经		
Labat 入路	坐骨	神经位于坐骨外侧
臀下间隙入路	大转子 坐骨结节	神经位于两骨性结构之间
腘窝入路	腘动脉	从腘窝开始追溯，其中胫神经毗邻动脉。扫描到坐骨神经分叉处，动脉向深部走行，与胫神经距离更远，与腓神经相汇
踝		
胫神经（胫骨后）	胫后动脉	神经位于动脉后面
腓深神经	胫前动脉	神经位于动脉侧面

（9）Tsui[3]开发了一种针头-探头校准方法，将激光附件装在探头上（图 4.8）；激光束将投射到针轴和中线上，指示平面内位置。或者，可选择用于穿刺针的市售激光附件（SonoGuide，Pajunk，Geisingen，Germany），采用的原理相似（图 4.9）。

（10）值得一提的是，当在短轴平面（横截面）或长轴平面（纵向视图）扫描到目标神经时，都可使用平面内方法进行单次注射或者导管置入。

4.4.3.2 平面外技术：靠近法

（1）在一些阻滞部位（例如，腘窝、前臂末端神经、踝阻滞）可使用平面外穿刺技术（平面外；正切，短轴），但针尖和针杆的辨认是比较困难的。

（2）由于针体易被误认为针尖，平面外进针可能较为困难（图 4.10）。

（3）针尖成像可通过减小初始进针角度来改善，因为针尖在这些角度显示为亮点。

（4）使用线性探头进行平面外穿刺改善针尖可见度的方法包括，计算所需穿刺深度（在阻滞前使用超声记录测量的与相关神经结构的距离）和利用三角法的轴角度和长度计算一个“合理”的距离作为穿刺针初始进针位置（图 4.11）[4]。

（5）初始在浅表部位穿刺易见到针尖，随着阻滞针向最终计算的深度移动针尖可被追踪。例如，如果阻滞的最终深度是 2cm，若初始穿刺部位距离探头 2cm，针将基本保持 45°角，并递增角度直至达到该水平[5]。这种方法对于深度≤2cm 的结构效果最好。

（6）对于深度超过 2cm 的目标神经，需要使用长针。进针部位距离探头超过 2cm 是不切实际的，会产生一个相对较大的针刺“盲”区。在这种情况下，针应该几乎垂直插入（即针尖应放在与探头毗邻的位置，意味着针尖与超声波实际相距 0.5cm）。再次应用三角法，随着目标深度的增加，针和超声波束之间距离≤1cm 是可以忽略的，此时，针刺入的深度和目标深度相差无几（图 4.12）。例如，当阻滞针直接毗邻探头，与超声光束之间的最大距离为 1cm 时，针插入的深度和实际目标深度差距很小：

$$\sqrt{[(2\text{cm 目标深度})^2+(1\text{cm 插入距离})^2]}$$
$$=2.2\text{cm 所需阻滞针的长度}$$

因此，这种方法有助于临床医生通过将超声图像上的强回声点与阻滞针插入的长度相关联来判断其

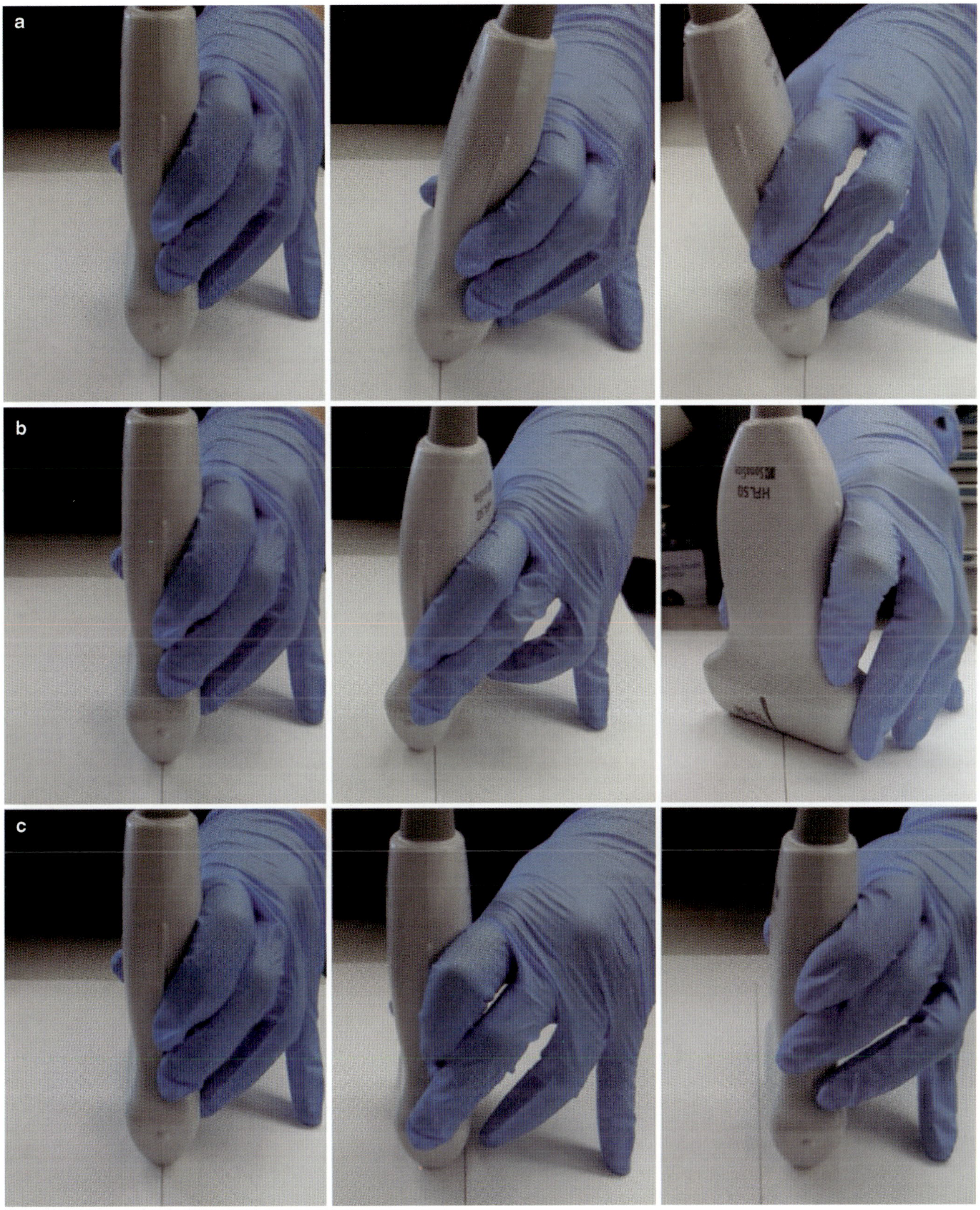

图 4.4　(a)倾斜、(b)旋转，和(c)操纵校准超声探头对于穿刺针的可视化是至关重要的。纸上的线标出与超声原始轴线的关系。

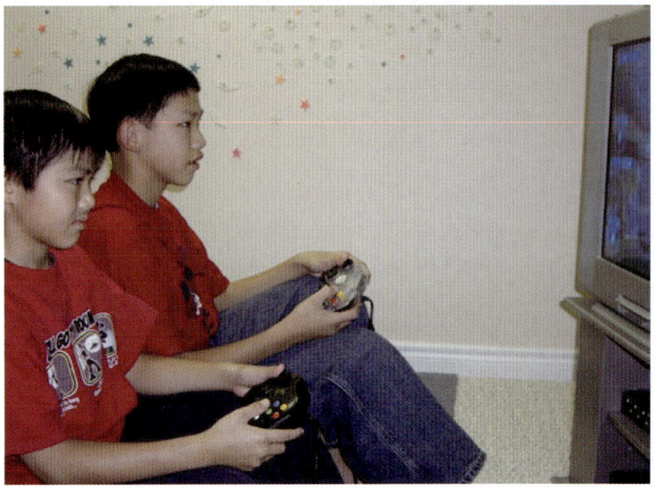

图 4.5 儿童演示手眼协调把注意力集中在游戏屏幕上而不是手柄上。(Reprinted from Tsui BC, Dillane D. Practical and clinical aspects of ultrasound and nerve stimulation-guided peripheral nerve blocks. In:Tsui BC, editor. Atlas of ultrasound and nerve stimulation-guided regional anesthesia. New York: Springer; 2007. p.35–48. With permission from Springer Verlag.)

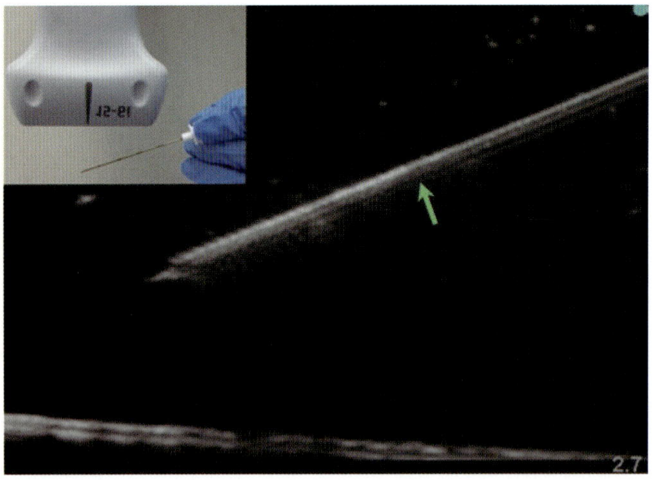

图 4.6 穿刺针(绿色箭头所示),包括平面内穿刺时显示的针尖和轴。

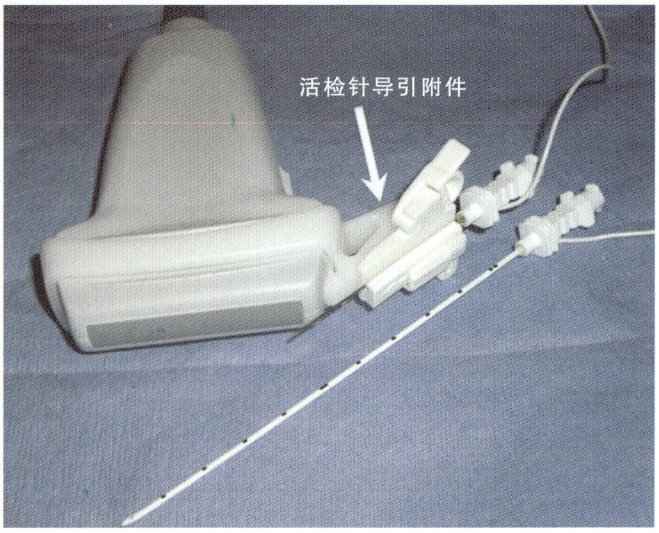

图 4.7 商业活检针附件。固定针轨迹有限必须额外加长。(Reprinted from Tsui BC, Dillane D. Practical and clinical aspects of ultrasound and nerve stimulation-guided peripheral nerve blocks. In: Tsui BC, editor. Atlas of ultrasound and nerve stimulation-guided regional anesthesia. New York: Springer; 2007. p.35–48. With permission from Springer Verlag.)

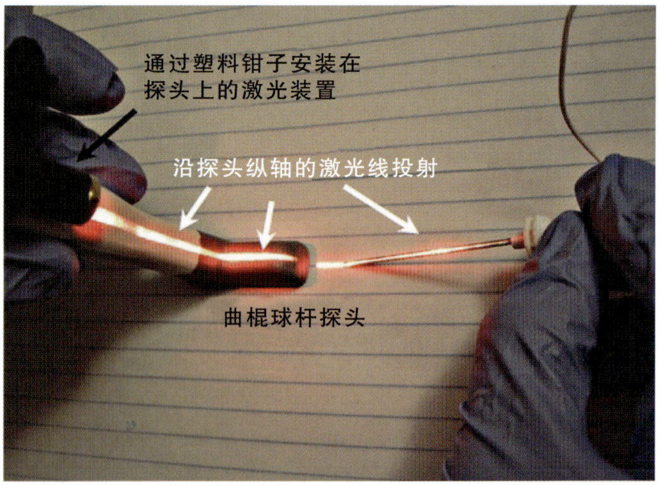

图 4.8 使用激光线校准阻滞针和超声波束。(Reprinted from Tsui[3]. With permission from Wolters Kluwer Health.)

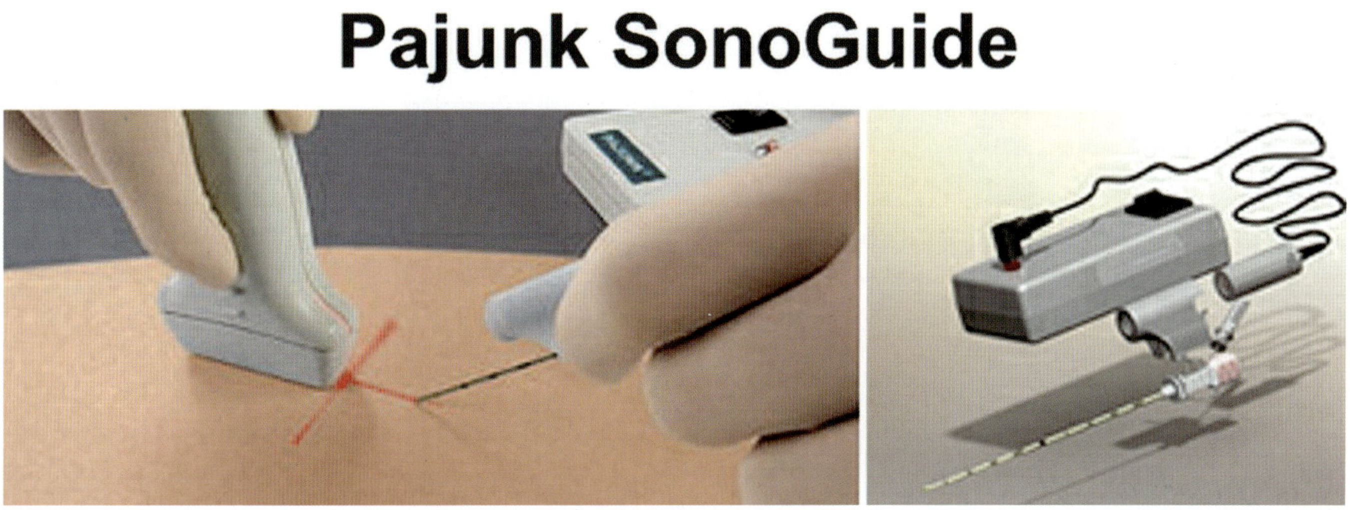

图 4.9　阻滞针商用激光附件。

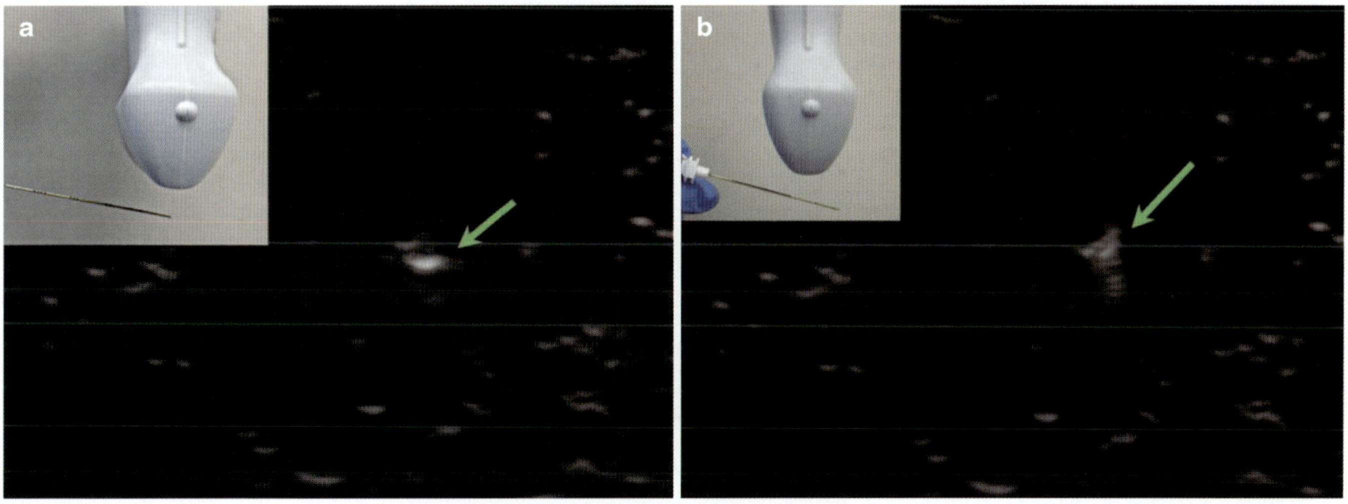

图 4.10　平面外法中针尖(a)和针杆(b)。绿色箭头表示针的位置。

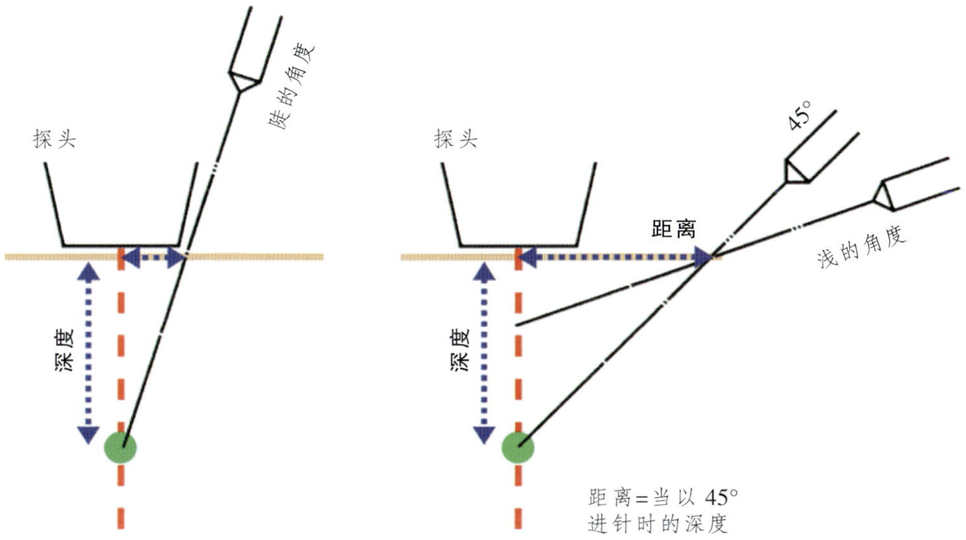

图 4.11　靠近法使平面外进针的清晰度和轨迹最优化。较陡的角度(左图)常常限制针尖的可见度，而较浅的角度(右图)则可提高针尖的可见度。增加针的成角(每次增加 2°~3°进针角度由浅至最后的 45°)有助于追踪针的轨迹。三角关系，利用超声波测量目标深度，可帮助估测目标进针位点，引导阻滞针最终以 45°到达目标位置。(Adapted from Tsui and Dillane [4]. With permission from Wolters Kluwer Health.)

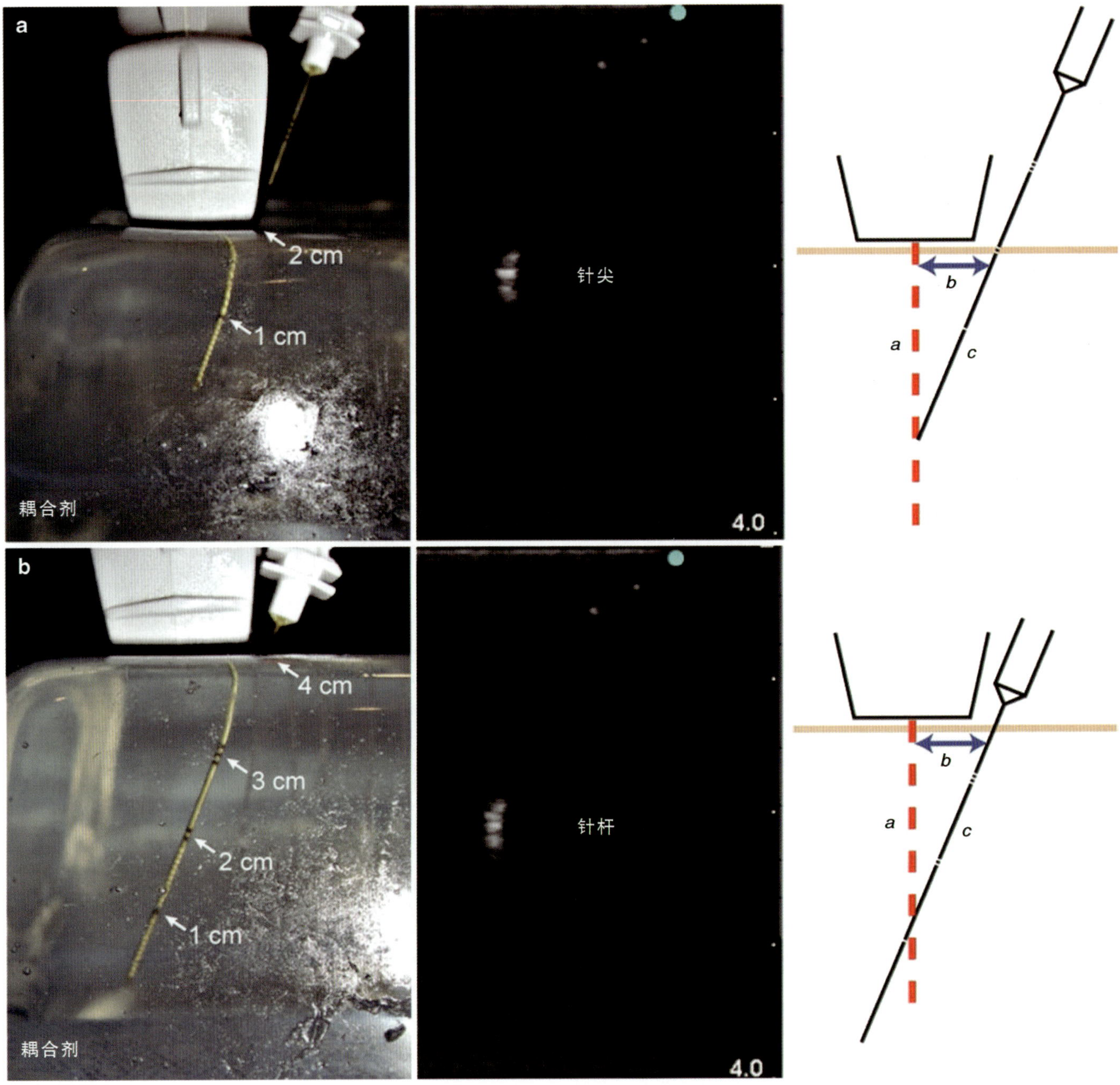

图 4.12　对于深度 2cm 以上的目标神经，通过将进针深度与平面外方法相关联来确认针尖位置。针放置在与探头毗邻的位置且几乎垂直进针。根据三角学原理，随着目标深度的增加，针与超声波束间距≤1cm 时，该距离可以忽略不计。因此可认为进针深度即为目标深度。超声图像上的强回声点可区分为针尖(a)和针杆(b)。(Adapted from Tsui[5]. With permission from Springer Verlag.)

是否为针尖。

(7)神经结构通常放置于超声屏幕的中央，以确保穿刺针和探头中心的对准，从而确保针尖–神经的对准。

(8)探头，无论是线性还是弧形，可根据解剖位置的实际情况进行选择。

(9)无论单次注射或导管置入，平面外方法通常在目标神经短轴扫描(横截面视图)时效果最好。

(陈森　译　吴茜　梅伟　校)

参考文献

1. Tsui BC, Twomey C, Finucane BT. Visualization of the brachial plexus in the supraclavicular region using a curved ultrasound probe with a sterile transparent dressing. Reg Anesth Pain Med. 2006;31:182–4.
2. Tsui BC, Finucane BT. The importance of ultrasound landmarks: a "traceback" approach using the popliteal blood vessels for identification of the sciatic nerve. Reg Anesth Pain Med. 2006;31:481–2.
3. Tsui BC. Facilitating needle alignment in-plane to an ultrasound beam using a portable laser unit. Reg Anesth Pain Med. 2007; 32(1):84–8.
4. Tsui BC, Dillane D. Needle puncture site and a "walkdown" approach for short-axis alignment during ultrasound-guided blocks. Reg Anesth Pain Med. 2006;31(6):586–7.
5. Tsui B. A trigonometric method to confirm needle tip position during out-of-plane ultrasound-guided regional blockade. Can J Anesth. 2012;59:501–2.

推荐读物

Chan VW. The use of ultrasound for peripheral nerve block. In: Boezaart AP, editor. Anesthesia and orthopaedic surgery. New York: McGraw-Hill; 2006. p. 283–90.

Grau T. Ultrasound in the current practice of regional anesthesia. Best Pract Res Clin Anaesth. 2005;19:175–200.

Gray AT. Ultrasound-guided regional anesthesia. Current state of the art. Anesthesiology. 2006;104:368–73.

Karmakar MK, Kwok WH. Ultrasound-guided regional anesthesia. In: Cote CJ, Lerman J, Todres ID, editors. A practice of anesthesia for infants and children. 4th ed. Philadelphia: WB Saunders; 2009. p. 911–8.

Marhofer P, Greher M, Kapral S. Ultrasound guidance in regional anesthesia. Br J Anaesth. 2005;94:7–17.

Schafhalter-Zoppoth I, McColluch CE, Gray AT. Ultrasound visibility of needles used for regional nerve block: an in vitro study. Reg Anesth Pain Med. 2004;29:480–8.

Tsui BC, Dillane D. Practical and clinical aspects of ultrasound and nerve stimulation-guided peripheral nerve blocks. In: Tsui BC, editor. Atlas of ultrasound and nerve stimulation-guided regional anesthesia. New York: Springer; 2007. p. 35–48.

Tsui BC, Finucane BT. Practical recommendations for improving needle-tip visibility under ultrasound guidance? Reg Anesth Pain Med. 2005;30:596–7.

第 5 章

超声和神经刺激器引导下的区域阻滞导管置入

Vivian H. Y. Ip，Ban C. H. Tsui

5.1 外周神经导管置入的适应证、禁忌证和安全性

在实施任何操作之前，都应平衡利益与风险。尚缺乏有关外周神经阻滞导管置入的有效性和安全性的数据，特别是儿童群体。外周导管通常用于术后疼痛显著且持续时间较长的患儿，例如骨科大手术、股骨骨折牵引、上肢或下肢先天性畸形手术、截肢，或辅助术后物理治疗。外周导管也可用于儿童微血管手术后改善外周循环和控制慢性疼痛。

外周神经导管置入的主要考虑的问题之一是，当外伤或者手术存在高风险神经血管损伤时，例如，肘部髁或髁上骨折。由于缺乏对既往存在神经功能紊乱的患者实施区域麻醉安全性的数据，因此麻醉医生应谨慎施行该项操作。另一个要考虑的问题是针对已接受全身麻醉的成年患者实施区域麻醉的争论仍在继续。该做法在儿科患者中广为接受，因为其降低了“移动目标”风险，儿童常常难以沟通和区分感觉异常、注射部位疼痛和注射部位压痛。

5.2 设备和注射液

5.2.1 所需的设备

5.2.1.1 导管类型

1.非刺激型导管

该类型导管的原理是导管套针技术，导管由置于神经附近的大内径 Tuohy 针引入。最终移除 Tuohy 针，导管留在原位。尽管目前超声已广为应用，但由于导管直径非常小，基本上属于盲探操作。由于针撤回时不可避免地伴随着导管补偿性的前移，导管尖端位置通常难以确定。为便于导管置入外周神经附近，Pajunk 设计了一种外周连续导管（Sonolong Curl Continuous kit,Pajunk, Geisingen, Germany），退出针后立即卷曲（图 5.1），使得尖端保持在针尖附近位置。

2.刺激型导管

虽然目前尚不清楚接近神经时刺激型导管是否比非刺激型导管尖端的定位更加有效，但是刺激型导管有助于确定导管尖端的位置。当适当电流（0.5mA）诱发运动反应时，通常表示刺激型导管放置正确。一些刺激针和导管套件，例如，StimuCath®(Arrow Inter-

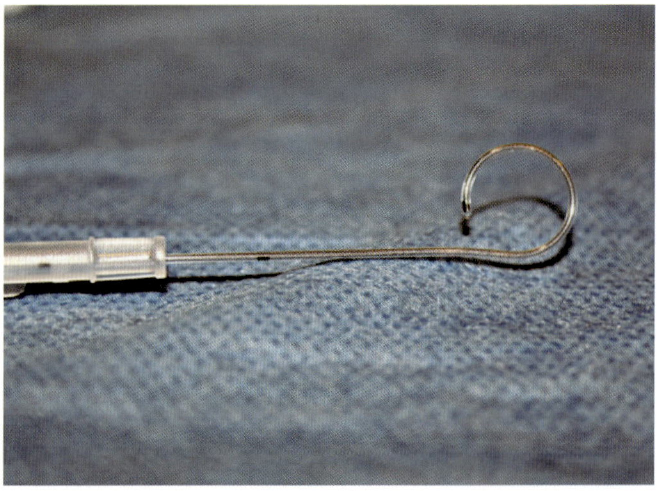

图 5.1　Pajunk® SonoLong Curl。

national,Reading,PA,USA),具有5mm的裸尖,可能需要更高的刺激电流,如1mA;应注意神经刺激不能够敏感地检出导管置入神经内。因此,我们建议使用超声观察导管尖端局部麻醉药的扩散状况。超声引导下外周导管置入有一定技术难度,并且需要丰富的超声解剖学知识、良好的手-眼协调能力和娴熟的助手。一旦具备上述条件便可获得较高的成功率。

用于儿童的连续外周神经阻滞导管与成人相似。现有四种类型的商业导管,这些导管具有不同长度的针,可以满足各种阻滞需求,可以适应儿童体质/大小。多个制造商现在提供专门为儿童定制的Tuohy针/导管套组。

Arrow® StimuCath (Arrow International,Reading,PA,USA)

(1)绝缘针为17G和18G Tuohy针尖,标有4cm和8cm的标记(图5.2)。

(2)19G和20G由更加坚硬的钢制导丝制成,具有60cm长的导管。

(3)导管有一个接头用于连接神经刺激器的刺激电缆。

(4)导管有一个SnapLock™接头。

(5)导管的中心是刺激电缆。

(6)在通过导管注射液体进行水分离之前应事先取出导丝(见下文)。

(7)如果置入过程中遇到阻力,可能是导管扭结。

Pajunk StimuLong Sono (Pajunk,Geisingen,Germany)

(1)绝缘刺激针长度有50mm、100mm和110mm型号。

(2)神经刺激型导管有一个镀金且防损伤的高传导性圆头(图5.3)。

(3)导管无导丝,推进导管时可推注液体。

(4)导管的金属线圈能放射显像,遇到阻力时能防扭曲。

Pajunk® StimuLong Sono-Tsui Set(Pajunk,Geisingen,Germany)

(1)绝缘刺激针的长度有50mm和100mm型号(图5.4)。

(2)StimuLong Sono导管设计具有两个鲜明特征:

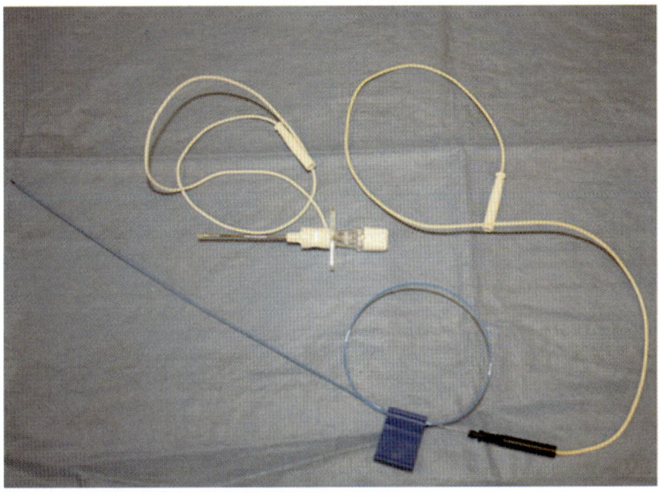

图5.2 Arrow® StimuCath。

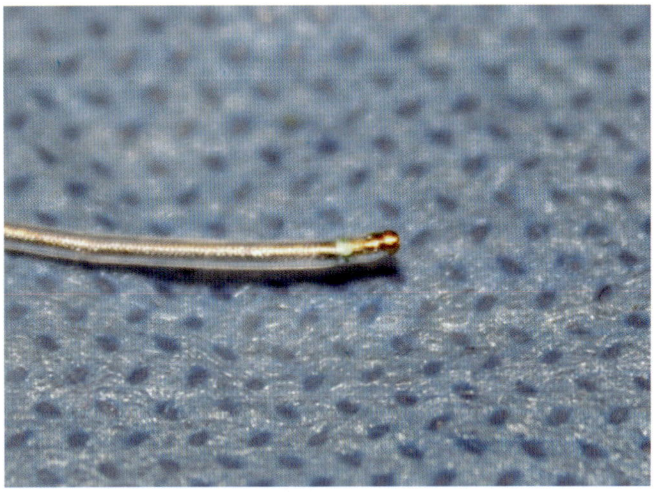

图5.3 神经刺激器(Pajunk® StimuLong Sono)有一个镀金且防损伤的高传导性圆头。

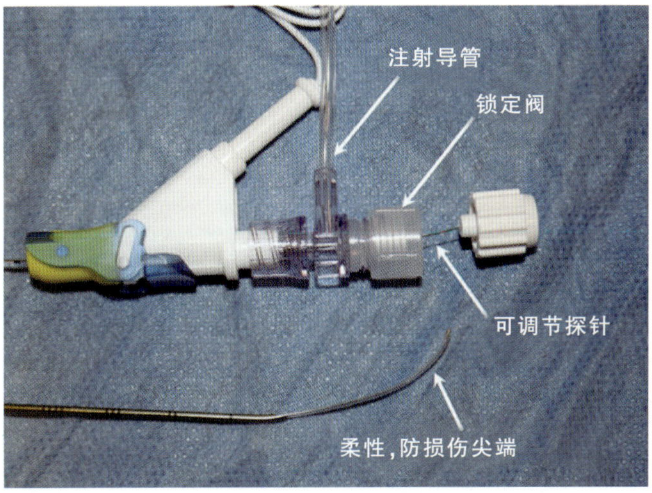

图5.4 Pajunk® StimuLong Sono-Tsui Set。导管尖端带有钢针以调节硬度。针可以向前或后推动,可在有阀的部位被锁定。

• 导管尖端的硬度可通过推进或退出钢质管心来调节，通过拧紧或松开固定阀可将管心锁定在特定位置，保证了导管尖端的非创伤性操作。

• 类似于 StimuLong Sono 导管，液体能够通过导管注入并在前进过程中实现水分离。

ContiStim®导管(B.Braun，Melsungen，Germany)

(1)Life-Tech 已将小型导管(21G~24G；微延长)应用于儿科。

(2)18G、19G、20G 的绝缘针有 50mm、100mm 和 150mm 的不同长度。

• 它有一个防损伤的圆头能够减少组织损伤，并产生 360°的注药模式。

• 据说此导管可以抗扭曲。

• 液体路径和刺激器通过一个接口连接起来。

• 它的特点是当液体通路连接器 EzTwist™ 关闭的时候表明导管成功连接。

3.针内导管套件

市场上出售的不同品牌的套件在设计上有一些不同。

• Pajunk 的设计特点是由外部的针和内部柔软的防扭结导管两部分组成(图 5.5 和图 5.6)。这种套件最初是由 Dr. Ban. Tsui 设计和改装的。内部导管通过外针芯穿出并且可以通过鲁尔锁扣固定位置以便注药(图 5.7)。

• B.Braun，导管-针的一个单独组件(图 5.8)。

• Arrow，导管-针套件上圆钝针和用于穿破皮肤的锋利的注射针(图 5.9)。

为了使外导管尖端的位置接近目标神经，在外导

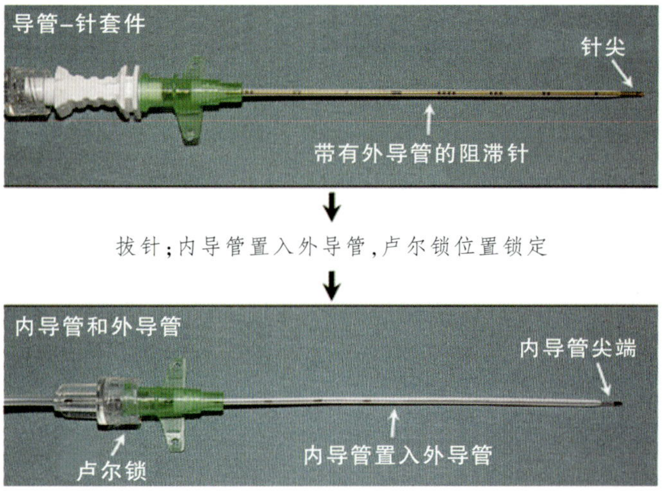

图 5.6 Pajunk®导管-针套件的详图。

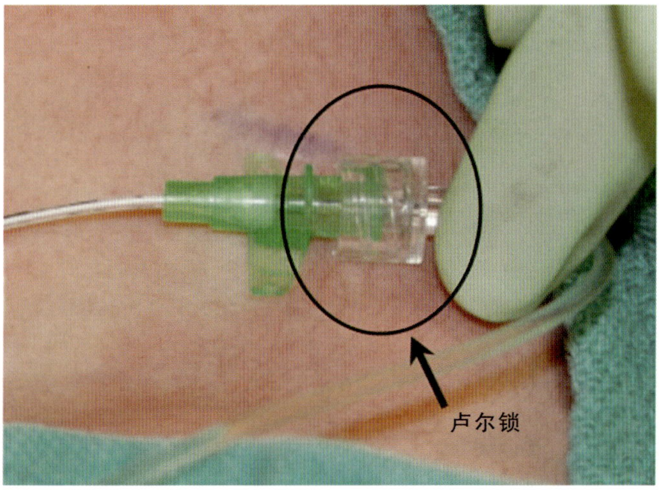

图 5.7 卢尔锁将内导管与外导管固定在一起。

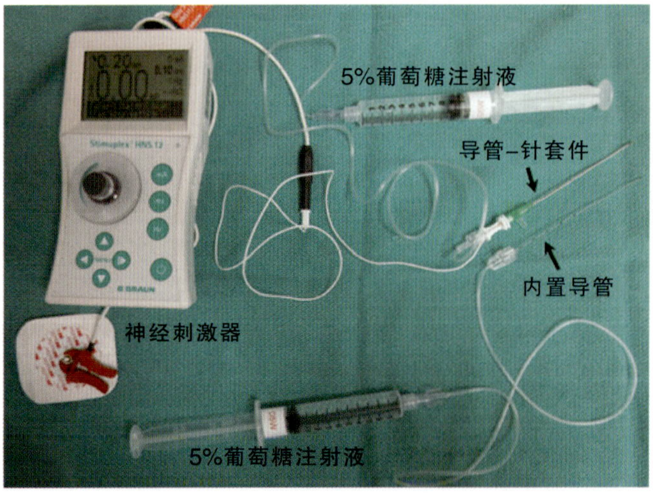

图 5.5 Pajunk®导管-针组件。

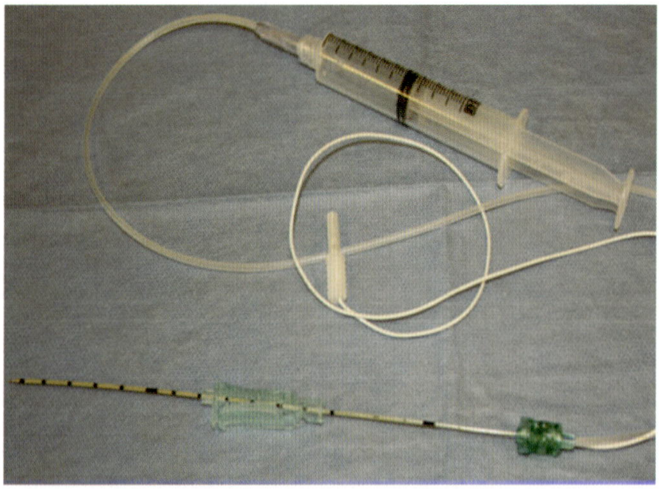

图 5.8 B.Braun®导管-针套件。

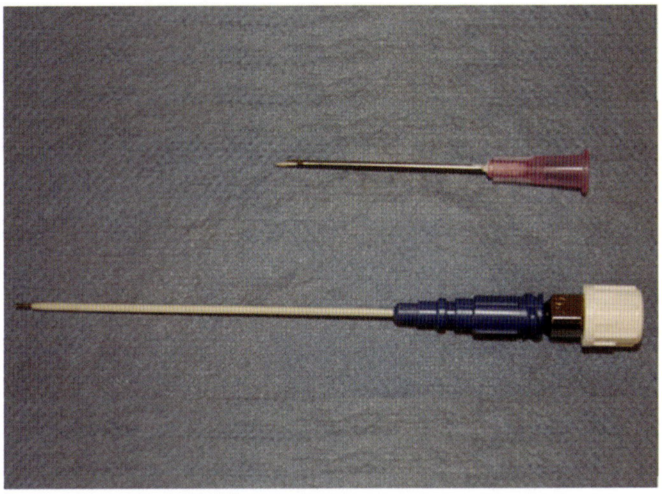

图 5.9 Arrow®导管–针套件中的圆钝针和锋利针。

管内嵌入了一个针尖突出于导管末端的 21G 的具有导电性的针。

导管–针套件是在实时超声和神经刺激器引导下使用的。后者主要是监测运动神经反应的缺失以避免鞘内注射。

外导管的末端是锥形且纤细的，以便能够在组织中顺利推进。内导管在针芯退出之后置入外导管。

导管–针套件和传统的导管留置针的主要区别是针的位置和导管的关系。在传统组件，导管使用的是 Tuohy 针；因此，移除 Tuohy 针时会在皮肤和导管之间留有间隙。与之不同的是，导管–针套件的针在使用过程中始终固定在外部导管的里面，这使得皮肤和导管紧密地贴合在一起。除此之外，内部导管理论上会逐步取代在退出之前靠近神经的针，从而使内部导管的头端更加接近神经。

此项设计的一些好处包括：

(1)与单次神经阻滞相比易于运用注射技巧。

(2)导管注射位置泄露风险低，这在肩部手术中尤为重要，此手术患者处于坐位，手术区域潜在污染性大。

(3)破坏敷料的风险低。

(4)导管移位的风险低。

(5)操作步骤简化。

(6)导管容易可视化，特别是导管头端。

成套的外周神经阻滞包可将外周神经导管置入技术所需的所有基本用品集中到一起。如无外周神经阻滞包，就要准备好具备一切必须物品的麻醉车。所需物品包括如下。

(1)消毒液。

(2)海绵/纱布。

(3)洞巾。

(4)必要时用少量利多卡因和 23G 注射器针头以利于皮肤浸润。

(5)无菌超声换能器盖，无菌凝胶和用于换能器准备的橡皮圈(见下文)。

(6)合适尺寸(厚度和长度)的 Tuohy 针和延长管、神经阻滞导管，或者导管–针套件。

(7)5%葡萄糖水溶液和合适的水分离注射器。

(8)微过滤器或给注入导管设置的附件。

(9)适当的敷料。

(10)无菌手术衣和手套(在外周导管置入的过程中应当遵守所有无菌程序，包括口罩、帽子、无菌手术衣和手套)。

(11)合理设置超声参数。

(12)打开神经刺激器，做好阻滞针的初始置入和(或)刺激导管的使用的准备。

5.2.2 无菌传感器的准备

对于外周神经导管置入来说，重要的是要有合适的超声传感器和带有无菌盖的连接线，从而使无菌区域在扫描的时候不会被污染(见第 4 章 4.3 节)。下面是准备无菌传感器探头的操作过程。

(1)将两拇指放在无菌保护套的里边打开，护套较长的一边翻转到上面，确保保护套在手上方。

(2)确保接触转换器的表面的保护套内层有足量的无菌耦合剂。

(3)将传感器盖到护套的里面，并拉动护套较长一端以覆盖传感器的线(注意避免触碰已打开的无菌手套)。

(4)在线上拉一个橡皮圈以保持护套在线上。

(5)在线上拉一个橡皮圈之前伸展护套的表面遮住转换器，使其固定在一个位置，从而避免任何气泡或褶皱。

5.2.3 注射液选择

5.2.3.1 导管置入期间

为便于导管置入，通过 Tuohy 针注射溶液以扩大神经周隙；然而，使用局部麻醉药或其他液体，例如生理盐水，将会降低刺激效能。特别是在使用刺激导管过程中。

水分离是使用一种不导电的 5%葡萄糖注射液用来“分离”或“打开”神经周隙。这有利于促进导管在组织中前进同时保持刺激的能力，而且可能会加强组织界面之间的对比，强化超声下针和导管的可视化。不推荐进行过分的水分离，因为它也许会创造一道潜在的机械屏障阻碍神经的电刺激。

局部麻醉药

与成年人不同，在婴幼儿和儿童，局部麻醉药的剂量呈现体重相关性。儿童患者中，在给予初始剂量后，连续输注的建议剂量是 0.1~0.2mL/(kg·h)，布比卡因或左旋布比卡因(0.125%~0.25%)或罗哌卡因(0.15%~0.25%)。低连续输注速度大部分用于上肢导管置入，高输注速度用于下肢导管置入。如果有必要的话，最大输注剂量可调整为 6 个月以下婴幼儿为 0.2mL/(kg·h)，6 个月以上的儿童为 0.4mL/(kg·h)。

5.3 技术

当置入外周神经导管时，为降低感染风险，应时刻注意无菌原则。第 1 章阐述的所有设备都应准备完好。

外周神经导管置入的关键技术如下。

(1)应有一名具备患儿镇静监护或全身麻醉、并接受过局部麻醉培训的有经验的助手在场。这在导管置入过程中对患儿进行监测并协助使用神经刺激器以及注射液体都非常重要。

(2)应用日常监测设备，包括心电图、无创血压、脉搏氧饱和度、二氧化碳图、呼气末气体监测(尤其是使用挥发性麻醉药实施麻醉)。

(3)急救药物如阿托品、麻黄碱和琥珀胆碱应备齐，复苏药物(如肾上腺素、脂肪乳剂)在需要时，要处于备用状态。

(4)应有氧气供应和 Ambu®急救袋(或 Bagger 急救袋)。

(5)建立静脉通路。

(6)儿童应用小剂量咪达唑仑和(或)芬太尼，或者在全身麻醉诱导下镇静。如果神经刺激器用于辨别目标神经或用于神经刺激导管的置入，应避免使用肌肉松弛剂。

(7)患者取合适体位以便于实施外周神经阻滞。

(8)床的高度和超声的位置应符合人体工程学的状态。

(9)预扫描有助于选择超声机器的最佳设置，如广度、深度、扫描模式和聚焦范围。扫描也有助于提前识别任何的解剖结构异常。

(10)按照前章所列出的物品清单确保所有的设备齐全。

(11)无菌凝胶覆盖探针，然后套上长的无菌探针套。橡皮圈的应用可以最大程度地减少保护套在转换器上的移动，防止气泡的积聚。

传统的无神经刺激功能导管和具有神经刺激功能导管的置入技术。

(1)事先备好导管，无菌巾保存并放置于无菌区域内。导管应放置在操作者易于取用的位置。

(2)Tuohy 针连接到延长管上并用 5%葡萄糖水溶液冲洗。

(3)无菌凝胶涂于皮肤表面。

(4)使用超声探头辨认目标神经。

(5)若患者处于镇静状态，可在进针点注射局部麻醉药做皮丘。

(6)Tuohy 针可以通过相对探头轴线的平面内或平面外进针。

- 使用平面内入路时，进针视角良好。如果神经走行与进针角度垂直，导管尖端应放置在神经的上方或下方而不是与神经平行。
- 使用平面外入路时，进针过程中可见组织运动。当移动探头接近或远离穿刺点过程中，见到针头端横截面高回声亮点在某一位置消失和重现，可以视为探头位置刚好位于针尖远端和近端(针尖消失法)。如果神经的走行与进针的方向平行，这种平面外技术允许导管放置的位置与神经平行。

(7)对于平面内和平面外技术而言，5%葡萄糖注射液可被用于分离组织平面以确定探针头端的位置，提供一个有利于导管置入的空间，并创造一个观察探针的更好的对比度介质。

使用无神经刺激功能导管和有神经刺激功能导管时，确定导管头端位置方法不同。超声可用于帮助确定非刺激型导管的头端，而神经刺激器和超声都可用于确定神经刺激型导管头端与神经的关系。

5.3.1 超声下导管头端位置的确定

当使用超声确定导管头端位置时，超声探头可以沿着预计的导管长轴方向放置，回抽时，可观察导管内液体的移动。通过导管头端注射 5%葡萄糖注射液扩大低回声区也有助于导管头端的定位。

如果在回抽时观察到导管中液体的纵向移动却

看不到注射药液的扩散，可能是导管在组织中的位置过深，需要进行退针。也可用导管上的深度标志判断导管在组织中的深度。

通过导管注射 5%葡萄糖注射液后，利用彩色多普勒观察注射液组织移动，是另外一种确认导管位置的有效方法。

正如前面所提到的，通过外周神经导管观察注射液注入后的扩散是可视化确定导管头端位置的一项很好的措施。无论是否应用神经刺激导管这项措施都应被使用。

5.3.2 使用神经刺激器确定导管头端位置

(1)由于神经刺激导管尖置入的位置超出穿刺针头端，应该注明针和延长管的深度，以确认导管不依赖于针刺诱发的刺激响应。

(2)神经刺激器应设置在 0.5mA，因为高电流不仅会引起患者的不适，而且由于肌肉抽搐可能导致超声探头和穿刺针移位。

(3)当针头端到达理想位置时，应负压回抽检查是否误入血管，然后注射少量 5%葡萄糖注射液。因为溶液的扩散情况可提供针头端的位置信息，故观察这个现象变得非常重要。如果观察不到水分离，探针头端可能是在血管内的某一位置。

(4)5%葡萄糖注射液的注入可以增强刺激肌运动的运动响应。

(5)随后移除延长的导管，并将神经刺激器与 Tuohy 针分离。

(6)导管通过刺激端口连接到神经刺激器上，经 Tuohy 针置入。

(7)导管前移应超出 Tuohy 针头端，观察肌肉运动反应。

(8)为使神经阻滞导管头端放置的位置靠近神经，应该观察与神经感觉分布相关的肌肉运动反应。

(9)导管置入过深，可能导致导管卷曲。此时在推进导管过程中肌肉运动反应增强。若发现该现象，应向外拉导管直至达到理想的运动刺激。

5.3.3 导管-针套件的置入

(1)合适的导管-针套件长度是阻滞成功的关键。因此需预先评估皮肤穿刺点与神经之间的距离。

(2)导管-针套件和内部导管都应没入 5%葡萄糖注射液 10mL。

(3)把无菌凝胶涂抹于皮肤上。

(4)用超声探头识别目标神经。

(5)进行局部麻醉以提示预定穿刺进针点的皮丘。

(6)21G 的导管-针套件(选择的长度)可以在平面内或平面外进针。

(7)神经刺激器电流调至 0.2mA 时可用于监测肌肉反应的缺失。这将有助于预防导管-针套件刺入神经内。

(8)当导管头端处于合适的位置，注入 5%葡萄糖注射液可以用于确定药液的扩散。

(9)保持外部导管在原位并拔除穿刺针芯。

(10)内部导管通过外针置入并利用鲁尔锁扣固定在相关位置(图 5.7)。

(11)超声可确认通过内部导管尖端注射液的扩散。这是相对容易做到的，因为在导管置入过程中超声探头一直在使用(单一操作员使用)，并且移除针尖后可以将内部导管置入同一位置。

临床经验

可以选择平面内和平面外入路(见第 4 章)，在神经短轴(横截面视图)或长轴(纵向视图)成像时置入导管。然而，如果神经是短轴扫查和平面内穿刺，使用传统导管置入技术时，导管不应超出 Tuohy 针头端过长。需要注意的是，如果使用导管-针套件就不存在该问题。

使用长轴平面内方法扫描神经，这样导管走向与神经平行，这是符合逻辑的。然而，在长轴扫描神经并不总是那么容易，因为神经的走行可能不直或变得更表浅或更深。因此，选择最合适的平面扫描神经时，运用解剖学知识也很重要。

5.3.4 导管的固定

不管是住院患者还是门诊手术患者，周围神经导管固定良好非常重要。导管可以通过以下几种方式固定。

(1)在导管置入处使用氨基丙烯酸盐(如，dermabond®)黏合剂。

(2)建立皮下隧道后包扎固定导管。

(3)去除皮肤表面的所有凝胶(如，Mastisol 或 cyanoacry 胶)使用皮胶(如，Tegaderm™)固定更加有效。

(4)确认用普通医用敷贴已固定住导管-针套件并加上警示标志，比如导管被明确标志为外周神经阻滞导管(图 5.10)。

5.4 儿童常见周围神经导管置入术举例

5.4.1 锁骨下神经阻滞置管

5.4.1.1 体位

仰卧位,上肢内收,肘弯曲,前臂置于腹部。

5.4.1.2 超声探头

根据儿童年龄不同选用,曲棍球探头(25mm,6~13MHz)适用于小儿,线阵探头(38mm,6~13MHz)适合于较大儿童。

5.4.1.3 体表标志

肩胛骨喙突和锁骨。

5.4.1.4 超声解剖

腋动脉位于胸大肌和胸小肌的深面。臂丛神经外侧束位于腋动脉的浅面, 后束位于腋动脉的后部,中束位于腋动脉的后内部。腋静脉位于腋动脉尾侧。

5.4.1.5 平面内入路

将传感器放置于喙突内侧和锁骨尾侧,纵向或者旁矢状面扫查。自头端向尾端插入 5cm 的 18G~20G 的绝缘硬膜外穿刺针。将穿刺针置入至臂丛神经后束旁腋动脉后方。注意避免损伤位于探头内侧的胸膜。

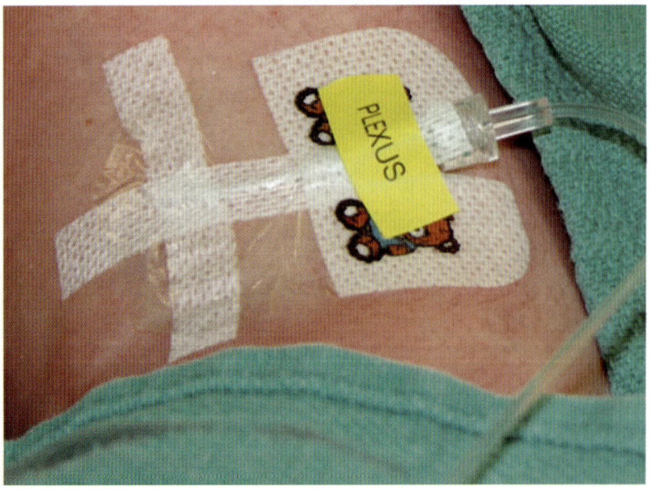

图 5.10 导管-针套件被敷贴固定并明确标注“外周神经阻滞导管”。

5.4.1.6 刺激神经的运动反应

腕关节或手指的屈曲或伸展。

> **临床经验**
>
> 有时为了增加神经束的可视性需手臂外展 90°。

5.4.1.7 临床证据

文献报道有 2 例小儿骨科手术应用连续锁骨下臂丛神经阻滞[1]。另一案例报道了超声引导下连续锁骨下阻滞发挥长时间交感神经阻断效果,为一例 9 岁儿童创伤截肢术带来良好预后[2]。

5.4.2 股神经阻滞置管

5.4.2.1 体位

仰卧位。

5.4.2.2 传感器的选择

根据儿童不同体型选择曲棍球杆探头(38mm,6~13MHz)或线阵探头(25mm,6~13MHz)。

5.4.2.3 体表标志

腹股沟褶。

5.4.2.4 超声解剖

辨认股动脉。如果股深动脉出现在视野中,向近端扫描直至视野中只出现一条动脉。强回声的股神经就在股动脉外侧、髂腰肌浅部、髂筋膜深面。

5.4.2.5 平面内入路

将传感器放置于腹股沟褶处,在股神经外侧置入一个合适型号绝缘 Tuohy 穿刺针 (例如,5cm,18G~20G)。针尖和针身均应保持在视野中。最终将导管置入到股神经深面内侧。

5.4.2.6 平面外入路

与平面内技术相同,将超声探头放置于腹股沟褶下方。垂直于超声探头置入一根合适型号绝缘 Touhy

穿刺针。只有针体的横截面可以看到。将针尖置入髂筋膜深面。注水分离组织有助于确认针尖是否被置入到正确的组织层面,也有助于扩开空间。根据儿童年龄和体型,将导管置入,超出针尖 1~3cm,以便使导管与股神经平行。

5.4.2.7 神经刺激运动反应

缝匠肌和牵拉髌骨造成"髌骨舞蹈征"以及股四头肌抽搐是可接受的。

> **临床经验**
>
> 如果用水分离组织后,可以看到股神经的两支,目标神经为深支。

5.4.2.8 临床证据

儿童应用股神经导管的临床证据较少。最近文献报道了 1 例 12 岁女孩慢性髋关节脱位,使用股神经置管治疗顽固性疼痛[3]。

5.4.3 坐骨神经阻滞置管

5.4.3.1 臀皱襞入路

体位

侧卧位。

传感器

线性探头(38mm,6~13MHz)。

体表标志

股骨大转子和坐骨结节。

超声解剖

鉴别股骨大转子和坐骨结节之间的声窗。坐骨神经横截面位于股二头肌长头的侧面。

平面内入路

把超声探头的一端置于股骨大转子上,另一端置于坐骨结节上。垂直进针置入适当型号的绝缘 Touhy 穿刺针(例如,5cm,18G~20G)。根据患儿年龄和体型决定进针的深度,针尖位于坐骨神经上面,把导管置于超过针尖 1~3cm 处。

刺激神经的运动反应

足部跖屈或背屈。

> **临床经验**
>
> 神经刺激器的电流应该随着导管的推送逐渐增大。
>
> 将 Touhy 穿刺针旋转 90°有时可以更好地置入导管。

临床证据

和其他的阻滞方式相比,臀下间隙入路连续坐骨神经阻滞的临床研究和案例报道更多,这些研究涉及先天性缺损的修复、骨肿瘤手术、截骨术和截肢[4,5]。每一个案例都显示出良好的效果和更少的毒副作用。

5.4.3.2 腘窝入路

体位

侧卧位。

超声探头

线阵探头(38mm,6~13MHz)。

体表标志

膝后皱褶。

超声解剖

坐骨神经位于腘窝区,股二头肌内侧。需注意的是腘血管位于坐骨神经的内侧和前方。仔细观察坐骨神经分叉处,此处坐骨神经分为胫神经和腓总神经。

平面外入路

把超声探头放在膝后皱褶正上方;坐骨神经一般在此处分为两支。进行由近及远的扫描直至坐骨神经分叉。插入一个适当型号的绝缘 Touhy 穿刺针(例如,5cm,18G~20G),垂直探头进针,直到针尖到达坐骨神经的分叉点。根据儿童的年龄和体型,导管可以继续前进,直到超过针尖 1~3cm。

刺激神经的运动反应

足部跖屈或背屈。

> **临床经验**
>
> 向头侧置管可使导管位于坐骨神经近端。

临床证据

有许多前瞻性研究和案例报道证明了腘窝入路持续坐骨神经阻滞的效果[6-9]。一些研究还证明,腘窝入路持续坐骨神经阻滞与硬膜外镇痛相比有更少的毒副作用[10]。最近的一项关于持续外周神经阻滞毒副作用的研究表明，持续腘神经阻滞与肢体末端持续感觉缺失有关[11]。这可能是由于该部位神经外间隙比较局限，容易发生局部麻醉药的使用容量和浓度过大。Ilfeld等[12]报道，成人采用较慢的注射速率，如0.4%罗哌卡因4mL/h持续泵注，肢体末端麻木的发生率较低。

5.5 总结

已经证实，特别是儿科危重病例，外周神经导管持续注药对疼痛控制很有帮助。超声扫描可以实时观察药液注射情况，刺激型导管利用电流诱发肌肉收缩来引导置管。导管-针套件技术提高了导管放置位置的精准度，程序并不复杂。随着这些技术的进步，麻醉状态下儿童外周神经导管置入的风险相对较低。

（陈森 译 吴茜 梅伟 校）

参考文献

1. Dadure C, Raux O, Troncin R, Rochette A, Capdevila X. Continuous infraclavicular brachial plexus block for acute pain management in children. Anesth Analg. 2003;97:691–3.
2. Loland VJ, Ilfeld BM, Abrams RA, Mariano ER. Ultrasound-guided perineural catheter and local anesthetic infusion in the perioperative management of pediatric limb salvage: a case report. Pediatr Anesth. 2009;19:905–7.
3. Nayak S, Roberts S, Cunliffe M. Management of intractable pain from a chronic dislocated hip in an adolescent. Pediatr Anesth. 2008;18:357–8.
4. van Geffen GJ, Gielen M. Ultrasound-guided subgluteal sciatic nerve blocks with stimulating catheters in children: a descriptive study. Anesth Analg. 2006;103:328–33.
5. van Geffen GJ, Pirotte T, Gielen MJ, Scheffer G, Bruhn J. Ultrasound-guided proximal and distal sciatic nerve blocks in children. J Clin Anesth. 2010;22:241–5.
6. Dadure C, Pirat P, Raux O, Troncin R, Rochette A, Ricard C, Capdevila X. Perioperative continuous peripheral nerve blocks with disposable infusion pumps in children: a prospective descriptive study. Anesth Analg. 2003;97:687–90.
7. Dadure C, Acosta C, Capdevila X. Perioperative pain management of a complex orthopedic surgical procedure with double continuous nerve blocks in a burned child. Anesth Analg. 2004;98:1653–5.
8. Dadure C, Bringuier S, Raux O, Rochette A, Troncin R, Canaud N, Lubrano-Lavadera JF, Capdevila X. Continuous peripheral nerve blocks for postoperative analgesia in children: feasibility and side effects in a cohort study of 339 catheters. Can J Anesth. 2009;56:843–50.
9. Ludot H, Berger J, Pichenot V, Belouadah M, Madi K, Malinovsky JM. Continuous peripheral nerve block for postoperative pain control at home: a prospective feasibility study in children. Reg Anesth Pain Med. 2008;33:52–6.
10. Dadure C, Bringuier S, Nicolas F, Bromilow L, Raux O, Rochette A, Capdevila X. Continuous epidural block versus continuous popliteal nerve block for postoperative pain relief after major podiatric surgery in children: a prospective, comparative randomized study. Anesth Analg. 2006;102:744–9.
11. Saporito A, Sturini E, Petri J, Borgeat A, Aguirre JA. Case report: unusual complication during outpatient continuous regional popliteal analgesia. Can J Anesth. 2012;59:958–62.
12. Ilfeld BM, Loland VJ, Gerancher JC, Wadhwa AN, Renehan EM, Sessler DI, Shuster JJ, Theriaque DW, Maldonado RC, Mariano ER. The effects of varying local anesthetic concentration and volume on continuous popliteal sciatic nerve blocks: a dual-center, randomized, controlled study. Anesth Analg. 2008;107:701–7.

推荐读物

Bosenberg AT. New developments in paediatric regional anaesthesia. South Afr J Anaesth Analg. 2008;14:81–3.

Dhir S, Ganapathy S. Use of ultrasound guidance and contrast enhancement: a study of continuous infraclavicular brachial plexus approach. Acta Anaesthesiol Scand. 2008;52:338–42.

Ecoffey C, Lacroix F. Pediatric regional anesthesia update: results in a French survey. In: Rawal N, Ivani G, editors. Highlights in regional anesthesia and pain therapy XVII. Geneva: Kenes International; 2008. p. 162–3.

Ganapathy S. Regional block catheter insertion using ultrasonography and stimulating catheters. In: Tsui BC, editor. Atlas of ultrasound and nerve stimulation-guided regional anesthesia. New York: Springer; 2007. p. 215–23.

Giaufre E, Dalens B, Gombert A. Epidemiology and morbidity of regional anesthesia in children: a one-year prospective survey of the French-language society of pediatric anesthesiologists. Anesth Analg. 1996;83:904–12.

Ivani G, Codipietro L, Gagliardi F, et al. A long term infusion via a sciatic catheter in a 3-years-old-boy. Pediatr Anesth. 2003;13:718–21.

Ivani G, Mossetti V. Continuous central and perineural infusions for postoperative pain control in children. Curr Opin Anesthesiol. 2010;23:637–42.

Koscielniak-Nielsen ZJ, Rasmussen H, Hesselbjerg L. Long-axis ultrasound imaging of the nerves and advancement of perineural catheters under direct vision: a preliminary report of four cases. Reg Anesth Pain Med. 2008;33:477–82.

Lonnqvist PA, Morton NS. Postoperative analgesia in infants and children. Br J Anaesth. 2005;95:59–68.

Tsui BCH, Kropelin B, Ganapathy S, Finucane B. Dextrose 5% in water: fluid medium for maintaining electrical stimulation of peripheral nerves during stimulating catheter placement. Acta Anaesthesiol Scand. 2005;49:1562–5.

Tsui BC, Wagner A, Finucane B. Electrophysiologic effect of injectates on peripheral nerve stimulation. Reg Anesth Pain Med. 2004;29:189–93.

第 2 部分

儿童区域麻醉需要考虑的问题

第 6 章

儿童区域麻醉的疼痛评估

Bruce D. Dick, Kathy Reid, Michelle J. Verrier, Alex Baloukov

6.1 背景

有效的疼痛管理是优质医疗的一个关键目标。恰当的疼痛管理能改善预后，促进伤口愈合，减少疼痛导致的长期负面影响[1]；低质量的疼痛管理是不人道且违背医学伦理的。有效的疼痛评估是优质疼痛管理的要求，现行临床指南要求有效疼痛评估和管理必须贯穿人的一生[2]。例如，有效的疼痛评估和管理及相关的员工培训，在美国医疗机构认证中是必须要求的[3]。

作为临床高危群体，儿童常常由于各种各样的原因面临着低质量疼痛管理的风险。在疼痛评估和管理中，儿童的发育水平和沟通能力扮演着重要角色[4]。在疼痛评估中病史也发挥着重要作用。先前的诊疗经历，特别是痛苦的医学治疗，可显著影响患儿对疼痛的反应、疼痛行为，甚至是患儿对疼痛的感受[5]。

不幸的是，儿童不仅容易遭受疼痛处理不足，而且他们很有可能面临由于疼痛控制不佳导致的负面影响。例如，在诊疗后镇痛不足的新生儿，在日后疼痛刺激后有可能经历疼痛增强并且行为改变增多[6-8]。研究已经发现，这些变化是由于中枢神经系统传导过程的改变所导致，如中枢神经系统敏化、饱和、感受野的变化，甚至基因表达的改变[9,10]。疼痛相关的应激反应也影响激素应答、稳态功能、免疫功能、感染率、疾病进展和死亡率[11,12]。此外，儿童对自身的控制能力较差，并且可能受到父母行为的强烈影响，包括父母对医疗设施和就医流程的反应[13]。

如何在特定的医疗环境中有效地进行疼痛评估，应考虑到诸多因素以及各种各样能被评估的疼痛。目前，疼痛理论已发展到广泛验证的生物-心理-社会医学模式。本章将讨论接受诊疗的儿童中疼痛评估的几个重要方面。有效措施的要点和临床应用指南，以及这些指南用于评估生物、心理和社会医学模式的重要性都囊括在内。这些因素有可能影响儿童的疼痛以及在临床机构和出院后的疼痛反应。还将基于当前指南的最佳实践标准进行评估，并将着重讨论区域麻醉实践相关的疼痛评估。

6.2 婴儿和儿童疼痛评估原则

由于儿童口头表达疼痛感受较为困难且疼痛具有主观性，因此儿童患者疼痛评估往往具有挑战性。疼痛是一种非常复杂的现象，疼痛测量工具需囊括许多疼痛方面的重要信息。疼痛强度的测量往往在急诊科使用，我们需注意的是这仅仅是疼痛综合评估的一部分[14]。疼痛评估工具应该可靠、有效，并且在临床上适合应用和实用[15]。利用多种措施，如行为和生理数据，可能会使评估结果更为准确[16]。几个可靠并且有效的措施可协助儿童患者在接受治疗过程中进行疼痛评估，包括自我报告、行为观察和生理措施。后续部分介绍的疼痛评估工具现已证实可用于急性术后疼痛的儿童患者。

6.3 新生儿和婴儿疼痛评估

新生儿和 1 月龄以内的婴儿常常经历疼痛，包括外科手术、静脉穿刺和脚跟疼痛[17]。婴儿不会用语言表达痛苦，因此该弱势群体需要采取多种措施进行疼痛评估[18]。最近的综述表明，虽然开发用于评估儿童疼痛的工具超过 40 种，但尚缺乏一种理想的疼痛评估工具[19-21]。许多工具，如新生儿面部编码系统(NFCS)[22]和新生儿疼痛量表(NIPS)[23]，适用于医疗过程中短期急性疼痛的评价，如静脉穿刺，但对持续时间较长的疼痛，如术后疼痛的评估价值有限[18]。已证明在新生儿和婴幼儿术后疼痛评估中有效的评估工具包括早产儿疼痛评分简表（PIPP)、新生儿疼痛躁动和镇静评分(N-PASS)，以及 CRIES(表 6.1)。下面将描述这些工具，包括其开发、内容、验证和可靠性等信息。

6.3.1 早产儿疼痛评分简表(PIPP)

该工具包括 7 个项目，4 分量表评估行为、生理和相关指标[24](图 6.1)。这些指标包括胎龄、行为状态、血氧饱和度、皱眉、挤眼、鼻唇沟。初步可靠有效地测试了如脚跟疼痛、包皮环切术和静脉穿刺的过程。研究表明，PIPP 是评估接受外科手术的早产儿长期术后疼痛最为有效的工具[25]。

表 6.1 新生儿疼痛评估工具

工具	参考	年龄范围	临床适应证	使用指南	优缺点
PIPP	Stevens 等[24]; McNair 等[25]	28~40 周胎龄	手术痛，术后疼痛	每个指标中的分数范围为 0~3，小于 36 周胎龄的婴儿分值可为 0~21，胎龄 36 周以上的婴儿最大分值为 21	包括轻度、中度和重度的分界线；多元素；7 个指标包括 2 个生理，3 个行为和 2 个相关指标
N-PASS	Hummel 等[26]	0~100 天；胎龄 23 周及以上	通气和(或)术后婴儿	分值决定婴儿是否处于镇静或疼痛状态	多元素；5 个指标包括 4 个行为指标和 1 个生理指标。连续测量镇静和疼痛。包括校正年龄的评分。已经在通气的婴儿中得到验证。
CRIES	Krechel 和 Bildner[27]	32~60 周胎龄	术后婴儿	5 个指标每一个评分范围为 0~2。总分范围为 0~10	多元素；5 个指标，包括 2 个生理和 3 个行为指标

早产儿编号 ______________

日期/时间 ______________

项目 ______________

过程	指标	0	1	2	3	得分
查阅病历	胎龄	≥36w	32~35w+6d	28~31w+6d	<28w	
观察婴儿 15s	行为指征	活动/清醒 睁眼 有面部表情	安静/清醒 睁眼 无面部表情	活动/睡眠 闭眼 有面部表情	安静/睡眠 闭眼 无面部表情	
观察基础体征 心率 ______ SaO_2 ______						
观察婴儿 30s	心率 最高 ______	0~4/分钟 加快	5~14/分钟 加快	15~24/分钟 加快	25/分钟 更加快	
	SaO_2 最低 ______	0~2.4%降低	2.5%~4.9%降低	5%~7.4%降低	7.5%或更低	
	皱眉	无 0~9%的时间	最少 10%~39%的时间	适中 40%~69%的时间	最多 ≥70%的时间	
	挤眼	无 0~9%的时间	最少 10%~39%的时间	适中 40%~69%的时间	最多 ≥70%的时间	
	鼻唇沟	无 0~9%的时间	最少 10%~39%的时间	适中 40%~69%的时间	最多 ≥70%的时间	
					总分	______

图 6.1 早产儿疼痛评分 PIPP(Prema ture infant pain)。(Adapted from Stevens et al. [24]. With permission from Wolters Kluwer Health.)

6.3.2 新生儿疼痛、躁动和镇静评分（N–PASS）

N–PASS[26]包括 5 项指标，现已证明其在新生儿各种疼痛评估测量中具有可靠性和有效性（图 6.2）。这些指标包括新生儿哭闹/烦躁、行为状态、面部表情，四肢/音调和生命体征。曾对外科手术后在新生儿重症监护病房的婴幼儿进行了这项测试[26]。测试婴儿的年龄为出生后 0 天至 100 天不等，胎龄 23 周至 40 周不等。聚合效度与 PIPP 评估相关，疼痛评分最高为 0.83，最低为 0.61。评分可信度高（0.85~0.95）。N-PASS 评分对 3 岁以下儿童有效。

6.3.3 CRIES

CRIES[27]测量 5 个生理和行为变量：C–哭泣，R–需要增加氧气供给，I–循环体征增加，E–表达和 S–嗜睡（图 6.3）。该工具对 32 周至 60 周胎龄、接受外科手术包括脑室–腹腔分流术和开胸手术的婴儿进行了测试。通过对比镇痛前后的评分得到构建效度。评分可信度在可接受范围内（r=0.72）。

6.3.4 婴幼儿术后疼痛评估

虽然大多数孩子在 18 个月龄就开始说话，但他们表达疼痛的能力仅限于哭泣或者仅仅只能传达是否存在疼痛的讯息。评估婴儿和学龄前儿童疼痛的最佳措施包括疼痛的行为学表现。评估婴幼儿术后疼痛信度和效度的工具包括脸、肢体活动，哭泣，活动和医院使用的 FLACC 评分以及家庭 PPPM 评分[28]。

6.3.4.1 FLACC（面部表情、肢体运动、活动水平，哭泣和可安慰性）

现已证明，FLACC[29]是一种可靠的用于儿童术后疼痛的测量工具（图 6.4）。FLACC 首字母缩写包含了评估的不同方面：面部表情、肢体运动、活动水平、哭、可安慰性。每种得分介于 0~2 分之间，总分为 0~10 分之间。最初测试评估了 2 月龄至 7 岁在麻醉后恢复室经历手术操作儿童的疼痛情况。独立评估发现，其评分可信度很高（r=0.94）。效度检验表明，3 岁以下儿童

N-PASS:

新生儿疼痛、躁动和镇静评分

评估项目	镇静		镇静/疼痛	疼痛/躁动	
	–2	–1	0/0	1	2
哭闹易怒	疼痛刺激不哭	疼痛刺激时呻吟或者小声哭泣	没有镇静/没有疼痛迹象	间断躁动或哭泣可被安慰	高声或持续低声哭泣无法安慰
行为状态	对任何刺激没有觉醒 没有自发性的动作	对刺激有轻微觉醒 有较弱的自发运动	没有镇静/没有疼痛迹象	频繁的焦虑、蠕动、清醒	成弓形，踢腿 不断清醒或轻微清醒/不活动（不能镇静）
面部表情	嘴部松弛 没有表情	在刺激下有轻微的表情	没有镇静/没有疼痛迹象	有间断的疼痛表情	持续的疼痛表情
四肢肌力	无抓握反射，肌力松弛	较弱的抓握反射 肌力减弱	没有镇静/没有疼痛迹象	间断的紧缩脚趾、握拳或张开手指 身体松弛	持续紧缩脚趾、握拳或手指张开 身体紧张
生命体征（心率、呼吸率、血压、血氧饱和度）	对刺激没有变化 肺换气不足或缺氧	在刺激下有 < 10%的基线改变	没有镇静/没有疼痛迹象	由基线增加 10%~20% 在快速刺激下氧饱和度上升至 76%~85%	由基线上升 >20% 在缓慢刺激下氧饱和度≤75% 不同步通气

早产儿疼痛评分 → +1，如果<30 周妊娠/校正孕龄

图 6.2 N-PASS 评估表。已获准可。

日期/时间						
哭泣–疼痛的特征性哭泣是高音调 0–不哭或者哭泣的音调不高 1–高音调哭泣但是易被安抚 2–高音调哭泣但不易被安抚						
SaO_2<95% 时需要氧气–经历疼痛的孩子氧和明显降低。应考虑其他血氧下降的原因,如镇静过度,肺不张,气胸 0–不需要氧气 1–需要<30%的氧 2–需要>30%的氧						
循环体征(BP 和 HR)–最后测量血压,因为其可能唤醒孩子导致其他评估困难 0–HR 和 BP 都不改变或者低于基线水平 1–HP 或 BP 增加但是增加<基线的 20% 2–HR 或 BP 增加>基线的 20%						
表情–痛苦的表情是与疼痛最为相关的面部表情。痛苦的表情特征可能有皱眉、挤眼、鼻唇沟变深或张开口唇 0–没有痛苦表情 1–只有痛苦表情 2–痛苦的表情以及非哭泣的沉重发声						
睡眠减少–基于婴儿状态的评分 0–持续沉睡 1–频繁间断清醒 2–持续清醒						
总分						

图 6.3 CRIES 新生儿疼痛评估工具。已获批准。

分类	分值		
	0	1	2
脸	没有特别表情和微笑	偶有痛苦的表情或者皱眉、寡言、冷漠	频繁下颌颤抖
腿	正常体位或放松状态	坐立不安,紧张	踢腿,或者腿蜷伏
活动	安静平躺,正常体位,易移动	扭动,来回移动,紧张	弓形弯曲,僵硬或震颤
哭泣	不哭(清醒或熟睡)	呻吟或呜咽;偶尔抱怨	不间断哭泣、尖叫或者啜泣,频繁抱怨
可安慰性	满足,放松	触摸、拥抱或者交谈,分散注意力,可放松	难以安抚或安慰
5 个分类(F)脸、(L)腿、(A)活动、(C)哭泣、(C)可安慰性的每一个分值范围为 0~2,总分为 0~10			

图 6.4 FLACC 疼痛评估工具(依据参考文献[29]的数据)。

有效镇痛管理后 FLACC 评分降低[30]。

6.3.4.2 父母术后疼痛评估(PPPM)

父母术后疼痛评估[31]已证实可用于日间手术后出院回家儿童的家庭使用。这种 15 元素测量工具囊括了截断值,在判断临床有意义的疼痛评分中该截断值展现了高敏感性和特异性(>80%)。该工具的初步验证是在 7~12 岁接受医疗操作的儿童,专家将这些医疗操作分为三级:非常疼痛(例如,扁桃体切除术),中度疼痛(例如,鼻窦手术),或小或无疼痛(例如,鼓膜切开术)。进一步验证表明,PPPM[32]是一种对2~6岁儿童进行家庭疼痛评估的可靠有效的工具。

6.4 儿童和青少年疼痛评估

3岁以上的儿童可通过自我报告的方式提供其经历的疼痛强度或严重程度的可靠信息。用于该类人群疼痛评估工具的研究重点集中在临床试验而不是临床实践。Stinson等人[33]的关于方法、测量和疼痛评估在临床试验中的儿科倡议(Ped-IMMPACT)回顾了34例自我报告的评估工具,发现没有任何一种工具适用于所有疼痛类型的评估,其中6种可进行急性疼痛的评估(表6.3)。现已证明面部疼痛量表[34]和修订面部疼痛量表[35]是可靠、有效、简单、易于使用的,并且可在少量干预下实现。其他推荐的疼痛量表包括Oucher, Pieces of Hurt, Wong-Baker 面部表情疼痛量表,视觉模拟评分。临床实践中经常使用数字量表。下面对这些量表进行详细探讨。

6.4.1 修订版面部疼痛量表

修订版面部疼痛量表[35]已被翻译成超过40种语言发行,临床实践中可以免费获得使用。显然,当使用疼痛评估工具与儿童进行口头语言沟通时应尽可能使用他们能理解的语言。这些图表及说明包括一系列的6种表情,儿童可指向这些表情以表明他们受到了多少伤害或者他们感受到怎样的疼痛。该量表具有较强的心理测量特性,在国际研究和临床实践中得到了广泛应用。

6.4.2 数字分级量表(NRS)

对于年长的儿童经常用这些量表来进行疼痛分级(图6.5)。NRS是一种由11点组成的数字评分,0点(无疼痛)和10点(难以想象的痛苦)。最近由Von Baeyer等[36]出版回顾了数字评定量表的使用情况,以确定它适宜的年龄段,他们认为该量表适宜8岁以上的儿童使用。

6.4.3 Oucher 量表

Oucher量表[37]由1个数字评级量表和6张儿童面部表情照片组成。适用于白种人、非裔美国人、西班牙裔、原住民(男孩/女孩)和亚洲人(男孩/女孩)。儿童在

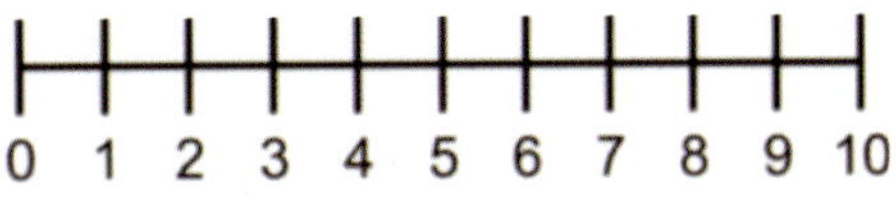

图6.5 数字分级量表(NRS)。

该量表中选择最能反映他们疼痛程度的脸部图片。然后将图像选择转换为0~10之间的数字。为了使儿童能准确地看出面孔,面孔量表必须进行彩色打印,使其成为一种较为昂贵的评估工具。

6.4.4 Hurt/Poker纸牌量表

Hurt/Poker纸牌量表[38]由4个伤害的卡片或碎片组成。儿童根据他们正在经历多少伤害选择卡片。由于感染控制问题和可用性,该工具在医院的术后护理中很难应用。

6.4.5 Wong-Baker FACES 疼痛量表

Wong Baker FACES疼痛量表[39]是用于评估3岁以上儿童疼痛的可靠且有效的工具。类似于修订表情疼痛量表,它由一系列的6个卡通面孔描绘"没有伤害"到"伤害最大"。然后儿童选择能更好描述其痛苦的脸型。最近的研究[40,41]发现,图案影响儿童疼痛评分,如"没有痛苦"是微笑脸,"最痛苦"是泪脸。这些研究结果提示,该量表中的面孔可能测量的是疼痛情绪而非疼痛强度。

6.4.6 视觉模拟量表(VAS)

视觉模拟量表(VAS)[42]有几种形式,它是一条从"不痛""较痛"到"最痛苦"的锚点标记直线(图6.6)。该量表可以垂直或水平设置。该量表要求儿童在线上标出一个点来表示疼痛强度。VAS已广泛应用于调查研究。该量表临床实用性较差的原因可能是,其难以解释及难以列入图表文档中,并且需要仔细向儿童解释。争论的焦点是线的最佳长度和锚字的选择。

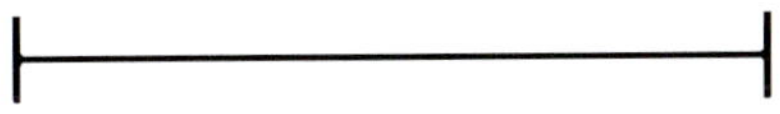

图6.6 视觉模拟量表(VAS)。推荐用10cm标尺,儿童在与其相应的疼痛刻度上标记一个点。然后用标尺测量"无痛"锚记点与标记之间的距离来确定疼痛分数。

6.4.7 东安大略儿童医院疼痛量表(CHEOPS)

东安大略儿童医院疼痛量表[43]是时间抽样行为疼痛量表。其包含 6 项行为学指标:哭泣、面部表情、语言表达、躯干、触摸、腿。 每个项目所列出的每个行为都给出 1 个评分和定义数值。数值积分是基于以下标准分配:0 是无痛;1 是不表现疼痛，但非无痛;2 是表现轻度或中度的疼痛;3 是表现严重的疼痛。因此,每一次采样周期总成绩可以为 4~13。东安大略儿童医院疼痛量表(CHEOPS)具有良好的评分可信度,患者平均满意度为 90%~99.5%。

6.5 危重患儿术后疼痛评估

ICU 危重患儿术后疼痛评估需要多种工具。如果一个病危的儿童躁动,应尽可能获得自我报告。然而,对于这些儿童来说，镇静是他们治疗过程中所必需的,通过自我报告做出有效的疼痛评估尤为困难。舒适度量表[44,45](图 6.7)可用来评估危重患儿的痛苦。疼痛可能是许多危重患儿痛苦的一个组成因素。舒适度量表包括行为和生理指标。该工具需要临床工作人员接受大量培训,但该工具只是适合该人群使用的少数几个工具之一。改进的 FLACC[46]评估插管儿童术后疼痛很有效。哭泣部分被修改为与哭相关的面部表情。

6.6 认知功能性障碍儿童术后疼痛评估

认知障碍儿童术后疼痛评估需要使用多种工具并且要求父母参与。该人群可能很难确定哪些行为与疼痛相关。Breau 等[47]非交流儿童术后疼痛量表(图 6.8)在判断轻度或中度到重度疼痛中显示出良好的评分信度和截断值。该工具需要持续观察 6 个领域的行为 10 分钟:声音、社会、面部、活动、身体和四肢以及生理。FLACC 评估认知障碍的儿童术后疼痛也显示出可靠性和有效性。Malviya 等[48]利用 FLACC 以及家长确定的个性化行为，对 4~19 岁具有认知障碍的儿童进行了术后疼痛的评估。

6.7 总结

总之，有许多工具可用于儿童术后疼痛的评估。临床医生需要使用可靠、有效、易于使用的工具。许多工具可用来获得疼痛强度,而这仅仅只是全面疼痛评估的一部分。图 6.9 和下面的表格总结了目前不同年龄组儿童疼痛评估的工具。表 6.1 展示了新生儿工具,表 6.2 是行为工具,表 6.3 是自陈报告工具。无论选择哪种工具，都必须定期使用以有效管理儿童术后疼痛。

6.8 发育、家族与心理因素

6.8.1 年龄

在制订实践指南时,曾经错误地认为儿童是“小成人”。现在很明确的是,儿童许多方面的行为是独特的,不同于成年人的行为。年龄相关的发育变化与许多影响疼痛评估的因素相互作用。年龄对疼痛评估的影响在过去的 20 年中进行的研究越来越多。其中的一些影响是明确的,而有些是模糊的。

与评估儿童疼痛最显著相关的因素之一是儿童表达其疼痛经历的能力。虽然自我报告是疼痛评估的金标准[49],但这往往对幼儿或发育迟缓的儿童相对困难或不可能。此外,由于疼痛是一种主观感受,报告一些复杂的痛苦经历本质上就具有挑战性[50]。除了交流疼痛经历的语言限制,成长中的儿童对疼痛的理解或者对疼痛评估工具的理解是有限的,或者与成人的理解有着本质区别。导致上述差异的可能原因包括:儿童的沟通水平,过去的痛苦经历和文化背景。此外,一个生病和(或)处于痛苦中的儿童可能更难以有效地参与,尤其是那些复杂的报告项目。

新生儿和婴儿

有相当多的生命科学层面的证据表明，新生儿和婴儿与成人感受疼痛的强度在同一水平[51]。生理和行为学层面的有力证据表明，婴儿对急性疼痛反应增强[52]。长期以来我们知道,随着新生儿或婴儿经历的疼痛过程的次数增加,与即将到来的医疗过程相关的预期恐惧反应也相应增加。显然,由于婴儿的沟通能力非常有限,必须依靠生理、生物和观察措施评估疼痛。许多情况下,家长可提供婴儿行为观察的有价值信息,利用这些信息往往可进行有效和可靠的疼痛评估。

学龄前儿童

学龄前儿童有一些卓越的能力,但在许多情况下试图评价他们的疼痛也遇到相当大的挑战。随着儿童

日期 ______ 时间 ______ 观察者 ______		患者标签
警觉	• 深睡眠(闭眼,对环境改变没有反应)	❑ 1
	• 浅睡眠(常闭眼,偶有应答)	❑ 2
	• 昏睡(频繁闭眼,失去对环境的应答)	❑ 3
	• 清醒和警觉(对环境有应答)	❑ 4
	• 清醒和超警(对环境刺激应答过度)	❑ 5
平静–躁动	• 平静(显得平静)	❑ 1
	• 轻度紧张(表现为轻度紧张)	❑ 2
	• 紧张(出现躁动但是能控制)	❑ 3
	• 极度紧张(出现躁动,勉强可以控制)	❑ 4
	• 恐慌(出现极度痛苦,失控)	❑ 5
呼吸应答 (只用于机械通气儿童的评分)	• 无自主呼吸	❑ 1
	• 自主和机械呼吸	❑ 2
	• 不安或对抗通气	❑ 3
	• 主动呼吸对抗通气或者规则咳嗽	❑ 4
	• 对抗机械通气	❑ 5
哭泣 (仅用于儿童自主呼吸的评分)	• 平静呼吸,没有哭泣的声音	❑ 1
	• 偶尔啜泣或呻吟	❑ 2
	• 抱怨(单调)	❑ 3
	• 哭泣	❑ 4
	• 尖叫	❑ 5
身体运动	• 没有活动	❑ 1
	• 偶尔(3 次或更少)轻度活动	❑ 2
	• 频繁(超过 3 次)轻度活动	❑ 3
	• 仅限于四肢有力地活动	❑ 4
	• 躯干和头部有力地活动	❑ 5
肌紧张度	• 肌肉完全放松,无肌紧张	❑ 1
	• 肌张力减弱,抵抗力比正常弱	❑ 2
	• 正常肌张力	❑ 3
	• 肌张力增加和手指脚趾屈曲	❑ 4
	• 肌肉强直和手指脚趾屈曲	❑ 5
面部紧张	• 面肌完全放松	❑ 1
	• 正常面肌紧张	❑ 2
	• 部分面肌紧张程度明显(不持续)	❑ 3
	• 全部面部肌肉明显紧张(持续)	❑ 4
	• 面部肌肉扭曲并且表情痛苦	❑ 5
	总分	
VAS(视觉评分量表) 在下面的线上做一个标记示出此刻你心中所想的孩子疼痛的程度。 不疼 ├──────────┤ 最疼	**VAS 评分**	
治疗细节		
儿童情况的细节		
评估 (药物或标准评估之前或之后)		

图 6.7　COMFORT 表用于危重症患儿的疼痛评估。(Reprinted from van Dijk et al. [45]. With permission from Wolters Kluwer Health.)

非交流儿童疼痛检查表 – 术后版本
(NCCPC–PV)

姓名 ____________	单位/文件号 ________	日期 ________ (日/月/年)
观察者 ____________	开始时间 ________ 上午/下午	截止时间 ________ 上午/下午

这个孩子在过去的 10 分钟内显示以下行为的次数是多少？请圈出每种行为的次数。如果下列项目不适用于这个孩子(例如，这个孩子不能碰到他/她的手)，这就意味着"不适用于"这条项目。

0=完全不	1=一点点	2=经常	3=非常	NA=不适用

Ⅰ.声音					
1.呻吟，抱怨，呜咽(轻度)	0	1	2	3	NA
2.哭泣(适度大声)	0	1	2	3	NA
3.尖叫(大声)	0	1	2	3	NA
4.一种表达疼痛特定的声音或词语(如，一个词，哭泣或者一种类型的笑)	0	1	2	3	NA
Ⅱ.社交					
5.不合作，暴躁，激惹，不开心	0	1	2	3	NA
6.与他人较少沟通，孤僻	0	1	2	3	NA
7.寻求舒适或者身体接触	0	1	2	3	NA
8.难以分散其注意力，不能满足或平定	0	1	2	3	NA
Ⅲ.面部					
9.眉头紧促	0	1	2	3	NA
10.眼部改变，包括：眼睛睁开，眼睛睁大，眨眼	0	1	2	3	NA
11.撇嘴，不微笑	0	1	2	3	NA
12.嘴唇紧缩，噘嘴或者颤抖	0	1	2	3	NA
13.咬紧或磨牙，咀嚼或推出舌头	0	1	2	3	NA
Ⅳ.活动					
14.不动，活动减少，安静	0	1	2	3	NA
15.四处跳，暴躁，烦躁	0	1	2	3	NA
Ⅴ.身体和肢体					
16.松软	0	1	2	3	NA
17.僵硬，痉挛，紧张，强直	0	1	2	3	NA
18.指着或触摸身体受伤的地方	0	1	2	3	NA
19.保护身体受伤的地方	0	1	2	3	NA
20.退却或移开身体，对触摸敏感	0	1	2	3	NA
21.以特定的方式移动身体以显示疼痛(如，头朝后，胳膊下垂、卷起等)	0	1	2	3	NA
Ⅵ.生理					
22.寒战	0	1	2	3	NA
23.改变颜色，苍白	0	1	2	3	NA
24.发汗，流汗	0	1	2	3	NA
25.流泪	0	1	2	3	NA
26.深吸气，喘气	0	1	2	3	NA
27.憋气	0	1	2	3	NA

评分总结

分类	Ⅰ	Ⅱ	Ⅲ	Ⅳ	Ⅴ	Ⅵ	总分
分数							

图 6.8 非交流儿童疼痛检查表–术后版本(NCCPC–PV)。经许可使用。

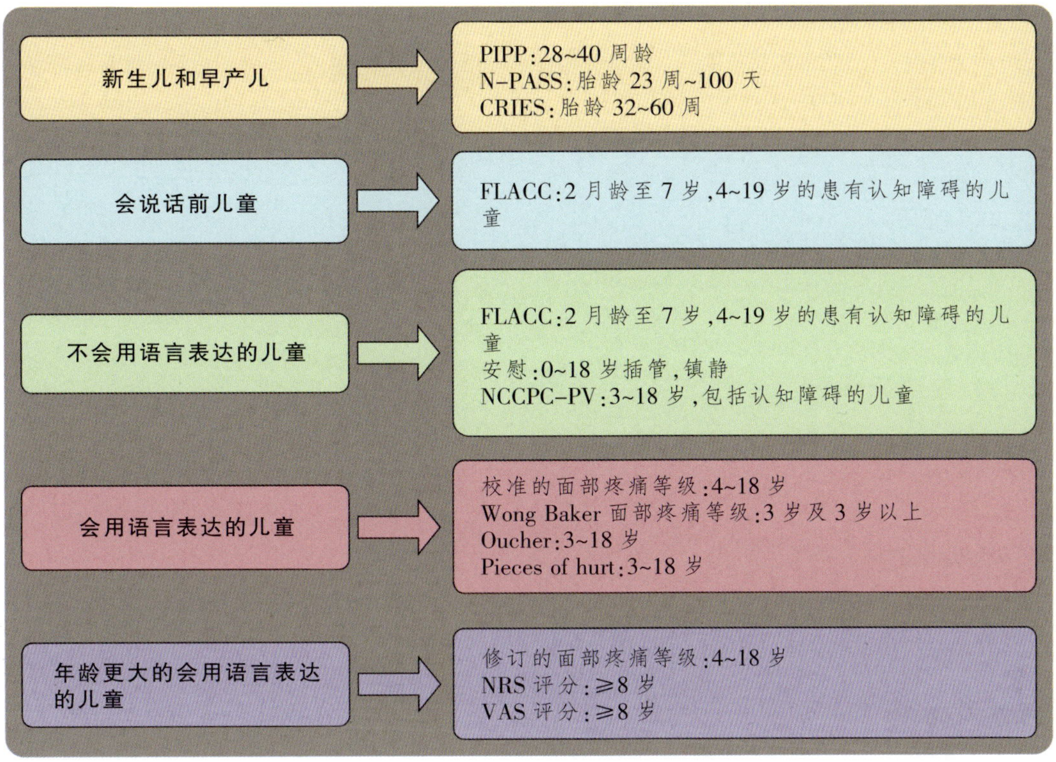

图 6.9　适用于不同年龄组的疼痛评估表。

表 6.2　行为表达的疼痛评估工具

工具	参考资料	适用年龄范围	临床使用的适应证	使用指南	优点和缺点
改良面部表情评分法	Merkel 等[29]	2 月龄~7 岁;患有认知障碍的 4~19 岁儿童	术后疼痛	每个指标评分范围为 0~2。一共 5 个指标,总分 0~10 分	儿童在清醒时至少需要观察 2 分钟,睡觉时至少 5 分钟。5 种行为标志
COMFORT	Ambuel 等[44]	0~18 岁	术后疼痛	8 个指标评分系统, 每个指标 1~5 分。得分在 8~40 之间。得分取决于儿童的最佳镇静效果	多因素的;8 个指标, 包括 6 个行为指标和两个生理指标。要求大量培训。工具只适用于插管镇静的儿童
NCCPC-PV	Breau 等[47]	能提供认知障碍说明的 3~18 岁儿童	术后疼痛	6 项评分,共 27 个指标。得分 0~3 或者不适用于每个指标得分的可被制成表格。得分 11 或以上预示着中度至重度的疼痛。得分 6~10 预示着轻微疼痛	要求有 10 分钟的观察时间。比修订的面部表情评分法使用范围更加广泛,包括 5 个行为指标,1 个生理指标。包括截断值

的生长发育以及在认知、运动和社会领域新技能的获得,新的能力不断涌现。伴随这些能力的获得,产生了与儿童生长发育阶段相适应的独特反应趋势。例如,相对于年长的儿童,年幼的儿童更倾向于描述高强度疼痛评分[54]。也有研究指出:随着认知能力如顺序排列、分类、匹配和评估能力的发展,儿童能够更加可靠地给出正确的疼痛评分。儿童年龄越小,越以自我为中心,其更加关注感知突出的部分[55]。那些 3~4 岁的儿

表 6.3 自我报告的疼痛评估工具

工具	参考资料	适用年龄范围	临床使用的适应证	使用指南	优点和缺点
修订的面部表情疼痛量表	Hick 等[35]	4~18 岁	术后痛或者急性术中痛	6 个面孔描述从没有疼痛到严重疼痛，得分 0~10	简单易用，易于表达。被翻译成 32 种语言，并且可在网上下载，尽管不是所有的翻译版本都经过验证
Wong-Baker 面部表情疼痛量表	Wong 和 Baker[39]	≥3 岁	术后疼痛，术中痛	6 个面部表情，从微笑到哭泣。得分 0~5	简单易用，容易实现。儿童倾向于选择锚记点。用于评估疼痛情绪而不是疼痛强度
数字评定量表	von Baeyer 等[36]	8~18 岁	术后疼痛，术中痛	11 个等级，0=不痛、10=严重疼痛	简单，可以快速上手使用，不需要工具，可以口头说明
视觉模拟量表	Huskisson[42]	≥8 岁	术中痛	提前量好的水平线或垂直线，通常长 100mm。儿童疼痛可以在线上做标志	简单易用。临床应用价值有限：不易于说明和制成文档；需要细心的解释。线的长度，使用标志和锚定点字样选择可变
Oucher	Beyer 和 Aradine[37]	3~18 岁	术后疼痛，术中痛	两个标尺，：连续的 6 个表情和一条 0~100mm 标有数字的垂直线	昂贵（必须被打印成彩色）。儿童使用数字评定量表的能力需要筛选
Pieces of Hurt	Hester[38]	3~18 岁	术中痛	4 个红色的塑料纸牌筹码，标有“轻微伤害”至“严重伤害”，让儿童选择能代表其所承受疼痛的纸牌。得分 0~4	需要有纸牌。控制感染（不能在不同的患者之间互用）；需要在床旁存放纸片

童更可能选择视觉模拟或分类尺度量表[56]。同样重要的是，要注意儿童参与和完成任务的能力，如疼痛评级受应激源的影响[57]。这本质上与疼痛的应激性质相关。同样，儿童用语言表达自己情绪状态的能力似乎也有很好的发展趋势[58]。随着儿童的语言技能变得更加复杂，他（她）提供有效和可靠的疼痛报告的能力也逐渐增加。

学龄儿童

与上述的年龄组相同，作为发育时期的儿童，他们越来越能够使用语言和概念思维提供与疼痛评估相关的信息。正是在发育阶段，儿童表现出越来越强的使用多种自我报告能力。在这个阶段，儿童倾向于使用更多复杂的概念以及报告更多疼痛的抽象方面和情绪方面[4]。在 7~10 岁这种能力可以被观察到，大约 11 岁时，这种能力可以被更好地建立起来[59]。在这个年龄阶段，更广泛的应用自陈法可以获得有效的疼痛评估。

青春期

青少年表达能力逐渐提高，他们主要关注疼痛的心理影响和社会影响。青少年认知灵活性和抽象思维的增强，词汇量的扩大，使他们可以更准确地描述他们的经历。他们也更加关注目前的疼痛经历与未来的残疾、外形毁损之间的关系[4]。

6.8.2 发育迟缓儿童

当对发育迟缓儿童或患有其他精神、躯体疾病的儿童进行疼痛评估时，儿童表达疼痛的能力和观察者评估儿童疼痛的能力使评估的准确性受到很大的挑战及争议。发育障碍的儿童由于存在语言交流困难、认知缺陷、甚至运动功能的缺陷，可能导致他们不足以承受的疼痛评估和治疗[60]。Malviya 和他的同事们发现，对一些发育迟缓儿童的术后疼痛程度几乎很少进行评估，而被评估的儿童常常得到较少剂量的镇痛药物[61]。这种偏倚可能源于一个错误的观点，那就是发育障碍儿童可能只经历了较少的疼痛或有较高的疼痛耐受力[62]。有确凿的证据表明，疼痛表达方式的不同可能导致表面上的疼痛耐受力和疼痛行为的差异[63]。由于他们的身体状况不同于正常儿童，发育迟缓的儿童可能会经历更频繁的和更痛苦的医学诊疗过程[64,65]。

与非常年幼的孩子一样，对发育障碍儿童熟悉的父母或其他护理人员可以对儿童所经历的疼痛提供有价值和有效的评估信息。这些信息可能无法用现有的在大多数医疗机构使用的疼痛评估量表进行评估[64]。然而，即使是护理人员的讲述也可能前后不相一致，而且会低估儿童的疼痛状况[66,67]。幸运的是，有一项逐渐完善的研究正在探讨疼痛评估在发育障碍儿童中的应用。有证据表明，即使是不熟悉这些发育障碍儿童的观察者，给观察者提供有效的评估方法和充足的信息，观察者也能够可靠地评估这些儿童的疼痛[64]。

6.8.3 心理因素

预期值

评估儿童和其父母对预期操作的期望值有助于疼痛评估。了解儿童的先前疼痛经历是理解儿童预期疼痛重要组成部分。经历过多次疼痛的儿童，特别是那些在治疗过程中未获得有效镇痛的儿童，更容易发生对操作和疼痛相关的焦虑[68]。这会导致疼痛放大焦虑、焦虑放大疼痛的恶性循环，从而加重疼痛经历和疼痛行为。

预期值对疼痛感知的影响已经被广泛建立起来[69]。Cheng 等报道称，疼痛预期值、先前的疼痛经历和疼痛的耐受能力占儿童疼痛水平全部变异的 55%[70]。现已发现，儿童难以准确预估他们将要体验的疼痛强度[71]。相关研究还发现，疼痛刺激前的疼痛预期与疼痛刺激后的疼痛等级息息相关[72]。随后的研究发现，术前疼痛预期越高的儿童术后疼痛评估往往级别越高[73]。值得注意的是，研究还发现，医务人员通过交流疼痛预期可以在无意中影响儿童对疼痛的认知[74]。这就强调医务人员与儿童的互动对疼痛评估和疼痛管理的重要性。

焦虑、疼痛恐惧和灾变性恐惧

有效的疼痛评估包括了解操作和疼痛相关的焦虑和恐惧。与疼痛相关的恐惧和焦虑是自然的和可理解的，是疼痛及预期的痛苦操作衍生的产物。将儿童对疼痛的反应与对害怕和焦虑的反应区分开是十分困难的[18]。然而，作为临床医生，不应该因为疼痛是身心性的或仅仅是恐惧的一种表现，而以此作为借口拒绝恰当的镇痛治疗。

焦虑已被确认为一个可以放大痛苦经历的因素[75]。Tsao 和他的同事们发现，在预测儿童对试验性疼痛的疼痛反应时，焦虑症状、预期性焦虑和焦虑的敏感性占实验总体方差的 62%[76]。另一项研究发现，灾变性疼痛恐惧可预测儿童对试验性疼痛的疼痛等级[77]。一项关于青少年术后疼痛的研究发现，术前焦虑和预期疼痛水平可以预测术后疼痛等级以及镇痛药物的使用[78]。这些研究突出了疼痛相关焦虑和灾变性疼痛恐惧对疼痛的影响。他们强调了焦虑和对疼痛的恐惧对儿童疼痛感知的影响，并且这种影响不应该被曲解从而导致不恰当的疼痛治疗。对于正在经历疼痛的人来说，感知是真实的，有效的评估疼痛和疼痛相关焦虑可以使医护人员更好的理解疼痛并充分地管理疼痛。

社会和家庭因素

了解孩子的家庭背景是理解孩子痛苦经历的关键因素[79]。由于社会和家庭因素的影响，儿童可能被评估错误并给予质量差的疼痛管理。父母准确的评估在孩子照料中起着重要作用，如若评估欠准确，就会把孩子置于危险之中。潜在的障碍包括：家长无法准确评估疼痛，父母对治疗毒副作用的恐惧，以及对镇痛药成瘾风险的错误认知[80,81]。

Palermo 和 Chambers 已经发表了一篇优异的综述，展示了与疼痛评估相关的重要家庭因素，囊括了儿童、互相因素和家属三个层面[13]。使用有效疼痛评估工具，同时与家庭成员协作，可使疼痛评估更为有效[47]。

Schecter 和他的同事们发现，父母对于孩子疼痛反应的预测能最佳预知儿童在预防接种时的痛苦，这凸显了在疼痛评估中父母参与的重要性[82]。此外，父母通常还希望孩子的疼痛在医疗操作中能得到很好的控制[83]，因此，在疼痛评估中他们往往会更积极的帮助医务人员。

医护人员的偏倚

大量文献表明，个人偏倚是人类与生俱来的本性。例如，一项陈旧的相关研究发现，如果孩子衣着得体，并且没有生理缺陷，医生会高估孩子的认知水平[84]。对于给正在经历由疾病或医疗手段造成疼痛的儿童提供医学服务的医务人员来说，有一些重要问题值得注意。

儿童疼痛评估和管理的一个主要问题是，一些医护人员不愿使用止痛剂(尤其是阿片类药物)来治疗疼痛。有些偏倚是由于过时的或带有偏见的看法导致的[85]。这些偏倚可能导致医护人员在评估疼痛和管理疼痛时将疼痛归因于其他的因素，比如焦虑和其他的心理因素，从而小看这些疼痛。研究已证实，压力和焦虑会加重疼痛感觉、疼痛行为并妨碍对疼痛实施的应对[86,87]，根据既定指南不愿使用阿片类药物或其他镇痛药是不道德和不人道的。

在各专科医生的调查中，相对于外科医生和家庭医生，儿科医生认为疼痛出现的年龄更早，相对于其他组，儿科医生也更倾向于使用处方镇痛药物治疗[88]。相似的研究发现，医生往往认为其他专业的方法相较于本专业的方法会造成更多的疼痛。另一项研究发现，和儿童相比，在老年人群中，面对相似的医学问题，医生更倾向于开合理的镇痛药处方[89]。这些研究强调了医生的偏倚，而且广泛存在于医护人员中。在评估和管理儿童疼痛时，医护人员要优先认识到这些个人偏倚。

6.8.4 性别

有一些研究已在调查儿童中性别(生理因素)、社会地位(社会心理因素)相关的疼痛反应。一些旨在探讨疼痛反应和性别关系的研究发现，男孩和女孩之间的疼痛反应没有任何差异[90-92]。其他研究结果表明，在人的一生中，男性和女性对疼痛的反应存在生物学差异。例如，几位研究人员得出这样的结论：女性相比于男性疼痛阈值和耐受力更低[93-95]。成人疼痛反应的性别差异归因于疼痛机制中的各种生物学差异，如：大脑中的化学物质、代谢、物理结构，和影响痛觉传导的激素的变化，疼痛的敏感性以及对疼痛的感知[94,96]。不幸的是，在儿童中这些研究结果并不一致[97]。

关于这个主题的进一步研究探讨了性别相关的差异，包括受社会文化因素(比如男性化和女性化)影响的疼痛行为和特征[98]。这些研究发现，相比于男性，女性通常疼痛程度更严重，疼痛发作频率更频繁，疼痛持续时间更长[96,99,100]。此外，与男孩相比，不同年龄段的女孩疼痛强度评分的差异更大，这表明女性区分不同的疼痛刺激的能力可能更强[101,103]。分析这些研究结果时，要考虑到不同性别之间疼痛反应的差异可能是由疼痛报告风格的差异引起。在多项研究中，女孩比男孩更善于表达自己所承受的疼痛[54]，这表明女孩有更好的言语流畅性和情感表现力。

虽然在女性中观察到的疼痛反应和行为可能更多，但是这并不一定意味着她们经历的痛苦更多。可能是因为社会心理因素，她们比男性更善于口头表达疼痛[104]。在许多文化中，男性通常被期望在报告疼痛时有所隐瞒。因此，公开表达他们的疼痛经历有可能会付出更大的社会成本。这可能会教育男孩最小化他们的疼痛反应，这反过来导致社会对男孩的疼痛期许值降低。在一些文化中，女性被认为是柔弱的，并且应该承受更少的痛苦，这使她们可以更自由地表达她们的感受[105]。最近的一项关于父母及孩子疼痛评分的性别差异的研究发现，虽然两种性别的受试者在父母面前同时展示对疼痛的反应，但父亲倾向于给儿子比女儿更高的疼痛评分[106]。这说明社会的预期值可能会错误地导致观察到的疼痛反应的性别差异。由于文献报道不一致，在评估儿童疼痛时要考虑到很多因素都会影响疼痛反应，并且很多方法可以解释这种现象。

6.8.5 文化因素

评估儿童手术操作疼痛时应意识到文化因素和可能存在的文化定势的重要性。同样重要的是，要注意儿童疼痛的主观经验和应对策略在许多文化中是独特的。同时，在某些文化中疼痛被定义为积极的，可以塑造品格，或者能被清除从而迎接各种原因导致的痛苦经历。

检测不同文化下的儿童疼痛的研究已经显示出一致性的结果。例如，现已发现不同文化群体的儿童在疼痛控制和疼痛行为这两方面存在着差异，但在自诉的疼痛评分中并不存在差异[107,108]。Pfefferbaum 及其同事(1990)指出，这些差异可能反映了观测仪器的描述偏倚，这些观测仪器很难获得某一特定文化中独一无二的疼痛行为[109]。其他研究结果表明，无论文化背景是否相同，自陈法能准确评估儿童的疼痛等级[110]。Gharaibeh 和 AbuSaad(2002)认为，儿童有着独立的亚文化，其由生长发育规范、自然感受和本能以及非言语沟通的群体风格所调节[110]。这一思路支持在儿童普遍存在的疼痛经历中发育成熟的影响比文化的影响更大。

为了最大程度地准确评估不同文化中儿童的疼痛，最近的儿科文献强调了自陈法的优势[111,112]。这些研究人员使用了西化的自我评估工具，如 Wong-Baker 面部表情量表和 Oucher 量表，并且根据不同的文化创造出了新的版本(非洲裔美国文化、西班牙文化、黎巴嫩文化)。一些西方原始的自我评估工具也值得注意，包括 Wong-Baker 面部表情疼痛量表和纸牌量表，这些量表在评估 3~14 岁之间的约旦穆斯林儿童的疼痛时是可靠并合适的[110]。总的来说，每种测量工具的新版本与现有的评估疼痛的可靠工具相关性良好，这为量表的使用提供了支持。这也揭示了文化敏感的自陈法培养了一种医疗团队和患者家属之间相互尊重的意识，这促使了进一步的沟通从而有助于打破模式化的障碍。

结论

本章回顾了儿童疼痛评估的现行实践规范，主要着重于区域麻醉相关的实践。过去 25 年儿童疼痛评估领域已经取得了巨大的进步。然而，尤其是在儿童区域麻醉方面，疼痛评估仍缺乏大量信息。

(陈森 译 吴茜 梅伟 校)

参考文献

1. Anand KJ, Hickey PR. Halothane-morphine compared with high-dose sufentanil for anesthesia and postoperative analgesia in neonatal cardiac surgery. N Engl J Med. 1992;326:1–9.
2. Canadian Pain Society. Accreditation pain standard: making it happen. Published by the Canadian Pain Society. 2005.
3. Joint Commission. Pain assessment and management; an organizational approach. Oakbrook Terrace: Joint Commission on Accreditation of Health care Organizations; 2000.
4. Gafney A, McGrath PJ, Dick BD. Measuring pain in children: developmental and instrument issues. In: Schecter N, Berde C, Yaster M, editors. Pain in infants, children, and adolescents. Philadelphia: Lippincott Williams & Wilkins; 2003. p. 128–41.
5. Taddio A, Katz J, Ilersich AL, Koren G. Effect of neonatal circumcision on pain response during subsequent routine vaccination. Lancet. 1997;349:599–603.
6. Fitzgerald M, Shaw A, MacIntosh M. Postnatal development of the cutaneous flexor reflex: comparative study of preterm infants and newborn rat pups. Dev Med Child Neurol. 1988;30:520–6.
7. Coggeshall RE, Jennings EA, Fitzgerald M. Evidence that large myelinated primary afferent fibers make synaptic contacts in lamina II of neonatal rats. Brain Res Dev Brain Res. 1996;92:81–90.
8. Porter FL, Grunau RE, Anand KJ. Long-term effects of pain in infants. J Dev Behav Pediatr. 1999;20:253–61.
9. Woolf CJ, Mannion RJ. Neuropathic pain: aetiology, symptoms, mechanisms, and management. Lancet. 1999;35:1959–64.
10. Mannion RJ, Woolf CJ. Pain mechanisms and management: a central perspective. Clin J Pain. 2000;16:S144–56.
11. Page GG, Ben Eliyahu S. The immune-suppressive nature of pain. Semin Oncol Nurs. 1997;13:10–5.
12. Mattila-Vuori A, Salo M, Iisalo E, Pajulo O, Viljanto J. Local and systemic immune response to surgery under balanced anaesthesia in children. Pediatr Anesth. 2000;10:381–8.
13. Palermo T, Chambers C. Parent and family factors in pediatric chronic pain and disability: an integrative approach. Pain. 2005;119:1–4.
14. American Academy of Pediatrics and American Pain Society. The assessment and management of acute pain in infants, children and adolescents. Pediatrics. 2001;108:793–7.
15. McCaffery M, Pasero C. Pain: clinical manual. 2nd ed. St. Louis: Mosby; 1999.
16. Franck L. Nursing management of children's pain: current evidence and future directions for research. NT Res. 2003;8:330–53.
17. Goldschneider KR, Anand KS. Long term consequences of pain in neonates. In: Schechter NL, Berde CB, Yaster M, editors. Pain in infants, children and adolescents. 2nd ed. Philadelphia: Lippincott Williams and Wilkins; 2003.
18. Franck LS, Greenberg CS, Steven B. Pain assessment in infants and children. Pediatr Clin N Am. 2000;47:487–512.
19. Ranger M, Johnston C, Anand K. Current controversies regarding pain assessment in neonates. Semin Perinatol. 2007;31:283–8.
20. Duhn L, Medves J. A systematic integrative review of infant pain assessment tools. Adv Neonatal Care. 2004;4:126–40.
21. Gibbins S, Stevens B. State of the art: pain assessment and management in high risk infants. Newborn Infant Nurs Rev. 2001;1:85–96.
22. Grunau R, Johnston C, Craig K. Neonatal facial and cry responses to invasive and non-invasive procedures. Pain. 1990;42:295–305.
23. Lawrence J, Alcock D, McGrath P, Kay J, MacMurray SB, Dulberg C. The development of a tool to assess neonatal pain. Neonatal Netw. 1993;12:59–66.
24. Stevens B, Johnston C, Petryshen P, Taddio A. Premature infant pain profile; development and initial validation. Clin J Pain. 1996;12:13–22.
25. McNair C, Ballantyne M, Dionne K, Stephens D, Stevens B. Postoperative pain assessment in the neonatal intensive care unit. Arch Dis Child Fetal Neonatal Ed. 2004;89:F537–41.
26. Hummel P, Puchalski M, Creech SD, Weiss MG. Clinical reliability and validity of the N-PASS: neonatal pain, agitation and sedation scale with prolonged pain. J Perinatol. 2008;28:55–60.
27. Krechel SW, Bildner J. CRIES; a new neonatal postoperative pain measurement score. Initial testing of validity and reliability. Pediatr Anesth. 1995;5:53–61.
28. von Baeyer CL, Spagrud LJ. Systematic review if observational (behavioral) measures of pain in children and adolescents aged 3 to 18 years. Pain. 2007;127:140–50.
29. Merkel S, Voepel-Lewis T. The FLACC; a behavioural scale for scoring postoperative pain in young children. Pediatr Nurs. 1997;23:293–7.
30. Manworren R, Hynan L. Clinical validation of FLACC; preverbal patient pain scale. Pediatr Nurs. 2003;29:140–6.
31. Chambers C, Reid G, McGrath PJ, Finley A. Development and preliminary validation of a postoperative pain measure for parents. Pain. 1996;68:307–13.
32. Chambers C, Finley GA, McGrath PJ, Walsh TM. The parents' postoperative pain measure: replication and extension to 2-6-year-old children. Pain. 2003;105:437–43.
33. Stinson J, Kavanagh T, Yamada J, Gill N, Stevens B. Systematic review of the psychometric properties, interpretability and feasibility of self-report pain intensity measures for use in clinical trials in children and adolescents. Pain. 2006;125:143–57.
34. Bieri D, Reeve R, Champion GD, Addicoat L, Ziegler J. The faces pain scale for the self-assessment of the severity of pain experienced by children: development, initial validation and preliminary investigation for ratio scale properties. Pain. 1990;41:139–50.
35. Hicks CL, von Baeyer CL, Spafford P, van Korlaar I, Goodenough B. The faces pain scale – revised: toward a common metric in pediatric pain measurement. Pain. 2001;93:173–83.

36. von Baeyer C, Spagrud L, McCormick J, Neville K, Connelly M. Three new datasets supporting the use of the numeric rating scale (NRS-11) for children's self-reports of pain intensity. Pain. 2009;143:223–7.
37. Beyer J, Aradine C. Content validity of an instrument to measure young children's perceptions of the intensity of their pain. J Pediatr Nurs. 1986;1:386–95.
38. Hester N. The preoperational child's reaction to immunization. Nurs Res. 1979;28:250–5.
39. Wong D, Baker C. Pain in children; comparison of assessment scales. Pediatr Nurs. 1988;14:9–17.
40. Chambers C, Giesbrecht K, Craig K, Bennett S, Huntsman E. A comparison of faces scales for the measurement of pediatric pain: children's and parents' ratings. Pain. 1999;83:25–35.
41. Chambers C, Hardial J, Craig K, Court C, Montgomery C. Faces scales for the measurement of postoperative pain intensity in children following minor surgery. Clin J Pain. 2005;21:277–85.
42. Huskisson EC. Visual analogue scales. In: Melzack R, editor. Pain measurement and assessment. New York: Raven Press; 1983. p. 33–7.
43. McGrath PJ, Johnson G, Goodman JT, Schillinger J, Dunn J, Chapman J. CHEOPS: a behavioral scale for rating postoperative pain in children. In: Fields HL, Dubner R, Cervero F, editors. Proceedings of the fourth world congress on pain. New York: Raven Press; 1985. p. 395–402.
44. Ambuel B, Hamlett K, Marx C, Blumer J. Assessing distress in pediatric intensive care environments: the COMFORT scale. J Pediatr Psychol. 1992;17:95–109.
45. van Dijk M, Peters JW, van Deventer P, Tibboel D. The COMFORT behavior scale: a tool for assessing pain and sedation in infants. Am J Nurs. 2005;105:33–6.
46. Johansson M, Kokinsky E. The COMFORT behavioural scale and the modified FLACC scale in pediatric intensive care. Nurs Crit Care. 2009;14:122–30.
47. Breau LM, Finley GA, McGrath PJ, Camfield CS. Validation of the non-communicating children's pain checklist – postoperative version. Anesthesiology. 2002;96:528–35.
48. Malviya S, Voepel-Lewis T, Burke C, Merkel S, Tait A. The revised FLACC observational pain tool: improved reliability and validity for pain assessment in children with cognitive impairment. Pediatr Anesth. 2006;16:258–65.
49. Chambers C, Reid GJ, Craig KD, McGrath PJ, Finley GA. Agreement between child and parent reports of pain. Clin J Pain. 1998;14:336–42.
50. Merskey H, Bogduk N. Classification of chronic pain: descriptions of chronic pain syndromes and definitions of pain terms. 2nd ed. Seattle: IASP Press; 1994.
51. McCain GC, Morwessel NJ. Pediatric nurses' knowledge and practice related to infant pain. Issues Compr Pediatr Nurs. 1995;18: 277–86.
52. Fitzgerald M. Pain in infancy: some unanswered questions. Pain Rev. 1995;2:77–91.
53. Levy DM. The infant's earliest memory of inoculation: a contribution to public health procedures. J Genet Psychol. 1960;96:3.
54. Abu-Saad HH, Kroonen E, Halfens R. On the development of a multidimensional Dutch pain assessment tool for children. Pain. 1990;43:249–56.
55. Flavell JH. The developmental psychology of Jean Piaget. New York: Von Nostrand Renhold; 1963.
56. Champion GD, Arts S, Abu-Saad HH, et al. Age-related responses to brief sharp physiological (needle) pain in children. Seventh World Congress on Pain. Seattle: IASP Publications; 1993. p. 512–3.
57. Lazarus RS, Folkman S. Stress, appraisal, and coping. New York: Springer; 1984.
58. Bloom L. Language acquisition in its developmental context. In: Damon W, editor. Handbook of child psychology. 5th ed. New York: Wiley; 1998.
59. Gafney A. Pain: perspectives in childhood. Dissertation. Cork: University College, 1987.
60. Oberlander TF, O'Donnell ME, Montgomery CJ. Pain in children with significant neurological impairment. Dev Behav Pediatr. 1999;20:235–43.
61. Malviya S, Voepel-Lewis T, Tait AR, Merkel S, Lauer A, Munro H, et al. Pain management in children with and without cognitive impairment following spine fusion surgery. Pediatr Anesth. 2001;453–8.
62. Biersdorff KK. Incidence of significantly altered pain experience among individuals with developmental disabilities. Am J Ment Retard. 1994;98:619–31.
63. Gilbert-MacLeod CA, Craig KD, Rocha EM, Mathias MD. Everyday pain responses in children with and without developmental delays. J Pediatr Psychol. 2000;25:301–8.
64. Breau LM, Camfield CS, McGrath PJ, Rosmus C, Finley GA. Measuring pain accurately in children with cognitive impairments: refinement of a caregiver scale. J Pediatr. 2001;138:721–7.
65. Carter B, McArthur E, Cunliff M. Dealing with uncertainty: parental assessment of pain in children with profound special needs. J Adv Nurs. 2002;38:449–57.
66. Doherty E, Yanni G, Conroy RM, Bresnihan B. A comparison of child and parent ratings of disability and pain in juvenile chronic arthritis. J Rheumatol. 1993;20:1563–6.
67. Breau LM, Camfield CS, McGrath PJ, Finley GA. The incidence of pain in children with severe cognitive impairments. Arch Pediatr Adolesc Med. 2003;157:1219–26.
68. Schecter NL, Berde CB, Yaster M. Pain in infants, children, and adolescents: an overview. In: Schecter N, Berde C, Yaster M, editors. Pain in infants, children, and adolescents. Philadelphia: Lippincott Williams & Wilkins; 2003. p. 3–18.
69. Cipher DJ, Fernandez E. Expectancy variables predicting tolerance and avoidance of pain in chronic pain patients. Behav Res Ther. 1997;35:437–44.
70. Cheng S, Foster RL, Hester NO. A review of factors predicting children's pain experiences. Issues Comp Pediatr Nurs. 2003;26: 203–16.
71. von Baeyer CL, Carlson G, Webb L. Under prediction of pain in children undergoing ear piercing. Behav Res Ther. 1997;35: 399–404.
72. Foster RL, Yucha CB, Zuk J, Vojir CP. Physiologic correlates of comfort in healthy children. Pain Manag Nurs. 2003;4:23–30.
73. Foster RL, Varni JW. Measuring the quality of children's postoperative pain management: initial validation of the child/parent total quality pain management (TQPM) instruments. J Pain Symptom Manage. 2002;23:201–10.
74. Melzack R, Wall PD. The challenge of pain. New York: Basic Books; 1982.
75. Asmundson GJ, Norton GR, Allerdings MD. Fear and avoidance in dysfunctional chronic back pain patients. Pain. 1997;69:231–6.
76. Tsao JC, Lu Q, Kim SC, Zeltzer LK. Relationships among anxious symptomatology, anxiety sensitivity, and laboratory pain responsivity in children. Cogn Behav Ther. 2006;35:207–15.
77. Lu Q, Tsao JC, Myers CD, Kim SC, Zeltzer LK. Coping predictors of children's laboratory-induced pain tolerance, intensity and unpleasantness. J Pain. 2007;8:708–17.
78. Logan DE, Rose JB. Is postoperative pain a self-fulfilling prophesy? Expectancy effects on preoperative pain and patient-controlled analgesia use among adolescent surgical patients. J Pediatr Psychol. 2005;30:187–96.
79. McGrath PJ. The family is the crucible. Pain. 2008;137:471–2.
80. Finley GA, McGrath PJ, Forward SP, McNeill G, Fitzgerald P. Parents' management of children's pain following 'minor' surgery. Pain. 1996;64:83–7.
81. Forward SP, Brown TL, McGrath PJ. Mothers' attitudes and behavior toward medication children's pain. Pain. 1996;67:469–74.

82. Schecter NL, Bernstein BA, Beck A, Hart L, Scherzer L. Individual differences in children's responses to pain: role of temperament and parental characteristics. Pediatrics. 1991;87:171–7.
83. Romsing J, Walther-Larsen S. Postoperative pain in children: a survey of parents' expectations and perceptions of their children's experiences. Pediatr Anesth. 1996;6:215–8.
84. Korsch B, Cobb K, Ashe B. Pediatrician's appraisals of patients' intelligence. Pediatrics. 1961;27:990–1003.
85. McGrath PJ, Unruh A. Pain in children and adolescents. Amsterdam: Elsevier; 1987.
86. Burckhardt CS, Clark SR, O'Reilly CA, Bennett. Pain-coping strategies of women with fibromyalgia: relationship to pain, fatigue, and quality of life. J Muscle Pain. 1997;5:5–21.
87. Fisher K, Johnston M. Emotional distress and control cognitions as mediators of the impact of chronic pain on disability. Br J Health Psychol. 1998;3:225–36.
88. Schecter NL, Allen DA. Physicians' attitudes towards pain in children. J Dev Behav Pediatr. 1986;7:350–4.
89. Hauswald M, Anison C. Prescribing analgesics: the effect of patient age and physician specialty. Pediatr Emerg Care. 1997;13: 262–3.
90. Triplett JL, Ameson SW. The use of verbal and tactile comfort to alleviate distress in young hospitalized children. Res Nurs Health. 1979;2:17–23.
91. Owens ME, Todt EH. Pain in infancy: neonatal response to heel lance. Pain. 1984;20:77–86.
92. Harbeck C, Perterson L. Elephants dancing in my head: a developmental approach to children's concepts of specific pains. Child Dev. 1992;63:138–49.
93. Fillingim RB. Sex-related influences on pain: a review of mechanisms and clinical implications. Rehab Psychol. 2003;48:165–74.
94. Berkley KJ. Sex differences in pain. Behav Brain Sci. 1997;20: 371–80.
95. Vallerand AH. Gender differences in pain. Image J Nurs Sch. 1995;27:235–7.
96. Unruh AM. Gender variations in clinical pain experience. Pain. 1996;65:123–67.
97. Unruh AM, Campbell MA. Gender variation in children's pain experiences. In: McGrath PJ, Finley A, editors. Chronic and recurrent pain in children and adolescents. Seattle: IASP Press; 1999. p. 199–241.
98. Myers CD, Riley JL, Robinson ME. Psychosocial contributions to sex-correlated differences in pain. Clin J Pain. 2003;19:225–32.
99. Fillingim RB, Maixner W. Gender differences in the responses to noxious stimuli. Pain Forum. 1995;4:209–21.
100. Riley JL, Robinson ME, Wise E, Myers CD, Fillingim RB. Sex differences in the perception of noxious experimental stimuli: a meta analysis. Pain. 1998;74:181–7.
101. Zeltzer LK, Fanurik D, LeBaron S. The cold pressor pain paradigm in children: feasibility of an intervention model (Part II). Pain. 1989;37:305–13.
102. Goodenough B, Kampel L, Champion GD, Laubreaux L, Nicholas MK, Ziegler JB, McInerney M. An investigation of the placebo effect and age-related factors in the report of needle pain from venipuncture in children. Pain. 1997;72:383–91.
103. Goodenough B, Thomas W, Champion GD, Perrott D, Taplin JE, von Baeyer CL, Ziegler JB. Unraveling age effects and sex differences in needle pain: ratings of sensory intensity and unpleasantness of venipuncture pain by children and their parents. Pain. 1999;80:179–90.
104. Crook J. Women and chronic pain. In: Roy R, Tunks E, editors. Chronic pain: psychosocial factors in rehabilitation. Baltimore: Williams and Williams; 1982. p. 68–78.
105. Robinson ME, Riley JL, Myers CD, Papas RK, Wise EA, Waxenberg LB, Fillingim RB. Gender role expectations of pain: relationship to sex differences in pain. J Pain. 2001;2:251–7.
106. Moon EC, Chambers CT, Larochette A-C, Hayton K, Craig KD, McGrath PJ. Sex differences in parent and child pain ratings during an experimental child pain task. Pain Res Manag. 2008;13: 225–30.
107. Adams J. A methodological study of pain assessment in Anglo and Hispanic children with cancer. In: Tayler DC, Krane EJ, editors. Advances in research and therapy, vol. 15. New York: Raven Press; 1990. p. 43–51.
108. Bohannon A. Physiological, self-report and behavioral ratings of pain in 3-to 7-year-old African American and Anglo-American children. Unpublished doctoral dissertation: University of Miami. 1995.
109. Pfefferbaum B, Adams J, Aceves J. The influence of culture on pain in Anglo and Hispanic children with cancer. J Am Acad Child Adolesc Psychiatry. 1990;29:642–7.
110. Gharaibeh M, Abu-Saad H. Cultural validation of pediatric pain assessment tools: Jordanian perspective. J Transcult Nurs. 2002;13:12–8.
111. Beyer J, Knott C. Construct validity estimation for the African-American and Hispanic versions of the Oucher Scale. J Pediatr Nurs. 1998;13:20–31.
112. Zahr L, Puzantian H, Abboud M, Abdallah A, Shahine R. Assessing procedural pain in children with cancer in Beirut, Lebanon. J Pediatr Oncol Nurs. 2006;23:311–20.

推荐读物

Booker PD. The assessment of pain in children. In: Dalens BJ, editor. Pediatric regional anesthesia. Boca Raton: CRC Press; 1990. p. 71–86.
Malviya S, Polaner DM, Berde C. Acute pain. In: Cote CJ, Lerman J, Todres ID, editors. A practice of anesthesia for infants and children. 4th ed. Philadelphia: WB Saunders; 2009. p. 939–49.

第 7 章

儿童局部麻醉药药理学考虑事项

Derek Dillane

7.1 引言

1943 年，瑞典化学家 Löfgren and Lundquist 研制出第一个局部麻醉药氨基酰胺二甲苯胺衍生物利多卡因，1948 年上市销售[1]。临床使用利多卡因近 60 年，自生产以来便成为世界范围内使用最广泛，也是最安全、最有效的局部麻醉药物。持续作用时间短是该药的主要缺点。Boaf Ekenstam 于 1957 年合成长效氨基酰胺麻醉药物布比卡因，1967 年应用于临床[2]。布比卡因在临床使用十多年后被报道出现严重的心脏毒性事件，这个重要的安全问题促使我们继续寻找长效、安全的局部麻醉药物。20 世纪 80 年代，新的长效酰胺类麻醉药的迅速发展使其成为绝大多数临床使用的局部麻醉药，这些分子有一个手性中心。三维立体异构体具有相同的化学组成，但空间排列不同[3]。同分异构体左旋布比卡因、罗哌卡因于 1996 年首次批准用于临床。

7.2 结构和生化属性

所有麻醉药物都呈弱碱性。其分子量为 220~288Da[4]。其分子由亲脂性的芳香环连接一个亲水残留烃链组成。根据亲脂性和亲水性叔胺环之间的联系，临床上将局部麻醉药分为氨基酸酯类或氨基酰胺类（图 7.1）。氨基酸酯类局部麻醉药被血浆中的胆碱酯酶水解，而酰胺类在肝脏细胞经细胞色素 P450 酶系统代谢。最常用的小儿区域麻醉药物是氨基酰胺类，因此本章重点介绍这一类局部麻醉药。

7.2.1 局部麻醉药起效、效能和作用时间

局部麻醉药呈弱碱性，在溶液内以离子型（水溶性）和非离子型（脂溶性）基团存在。局部麻醉药以非离子型状态穿过磷脂膜。局部麻醉药的解离程度取决于离解常数（pKa）和周围溶液的 pH 值。分子的 pKa 值表示 50%的分子以脂溶性形式存在，50%的分子以水溶性的形式存在时的 pH 值。局部麻醉药分子的 pKa 值接近生理 pH 值时，以非离子型脂溶性形态存在的浓度更高。药物 PKa 增大，生理 pH 值下以离子型存在的分子比例增加。麻醉药品 pKa 位于 7.8（利多卡因）和 8.1（罗哌卡因和布比卡因）之间（表 7.1）。pKa 低的局部麻醉药（如利多卡因），在生理 pH 值下，更多分子以非离子形式存在，而且更容易跨细胞膜扩散。这就解释了为什么利多卡因比罗哌卡因或布比卡因起效更快。亲脂性适度的药物容易穿过数层生物膜达到发挥阻滞效果的目标靶点，临床效果最佳。生理 pH 值下，药物的非电离形式占很大的部分，容易穿过神经细胞细胞膜的胞质侧。但亲脂性过高的局部麻醉药会滞留在第一层膜性结构中，反而影响其发挥作用[6]。药物必须到达细胞膜的胞浆侧，解离后才能有效地阻断钠通道。

效价与药物脂质溶解度直接相关，表示为药物脂/水分配系数。低脂溶性局部麻醉药物与高脂溶性局部麻醉药物相比，其产生类似强度时需要更高的浓度[例如，2%利多卡因（分配系数 43）与 0.5%布比卡因（分配系数 346）]。药物持续时间很大程度上取决于药物与

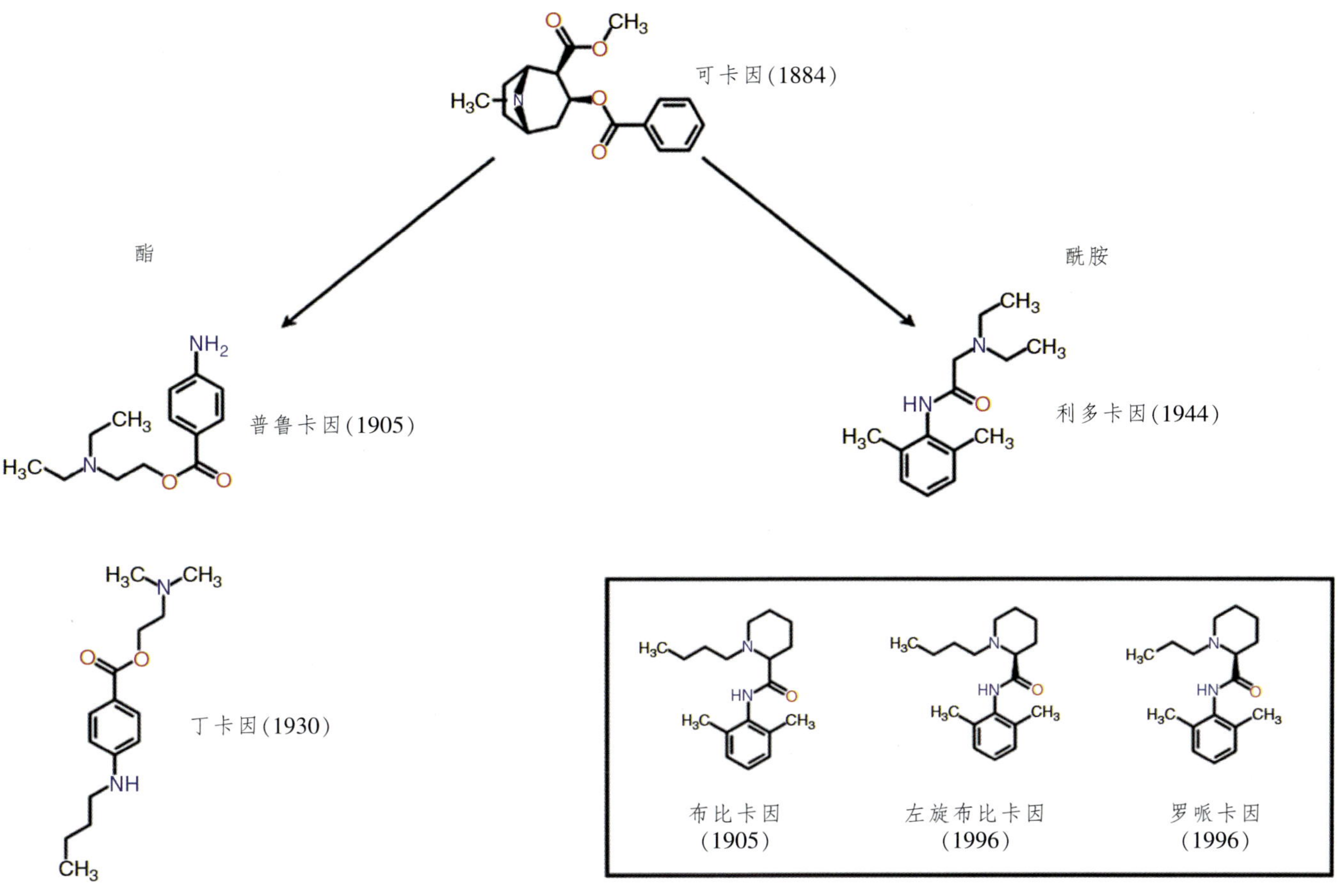

图 7.1　可卡因中提取的酯类和酰胺类局部麻醉药的衍生物。图示为其化学结构以及每种药物首次应用的年份。

表 7.1　局部麻醉药物理化学性质的比较

药物	效价	pKa	分子量(Da)	中毒血浆浓度(μg/mL)	蛋白结合率(%)
利多卡因	1	7.8	234	>5	70
丙胺卡因	1	7.8	220	>5	55
甲哌卡因	1	7.6	246	>5	77
布比卡因	4	8.1	288	>3	95
左旋布比卡因	4	8.1	288		>97
罗哌卡因	4	8.1	274	>4	94

药物	pH=7.4 时电离百分比	分配系数	分布容积(L)	清除率(L/min)
利多卡因	25	43	91	0.95
丙胺卡因	24	25	191	
甲哌卡因	39	21	84	9.78
布比卡因	17	346	73	0.47
左旋布比卡因	17	346	55	
罗哌卡因	17	115	59	0.44

血浆蛋白结合的程度。

7.2.2 钠通道

电压依赖性的钠离子通道可控制细胞膜兴奋性并且产生动作电位。当细胞膜去极化到几毫伏，在毫秒间钠通道激活和灭活（图 7.2）。钠离子经通道内流，膜去极化并产生动作电位。局部麻醉药通过抑制钠离子通道产生动作电位，从而阻滞神经兴奋传导。当通道关闭时，局部麻醉药物可能通过亲水性内孔，或者在钠通道关闭时，经疏水性细胞膜两种方式进入钠通道[7]。局部麻醉药必须重新解离成离子型才能阻止钠离子通过。钠离子通道的电离和非电离之间存在一种平衡。

电压门控钠通道是一个大的多聚体，由一个小的 α 亚基和一个或多个 β 亚基组成。α 亚单位发挥离子通道所有必备的功能，包括感受电压、通道的激活与失活，离子孔隙。β 亚基发挥通道的膜定位作用，以及调制门控通道[8]。Na^+通道有关闭、开放和灭活三种状态[7]。相比关闭状态，钠离子通道开放和失活状态下局部麻醉剂与之结合更紧密。实际上这意味着，它们在作用过程中处于高频动作电位期间，对局部麻醉药与其在钠离子通道上的作用位点表现出更高亲和力，如感觉传递或运动活动时[9]。这被称为频率依赖或依赖性的封锁现象。

7.2.3 生理因素

神经纤维直径和髓鞘化的程度决定了冲动传导性质和局部麻醉药的效果。主要有三类神经纤维：有髓神经躯体神经纤维（A 纤维），有髓鞘的节前交感自主神经纤维（B 纤维），和无髓鞘的轴突（C 纤维）。按脉冲传导的衰减速度和直径大小，A 纤维被细分为四组（表 7.2）。最细的 δ 组纤维负责痛觉和温觉传输。Aγ 纤维是一类作用于肌肉张力的神经纤维。C 纤维比有髓鞘神经纤维细，传导速度慢，也负责疼痛信号的传输。Aδ 纤维负责快速的疼痛传输，而 C 纤维负责次生痛（Second pain）或慢痛信号传输[6]。动物研究已证明了局部麻醉药使用后的不同神经阻滞作用（即，直径小的纤维较直径大的纤维先被阻滞，而恢复的顺序则与之相反）[10]。临床上局部麻醉药对神经纤维可能产生多因素作用（如，外周和中枢神经纤维，神经激活的状

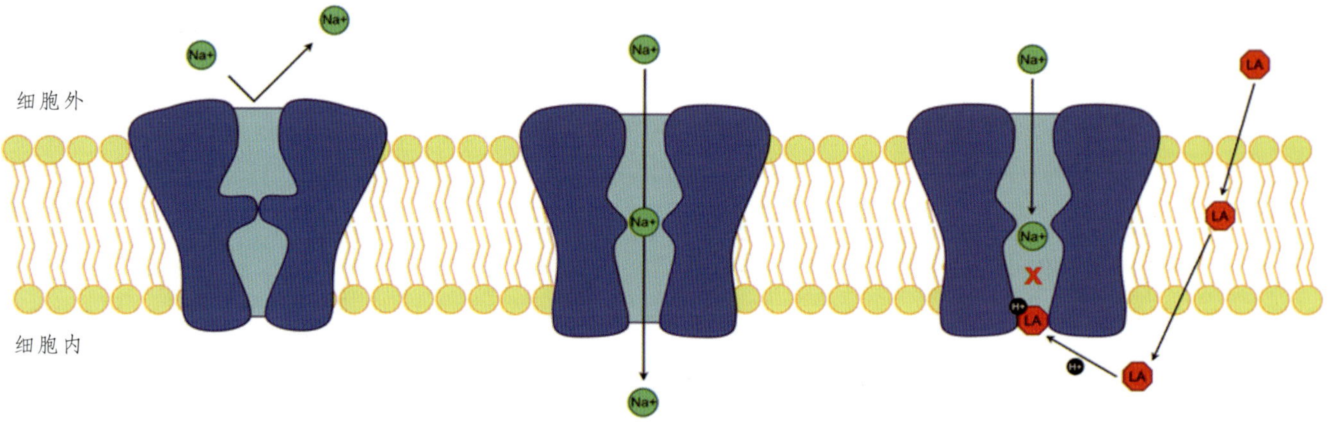

图 7.2 神经元细胞膜钠通道原理图。左侧，通道失活形式下对钠离子不通透；中间，通道激活状态下允许钠离子通透进入细胞内；右侧，通道被局部麻醉药阻断。局部麻醉药以非电离形式穿过磷脂膜。pKa 较低的局部麻醉药（如利多卡因）以大量非解离形式存在因而更易通透细胞膜。局部麻醉药在细胞内需再解离才能有效阻断钠通道。

表 7.2 外周神经纤维的分类与特性

神经分类	Aα	Aβ	Aγ	Aδ	B	C
功能	运动	压力觉/触觉	本体觉/运动张力	痛觉/温度觉	节前自主神经	痛觉/温度觉
直径（μm）	12~20	5~12	1~4	1~4	1~3	0.5~1
传导速度（m/s）	70~120	30~70	10~30	12~30	10~15	0.5~1.2
局部麻醉药敏感性（+++代表最敏感）	++	++	+++	+++	+++	+

态,暴露于局部麻醉药的神经长度,神经髓鞘化程度和神经直径)。

12岁之前髓鞘形成不完整。婴儿和儿童髓鞘相对缺乏,再加上神经纤维直径较细,这样可以解释为什么低浓度的麻醉药物作用时间却较长[4]。此外,正在发育的神经内膜疏松,局部麻醉药分子容易向两个方向渗透。这可以解释局部麻醉药物在低龄人群中起效更快,作用时间更短的现象。婴儿期后,神经内膜中结缔组织成分增加,使得局部麻醉药更难通过[9]。

7.3 药代动力学

与局部麻醉药的表观分布容积和体内药物清除率相比,药理学家和麻醉医生都对药物的药代动力学更感兴趣,儿童麻醉医生想知道在单位时间内给予多少局部麻醉是安全的。然而,这些经验和抽象的概念并不相互排斥 。

不同于给婴儿和儿童服用其他药物,局部麻醉药可以直接作用于神经阻滞位点。传统方法是,注入高容积和高浓度的局部麻醉,以确保充分麻醉和镇痛。部分原因是因为只有较少的局部麻醉药分子能到达目标神经。神经鞘或神经束膜是非常有效地防止药物扩散的阻挡层。药物的一大部分被周围组织吸收或是通过循环系统弥散。动物模型直接测量表明,注射剂量的2%~3%的药物可以到达目标神经。此外,注射30分钟内,超过90%的注射剂量药物会扩散至全身循环中[11]。超声引导可以使给药更精确,使用较小的体积和剂量的局部麻醉药即可起作用。

新生儿和婴儿特殊的药代动力学可能导致局部麻醉药毒性增加。肝代谢功能尚未成熟加上局部麻醉药物血清蛋白结合的显著差异能提高血清游离酰胺类局部麻醉药浓度。

7.3.1 吸收

儿童人群区域麻醉是在一个局限的解剖空间中注射相对较大容积的局部麻醉药。局部麻醉药吸收入血液中的速率是造成全身毒性的一个主要决定因素。对硬膜外/骶管麻醉进行了较多该方面研究。对儿童群体而言,局部麻醉药的其他给药途径的药代动力学缺乏相关的资料。众所周知,中枢和外周阻滞中,靠近躯体头侧部位的阻滞,药物吸收速度快[4];例如,颈椎硬膜外麻醉的血液内局部麻醉药浓度高于骶管硬膜外麻醉。同样,由于这些区域之间的血管分布相对差异的存在,局部麻醉药物从头到脚吸收逐渐减少。

7.3.2 硬脊膜外间隙吸收

硬脊膜外间隙的主要成分是脂肪,这是促使局部麻醉药能吸收并分布到全身的一个重要决定因素。相当一部分脂溶性的局部麻醉药留在硬膜外脂肪里,导致局部麻醉药的延迟吸收。针对成人的研究表明,单次硬膜外注射后,总剂量中30%的利多卡因和50%的布比卡因在3小时后仍滞留在硬脊膜外间隙中[12]。婴儿骶管或腰段硬膜外间隙注射利多卡因和布比卡后血浆浓度达到峰值的时间(T_{max})为30分钟[13]。婴儿罗哌卡因的T_{max}值比儿童长,儿童的T_{max}值比成人长。1~2岁的儿童罗哌卡因T_{max}为115分钟, 而5~8岁的儿童罗哌卡因T_{max}值更接近成人(30分钟)[14]。罗哌卡因收缩血管的作用可能导致其在硬膜外间隙吸收时间延长。达到T_{max}后,药物吸收速率减慢,使得药物消除时间变得更长,致使血浆中的药物浓度出现翻转效果[4]。这种局部麻醉药清除期连续、延迟的全身性吸收作用,加上血浆蛋白结合的缓冲作用,限制了血浆药物浓度,可防止局部麻醉药的全身毒性反应。

7.3.3 其他给药途径的吸收

不同阻滞部位的局部麻醉药吸收率与局部组织的血流量呈正相关,而与局部组织药物结合率呈负相关[15]。肋间和腋窝处血管丰富,因此麻醉药的吸收速度比骶管阻滞快。肋间神经阻滞麻醉药物血管吸收发生的速度比其他任何区域都快[16]。尽管最近发表的流行病学数据表明, 儿童外周神经阻滞的应用增加了5倍,但是仍然缺乏该类人群具体的药代动力学数据[17]。不同人群髂腹股沟-髂腹下神经阻滞的药代动力学数据目前是最齐全的。一项研究报道,使用布比卡因和罗哌卡因行髂腹股沟-髂腹下神经阻滞与使用同样的药物进行骶管阻滞相比,前者两种药物的血浆药物浓度更高[18]。这两种药物在髂腹股沟-髂腹下神经阻滞时血浆浓度达峰时间均较快。阻滞位点组织间隙窄可以促进局部麻醉药的吸收。加之硬膜外间隙脂肪对局部麻醉药物摄取增加,可能是骶管注射后局部麻醉药血浆药物浓度较低的原因。

7.3.4 分布

局部麻醉药全身吸收入血后分布到组织和体液内。体内药物的分布特征用数学表达式分布容积(Vd)描述。它是由血浆向器官和组织输送药物程度的量度。Vd 小的药物血浆浓度高，组织浓度低，并且更容易蓄积达到中毒浓度水平。Vd 大的药物消除慢。Vd 的大小受电离、亲脂性程度、血浆蛋白结合及分子大小等因素影响[19]。局部麻醉药呈弱碱性，解离常数(pKa)大于生理 pH，有部分解离，生理 pH 条件下超过 75% 的常用酰胺类局部麻醉药以亲水离子化形式存在(表 7.1)。因此，该类药物是高度水溶性的分子，较难跨越脂质细胞膜。由于局部麻醉药全身吸收延迟，精确计算这类药物的分布较为困难。研究发现，布比卡因在新生儿和婴儿体内具有较高 Vd[20]，这可能是未与血浆蛋白结合的比例较高有关(见下一节)。成人硬膜外阻滞后罗哌卡因 Vd 比布比卡因小[21,22]，间接证明了婴幼儿同样 Vd 降低。单次骶管阻滞，罗哌卡因浓度峰值高于布比卡因 [23]。进一步的研究表明，4 岁前罗哌卡因 Vd 略低 [14,24]。局部麻醉药再分布与器官血管密度有关。局部麻醉药被各器官摄取的情况取决于药物的组织血浆分配系数(表 7.3)。肺对摄取了局部麻醉药的静脉血发挥重要缓冲作用。各种检查技术，包括放射自显影、闪烁计数、组织检测，分析证实了肺具备快速摄取局部麻醉药的能力[25]，但肺的缓冲作用会饱和。

7.3.5 血浆蛋白结合

局部麻醉药与血清蛋白紧密结合，使得以游离形式存在的药物大大减少。与临床相关的是，药物只有以自由或未结合的形式存在才具有生物活性(即容易穿过细胞膜作用于激活状态的钠通道)。其分布容积(见上图)与蛋白质结合呈负相关。高蛋白结合的药物进入组织的途径有限，导致高血药浓度和低 Vd。成人中，70% 利多卡因与蛋白结合，而布比卡因、左旋布比卡因、罗哌卡因则超过 90% 与蛋白结合[19]。

表 7.3　组织血分配系数(利多卡因)

器官	组织–血浆 λ	组织–血液 λ
脾	3.5	–
肺	3.1	5.4
肾	2.8	–
胃	2.4	–
脂肪	2.0	2.9
脑	1.2	1.7
心脏	1.0	–
肌肉	0.7	0.9
肝脏	0.6	2.9
皮肤	0.6	–
骨骼	0.4~0.9	–

Based on data from de Jong[59].

参与局部麻醉药物与血浆蛋白结合的三个主要血液成分是 α1–酸性糖蛋白（AAG）、人血清白蛋白(HSA)和红细胞。与大多数弱碱基一样，局部麻醉药主要与 AAG 结合。与白蛋白相比，AAG 与局部麻醉药亲和力高出 5000~10 000 数量级[26]。结合能力相对较低，然而，饱和发生于临床相关浓度。即便如此，白蛋白是血浆中含量最丰富的蛋白(AAG 的 50~80 倍)，它与酰胺类局部麻醉药物亲和力较低[4]。由于其巨大的结合能力(它几乎是不饱和的)，加之大量存在，当 AAG 饱和时 HSA 的作用会变得显著。

出生时 AAG 浓度非常低(出生时小于成人浓度的 30%)，第一年 AAG 水平逐渐增加直至成人水平[5]。婴儿期未结合部分的局部麻醉药浓度较高，导致其对该部分局部麻醉药的毒性易感性增高。游离药物浓度增高伴随的是肝清除率也增高，这种高的肝脏清除率超出了未成熟肝微粒体的预期代谢能力。

AAG 是一种主要的急相蛋白，其浓度在术后第 24~48 小时迅速增加。婴儿由此产生的 AAG 水平仍然低于儿童和成人，但在随后的游离药物浓度降低过程中可能为术后早期免遭局部麻醉药毒副反应提供一定的保护作用。在术后第 3 天 AAG 水平可能降低，导致游离麻醉药物分数突然上升，可造成局部麻醉药毒性反应。建议新生儿年龄组在 48 小时以后停止或减少输注局部麻醉药物[9]。

红细胞亲和力低且处于不饱和状态。当局部麻醉药物浓度发生改变时它可能被当作一个缓冲系统。在 AAG 浓度低的婴儿更为重要。要记住，婴儿有生理性贫血期，该时期降低了药物存储容量，游离药物分数增加，这一点至关重要[26]。

7.3.6 肝代谢

局部麻醉药经肾脏排泄之前要经过肝脏的生物转化。出生时药物清除率低，到 6~9 个月时才达到成人水平[27,28]。儿童酰胺类局部麻醉药的半衰期是成人的 3~8 倍，新生儿甚至更长[4]。酰胺类局部麻醉药主要通过肝脏细胞色素 P450 酶超家族氧化代谢(图 7.3)。利多卡因和布比卡因主要由 CYP3A4 酶系统代谢，出生时 CYP3A4 未完全成熟。此时生物活性转化主要由 CYP3A7 完成，该酶仅在胎儿和生命的最初几个月内存在[29]。

罗哌卡因由 CYP1A2 代谢，其在 3 岁之前功能不

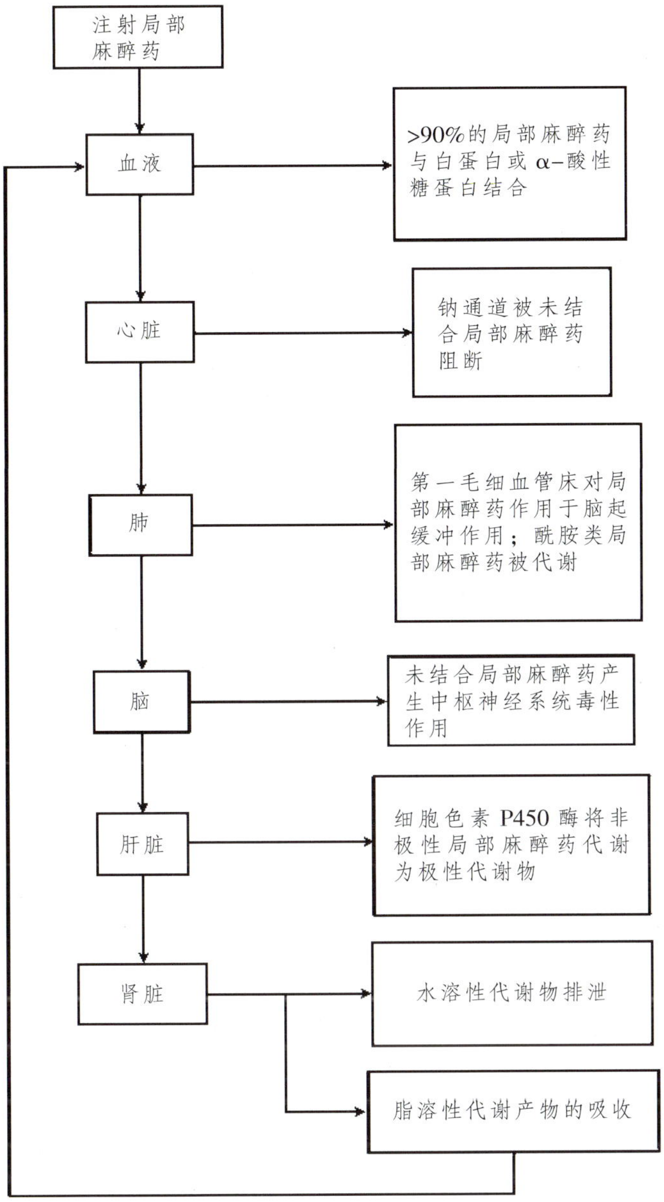

图 7.3 血浆吸收后局部麻醉药的作用部位及代谢。局部麻醉药分子与血浆蛋白结合，这限制了以游离形式存在的可发挥作用的药物数量。未结合部分的药物在肝脏经由细胞色素 P450 酶家族代谢。

完全。按理说，布比卡因清除率在出生时应该已接近正常成人水平，而罗哌卡因清除率应该是不足的；但实际上并非完全如此。出生时布比卡因清除率显著不足，第一年略有增加。相反，出生时罗哌卡因清除率并非很低，但 5 岁之前不能完全达到成人水平[14]。临床上如果存在相关酶类不成熟的情况，要限制局部麻醉药用量，但并不能因此而回避使用局部麻醉药。

酰胺类局部麻醉药仅有一小部分不经过代谢，以原型随尿液排出。因此，尽管存在潜在的有害代谢产物蓄积的风险，肾功能不良对于局部麻醉药清除率的影响远低于肝衰竭[25]。其中 2,6-pipecoloxylidide(PPX)是罗哌卡因的主要代谢产物，尿毒症患者的清除率降低。大鼠的动物研究报道 PPX 的心脏毒性是布比卡因的 50%。

7.4 毒性

与成人一样，局部麻醉药在婴儿和儿童可产生相同的毒副作用。主要的毒副作用表现在心血管系统和中枢神经系统。在成年患者，低浓度局部麻醉药表现为神经毒性，高浓度局部麻醉药表现为心脏毒性。但这并不适用于布比卡因，其可以扩展到包括儿童患者局部麻醉药毒性反应的全部范围。脑中毒的早期迹象是主观症状（头晕、嗜睡、耳鸣）。在青年或麻醉状态下的儿童无法观察到上述症状（大多数儿科神经阻滞麻醉在全身麻醉下或深度镇静下进行）。此外，全身麻醉本身提高了脑毒性阈值，并且肌肉松弛剂将掩盖局部麻醉药中毒引起的强直阵挛发作。因此，意外的血管内注射或快速吸收的第一表现可能是循环衰竭（表 7.4）[9]。

7.4.1 中枢神经系统毒性

局部麻醉药容易透过血脑屏障损伤脑功能。中枢神经系统毒性反应与中枢神经系统脑脊液中局部麻醉药的浓度有关，并且影响中枢神经系统兴奋与抑制性复杂通路之间的相互作用。开始有一个全身性兴奋阶段，表现为癫痫样活动。这个初始阶段可能是通过阻断杏仁核抑制通路，使兴奋性神经元功能脱抑制。当中枢神经系统的局部麻醉药浓度进一步升高，抑制性和兴奋性通路（更耐局部麻醉毒性影响）就会受到抑制，导致中枢神经系统抑制，意识水平下降，并最终导致昏迷。

局部麻醉药脑毒性发生率较低。两项较大样本的调查研究（每项均对超过 20 000 名儿童患者实施区域麻醉）表明，癫痫的发病率为 0.01%~0.05%[30,31]。有几个患者案例报告了区域麻醉手术后癫痫发作，其中大部分涉及布比卡因连续腰或骶尾硬膜外麻醉[32–35]。布比卡因诱发癫痫发作的血液浓度是 4.5~5.5μg/mL。有时即使按照推荐的剂量用药，也可能达到该血药浓度[32,34]。利多卡因、丙胺卡因和甲哌卡因血液浓度在 5~10μg/mL 时会产生脑毒性症状。

表 7.4 儿童患者区域阻滞局部麻醉药剂量推荐

给药途径	推荐药物	单次最大剂量	二次注射最大剂量	连续应用最大剂量
骶管麻醉	布比卡因[a]	2mg/kg	不推荐	
	布比卡因加肾上腺素	2.5mg/kg		
腰椎硬膜外	布比卡因加肾上腺素	1.25~1.75mg/kg	0.75~1mg/kg	婴儿 1 月~1 岁：0.2~0.25mg/(kg·h) 1~4 岁：0.25~0.35mg/(kg·h) 4 岁：0.25~0.4mg/(kg·h)
	布比卡因			
外周神经阻滞	利多卡因	6mg/kg		同腰椎硬膜外
	利多卡因加肾上腺素	7mg/kg		

[a] 应用布比卡因相等剂量(即,1:1)罗哌卡因和左旋布比卡因。

7.4.2 心脏毒性

虽然局部麻醉药心血管毒性症状在婴幼儿和儿童中整体发生率非常低，但这可能是该类患者局部麻醉药中毒的首发症状。几个大样本婴幼儿区域麻醉操作中无心血管毒性病例的报道[32,35-37]。超过 24 000 病例的前瞻性区域神经阻滞麻醉研究中共报道了 4 例患者发生心律失常,均未进展为心脏骤停或心脏衰竭[31]。

出于医学伦理考虑,绝大多数有效相关研究数据均来自动物研究和病例报道。主要机制是阻断心肌电压依赖性钠通道,从而导致 PR 间期延长、QRS 波时程延长、引发剂量依赖性传导时间延长和最终自发性节律活动抑制。持续性钠通道阻断易诱发折返性心律失常。心电图上轻微的 T 波改变可能进展为恶性室性心律失常,最严重的是尖端扭转型室性心动过速。这些心律失常可能随后发展为心室颤动。另外,严重的心动过缓可能随之而来,随后会导致心搏骤停[4]。由于新生儿和婴儿心率较快,可能更容易受到布比卡因所致钠离子通道阻滞的影响。这些电生理效应可与局部麻醉药的直接负性肌力作用累加。许多死亡病例报道,骶管麻醉中使用超过建议治疗范围剂量的布比卡因而发生心血管毒性反应[38,39]。然而,也有布比卡因在推荐剂量范围内使用而发生循环衰竭,需要对婴儿行心肺复苏的案例报道[40,41]。

布比卡因左旋异构体 (S–) 对心脏毒性比右旋(R+)或两者外消旋混合物要小[25]。这促使单立体异构体左旋布比卡因和罗哌卡因的研发。利多卡因阻滞钠快通道是“快进快出”的方式,而低浓度布比卡因是“慢进慢出”的方式,高浓度布比卡因是“快进慢出”的方式[42]。另一方面,现已证明罗哌卡因阻滞快钠通道是“快进中等出”的方式[43]。布比卡因解离常数(配体和受体之间)比利多卡因长近十倍,导致长时间不可逆的心脏抑制作用[42]。局部麻醉药物的脂溶性与心肌收缩力的抑制作用呈正相关,因此进一步证明了罗哌卡因比消旋布比卡因心脏毒性小[44]。体外的动物试验研究似乎同样表明布比卡因具有最强的心肌抑制作用,其次为罗哌卡因和利多卡因[45]。

关于异构体之间的真实效能存在很多推测。大量的动物和临床研究结果表明,药物效力等级次序为罗哌卡因<左旋布比卡因<布比卡因[3]。由于罗哌卡因作用效能低,必须使用高剂量方能满足临床需求,理论上罗哌卡因心脏低毒性优势可能被抵消。对于手术阻滞(外周和硬膜外)而言,浓度为 0.5%~0.75%的罗哌卡因与左旋布比卡因的效能差异无临床意义。然而,罗哌卡因用于硬膜外麻醉和持续的外周神经阻滞术后镇痛时效能明显降低。用于连续阻滞镇痛时,0.2%罗哌卡因似乎与 0.125%~0.15%左旋布比卡因效能相同,而这又与布比卡因相同[3]。

7.4.3 毒性的治疗

毒性最早出现时立即给予干预可以提高治疗成功的机会。一般支持措施是必要的,包括高级生命支持方法 (ACL) 以及针对局部麻醉药毒性的更具体措施。所有接受区域麻醉操作的患者必须有心电图、脉搏血氧饱和度和血压监测。惊厥的急性发作在很大程度上是由于气道并发症导致的。缺氧、高碳酸血症和酸中毒均使预后恶化,因此必须在惊厥发作前控制好气道。可以用咪达唑仑(0.05~0.2mg/kg)控制惊厥发作,如果没有心血管不稳定的症状可用小剂量异丙酚。出现循环衰竭时,处理办法也应同样有条不紊,必须优先给氧和增加通气量,特别是婴儿出现严重的室内传导阻滞时要提高心率。肾上腺素已被推荐用于心脏毒性的治疗[4,46],而且滴定时要求个体化注射小于 1μg/kg 以避免发生心室颤动,不过其对长期生存的影响尚存在争议。血管加压素禁忌用于治疗局部麻醉药导致的心血管循环虚脱。

动物试验研究与临床病例报道表明,脂肪乳剂能有效逆转局部麻醉药的毒性作用[47-49]。20%的脂肪乳注射液(Intralipid®)是食品药物管理局批准的营养源,由大豆油、甘油和蛋磷脂组成。脂肪乳剂逆转局部麻醉药毒性作用的机制尚未完全阐明,可能作为循环脂质提取来自血浆或组织的亲脂性的局部麻醉药[50]。或者是它可以有利于逆转局部麻醉药对心肌脂肪酸氧化的抑制,从而恢复心肌三磷腺苷(ATP)供应[51]。脂肪乳剂直接充当正性肌力药物增加心肌细胞内钙[52]。Weinberg 等最早报道了静脉注射布比卡因引起循环衰竭的大鼠使用脂肪乳成功复苏的研究[47],随后在犬模型成功重复了类似试验[50]。动物研究发表 8 年之后,有学者报道了使用脂肪乳剂成功救治布比卡因心脏毒性的病例[48]。脂肪乳剂随后被报道可用于罗哌卡因[53]、左旋布比卡因[54]以及甲哌卡因[55,56]导致的毒性。一例 13 岁儿童使用罗哌卡因与利多卡因进行腰丛神经阻滞时引起的室性心律失常,脂肪乳剂使用改善了预后[57]。

20%脂肪乳剂初始负荷剂量是 1.5mL/kg,静脉注射 1 分钟给完,随后持续输注速度为 0.25mg/(kg·min)。持续胸外按压使得脂质得以循环非常重要。如果初始治疗反应不好,可以继续给予两次 1.5mL/kg 的补冲剂量,两次剂量时间间隔 5 分钟。持续液体输注直至血流动力学平稳。如果血压仍较低,可将剂量增加至 0.5mL/kg(图 7.4)。

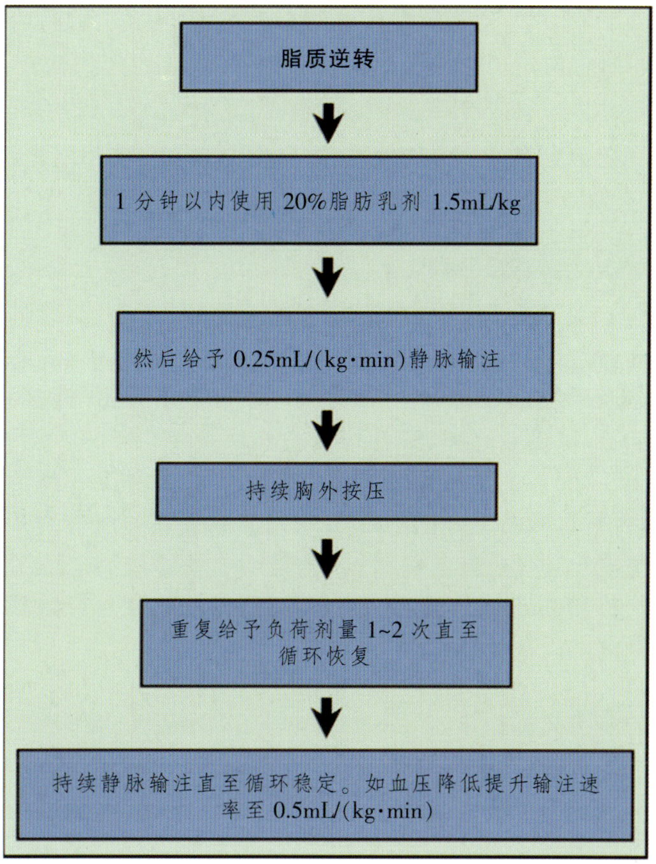

图 7.4　使用脂肪乳剂治疗局部麻醉药毒性反应流程图。

施行局部麻醉的区域应能随时获取 20%脂肪乳剂。对于心搏骤停患者,根据局部麻醉毒性和复苏后 ACLS 指南进行,可以适当使用脂肪乳剂。对于出现神经系统毒性的患者使用脂肪乳剂预防心脏毒性也是合理的。

7.4.4 毒性预防

无意造成的血液中局部麻醉药浓度过高可导致一系列神经和心血管并发症和不良后果。通常是局部麻醉药意外注入血管造成的,可以通过仔细遵守安全操作流程有效预防。标准措施包括:使用安全剂量,分次缓慢推注。剂量应根据年龄和体重以及身体状况进行调节。血供丰富的区域注药后血药浓度较高。目前尚缺乏儿童相关数据,但在成人中,肋间神经阻滞血浆浓度水平最高,其次是骶管麻醉、硬膜外麻醉、臂丛神经阻滞、坐骨神经阻滞以及股神经阻滞。血管收缩药物除了延长局部麻醉药物作用时间还将有助于降低局部麻醉药物的吸收速度。1:200 000 或更小浓度的肾上腺素是合适的。作者喜欢用葡萄糖溶液加肾上腺素(1:200 000),其主要目的是超声下观察注射液的扩散。注射局部麻醉药物之前用 0.5~1mL 作为试验剂量。心率每分钟上升 10 次或更多是局部麻醉药物注射到血管内的指标。

应用超声引导下区域阻滞,与前几十年进行的局部麻醉药全身毒性的药理研究进展同样重要。从百年历史中第一次区域麻醉实践,到现在可在超声下观察目标神经、潜在的血管损伤风险以及局部麻醉溶液的扩散。这使区域阻滞实现了更准确的定位和使用更小的用药剂量。超声引导时,最大的临床记录(超过 25 000 个外周神阻滞)报道称,超声引导下局部麻醉的全身毒性减少了 65%[58]。超声的使用并没有否定传统的安全机制，但联合使用超声不失为一种更科学的做法。

7.5 剂量

（1）年龄小于 6 个月的婴儿药物清除率降低，对药物剂量必须做相应改变。

（2）6 个月以内的婴儿有一个较大的 Vd。尽管如此，重复阻滞和连续输注时也必须非常小心。当婴儿体内药物达到饱和时，该年龄组的婴儿药物清除降低，可以迅速达到药物中毒水平。

（3）1~2 岁后，肝脏占身体体积的比例越高将使药物清除率越高。相比成人，幼儿使用更高的注射剂量更安全。

（4）30kg 以上的儿童，不论年龄，药物剂量应该降低到成人剂量。

（5）病理条件下患有影响药物清除的疾病（例如，肝脏或心脏疾病），需要调整局部麻醉药物剂量。

（周萍 译 陈森 梅伟 校）

参考文献

1. Löfgren N, Lundqvist B. Studies on local anaesthetics II. Svensk Kemisk Tidskrift. 1946;58:206–17.
2. Ekenstam BEB, Petterson G. Local anaesthetics: I. N-alkyl pyrrolidine and N-alkyl piperidine carboxylic acid amides. Acta Chem Scand. 1957;11:1183–90.
3. Casati A, Putzu M. Bupivacaine, levobupivacaine and ropivacaine: are they clinically different? Best Pract Res Clin Anaesthesiol. 2005;19:247–68.
4. Mazoit JX. Pharmacology of local anesthetics. In: Bissonnette BJD, editor. Pediatric anesthesia: principles and practice. 1st ed. New York: McGraw-Hill; 2002. p. 302–37.
5. Mazoit J-X, Lonnqvist P-A. Local anesthetics and their adjuncts. In: Hatch S, editor. Textbook of pediatric anesthesia. 3rd ed. Boca Raton: CRC Press; 2007. p. 211–25.
6. Schulman JM, Strichartz GR. Local anesthetic pharmacology. In: Golan DE, Tashjian Jr AH, Armstrong EJ, Armstrong AW, editors. Principles of pharmacology. 3rd ed. Philadelphia: Lippincott Williams & Wilkins; 2012. p. 147–60.
7. Bruhova I, Tikhonov DB, Zhorov BS. Access and binding of local anesthetics in the closed sodium channel. Mol Pharmacol. 2008;74:1033–45.
8. Amir R, Argoff CE, Bennett GJ, Cummins TR, Durieux ME, Gerner P, et al. The role of sodium channels in chronic inflammatory and neuropathic pain. J Pain. 2006;7:S1–29.
9. Ramamurthi RJ, Krane EJ. Local anesthetic pharmacology in pediatric anesthesia. Tech Reg Anesth Pain Manag. 2007;11:229–34.
10. Strichartz GR, Pastijn E, Sugimoto K. Neural physiology and local anesthetic action. In: Cousins MJ, Carr DB, Horlocker TT, Bridenbaugh PO, editors. Neural blockade in clinical anesthesia and pain medicine. 4th ed. Philadelphia: Lippincott Williams & Wilkins; 2009. p. 26–47.
11. Berde C. Local anesthetics in infants and children: an update. Pediatr Anesth. 2004;14:387–93.
12. Burm AG, Vermeulen NP, van Kleef JW, de Boer AG, Spierdijk J, Breimer DD. Pharmacokinetics of lignocaine and bupivacaine in surgical patients following epidural administration. Simultaneous investigation of absorption and disposition kinetics using stable isotopes. Clin Pharmacokinet. 1987;13:191–203.
13. Mazoit JX, Dalens BJ. Pharmacokinetics of local anaesthetics in infants and children. Clin Pharmacokinet. 2004;43:17–32.
14. Lonnqvist PA, Westrin P, Larsson BA, Olsson GL, Lybeck A, Huledal G, et al. Ropivacaine pharmacokinetics after caudal block in 1-8 year old children. Br J Anaesth. 2000;85:506–11.
15. Tucker GT. Pharmacokinetics of local anaesthetics. Br J Anaesth. 1986;58:717–31.
16. Rothstein P, Arthur GR, Feldman HS, Kopf GS, Covino BG. Bupivacaine for intercostal nerve blocks in children: blood concentrations and pharmacokinetics. Anesth Analg. 1986;65:625–32.
17. Rochette A, Dadure C, Raux O, Capdevila X. Changing trends in paediatric regional anaesthetic practice in recent years. Curr Opin Anaesthesiol. 2009;22:374–7.
18. Ala-Kokko TI, Karinen J, Raiha E, Kiviluoma K, Alahuhta S. Pharmacokinetics of 0.75% ropivacaine and 0.5% bupivacaine after ilioinguinal-iliohypogastric nerve block in children. Br J Anaesth. 2002;89:438–41.
19. Stoelting RK, Hillier SC. Pharmacokinetics and pharmacodynamics of injected and inhaled drugs. In: Stoelting RK, Hillier SC, editors. Pharmacology and physiology in anesthetic practice. 4th ed. Philadelphia: Lippincott Williams & Wilkins; 2006. p. 3–41.
20. Mazoit JX, Denson DD, Samii K. Pharmacokinetics of bupivacaine following caudal anesthesia in infants. Anesthesiology. 1988;68:387–91.
21. Emanuelsson BM, Zaric D, Nydahl PA, Axelsson KH. Pharmacokinetics of ropivacaine and bupivacaine during 21 hours of continuous epidural infusion in healthy male volunteers. Anesth Analg. 1995;81:1163–8.
22. Morrison LM, Emanuelsson BM, McClure JH, Pollok AJ, McKeown DW, Brockway M, et al. Efficacy and kinetics of extradural ropivacaine: comparison with bupivacaine. Br J Anaesth. 1994;72:164–9.
23. Luz G, Innerhofer P, Haussler B, Oswald E, Salner E, Sparr H. Comparison of ropivacaine 0.1% and 0.2% with bupivacaine 0.2% for single-shot caudal anaesthesia in children. Pediatr Anesth. 2000;10:499–504.
24. Hansen TG, Ilett KF, Reid C, Lim SI, Hackett LP, Bergesio R. Caudal ropivacaine in infants: population pharmacokinetics and plasma concentrations. Anesthesiology. 2001;94:579–84.
25. Aberg G. Toxicological and local anaesthetic effects of optically active isomers of two local anaesthetic compounds. Acta Pharmacol Toxicol (Copenh). 1972;31:273–86.
26. Dalens BJ, Truchon R. Neural blockade for pediatric surgery. In: Cousins MJ, Carr DB, Horlocker TT, Bridenbaugh PO, editors. Neural blockade in clinical anesthesia and pain medicine. 4th ed. Philadelphia: Lippincott Williams & Wilkins; 2009. p. 595–629.
27. Dalens BJ, Mazoit JX. Adverse effects of regional anaesthesia in children. Drug Saf. 1998;19:251–68.
28. Luz G, Innerhofer P, Bachmann B, Frischhut B, Menardi G, Benzer A. Bupivacaine plasma concentrations during continuous epidural anesthesia in infants and children. Anesth Analg. 1996;82:231–4.
29. Mazoit JX, Baujard C. Paediatric caudal and epidural analgesia. Curr Opin Anaesthesiol. 2002;15:533–6.
30. Berde CB. Convulsions associated with pediatric regional anesthesia. Anesth Analg. 1992;75:164–6.
31. Giaufre E, Dalens B, Gombert A. Epidemiology and morbidity of regional anesthesia in children: a one-year prospective survey of the French-Language Society of Pediatric Anesthesiologists. Anesth

Analg. 1996;83:904–12.
32. Bosenberg AT. Epidural analgesia for major neonatal surgery. Pediatr Anesth. 1998;8:479–83.
33. Agarwal R, Gutlove DP, Lockhart CH. Seizures occurring in pediatric patients receiving continuous infusion of bupivacaine. Anesth Analg. 1992;75:284–6.
34. Peutrell JM, Hughes DG. A grand mal convulsion in a child in association with a continuous epidural infusion of bupivacaine. Anaesthesia. 1995;50:563–4.
35. Wood CE, Goresky GV, Klassen KA, Kuwahara B, Neil SG. Complications of continuous epidural infusions for postoperative analgesia in children. Can J Anesth. 1994;41:613–20.
36. Dalens B, Hasnaoui A. Caudal anesthesia in pediatric surgery: success rate and adverse effects in 750 consecutive patients. Anesth Analg. 1989;68:83–9.
37. Veyckemans F, Van Obbergh LJ, Gouverneur JM. Lessons from 1100 pediatric caudal blocks in a teaching hospital. Reg Anesth. 1992;17:119–25.
38. McGown RG. Caudal analgesia in children. Five hundred cases for procedures below the diaphragm. Anaesthesia. 1982;37:806–18.
39. Matsumiya N, Dohi S, Takahashi H, Kondo Y, Naito H. Cardiovascular collapse in an infant after caudal anesthesia with a lidocaine-epinephrine solution. Anesth Analg. 1986;65:1074–6.
40. Ved SA, Pinosky M, Nicodemus H. Ventricular tachycardia and brief cardiovascular collapse in two infants after caudal anesthesia using a bupivacaine-epinephrine solution. Anesthesiology. 1993;79:1121–3.
41. Freid EB, Bailey AG, Valley RD. Electrocardiographic and hemodynamic changes associated with unintentional intravascular injection of bupivacaine with epinephrine in infants. Anesthesiology. 1993;79:394–8.
42. Clarkson CW, Hondeghem LM. Mechanism for bupivacaine depression of cardiac conduction: fast block of sodium channels during the action potential with slow recovery from block during diastole. Anesthesiology. 1985;62:396–405.
43. Veering BT. Complications and local anaesthetic toxicity in regional anaesthesia. Curr Opin Anaesthesiol. 2003;16:455–9.
44. Heavner JE. Cardiac toxicity of local anesthetics in the intact isolated heart model: a review. Reg Anesth Pain Med. 2002;27:545 55.
45. Reiz S, Haggmark S, Johansson G, Nath S. Cardiotoxicity of ropivacaine–a new amide local anaesthetic agent. Acta Anaesthesiol Scand. 1989;33:93–8.
46. Carpenter TC, Stenmark KR. High-dose epinephrine is not superior to standard-dose epinephrine in pediatric in-hospital cardiopulmonary arrest. Pediatrics. 1997;99:403–8.
47. Weinberg GL, VadeBoncouer T, Ramaraju GA, Garcia-Amaro MF, Cwik MJ. Pretreatment or resuscitation with a lipid infusion shifts the dose-response to bupivacaine-induced asystole in rats. Anesthesiology. 1998;88:1071–5.
48. Rosenblatt MA, Abel M, Fischer GW, Itzkovich CJ, Eisenkraft JB. Successful use of a 20% lipid emulsion to resuscitate a patient after a presumed bupivacaine-related cardiac arrest. Anesthesiology. 2006;105:217–8.
49. Weinberg G. LipidRescue. 2012. Available from: www.lipidrescue.org.
50. Weinberg G, Ripper R, Feinstein DL, Hoffman W. Lipid emulsion infusion rescues dogs from bupivacaine-induced cardiac toxicity. Reg Anesth Pain Med. 2003;28:198–202.
51. Picard J, Meek T. Lipid emulsion to treat overdose of local anaesthetic: the gift of the glob. Anaesthesia. 2006;61:107–9.
52. Ozcan MS, Weinberg G. Intravenous lipid emulsion for the treatment of drug toxicity. J Intensive Care Med. 2014;29:59–70.
53. Litz RJ, Popp M, Stehr SN, Koch T. Successful resuscitation of a patient with ropivacaine-induced asystole after axillary plexus block using lipid infusion. Anaesthesia. 2006;61:800–1.
54. Foxall G, McCahon R, Lamb J, Hardman JG, Bedforth NM. Levobupivacaine-induced seizures and cardiovascular collapse treated with intralipid. Anaesthesia. 2007;62:516–8.
55. Litz RJ, Roessel T, Heller AR, Stehr SN. Reversal of central nervous system and cardiac toxicity after local anesthetic intoxication by lipid emulsion injection. Anesth Analg. 2008;106:1575–7.
56. Warren JA, Thoma RB, Georgescu A, Shah SJ. Intravenous lipid infusion in the successful resuscitation of local anesthetic-induced cardiovascular collapse after supraclavicular brachial plexus block. Anesth Analg. 2008;106:1578–80.
57. Ludot H, Tharin JY, Belouadah M, Mazoit JX, Malinovsky JM. Successful resuscitation after ropivacaine and lidocaine-induced ventricular arrhythmia following posterior lumbar plexus block in a child. Anesth Analg. 2008;106:1572–4.
58. Barrington MJ, Kluger R. Ultrasound guidance reduces the risk of local anesthetic systemic toxicity following peripheral nerve blockade. Reg Anesth Pain Med. 2013;38:289–97.
59. de Jong RH, editor. Local anesthetics. St. Louis: Mosby-Year Book; 1994. p. 165.

推荐读物

Ecoffey C. Narcotics and non-narcotic analgesics. In: Dalens BJ, editor. Pediatric regional anesthesia. Boca Raton: CRC Press Inc.; 1990. p. 127–41.

Haberer JP, Dalens BJ. Local anesthetics and additives. In: Dalens BJ, editor. Pediatric regional anesthesia. Boca Raton: CRC Press Inc.; 1990. p. 91–126.

Mather SJ. Biology and pharmacology: some differences. In: Peutrell JM, Mather SJ, editors. Regional anaesthesia for babies and children. Oxford: Oxford University Press; 1997. p. 33–48.

Murat I. Pharmacology. In: Dalens B, editor. Regional anesthesia in infants, children, and adolescents. Philadelphia: Lippincott Williams & Wilkins; 1995. p. 67–125.

Suresh S, Polaner DM, Cote CJ. Regional Anesthesia. In: Cote CJ, Lerman J, Anderson BJ, Eds. 5th ed. Philadelphia: WB Saunders; 2013. p. 835–879.

第 8 章

儿童区域阻滞的并发症

Adam M. Dryden, Ban C. H. Tsui

8.1 基本原则

并发症的产生极少由单一因素引起(图 8.1)。多个轻微的失误累积起来就会产生严重后果。因此麻醉医生要尽可能做好每一个步骤,才能逐渐降低不良事件的总体发生率。区域阻滞并发症的预防重在详细了解患儿病情、穿刺部位、操作步骤及与患儿父母间的良好沟通(表 8.1)。

区域阻滞麻醉不一定适合每一个患儿,因此操作前需要仔细筛选(表 8.2)。决定每一例麻醉方案之前,要完整采集患儿的病史。区域阻滞麻醉的禁忌证在其他章节已经讨论过。这里只做简单介绍、重点需要评估的患者包括术前呼吸困难、血流动力学不稳定、心脏功能异常、血栓疾病和既往神经病变。如果患儿存在区域阻滞麻醉的相对禁忌证,麻醉医生需要权衡利弊,将既往病史记录在病历里,并向患儿家属耐心解释其中的风险。在给儿童患者实施清醒的区域阻滞过程中,麻醉医生要时刻注意患儿的精神和行为状态,一旦患儿出现不合作的行为马上改为全身麻醉。必须使用清醒区域阻滞时,也可以让患儿父母在手术间陪同和安慰。有特殊疾病的患者,需要避免区域阻滞并发症加重原有疾病,例如呼吸困难的患者,避免使用肌间沟臂丛神经阻滞。

实施区域阻滞的麻醉医生,必须熟练掌握整个操作流程,或者在经验丰富的医生指导下操作。每一个区域阻滞方法都有各自不同的并发症,经验丰富的麻醉医生应该可以预见风险和熟悉处理原则。仅仅了解仪器设备和局部麻醉药物,还不足以保证麻醉安全。但是麻醉医生为患儿进行区域阻滞时,应该充分利用所掌握的技术和可获得的工具使不良反应发生率降到最低。

区域阻滞麻醉应该在安全的环境里实施。绝大部分儿科患者在区域阻滞前需要进行全身麻醉,因此开始麻醉前就应该连接基础的心电监护。对于清醒的患儿,麻醉前也必须有完善的监护手段,区域阻滞麻醉操作推荐在手术室或者准备间里进行。和全身麻醉一样,当准备区域阻滞麻醉时,就应该备好抢救药物和相应设备。整个麻醉、手术以及术后观察期间,必须要有经验丰富的医疗工作者观察患儿和监护设备。术后通常由术后恢复室护理人员负责观察患儿,他们应该了解患儿麻醉的基本情况,并能够随时联系负责的麻醉医生。区域阻滞术后苏醒时,阻滞部位无法活动或者感到麻木,因此需要护理人员及时安慰患儿。术后恢复室的工作人员要具有识别区域阻滞术后并发症的能力,早期发现,早期处理对预后有极大帮助。

区域阻滞有很多不同的方式,麻醉医生应该选择最安全和损伤最小的阻滞方法。总的原则是,末梢神经阻滞的安全性高于中枢神经阻滞。对穿刺途径的选择,应采取穿刺针径路最短、对组织损伤最小的方式。推荐在区域阻滞操作中,尽可能联合使用神经刺激器和超声引导。越来越多的文献指出,这些技术革新让区域阻滞的安全性更上一个台阶,不过这个结论目前依然缺乏大数据支持[1]。尽管如此,这些技术革新彻底改变了区域阻滞的实践,单单依靠体表标志定位、神经异感和阻力消失等方法很难得到认可[2]。

在麻醉前,医生应该和患儿及其家长讨论麻醉的经过和风险,并签署麻醉同意书以及记录病历。需要告知的严重并发症包括:惊厥、心脏毒性、脊髓和神经损伤导致的截瘫或神经功能障碍、气胸、血肿、感染、

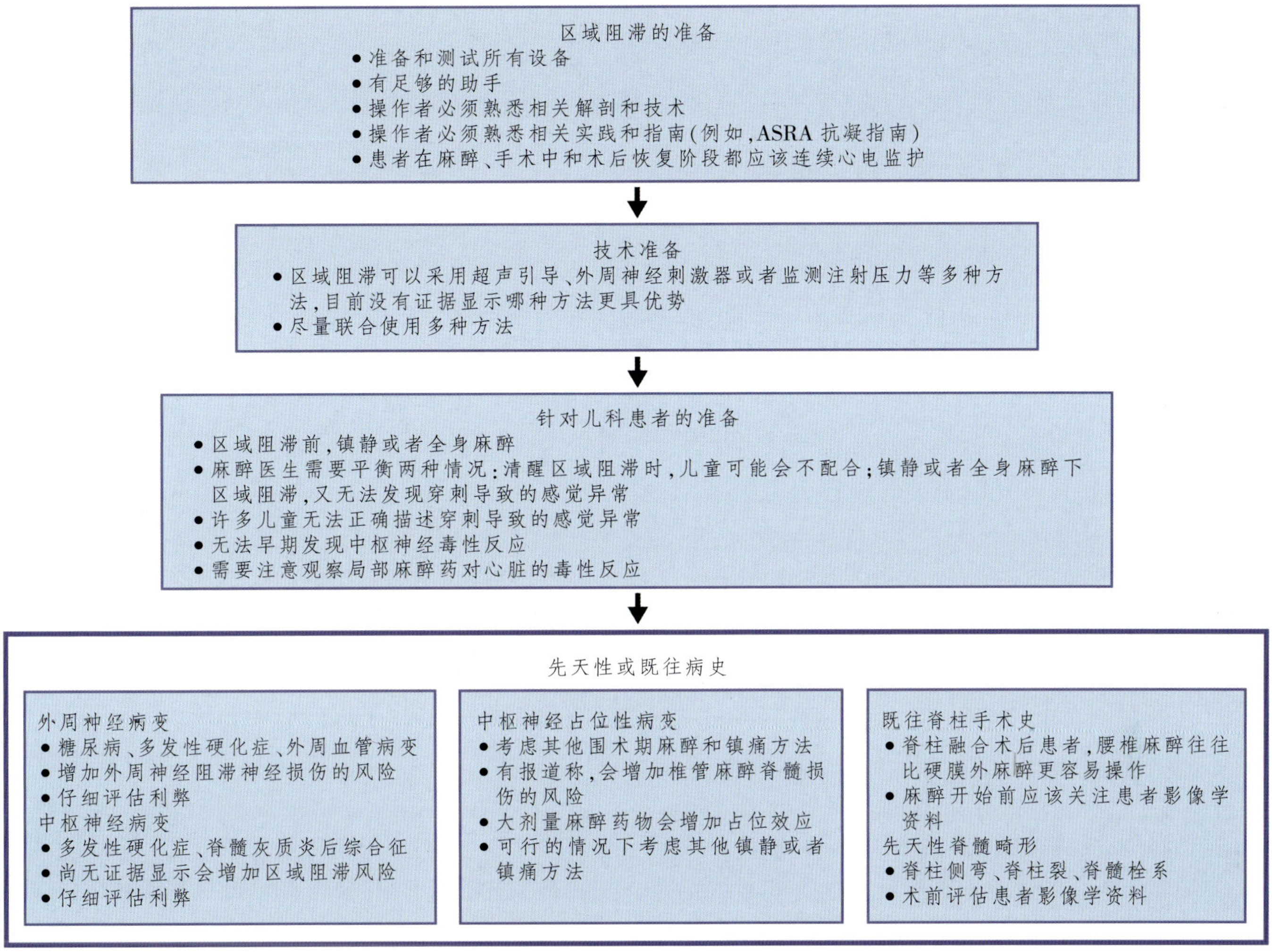

图 8.1 儿童区域阻滞基本原则。

表 8.1 区域阻滞标准化流程

标准化流程
• 术前选择合适患者
• 常规术前与家长和家属谈话
• 选择合适的设备和技术手段
• 在监测下实施区域神经阻滞操作
• 麻醉记录必须准确翔实
• 术后及时和家属沟通,并注意随访

心搏骤停甚至死亡。然而仅有不到半数的麻醉医生会在术前向患儿家长解释以上这些风险[3]。一些较轻但是更常见的并发症也应该解释清楚,包括恶心、瘙痒、尿潴留等。较大的儿童可以参与麻醉医生与家属的术前谈话。如果准备实施清醒的区域阻滞,麻醉医生应该使用易懂的语言,向患儿解释麻醉的过程。是否接受区域阻滞及其风险,主要取决于患儿和家长,同时麻醉医生应该尊重他们的决定。尽管术前谈话时间很短,麻醉医生应该与家长保持良好的医患关系。一旦出现术后并发症,良好的医患关系会使后续处理更容易。绝大多数医疗诉讼都是术后并发症和恶劣医患关系共同造成的。如果患儿出现区域阻滞并发症,麻醉医生必须尽快向家属完整解释整个麻醉过程。并发症的处理应将患儿的利益放在首位为原则。

8.2 局部麻醉药相关不良反应

8.2.1 过敏反应

8.2.1.1 引言

非常幸运,真正由局部麻醉药导致的过敏发生率很低。过敏的程度也从轻微的皮肤症状,到最严重的

表8.2 区域阻滞患者的选择

患者选择	相对禁忌证	绝对禁忌证
合作程度	能够接受术后导管的患者，可以采用连续硬膜外或神经阻滞	患者或者家属拒绝
解剖和生理因素	解剖畸形；技术困难；精细结构导致操作困难	
麻醉因素		缺乏操作经验和相关技巧；缺乏适当麻醉设备，如神经刺激器、超声或合适的穿刺针；缺乏抢救设备和监护，如氧气、呼吸面罩、抢救药物等
既往疾病	既往神经系统疾病；昏迷；败血症；凝血异常	穿刺部位感染；局部麻醉药过敏；凝血异常(INR<2 可以接受骨科手术)
手术因素	长时间手术，可以考虑连续神经阻滞，或者在手术结束后行单次神经阻滞	

过敏性休克[4,5]。大多数过敏都是由酯类局部麻醉药引起，部分防腐剂（羟苯甲酯、焦亚硫酸钠等）也可以导致过敏[6]。

8.2.1.2 过敏反应的预防

预防过敏反应几乎不可能。首先，麻醉医生应向父母详细了解患儿的既往史，例如在牙医诊所或者急诊室可能接触过的局部麻醉药。一旦患儿曾经有过敏史，则应该查阅当时就诊的病历资料。如果患者有局部麻醉药过敏的家族史，麻醉医生需要了解过敏反应发生的完整经过，包括使用的药物和治疗方案。有过敏史并不能完全排除区域阻滞，但是麻醉医生在处理这些病例时应该更加谨慎，给予完善的监护手段并随时警惕可能的不良反应。

完善的监护和早期干预，可能会阻止轻微的局部反应变成严重的过敏性休克。对于儿童患者，区域阻滞前通常都会进行深度镇静甚至全身麻醉，观察局部麻醉药注射部位则是早期辨别过敏反应的重要手段。区域阻滞的过程中，必须进行连续心肺功能检测。在监护辅助通气的患儿时，注意观察气道压的改变，因为支气管痉挛通常比血流动力学改变更早。

8.2.1.3 过敏反应的处理

麻醉医生可以根据过敏的临床表现，进行相应的处理。轻微的局部反应（瘙痒、皮疹）出现时，首选抗组胺释放的药物。当患儿出现系统症状（恶心、呕吐）时，麻醉医生需要考虑加用糖皮质激素和全身性抗组胺药物（完全阻断 H1 和 H2 受体）。如果患儿发生严重过敏休克，如低血压和支气管痉挛，抢救需要按照儿科高级生命支持指南进行，包括保护呼吸道、给予氧气、心肺支持以及肾上腺素（0.01mg/kg，皮下或肌内注射）。

8.2.2 全身毒性反应

8.2.2.1 引言

局部麻醉药导致的全身毒性反应和过敏反应都具有发生率低、临床上难以量化的特点。多项区域阻滞不良反应的研究中，超过 20 000 例接受区域阻滞的患儿，全身毒性反应发生率低于 0.05%[7–9]。本章节讨论的全身毒性反应包括心血管系统毒性反应（电生理和血流动力学异常）以及神经损伤（惊厥和神经系统毒性）。

8.2.2.2 全身毒性反应的预防

虽然儿童和成人全身毒性反应表现基本相同，但是预防上却有很大差异。这主要是因为儿童在接受区域阻滞前会给予镇静或全身麻醉，因此会掩盖早期精神症状，例如精神激动和惊厥等早期征象。一旦出现全身毒性反应，患儿可能首先表现为心律失常、低血压甚至心搏骤停等严重情况。局部麻醉药误注射入血管时，儿童与成人的表现也完全不同。由于婴儿基础心率较快，增加了肾上腺素的局部麻醉药即使误入血管，也不会有效地提高心率[10,11]，因此难以早期发现。一些文献指出，在注射局部麻醉药前使用阿托品或者异丙肾上腺素，可以帮助判断血管内注射[12,13]。观察心电图 T 波高尖也可以早期发现全身毒性反应（图 8.2）。在注射局部麻醉药前先注射少量 5%葡萄糖（D5W），如果在神经刺激器上观察到电阻增加，也是一种排除

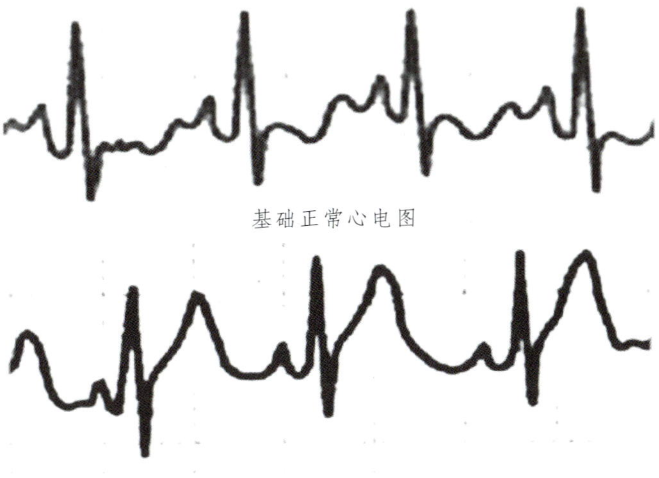

图 8.2　上图:正常心电图。下图:局部麻醉药误入血管的心电图改变。观察 T 波高尖可以帮助判断局部麻醉药全身毒性反应。

血管内注射的方法[14,15]。除了这些方法,麻醉医生在每次调整穿刺针位置和注射局部麻醉药前,都应该认真回抽注射器。

无论如何,麻醉医生必须熟知局部麻醉药全身毒性反应的早期征象。需要警惕的是,这些早期神经症状可能会出现在任何区域阻滞,包括连续外周神经阻滞和连续硬膜外麻醉(表 8.3)。

8.2.2.3 神经系统毒性及管理

局部麻醉药导致的神经毒性有两种形式:中枢神经系统毒性(惊厥)和局部神经毒性。幸运的是,这两种毒性反应发病率很低。在两个大样本研究中发现,婴儿和儿童接受局部麻醉后发生惊厥或抽搐的发病率为 0.01%~0.05%[9]。尽管如此,在一些文献中仍有出现相关病例的报道。在儿童应用利多卡因行骶管阻滞的报道中,有两个儿童发生了抽搐[16]。连续注射[17,18]和追加注射布比卡因[19]引起惊厥也曾被报道过。

表 8.3　意外血管内注射局部麻醉药的早期表现

早期症状 [a]	晚期症状
头晕	肌肉抽搐
耳鸣	嗜睡
视线模糊	癫痫大发作
口舌麻木	

[a] 由于与儿童患者沟通存在困难,发现这些症状可能具有挑战性。

局部麻醉药引起惊厥的处理措施目前仍有争议。有病例报道了使用苯妥英钠成功终止布比卡因局部麻醉药中毒导致的惊厥[20]。由于局部麻醉药中毒导致惊厥的发病率很低,目前很难提出标准化的处理建议。建议始终遵循基本抢救原则(即循环,气道,呼吸)。没有足够的临床数据比较苯妥英钠与苯二氮䓬类终止局部麻醉药中毒导致的惊厥发作的效果,只能根据当时具体情况来决定如何选择。目前已有使用脂肪乳剂终止成人惊厥发作的早期报道,不过这在儿童中尚无报道[21]。这种治疗方式可能对终止局部麻醉的全身毒性反应有优势,并能阻止危及生命的心血管事件的发展。然而没有足够的证据使这种方法得到一致推荐。

如果局部麻醉药使用量达到足够高的浓度,可对神经结构有直接毒副作用以及导致神经不可逆转的阻滞[22]。局部麻醉药直接毒性作用的报道很难从文献中筛选出来,神经损伤的报道更有可能是由于直接针刺损伤或使用阻力消失法导致空气栓塞从而引起局部缺血所致。从理论上讲,年龄小的儿童患者被认为具有更高的神经毒性反应,因为神经髓鞘完全形成至少要到两岁。然而我们发现,儿童神经损伤的可能性是较低的,因为我们必须完全依赖临床经验和家族史才能发现。此外,神经系统的可塑性在这些患者中是很大的,以至于在发现之前损伤可能完全恢复了。无论如何,局部麻醉药的直接毒性反应对长期病死率的影响并不明显。

8.2.2.4 心血管毒性及处理

局部麻醉药的心血管毒性是局部麻醉毒性最晚的表现,因此是最罕见的临床表现之一。Giaufre 等[9]报道的一项超过 24 000 名婴儿和儿童的前瞻性研究中,有 4 例发生心律失常(0.017%),此前的一项回顾性研究报道的心律失常发生率也在同一数量级[23]。

局部麻醉药通过阻断钠通道发挥作用。这种阻滞部分是功能依赖性阻滞——钠离子通道循环打开、关闭和灭活的越快,其被局部麻醉药阻滞的概率越高。导致局部麻醉剂引起心律失常也是这种相同的机制。有病例报道,在婴儿和儿童中心脏毒性的主要表现方式是 ST 段抬高-高 T 波-心动过缓和室性心律失常[11,24,25]。随之而来的是完全的心脏衰竭[26]。

局部麻醉药中毒的患者最初管理步骤与其他复苏相同。必须遵守儿科高级生命支持中气道、呼吸和循环支持的推荐。为了帮助记忆,成人文献发表了 SAVED(停止注射,开放气道,通气,评估循环,药物;

图 8.3)，这在儿童中也同样重要[27]。一旦患者的气道得到控制并且呼吸得到改善，下一步是管理心血管毒性。儿童心血管毒性的表现通常是心搏缓慢和低血压，处理措施关键是适当的应用等张晶体(10~20mL/kg)的液体治疗，肾上腺素(0.01mg/kg)和胸外按压。

治疗心血管毒性的新方法之一是使用脂肪乳剂如 Intralipid(参见第 7 章)。最近有研究表明，给布比卡因中毒的动物模型静脉注射脂肪乳剂，能改善其血流动力学和存活率[28,29]。药物的作用机制可能为以下两项。一是脂肪乳作为局部麻醉药物的“清除剂”，解除了局部麻醉药导致循环抑制的分子结合位点[30]。有证据支持脂肪乳能逆转局部麻醉药对心肌脂肪酸氧化供能的抑制作用[31]，从而增加心肌三磷腺苷的储备，恢复心肌细胞的正常电生理和机械生理功能。成人中已经有报道脂肪乳可用于布比卡因、左旋布比卡因、罗哌卡因和甲哌卡因中毒导致的心搏骤停[32-34]。脂肪乳用于小儿的报道最近才有，第一例是 Ludot[35]报道的将脂肪乳用于一名 13 岁女孩。全身麻醉下使用利多卡因和罗哌卡因行后路腰丛神经阻滞后的 15 分钟，出现了宽的波形复杂的心动过速。20%的脂肪乳以 3mL/kg 的剂量使用之后，血流动力学参数和心电图恢复正常。自此以后，Shah[36]报道了一例 40 天的男婴，布比卡因导致的低血压和心动过速，两次使用 0.02mg/kg 的肾上腺素无效的情况下，20%的脂肪乳以 2mL/kg 的剂量输注后低血压和心动过速得到逆转。目前，安全剂量的上限依然不清楚，理想剂量在新生儿、婴儿和儿童中是否一致也不得而知。此外，没有证据阐明对既往有并发症的患者剂量是否需要调整。20%脂肪乳的推荐使用剂量是 1 分钟内输注 1.5mL/kg，随后以 0.25mL/(kg·min)的速度输注。需维持胸外按压使脂肪乳得以循环。单次剂量可以每 3~5 分钟使用 1 次，总量为 3mL/kg。在复苏期间，局部麻醉药中毒导致的心搏骤停或者预防神经毒性反应，需使用脂肪乳剂。

8.2.2.5 总结

局部麻醉药物引起的严重并发症并不常见，因此抢救指南和病例报道都很少。临床上一旦遇到局部麻醉药的不良反应，例如全身中毒反应或者严重过敏反应，都是真正的麻醉急诊。这些情况不仅抢救困难，预后也很差。针对局部麻醉药的不良反应，基本抢救原则有以下几点[37]:

(1)支气管扩张药、抗组胺药和类固醇皮质激素通常用于严重过敏反应。

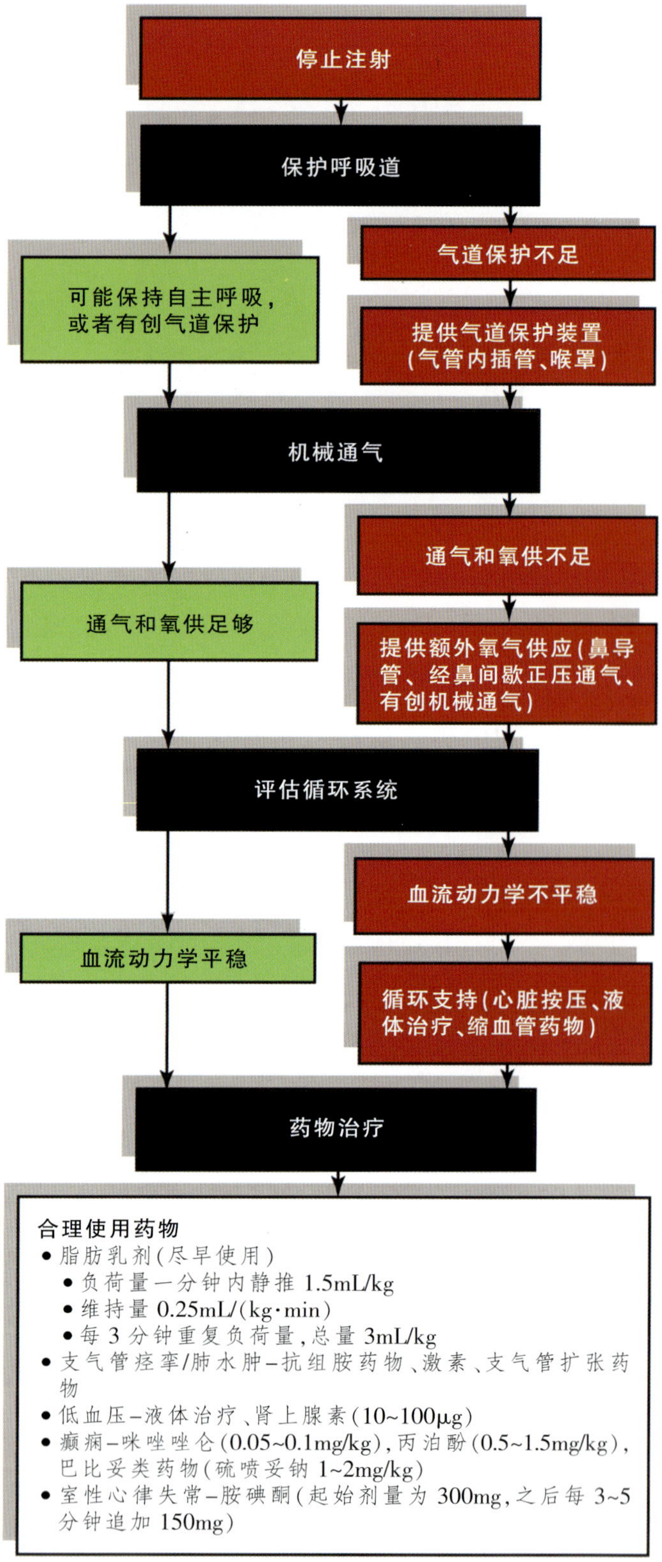

图 8.3 处理局部麻醉药系统毒性反应的 SAVED 流程。

(2)气管内插管和机械通气用于治疗低氧血症和高碳酸血症。

(3)过敏反应和全身中毒反应都会出现严重低血

压，可以给予一定液体负荷和血管收缩药（例如肾上腺素）。

(4)心收缩力降低是其重要特点，用肾上腺素可以改善。

(5)为了保证组织灌注，立即进行胸外按压，必要时行体外除颤。

(6)严重局部麻醉药反应抢救困难，当遇到长时间抢救无效的患儿，可以考虑安装心房-心室起搏器或者心肺体外转流装置。

(7)脂肪乳剂治疗行之有效，应该尽早考虑。不论患者年龄多大，在麻醉医生进行区域阻滞的位置，都应该常备脂肪乳制剂[38]。

(8)抽搐可以使用苯二氮䓬类、丙泊酚、苯巴比妥类或者苯妥英钠类药物治疗。脂肪乳剂也用于抽搐的紧急用药。

8.3 区域阻滞设备相关并发症

8.3.1 引言

发明新的区域阻滞设备，目的通常是降低并发症的发生率和死亡率。不过，新设备在降低原有并发症的同时，也会带来一些意料之外的新问题。我们使用最多的传统穿刺针，也是一个容易忽视的危险设备。尽管如此，常规区域阻滞设备引起的儿科患者并发症的报道相当罕见。近期大规模的安全性研究也显示，区域阻滞在儿科手术的应用具有良好的安全性。

8.3.2 穿刺针相关并发症

8.3.2.1 穿刺针引起外周神经损伤

一项超过 24 000 名儿童的前瞻性研究中，Giaufre 等没有发现穿刺针直接导致的永久性神经损伤[9]。成人患者中情况却完全不同，根据 Auroy 等[39]报道，穿刺针引起永久性神经损伤的比例为 0.02%。另一项近期研究报道，在超过 7000 例成人区域阻滞中，穿刺针导致永久性神经损伤的比例与 Auroy 报道一致[40]。假设儿童与成人神经损伤的比例相同，那么在设计良好的大型研究中，至少应该有 5~10 名儿童患者会出现永久性神经损伤，这与实际研究结果并不相符。成人与儿童在神经损伤方面的差异，可能有以下几个原因。首先，临床上常用神经损伤的诊断方法不能有效用于小儿或者婴儿患者。其次，儿科病例的病史采集也不可靠。成人神经损伤的病例中，大部分都与神经内注射引起神经支配区域麻木和疼痛相关。小儿区域阻滞之前，通常会进行镇静和麻醉，因此无法直接观察到神经损伤。但是在成人区域阻滞并发症研究中，依然没有足够的证据证明，清醒的患者神经损伤比例低于麻醉患者[41]。另一个可能的原因是，儿童不成熟的神经系统可以适应穿刺针损伤，并在症状出现之前迅速修复。

麻醉医生在区域阻滞中的重要责任之一，就是降低外周神经损伤。比如，选择正确的穿刺针可以降低神经损伤（表 8.4）。根据常识，口径较小的穿刺针对神经的损伤较小，直径较粗的穿刺针则相反。早在 1977 年，Selander 等[42]就已经推荐麻醉医生将钝头穿刺针用于区域阻滞麻醉。普遍认为钝头穿刺针不容易穿透神经组织，降低神经鞘内注射的发生率。虽然到目前为止，没有任何临床试验可以证实一种穿刺针在区域阻滞中优于其他类型。但是临床上用于区域阻滞时，还是尽可能采取长度适合、钝头的细穿刺针。注射时压力也和神经损伤相关，注射压力低可以降低神经损伤的比例。即使穿刺针已经突破神经外膜，进入神经鞘内，大多数神经损伤的原因仍是鞘内注射大量局部麻醉药引起的局部压力过高。因此，临床上需要避免注射局部麻醉药速度过快、压力过高。麻醉医生可以简单地在注射器中吸入一定量的空气，注射时观察空气压缩的容积即可避免注射局部麻醉药压力过大，这项实用的技术称为 CAIT（第 1 章，图 1.9）。当注射器中空气压缩超过 50%，就需要适当降低注射压力[43]。总之，避免神经内注射最基本的方法是采用神经刺激器或超声。笔者建议联合应用超声和神经刺激器（已经

表 8.4 常用于降低区域阻滞神经损伤的方法和设备

降低区域阻滞神经损伤的方法和设备
• 穿刺针选择：细针，短平面
• 患者：保持清醒，给予适当镇静
• 神经刺激器：使用正确的神经刺激器和带有绝缘涂层的穿刺针（电流 ≥ 0.2mA）
• 超声：尽可能使用高分辨率的超声，能够直接观察神经及周围结构
• 麻木感：如果持续存在神经麻木感，需要停止注射并改变针尖的方向
• 注射压力高：避免注射局部麻醉药速度过快、压力过高（压力<20psi）
• 局部麻醉药：避免高浓度局部麻醉药（即，2%利多卡因，0.75%布比卡因）

多次在本书中提及)当然我们也应该认识到，目前依然找不到证明这些方法能有效降低神经内注射和神经损伤率[37,44]。虽然外周神经阻滞中神经损伤的比例很低，但是研究者仍然在寻找最安全的方法。

在第 2 章已经讨论过，组织密度和含水量决定了电阻值，因此神经内外组织电阻也不相同。近期的文献建议，通过测量组织之间电阻的差异，判断是否存在神经内注射。但是，这项技术能否安全应用于外周神经阻滞，尚需要更多研究来证实。

尽管外周神经阻滞穿刺针拥有极好的安全记录，可是一旦患儿在区域阻滞后出现神经系统病理症状，麻醉医生的首要任务是排除麻醉因素导致的神经损伤。神经系统症状包括支配区域运动、感觉和自主神经功能异常。如果患儿术后出现了神经症状，也需要考虑很多其他可能导致神经损伤的因素，例如手术时的体位、手术的损伤、止血带等。穿刺针引起的神经损伤中，一般不一定是直接接触神经导致的撕裂伤，而更多是由于注射局部麻醉药时压力过大，使得神经鞘结构被机械性破坏以及瘢痕形成[45]。正如本章前面提到的，神经内注射的药物(包括局部麻醉药)也是神经损伤的隐性因素。

当出现可能的神经病理症状，麻醉医生需要询问患儿的详细病史，进行全面的体格检查并认真记录，同时对手术的每一个过程进行了解。为了对患儿尽快诊断和治疗，可能需要邀请神经科专家会诊。与此同时，麻醉医生必须向患儿和患儿家属详细介绍整个事情的经过。一般来说，影像学检查是辅助诊断的重要工具，例如 MRI 等。必要的时候，还可以进行多科联合会诊。由麻醉医生、神经内科医生、神经外科医生以及放射科医生组成的团队，共同达成早期诊断、早期治疗、避免更永久神经损伤的目的。电诊断技术(比如神经传导检查、肌电图和诱发电位检查)对于神经内科医生的诊断也有帮助作用。对成人患者的研究发现，多数神经损伤的患者在出院时，依然会有一项神经功能障碍。其中，大部分患者会在 4~6 周内恢复，99%以上的患者会在一年内痊愈。由于相关文献数量较少，几乎没有儿童患者神经阻滞后出现永久性神经损伤的病例报道。

8.3.2.2 穿刺针引起脊髓损伤

脊髓损伤是一项非常严重的区域阻滞并发症。很多文献已经证实，成人患者实施外周神经阻滞，如臂丛阻滞，也有损伤脊髓的可能[46-48]。不过，儿童患者暂时还没有外周神经阻滞导致脊髓损伤的相关报道。2010 年的 ADARPEF 研究中，统计了一年内 30 000 例区域阻滞病例，没有发现永久性脊髓损伤[8]。但是另一项为期 5 年的研究指出，在 10 000 多例实施硬膜外麻醉的小儿病例中，有一例 3 个月的婴儿术后出现了永久性神经功能障碍[49]。

预防穿刺针引起的脊髓损伤很关键。成人病例中，绝大多数永久性脊髓损伤是不正常操作引起的。因此，进行任何非常规操作之前，麻醉医生必须进行仔细评估，并记录下这么做的理由。避免脊髓损伤最好的办法是尽量采用外周神经阻滞，使穿刺针远离脊髓自然也就降低了损伤的可能性。近期的报道也显示，儿童区域阻滞逐渐从硬膜外麻醉为主，向外周神经阻滞为主改变[8]。在一项儿科中心的统计中，近 17 年来，儿童患者硬膜外麻醉的比例从 97%下降至 24.9%[50]。虽然成人患者在行硬膜外麻醉前是否需镇静及麻醉处理尚存在争议，但对于儿童患者，硬膜外穿刺前的镇静及麻醉处理则被认为是安全有利的，已被普遍实施。成人患者与患儿间处理存在的差异，其原因尚且不明。成人患者硬膜外穿刺前是否需要麻醉依然存在争议[41,51-53]。但是麻醉医生普遍认为，适当的镇静和麻醉对于儿童患者硬膜外穿刺则是有利的。年龄差异带来的处理方法不同的原因尚无文献支持。

随时了解穿刺针针尖的位置是避免脊髓损伤的关键。在任何操作之前，需要麻醉医生熟悉相关部位的解剖和详细的操作步骤。即使有各种新技术的辅助，操作者依然需要预先掌握相应的知识。虽然暂时缺乏文献支持，但神经刺激器和超声技术依然是确定穿刺针针尖位置的优秀工具。在其他章节我们也介绍了，这两项技术可以被广泛应用在外周神经阻滞和硬膜外麻醉，并能降低严重脊髓损伤的可能性。

如果发生穿刺针导致的脊髓损伤，目前尚无特异性治疗方法。一旦怀疑出现脊髓损伤，首先应该了解和判断神经功能障碍的程度和范围。判断脊髓损伤的病因非常重要，特别要排除那些急性和不可逆性因素(图 8.4)。这其中就包括血肿压迫神经引起的症状，早期(6~8 小时)解除神经压迫可以避免出现持续性截瘫或者四肢瘫痪。任何可能导致神经损伤的因素都不应放过，包括：外科因素(例如胸部腹部手术结扎脊髓动脉、盆腔手术损伤股神经、腹股沟手术损伤股外侧皮神经以及腓骨头压迫腓总神经)、患者体位、术前情况和麻醉操作的情况。出现可疑脊髓损伤之后，需要立即请神经科和放射科专家会诊，并行急诊 MRI 检查。

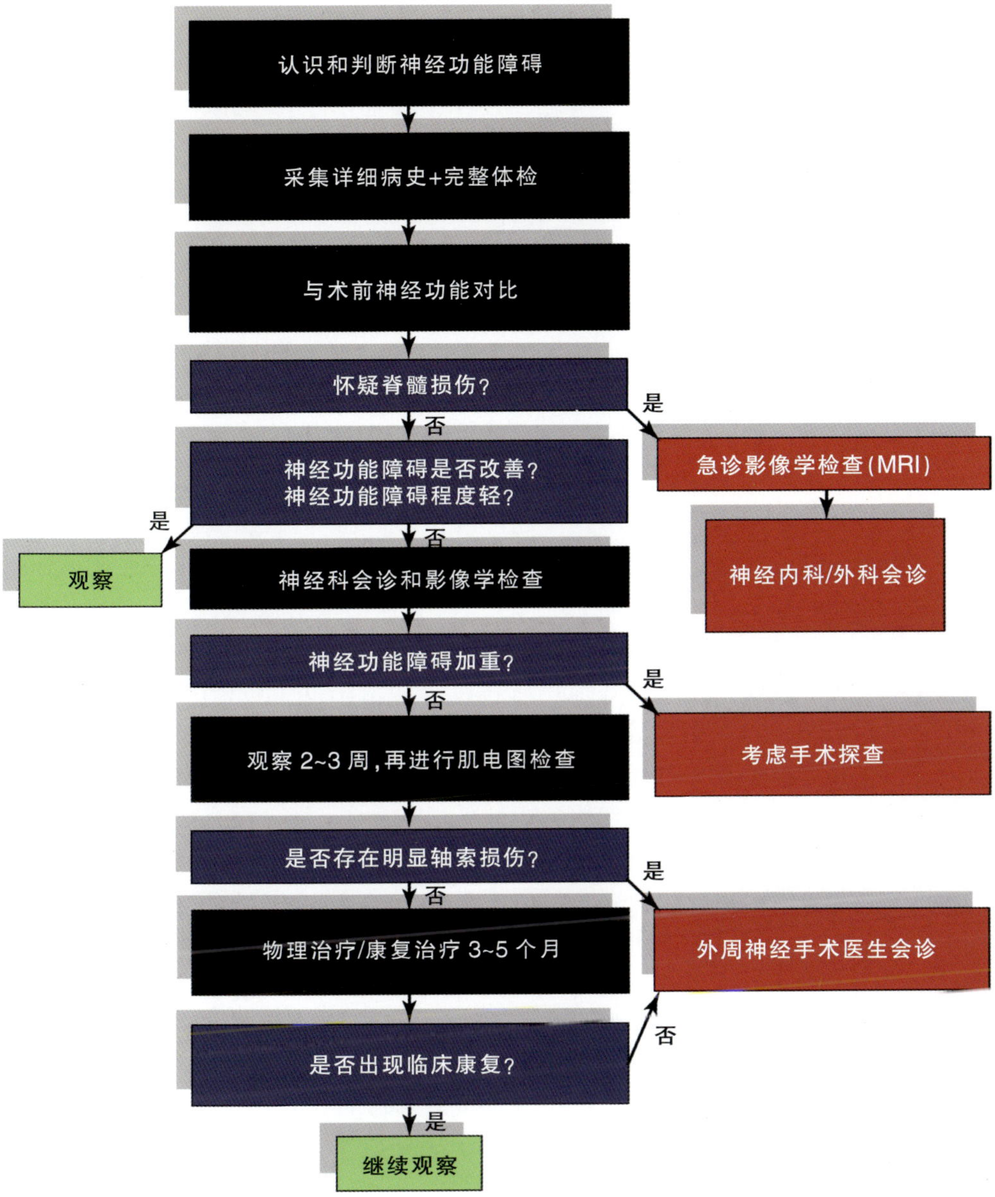

图 8.4　神经功能障碍和脊髓损伤的处理原则。

由各科专家形成医疗团队，可以结合影像学资料，对患儿做出早期诊断，再由神经内科和外科医生共同制订后续治疗方案。

8.3.2.3 穿刺针损伤胸膜

麻醉医生在进行某些神经阻滞时，如锁骨上臂丛神经阻滞，穿刺针的方向朝向肺尖部，就会出现针尖损伤胸膜引起气胸的风险。儿童患者锁骨上臂丛神经阻滞术后气胸的发生率尚没有准确的数据。成人患者术后气胸发生率的报道也有很大差异，部分文献认为发生率为 5%，另一些则认为有放射影像证据的气胸发生率高达 25%[54-55]。由于锁骨上臂丛神经阻滞气胸发生率偏高，麻醉医生通常选择其他入路进行臂丛神经阻滞。随着超声技术的普及，针对锁骨上臂丛神经阻滞的研究再次成为热点。一项研究[56]调查了 40 例大于 5 岁的儿童，全部患儿都接受了超声引导下锁骨上臂丛神经阻滞，术后没有发生一例气胸。Pande 等[57]也报道，成功完成近 200 例超声引导下锁骨上臂丛神经阻滞，而没有发生气胸。这些研究的规模较小，暂时还不能代表真实术后气胸发生率，但至少证实超声引导下锁骨上臂丛神经阻滞安全性已经得到提高。

在操作前，了解周围解剖结构对于避免气胸相当重要。使用超声引导时，同时显示穿刺针、穿刺目标和胸膜，也可以避免穿刺针损伤胸膜。双侧阻滞也应该避免。如果在日间手术中应用神经阻滞，必须向患者和家属详细介绍气胸的症状，包括突发胸痛和呼吸困难。患者术后一旦出现相关症状,必须马上到附近的急诊室就诊。超声已经证实可以用于诊断成人气胸,但是其应用于儿科病例还没有文献报道(图 8.5)。

如果发生气胸,患儿需要给予 100%氧气,尽早停止正压通气。对患儿进行严密的连续监护,尽早发现张力性气胸,避免出现心血管抑制。如果发现张力性气胸,首先需要进行粗针穿刺减压,同时积极进行手术准备。笑气会增加气胸的症状,应该避免术中使用。当塌陷超过 1/4 肺容积时,需要放置胸管引流。

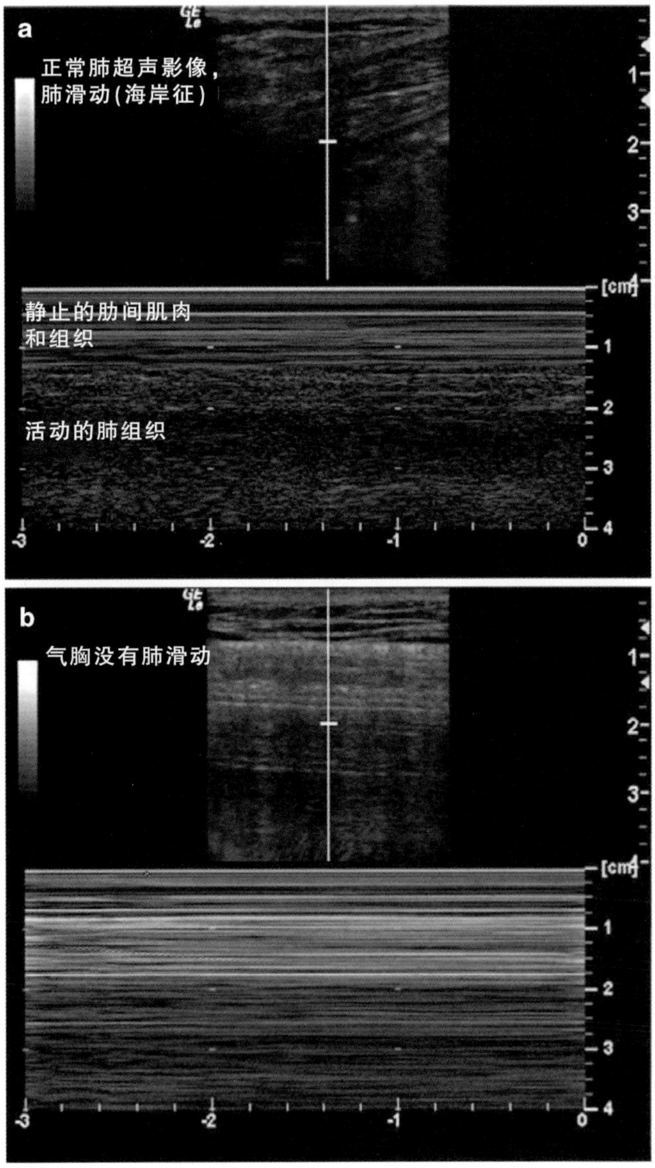

图 8.5 超声下通过肺滑动判断气胸。超声可以观察到正常肺的滑动(a);如果穿刺针损伤胸膜导致气胸,肺滑动征消失(b),提示可能出现气胸。

8.3.3 神经刺激器并发症

清醒患者神经阻滞时,神经刺激器会带来各种异感,通常描述为"不舒服""刺痛感""弹跳感"甚至"疼痛"。儿童或者家属经常有疑问,神经刺激器里面的电流是否会损害神经。迄今为止,尚无任何神经刺激器带来神经损伤的报道。神经刺激器可能出现故障,但是其微弱的电流不会导致所谓的电烧伤或者神经麻痹症状。通常认为,神经刺激器的使用非常安全,并且只会给区域阻滞麻醉带来更多安全保障。

8.3.4 超声探头相关不良事件

由于超声属于影像技术,因此很多患儿家属会有超声是否存在辐射的担忧。在第 3 章已经进行了详细介绍,超声探头没有任何放射装置,它的工作原理是产生高频率的声波,并通过回声来产生图像。超声波穿过组织时, 可以让组织产生轻微震动从而传播能量,这种原理也被用于物理治疗。但是,临床上使用的超声影像设备发出的声波,其波长和能量对周围组织结构的影响可以忽略不计。至今没有任何超声引起组织损伤的报道。

麻醉医生进行不熟悉的神经阻滞时,超声可能会带来错误的信息,出现不必要的风险。虽然推荐麻醉医生尽可能使用超声引导下神经阻滞,但前提是必须掌握周围解剖结构和熟悉整个操作流程。操作者必须要有足够经验, 或者在有经验的医生指导下完成操作。针对各种可能存在的并发症和不良反应,麻醉医生必须要有相应的预防手段和处理预案。很多情况下,超声探头还会成为手术室内的污染源。在患者之间使用同一个超声探头,应该按照超声操作手册的规定进行消毒。同时,每次进行超声引导下神经阻滞操作时,在探头外加用无菌套。

8.3.5 总结

区域阻滞的潜在危险常常来自基础设备,例如普通的穿刺针。在不穿过皮肤和组织就将药物注射到正确位置之前,我们必须正视穿刺针带来的风险,并尽最大努力避免给患者带来损伤。

8.4 区域阻滞并发症

8.4.1 引言

过去 20 年儿科区域麻醉的使用已经显著增加；因此，麻醉医生可能会看到越来越多的并发症。这是一个新兴的研究领域。目前，只有数量有限的高质量研究阐述了罕见和主要的并发症，要制订管理指南很困难。必须借鉴成人区域麻醉的经验，转化应用于儿科病例，并且建立体系来指导临床操作。

8.4.2 周围神经阻滞并发症

8.4.2.1 膈神经瘫痪和轻瘫

在成年人中，尽管膈神经麻痹的发生率很高，但在儿科，这一并发症却很少报道过。锁骨上和肌间沟阻滞引起一过性的横膈膜麻痹的概率为 50%~100%[58]。甚至有人报道过一例由肌间隔阻滞引起的持续性膈神经瘫痪[59]。患者和阻滞选择的差异可能是缺乏儿童患者报道的原因。在一项超过 2000 名儿童患者报道中，仅有少数的患者进行锁骨上阻滞[8]。锁骨上神经阻滞应该是可以用于儿童患者的，一些研究表明使用低剂量的局部麻醉药加上超声指导可以减少单侧膈肌麻痹的风险[60]。但是在锁骨上进行双侧阻滞是有争议的。最近有证据显示，肌间沟臂丛神经阻滞时，导管内注射生理盐水可以预防膈神经麻痹并有助于膈肌功能的恢复[61]。

8.4.2.2 血肿和随后的后遗症

在周围神经阻滞时，意外的刺破血管是相对常见的。使用经动脉途径来注射局部麻醉药是一种可行的方法，该方法在本书其他地方进行了说明。充分掌握解剖知识并结合可视化技术（超声）可以避免穿入血管。进行阻滞之前，必须排除有凝血异常的患者，因为该患者是区域麻醉的相对禁忌证。穿到血管后，应该移除穿刺针（通常仍然可以进行安全有效的阻滞），并按压穿刺点直到停止出血和血肿停止扩张。在术中及术后恢复室应持续监视穿刺点。并且要监测血肿远端肢体的脉搏和区间张力，以排除骨筋膜室综合征（表 8.5）。当怀疑骨筋膜室综合征时，应咨询矫形外科和整形外科医生以进一步诊断。对于住院患者，护理单位应制订相关护理的流程，在阻滞效果消失的过程中继续间断的监测肢体脉搏、疼痛、压力及感觉异常。对日间手术的儿童患者，应对看护人员进行相应的指导和说明。

表 8.5　骨筋膜室综合征的病因

骨筋膜室综合征的原因
• 止血带压力过大
• 过敏反应
• 未诊断出的雷诺病
• 镰状细胞病
• 动脉内注射
• 错误的用药

外周血肿引起的严重并发症是罕见的。唯一的一项严重不良后果的报道是在阻滞阴茎背神经时发生的血肿。最近 Cochrane Review 相关结论提示，阴茎背神经阻滞时发生的血肿并不会导致严重的后遗症[62]。也有一项报道，一个 6 岁女孩髂腹下神经阻滞后出现了肠壁血肿，但没有严重的后果[63]。

8.4.2.3 细菌感染

任何时候皮肤被外来物体穿透后，都有被感染的可能性。在清洁的环境（手术室或专用的房间）进行阻滞可以防止细菌感染。任何时候都应该注重无菌操作，对患者、相关操作器材进行合理的铺单或包裹。应警告患者及其父母感染的可能性，一旦发现儿童出现局部红斑、穿刺部位周围疼痛、发热、寒战或有脓液流出，就应报告给医疗护理人员。感染可以按照局部抗生素指南，并结合引流进行治疗。无菌环境下进行小儿科周围神经阻滞时发生感染的实际风险尚未量化。

8.4.3 椎管内阻滞并发症

8.4.3.1 血肿

椎管内阻滞后发生硬膜外血肿很少见。成人患者的发病率估计低于 1/150 000[64]。虽然美国区域麻醉学会制订的指南主要针对成年人，但可以用于儿童患者[64]。在儿童患者中，对此相关的报道很少，没有一项大型儿童研究证明存在这种风险，但通常认为儿童患者的发生率与成年人相同，也是在 0.0007%的范围。如果儿童感觉双腿无力并感到背痛，应怀疑可能发生了脊髓压迫性病变。MRI 是早期诊断神经病变的主要方法，同时咨询神经外科医生的建议也是必要的，以避免永久性损伤。

8.4.3.2 感染

硬膜外脓肿是一种罕见但具有潜在破坏性并发症。在成年人文献中,其发病率估计在0~0.005%之间[65,66]。在儿童人群大型研究中,未见硬膜外脓肿任何病例[8]。但是,在英国的一项超过10 000例的硬膜外麻醉分析中有两例儿童病例发生了硬膜外脓肿[49]。相关的症状是多样的,但如果一个患儿在穿刺数天后说背痛、局部无力和发热,就应该怀疑发生了硬膜外感染。也可能是白细胞增多症。未被识别脓肿的后果很严重,治疗不及时会造成渐进性无力和截瘫,在英国,相关的研究报道提示在这些患者中有一例患者发生了脑膜炎[49]。抗生素的使用原则应根据当地相关指南制订。当对导管的尖端进行细菌培养时,发现了革兰阴性菌,其中表皮葡萄球菌最常见,是寄生在皮肤和腰椎麻醉及硬膜外导管上的微生物[67]。怀疑感染时,建议立即咨询外科,考虑进行脓肿引流。尽管硬膜导管相关的感染率相当低,但是建议向头端固定导管并使用闭合敷料覆盖,以减少粪便尿液污染的风险[68,69]。

8.4.3.3 全脊髓麻醉

过量的局部麻醉药注射到蛛网膜下隙会导致全脊髓麻醉。常见的情况是在进行硬膜外腔麻醉时,用于硬膜外麻醉的较大剂量局部麻醉药注射到蛛网膜下隙。然而小剂量的硬膜外局部麻醉药或大剂量的用于腰椎麻醉的局部麻醉药扩散进入脊髓蛛网膜下隙麻醉时也可能发生相同状况。使用超声和神经刺激器可能会减少该并发症发生(第2章表2.2)[70]。对成年患者,硬膜外麻醉发生全脊髓麻醉的概率大约是0.2%[71]。在1100例儿童硬膜外麻醉中,有一个患儿发生了全脊髓麻醉[8]。这个患儿在恢复室中被发现自主呼吸停止,此时通过4小时辅助呼吸而得到成功的治疗。无法呼吸同时血流动力学不稳定是该并发症的典型表现。通常需要气管内插管、机械通气和缩血管药物治疗进行复苏。复苏可能需要30分钟到6小时,取决于所用的药物和给药剂量。通过硬膜外导管进行脑脊液灌洗的方法成功治疗了一名发生了全脊髓麻醉的14岁患儿[72]。这个病例中,患者在30分钟内复苏成功。

8.4.3.4 硬膜下注射

硬膜下间隙是硬膜和蛛网膜之间的潜在空间,从第二骶骨顶部延伸到第三脑室底部。硬膜下空间不同于硬膜外腔,它既存在于颅内也存于颅外。该间隙覆盖了脑神经和脊神经一小段距离,并且在颈部最宽。据报道,局部麻醉药物硬膜下注射的发生率为0.1%~0.8%[73],但是在儿童人群中很少报道。硬膜外刺激测试可以提供是否穿刺针和导管进入了硬膜下间隙的信息[74,75]。在怀疑发生了硬膜下间隙注射时,X线可用于诊断导管的位置。硬膜下注射阻滞的进展过程是多变的,并且因为缓慢运动和感觉阻滞而可能表现为“片状”阻滞。发生硬膜外阻滞时可能会发生呼吸功能不全,这时需要辅助性呼吸和镇静,直到阻滞消退。

8.4.3.5 硬膜穿刺后头痛

硬膜穿刺后头痛(PDPH)在成年人群中是比较常见的现象。以前认为PDPH不会发生在儿科人群中[76]。可能性的解释是,在儿童脑脊液压力、站立状态时流体静压更低以及儿童硬脑膜弹性更好。然而,这些解释被证实是错误的。事实上,PDPH在儿童中的发病率被证实为2%~15%[77]。

在儿童人群中PDPH的症状同成年人相同。国际头痛学会对PDPH的定义是,腰椎麻醉7天内发生头痛,14天内缓解并且会在直立时加重[78]。其他症状可能包括恶心、呕吐以及各种视觉和听觉现象。两个群体之间最主要的差异在于是否能表达这些症状。患儿可能倾向于行为表达,而不是描述他们的症状。因此,患儿硬膜穿刺后应定期询问,并应告知监护人一些关于是PDPH的症状。

在知道影响PDPH发生率的因素的相关知识后,可以对PDPH进行预防。现已证实,在儿童,头痛和针的规格、针尖斜面的设计和方向有关。斜面方向的重要性已在硬膜外麻醉时得到了证实。并且研究已证实,只要斜面垂直定向PDPH的发生率在使用22G和25G针时是相同的[79,80]。针的设计也会对PDPH的发生产生影响;钝尖针(例如Sprotte,Whitacre)使PDPH的发病率相对降低,尖锐的针尖(例如Quincke)则相反。这个已在儿童人群中得到证实[77]。

初始治疗采取诸如卧床休息和口服补液这样的保守措施,但是几乎没有证据建议这样做。镇痛药(对乙酰氨基酚、非甾体抗炎药)也可用于对症治疗。也可以使用咖啡因并且其有效性已在成年人群中得到证实,但是仍有一些争议[81,82]。硬膜外自体血补丁(EBP),由GormLey在1960年引入,仍然是治疗PDPH最有效的方法之一[83]。EBP的成功率约为85%,并在第二剂后升高至98%。它将血液作为密封剂,堵塞穿刺针造成的孔洞,从而防止CSF进一步的渗漏。另一种解释是，注射的血液增加硬膜外压力并增加 CSF 压力的反压力理论。

在儿童人群中关于 EBP 的报道很少。病例报告建议使用 3~8.5mL，一小样本研究建议青少年使用量为 0.2~0.3mL/kg[84–87]。Kowbel 在一个 4 岁患儿的病例中报道了经尾椎血液填塞这一方法，该患者因为化疗而进行了重复腰椎穿刺术，并发生了蛛网膜皮肤瘘[88]。腰椎 EBP 已经在 7 岁的儿童中使用过[85]。此外，有一例报道指出，可以用经腰椎 EBP 成功治疗颈椎硬膜外穿破[89]。一个 3 岁患儿的 CSF 渗露已经持续了 5 周，在使用有创技术失败后，使用 EBP 这一方法成功且迅速的对其进行了治疗[90]。治疗成功后，疼痛在 10~15 分钟内消散。这个程序并非没有风险，有报道称会出现如短暂性心动过缓、腰椎综合征和面部麻痹的不良反应[91–94]。

8.4.3.6 低血压

几乎没有报道显示年幼的儿科患者在椎管内阻滞后发生低血压[95]。这可能是由于自主神经系统不成熟，又很少依靠交感神经调节血压。因此，当椎管内阻滞后出现低血压，医生应当考虑其他原因，包括与手术相关原因，以及其他未确认的出血、局部麻醉中毒、过敏反应和全脊髓麻醉。在年龄偏大的青少年中，椎管内阻滞后也会出现血压下降，应采用与成人一致的方法进行治疗，比如补液、转换体位（头低脚高位）和给予拟交感药物。

8.4.4 总结

儿童患者的椎管内阻滞并发症是很罕见的，几乎没有因该并发症造成死亡的报道。然而，最近的 ADARPEF 研究表明，中枢部位神经阻滞并发症发生率比外周神经阻滞高 6 倍[8]。这个事实说明，在麻醉中必须优先考虑外周神经阻滞。对于这些并发症的大多数处理措施仍然有效，并且对于压迫性病变（脓肿或血肿），应尽早考虑咨询神经病学和神经外科专家。

结论

有一篇关于儿童区域麻醉可能并发症的综述。对于这个研究相对不足的人群，随着样本量的增加，越来越多的患者会被实施区域麻醉，新的并发症也会相应增多。在此期间，我们必须借鉴一些成年区域麻醉的经验。很幸运，在儿童患者中区域麻醉仍然是相当安全的。不良事件的报道很少，那些确实存在并发症的患者很少会有长期的后遗症。我们必须努力维持这个良好的安全记录。我们可以通过以下措施预防并发症的发生：仔细评估患者，确保从业者训练有素，尽可能确保进行阻滞的区域是最安全的，采取最安全的程序，得到患者和监护人的知情同意。无论何时出现疑似并发症都必须及时做出处置和评估（表 8.6）。

表 8.6 评估神经损伤的推荐步骤

评估神经损伤的推荐步骤
• 识别神经功能障碍
• 在没有进一步麻醉注射的情况下，任何新的或强化的神经功能障碍的病史必须将其视为一个警告标志，可能出现了神经损伤
• 当怀疑出现神经损伤时，必须及时进行仔细的病史评估和体格检查
• 明确首发症状和进展
• 疼痛性质、运动无力、感觉缺失和括约肌控制应与术前获得的患者基线神经系统状态信息进行比较，这些信息可能会提供受伤的原因和适当的管理线索
• 出现了脊髓压迫症状/体征必须紧急处理（在 6~12 小时内）；否则，可能会发生永久性截瘫或四肢瘫
• 即使不怀疑神经系统损伤，也应完成彻底的术后随访
• 考虑外科原因
○ 手术对神经结构的损伤，比如拉钩、手术刀片或者手术部位的张力，这些不涉及麻醉医生
○ 外科医生可能注射长效局部麻醉药
○ 伤口周围敷料或石膏引起水肿或出血导致的骨筋膜室综合征，能损害神经功能
○ 在手术过程中血管的损伤会引起神经损伤（例如，胸主动脉瘤修复术后出现的脊髓损伤）。正因为如此，主动脉手术后首先要让肿块及时消退
○ 患者的体位摆放应避免直接压迫（例如，腓总神经在腓骨小头）或神经牵张（例如，在开胸手术中肩关节过伸导致臂丛神经牵拉），患者不正确的体位会产生神经损伤，可能会误认为是区域麻醉意外

（待续）

表 8.6(续)

评估神经损伤的推荐步骤
• 考虑麻醉原因
○ 应进行彻底的审查麻醉管理的细节,特别是如果部分麻醉护理是由其他麻醉科医生执行的
○ 应记录药物的选择、剂量和上次管理
○ 应记录神经阻滞持续时间,长时间的阻滞可能导致神经损伤
○ 高浓度的药物可能增加神经并发症的风险
○ 多次神经阻滞会增加损伤的风险
○ 清醒患者,在针插入和随后的注射局部麻醉时感觉异常,可能提示神经损伤
○ 对于合作的青少年,镇静水平必须合适,从而不影响观察感觉异常的能力。在年轻的患者,区域麻醉通常需要在全身麻醉下进行

(夏维 译 张玥 梅伟 校)

参考文献

1. Rubin K, Sullivan D, Sadhasivam S. Are peripheral and neuraxial blocks with ultrasound guidance more effective and safe in children? Paediatr Anaesth. 2009;19:92–6.
2. Lonnqvist PA. Is ultrasound guidance mandatory when performing paediatric regional anaesthesia? Curr Opin Anaesthesiol. 2010;23:337–41.
3. Brull R, Wijayatilake DS, Perlas A, et al. Practice patterns related to block selection, nerve localization and risk disclosure: a survey of the American Society of Regional Anesthesia and Pain Medicine. Reg Anesth Pain Med. 2008;33:395–403.
4. Gunter JB. Benefit and risks of local anesthetics in infants and children. Paediatr Drugs. 2002;4:649–72.
5. Dalens BJ, Mazoit JX. Adverse effects of regional anaesthesia in children. Drug Saf. 1998;19:251–68.
6. Curley RK, Macfarlane AW, King CM. Contact sensitivity to the amide anesthetics lidocaine, prilocaine, and mepivacaine. Case report and review of the literature. Arch Dermatol. 1986;122:924–6.
7. Berde CB. Convulsions associated with pediatric regional anesthesia. Anesth Analg. 1992;75:164–6.
8. Ecoffey C, Lacroix F, Giaufre E, Orliaguet G, Courreges P. Epidemiology and morbidity of regional anesthesia in children: a follow-up one-year prospective survey of the French-Language Society of Paediatric Anaesthesiologists (ADARPEF). Paediatr Anaesth. 2010;20:1061–9.
9. Giaufre E, Dalens B, Gombert A. Epidemiology and morbidity of regional anesthesia in children: a one-year prospective survey of the French-Language Society of Pediatric Anesthesiologists. Anesth Analg. 1996;83:904–12.
10. Fisher QA, Shaffner DH, Yaster M. Detection of intravascular injection of regional anaesthetics in children. Can J Anesth. 1997;44:592–8.
11. Freid EB, Bailey AG, Valley RD. Electrocardiographic and hemodynamic changes associated with unintentional intravascular injection of bupivacaine with epinephrine in infants. Anesthesiology. 1993;79:394–8.
12. Sethna NF, Sullivan L, Retik A, et al. Efficacy of simulated epinephrine-containing epidural test dose after intravenous atropine during isoflurane anesthesia in children. Reg Anesth Pain Med. 2000;25:566–72.
13. Perillo M, Sethna NF, Berde CB. Intravenous isoproterenol as a marker for epidural test-dosing in children. Anesth Analg. 1993;76:178–81.
14. Tsui BCH, Kropelin B. The electrophysiological effect of dextrose 5 % in water on single-shot peripheral nerve stimulation. Anesth Analg. 2005;100:1837–9.
15. Chin J, Tsui BC. No change in impedance upon intravascular injection of D5W. Can J Anesth. 2010;57:559–64.
16. Fortuna A. Caudal analgesia: a simple and safe technique in paediatric surgery. Br J Anaesth. 1967;39:165–70.
17. Agarwal R, Gutlove DP, Lockhart CH. Seizures occurring in pediatric patients receiving continuous infusion of bupivacaine. Anesth Analg. 1992;75:284–6.
18. Peutrell JM, Hughes DG. A grand mal convulsion in a child in association with a continuous epidural infusion of bupivacaine. Anaesthesia. 1995;50:563–4.
19. Bosenberg AT. Epidural analgesia for major neonatal surgery. Paediatr Anaesth. 1998;8:479–83.
20. Maxwell LG, Martin LD, Yaster M. Bupivacaine-induced cardiac toxicity in neonates: successful treatment with intravenous phenytoin. Anesthesiology. 1994;80:682–6.
21. Foxall G, McCahon R, Lamb J, Hardman JG, Bedforth NM. Levobupivacaine-induced seizures and cardiovascular collapse treated with Intralipid. Anaesthesia. 2007;62:516–8.
22. Lambert LA, Lambert DH, Strichartz GR. Irreversible conduction block in isolated nerve by high concentrations of local anesthetics. Anesthesiology. 1994;80:1082–93.
23. Flandin-Blety C, Barrier G. Accidents following extradural analgesia in children. The results of a retrospective study. Paediatr Anaesth. 1995;5:41–6.
24. McCloskey JJ, Haun SE, Deshpande JK. Bupivacaine toxicity secondary to continuous caudal epidural infusion in children. Anesth Analg. 1992;75:287–90.
25. McGown RG. Caudal analgesia in children. Five hundred cases for procedures below the diaphragm. Anaesthesia. 1982;37:806–18.
26. Matsumiya N, Dohi S, Takahashi H, Kondo Y, Naito H. Cardiovascular collapse in an infant after caudal anesthesia with a lidocaine-epinephrine solution. Anesth Analg. 1986;65:1074–6.
27. Faccenda KA, Finucane BT. Complications of regional anaesthesia: incidence and prevention. Drug Saf. 2001;24:413–42.
28. Weinberg G, Ripper R, Feinstein DL, Hoffman W. Lipid emulsion infusion rescues dogs from bupivacaine-induced cardiac toxicity. Reg Anesth Pain Med. 2003;28:198–202.
29. Weinberg GL, VadeBoncouer T, Ramaraju GA, Garcia-Amaro MF, Cwik MJ. Pretreatment or resuscitation with a lipid infusion shifts the dose-response to bupivacaine-induced asystole in rats. Anesthesiology. 1998;88:1071–5.
30. Weinberg G. Lipid rescue resuscitation from local anaesthetic car-

diac toxicity. Toxicol Rev. 2006;25:139–45.
31. Picard J, Meek T. Lipid emulsion to treat overdose of local anaesthetic: the gift of the glob. Anaesthesia. 2006;61:107–9.
32. Rosenblatt MA, Abel M, Fischer GW, Itzkovich CJ, Eisenkraft JB. Successful use of a 20 % lipid emulsion to resuscitate a patient after a presumed bupivacaine-related cardiac arrest. Anesthesiology. 2006;105:217–8.
33. Litz RJ, Popp M, Stehr SN, Koch T. Successful resuscitation of a patient with ropivacaine-induced asystole after axillary plexus block using lipid infusion. Anaesthesia. 2006;61:800–1.
34. Leskiw U, Weinberg GL. Lipid resuscitation for local anesthetic toxicity: is it really lifesaving? Curr Opin Anaesthesiol. 2009;22:667–71.
35. Ludot H, Tharin JY, Belouadah M, Mazoit JX, Malinovsky JM. Successful resuscitation after ropivacaine and lidocaine-induced ventricular arrhythmia following posterior lumbar plexus block in a child. Anesth Analg. 2008;106:1572–4, table of contents.
36. Shah S, Gopalakrishnan S, Apuya J, Martin T. Use of Intralipid in an infant with impending cardiovascular collapse due to local anesthetic toxicity. J Anesth. 2009;23:439–41.
37. Dillane D, Finucane BT. Local anesthetic systemic toxicity. Can J Anesth. 2010;57:368–80.
38. Neal JM, Bernards CM, Butterworth JF, et al. ASRA practice advisory on local anesthetic systemic toxicity. Reg Anesth Pain Med. 2010;35:152–61.
39. Auroy Y, Narchi P, Messiah A, et al. Serious complications related to regional anesthesia: results of a prospective survey in France. Anesthesiology. 1997;87:479–86.
40. Barrington MJ, Watts SA, Gledhill SR, et al. Preliminary results of the Australasian Regional Anaesthesia Collaboration: a prospective audit of more than 7000 peripheral nerve and plexus blocks for neurologic and other complications. Reg Anesth Pain Med. 2009;34:534–41.
41. Bernards CM, Hadzic A, Suresh S, Neal JM. Regional anesthesia in anesthetized or heavily sedated patients. Reg Anesth Pain Med. 2008;33:449–60.
42. Selander D, Dhuner KG, Lundborg G. Peripheral nerve injury due to injection needles used for regional anesthesia. An experimental study of the acute effects of needle point trauma. Acta Anaesthesiol Scand. 1977;21:182–8.
43. Tsui BC, Li LX, Pillay JJ. Compressed air injection technique to standardize block injection pressures. Can J Anesth. 2006;53:1098–102.
44. Neal JM. Ultrasound-guided regional anesthesia and patient safety: an evidence based analysis. Reg Anesth Pain Med. 2010;35:S59–67.
45. Deschner S, Borgeat A, Hadzic A. Neurologic complications of peripheral nerve blocks: mechanisms and management. In: Hadzic A, editor. Textbook of regional anesthesia and acute pain management. New York: McGraw-Hill; 2007. p. 969–78.
46. Barutell C, Vidal F, Raich M, Montero A. A neurological complication following interscalene brachial plexus block. Anaesthesia. 1980;35:365–7.
47. Passannante AN. Spinal anesthesia and permanent neurologic deficit after interscalene block. Anesth Analg. 1996;82:873–4.
48. Winnie AP, Håkansson L, Buckӧj P. Plexus anesthesia Volume I: perivascular techniques of Brachial Plexus Block. Philadelphia: WB Saunders; 1983.
49. Llewellyn N, Moriarty A. The national pediatric epidural audit. Paediatr Anaesth. 2007;17:520–33.
50. Rochette A, Dadure C, Raux O, et al. A review of pediatric regional anesthesia practice during a 17-year period in a single institution. Paediatr Anaesth. 2007;17:874–80.
51. Kao M-C, Tsai S-K, Tsou M-Y, et al. Paraplegia after delayed detection of inadvertent spinal cord injury during thoracic epidural catheterization in an anesthetized elderly patient. Anesth Analg. 2004;99:580–3.
52. Rose JB. Spinal cord injury in a child after single-shot epidural anesthesia. Anesth Analg. 2003;96:3–6.
53. Bromage PR, Benumof JL. Paraplegia following intracord injection during attempted epidural anesthesia under general anesthesia. Reg Anesth Pain Med. 1998;23:104–7.
54. Brand L, Papper EM. A comparison of supraclavicular and axillary techniques for brachial plexus blocks. Anesthesiology. 1961;22:226–9.
55. De Jong RH. Local anesthetics. St. Louis: Mosby-Year Book; 1994.
56. De Jose MB, Banus E, Navarro Egea M, et al. Ultrasound-guided supraclavicular vs infraclavicular brachial plexus blocks in children. Paediatr Anaesth. 2008;18:838–44.
57. Pande R, Pande M, Bhadani U, Pandey CK, Bhattacharya A. Supraclavicular brachial plexus block as a sole anaesthetic technique in children: an analysis of 200 cases. Anaesthesia. 2000;55:798–802.
58. Neal JM, Moore JM, Kopacz DJ, et al. Quantitative analysis of respiratory, motor, and sensory function after supraclavicular block. Anesth Analg. 1998;86:1239–44.
59. Robaux S, Bouaziz H, Boisseau N, Raucoules-Aime M, Laxenaire MC. Persistent phrenic nerve paralysis following interscalene brachial plexus block. Anesthesiology. 2001;95:1519–21.
60. Riazi S, Carmichael N, Awad I, Holtby RM, McCartney CJ. Effect of local anaesthetic volume (20 vs 5 ml) on the efficacy and respiratory consequences of ultrasound-guided interscalene brachial plexus block. Br J Anaesth. 2008;101:549–56.
61. Tsui BC, Dillane D. Reducing and washing off local anesthetic for continuous interscalene block. Reg Anesth Pain Med 2014;39:175–6.
62. Brady-Fryer B, Wiebe N, Lander JA. Pain relief for neonatal circumcision. Cochrane Database Syst Rev. 2004;3:CD004217.
63. Frigon C, Mai R, Valois-Gomez T, Desparmet J. Bowel hematoma following an iliohypogastric-ilioinguinal nerve block. Paediatr Anaesth. 2006;16:993–6.
64. Horlocker TT, Wedel DJ, Benzon H, et al. Regional anesthesia in the anticoagulated patient: defining the risks (the second ASRA Consensus Conference on Neuraxial Anesthesia and Anticoagulation). Reg Anesth Pain Med. 2003;28:172–97.
65. Kane RE. Neurologic deficits following epidural or spinal anesthesia. Anesth Analg. 1981;60:150–61.
66. Moen V, Dahlgren N, Irestedt L. Severe neurological complications after central neuraxial blockades in Sweden 1990–1999. Anesthesiology. 2004;101:950–9.
67. Kost-Byerly S, Tobin JR, Greenberg RS, et al. Bacterial colonization and infection rate of continuous epidural catheters in children. Anesth Analg. 1998;86:712–6.
68. Bubeck J, Boos K, Krause H, Thies K-C. Subcutaneous tunneling of caudal catheters reduces the rate of bacterial colonization to that of lumbar epidural catheters. Anesth Analg. 2004;99:689–93.
69. Tsui BCH, Wagner A, Cave D, Kearney R. Thoracic and lumbar epidural analgesia via the caudal approach using electrical stimulation guidance in pediatric patients: a review of 289 patients. Anesthesiology. 2004;100:683–9.
70. Tsui BC, Suresh S. Ultrasound imaging for regional anesthesia in infants, children, and adolescents: a review of current literature and its application in the practice of neuraxial blocks. Anesthesiology. 2010;112:719–28.
71. Dawkins CJ. An analysis of the complications of extradural and caudal block. Anaesthesia. 1969;24:554–63.
72. Tsui BCH, Malherbe S, Koller J, Aronyk K. Reversal of an unintentional spinal anesthetic by cerebrospinal lavage. Anesth Analg. 2004;98:434–6.
73. Lubenow T, Keh-Wong E, Kristof K, Ivankovich O, Ivankovich AD. Inadvertent subdural injection: a complication of an epidural block. Anesth Analg. 1988;67:175–9.
74. Tsui BC, Gupta S, Emery D, Finucane B. Detection of subdural placement of epidural catheter using nerve stimulation. Can J Anesth. 2000;47:471–3.
75. Lena P, Martin R. Subdural placement of an epidural catheter detected by nerve stimulation. Can J Anesth. 2005;52:618–21.

76. Janssens E, Aerssens P, Alliet P, Gillis P, Raes M. Post-dural puncture headaches in children. A literature review. Eur J Pediatr. 2003;162:117–21.
77. Apiliogullari S, Duman A, Gok F, Akillioglu I. Spinal needle design and size affect the incidence of postdural puncture headache in children. Paediatr Anaesth. 2010;20:177–82.
78. Evans RW, Armon C, Frohman EM, Goodin DS. Assessment: prevention of post-lumbar puncture headaches: report of the therapeutics and technology assessment subcommittee of the american academy of neurology. Neurology. 2000;55:909–14.
79. Norris MC, Leighton BL, DeSimone CA. Needle bevel direction and headache after inadvertent dural puncture. Anesthesiology. 1989;70:729–31.
80. Lybecker H, Moller JT, May O, Nielsen HK. Incidence and prediction of postdural puncture headache. A prospective study of 1021 spinal anesthesias. Anesth Analg. 1990;70:389–94.
81. Camann WR, Murray RS, Mushlin PS, Lambert DH. Effects of oral caffeine on postdural puncture headache. A double-blind, placebo-controlled trial. Anesth Analg. 1990;70:181–4.
82. Halker RB, Demaerschalk BM, Wellik KE, et al. Caffeine for the prevention and treatment of postdural puncture headache: debunking the myth. Neurologist. 2007;13:323–7.
83. Gormley JB. Treatment of post spinal headache. Anesthesiology. 1960;21:565.
84. Liley A, Manoharan M, Upadhyay V. The management of a post-dural puncture headache in a child. Paediatr Anaesth. 2003;13: 534–7.
85. Roy L, Vischoff D, Lavoie J. Epidural blood patch in a seven-year-old child. Can J Anesth. 1995;42:621–4.
86. Ylonen P, Kokki H. Management of postdural puncture headache with epidural blood patch in children. Paediatr Anaesth. 2002;12:526–9.
87. Ylonen P, Kokki H. Epidural blood patch for management of post-dural puncture headache in adolescents. Acta Anaesthesiol Scand. 2002;46:794–8.
88. Kowbel MA, Comfort VK. Caudal epidural blood patch for the treatment of a paediatric subarachnoid-cutaneous fistula. Can J Anesth. 1995;42:625–7.
89. Colonna-Romano P, Linton P. Cervical dural puncture and lumbar extradural blood patch. Can J Anesth. 1995;42:1143–4.
90. Sanders JC, Gandhoke R, Moro M. Lumbar epidural blood patch to treat a large, symptomatic postsurgical cerebrospinal fluid leak of 5 weeks duration in a 3-year-old. Anesth Analg. 2004;98:629–31.
91. Andrews PJ, Ackerman WE, Juneja M, Cases-Cristobal V, Rigor BM. Transient bradycardia associated with extradural blood patch after inadvertent dural puncture in parturients. Br J Anaesth. 1992;69:401–3.
92. Palmer JH, Wilson DW, Brown CM. Lumbovertebral syndrome after repeat extradural blood patch. Br J Anaesth. 1997;78:334–6.
93. Perez M, Olmos M, Garrido FJ. Facial nerve paralysis after epidural blood patch. Reg Anesth. 1993;18:196–8.
94. Seeberger MD, Urwyler A. Lumbovertebral syndrome after extradural blood patch. Br J Anaesth. 1992;69:414–6.
95. Murat I, Delleur MM, Esteve C, et al. Continuous extradural anaesthesia in children. Clinical and haemodynamic implications. Br J Anaesth. 1987;59:1441–50.

推荐读物

Ecoffey C. Pediatric regional anesthesia. In: Gregory GA, Andropoulos DB, editors. Gregory's pediatric anesthesia. 5th ed. Chichester: Wiley-Blackwell; 2012. p. 439–41.
Fincuane BT, editor. Complications of regional anesthesia. 2nd ed. New York: Springer; 2007.
Horlocker TT. Neurologic complications of regional anesthesia. In: Dureja GP, Madan R, Kaul HL, editors. Regional anaesthesia and pain management: current perspectives. New Delhi: Elsevier; 2000. p. 104–14.
Neal J, Rathmell JP, editors. Complications in regional anesthesia and pain medicine. 2nd ed. Philadelphia: Lippincott Williams & Wilkins; 2013.
Pawar DK. Complications of paediatric regional anesthesia. In: Dureja GP, Madan R, Kaul HL, editors. Regional anaesthesia and pain management: current perspectives. New Delhi: Elsevier; 2000. p. 124–6.

第 3 部分

临床解剖

头颈部的临床解剖

第 9 章

Glenn Merritt, Anil H. Walji, Ban C.H. Tsui

9.1 三叉神经的临床解剖

三叉神经是脑神经中最粗大的一支(第Ⅴ对脑神经),它支配整个面部的感觉,其范围上至颅顶人字缝下至颏底。在它的3大分支中,眼神经和上颌神经是纯粹的感觉性神经,下颌神经则是支配感觉和运动的混合性神经,其运动神经纤维主要支配咀嚼肌。此外,颅部经动眼、面和舌咽神经走行的副交感神经节前纤维,分别在附着三叉神经主干或分支的睫状神经节、翼腭神经节、下颌下神经节和耳神经节换元,再发出节后纤维抵达效应器官。

三叉神经的感觉和运动根起自脑桥基底部腹侧,其感觉支发至三叉神经节,又称半月神经节。此神经节位于颅中窝颞骨岩尖部的三叉神经压迹处,包于硬脑膜两层间的裂隙内(美克尔腔)。自神经节前面发出三大支,即眼神经(V1)、上颌神经(V2)和下颌神经(V3)(图9.1)。

三叉神经细小的运动根位于三叉神经节深面,其发出运动神经纤维(下颌神经)支配4块咀嚼肌,包括咬肌、颞肌及翼内、外肌,与此同时,还支配二腹肌前腹、下颌舌骨肌、鼓膜张肌和腭帆张肌。

三叉神经的3大分支分别经特殊的孔径出颅:眼神经经眶上裂入眶,并分为额神经、泪腺神经及鼻睫状神经3支;上颌神经经圆孔出颅,穿过翼腭窝,再经眶下裂入眶,续为眶下神经,行走于眶下管内,再分支为腭大神经、腭小神经、鼻腭神经及上牙槽神经;下颌神经经卵圆孔出颅达颞下窝,并随即分为两主支,即舌神经和下牙槽神经。三叉神经3主干发出的终末分支,即眶上神经、眶下神经和颏神经通过相应的眶上孔、眶下孔及颏孔出颅,抵达面部。通常情况下,眶上孔、眶下孔及颏孔与瞳孔处于同一垂线上(新生儿,图9.2a;青少年,图9.2b)。腭大神经、腭小神经和鼻腭神经分别通过位于次生腭后部和原生腭前部的相应孔径出腭。我们在进行区域神经阻滞时通常最关注神经的末梢分支,但值得重视的是,三叉神经的每一分支在发出内侧支支配口腔、鼻黏膜的同时,也向外发鼻旁窦黏膜分支支配侧面部。

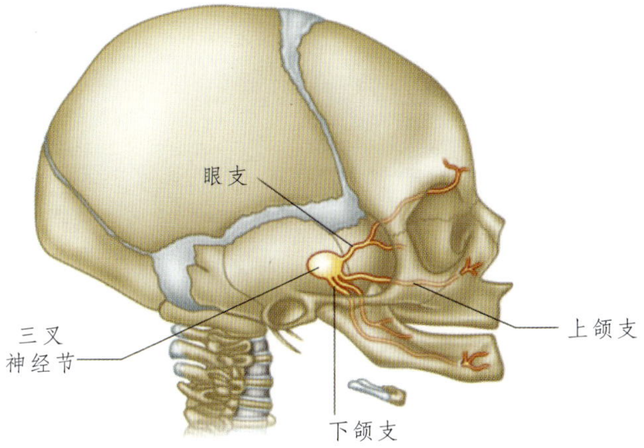

图 9.1 三叉神经的主要分支:眼支,上颌支和下颌支。三叉神经节由起源于脑桥基底部的三叉神经根组成。

9.1.1 眼神经(三叉神经的 V1 分支,纯感觉性神经)

(1)三叉神经最上方的眼神经分支是纯感觉性神经,它经眶上裂入眶。

(2)眼神经在经眶上裂入眶前分为泪腺神经、额神经和鼻睫状神经三支。

(3)泪腺神经为眼神经中最细小的一支,它经眶

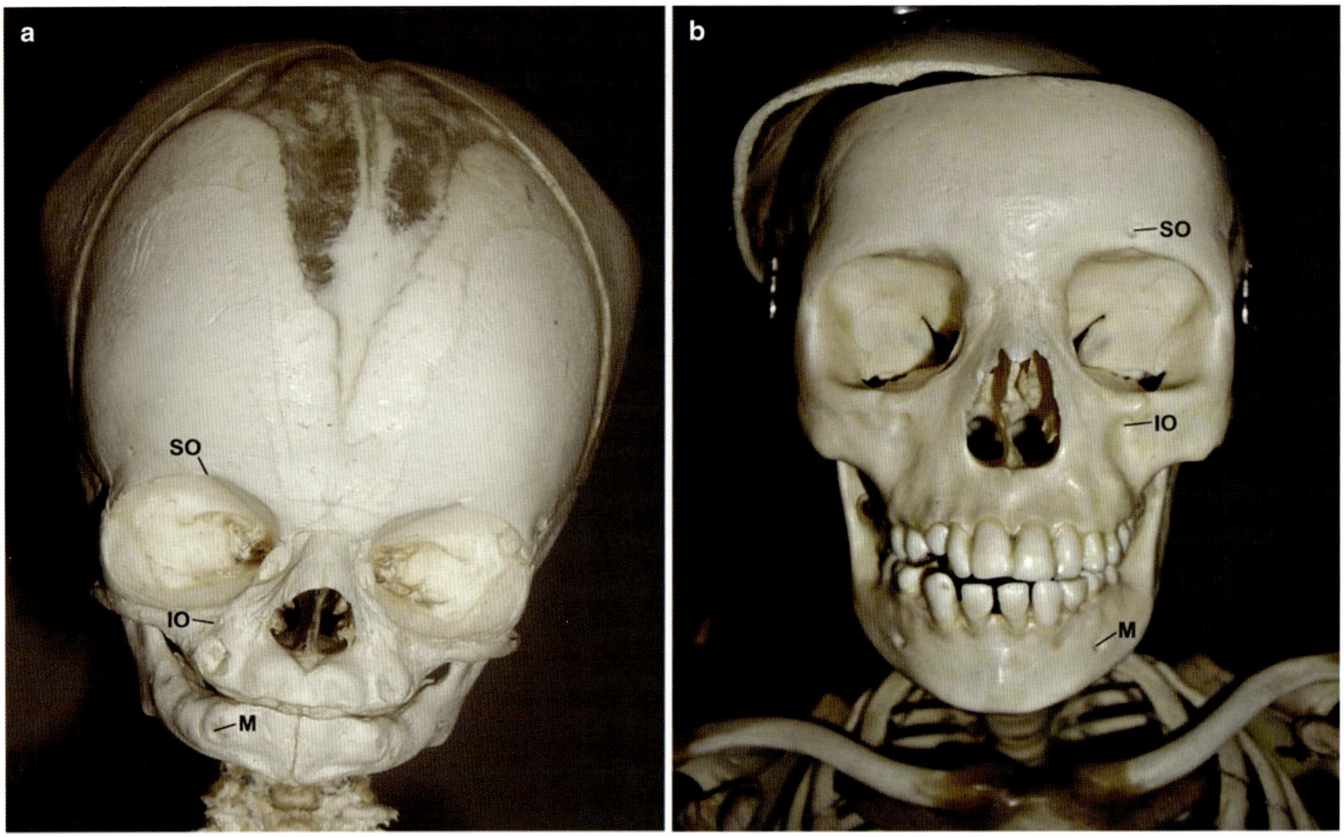

SO=眶上孔
IO=眶下孔
M=颏孔

图 9.2 新生儿(a)和青少年(b)的颅骨模型展示了三叉神经分支出颅的三大特殊孔径。眼神经、上颌神经和下颌神经分别经眶上孔(SO)、眶下孔(IO)和颏孔(M)出颅。

上裂入眶后与上颌神经的分支-颧神经有交通。它沿外直肌通过眼眶外侧壁抵达泪腺,通过颧神经交通支导入的副交感神经分泌运动纤维支配泪腺,同时通过感觉神经纤维支配临近眼结膜。泪腺神经最终穿过眶隔膜,加入面神经纤维支配上眼睑皮肤。

(4)额神经是眼神经分支中最粗的一支,它在上睑提肌的上方前行,终末分为两支感觉支,其较大的外侧支为眶上神经,较小的内侧支为滑车上神经。

(5)眶上神经在上睑提肌和眶底骨膜间前行,并继续向前内侧行走至滑车,经眶上孔(切迹)出眶,弯曲上行, 并最终分为中间支及外侧支分布于前额部。眶上神经阻滞区域为眼结膜、上眼睑及同侧前额部,阻滞范围向后延伸至人字缝(图 9.3 和图 9.4),与此同时,也发出感觉纤维支配额窦黏膜。

(6)滑车上神经在眶上神经内侧,与之并行于眶内,经滑车上方从额切迹(或眶上孔/切迹内侧)出眶,分布于额部。其在框内行走时发出一支分支汇入鼻睫状神经的滑车下支,支配上眼睑、眼结膜的内侧部和前额部中下区域(图 9.4)。

(7)鼻睫状神经是额神经的中间支(其大小也介于其他两支间)。它在眼眶内斜行,至眶内侧壁发出筛前和筛后神经经筛窦入颅,之后在筛骨水平板与硬脑膜间行走,下行穿过鸡冠旁小缝进入鼻腔。鼻睫状神经向内发出两分支,支配鼻腔外侧壁和鼻中隔前部的黏膜。

(8)筛窦神经分支支配筛窦气房内的黏膜,其筛后分支经筛后孔出眶并支配蝶窦。鼻睫状神经终止于滑车下神经和筛前神经分支,前者支配眼结膜和上眼睑的内侧皮肤,后者支配蝶窦前中壁,再向内分出两分支支配鼻中隔前部黏膜和鼻腔侧壁。筛前神经分支最终分为鼻外侧神经出面部,它支配鼻翼和鼻尖的皮肤。

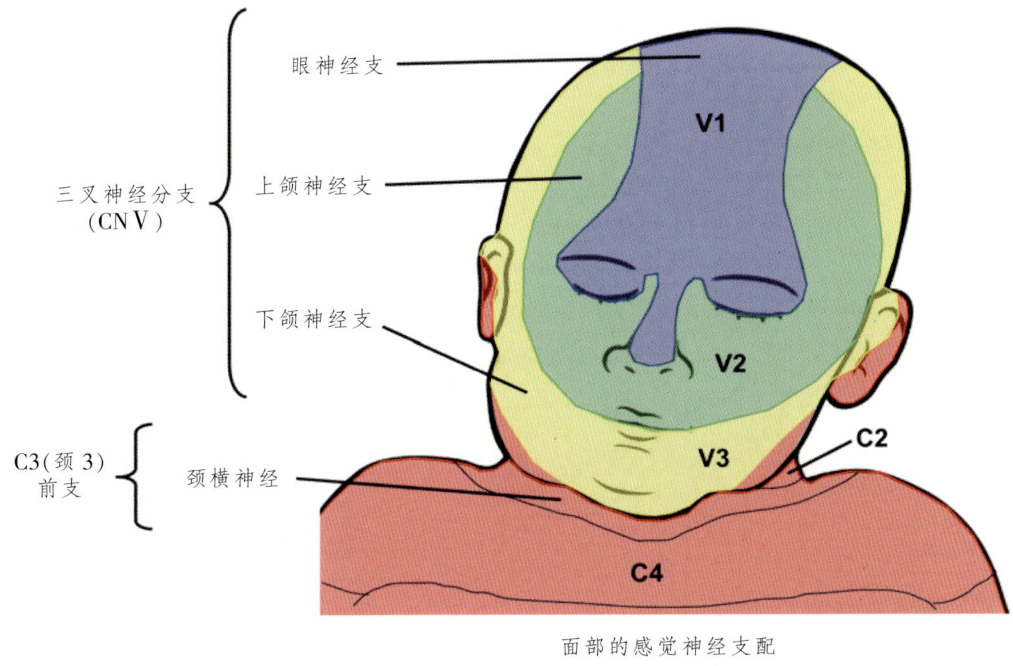

图 9.3　三叉神经和颈丛神经的皮肤支配。

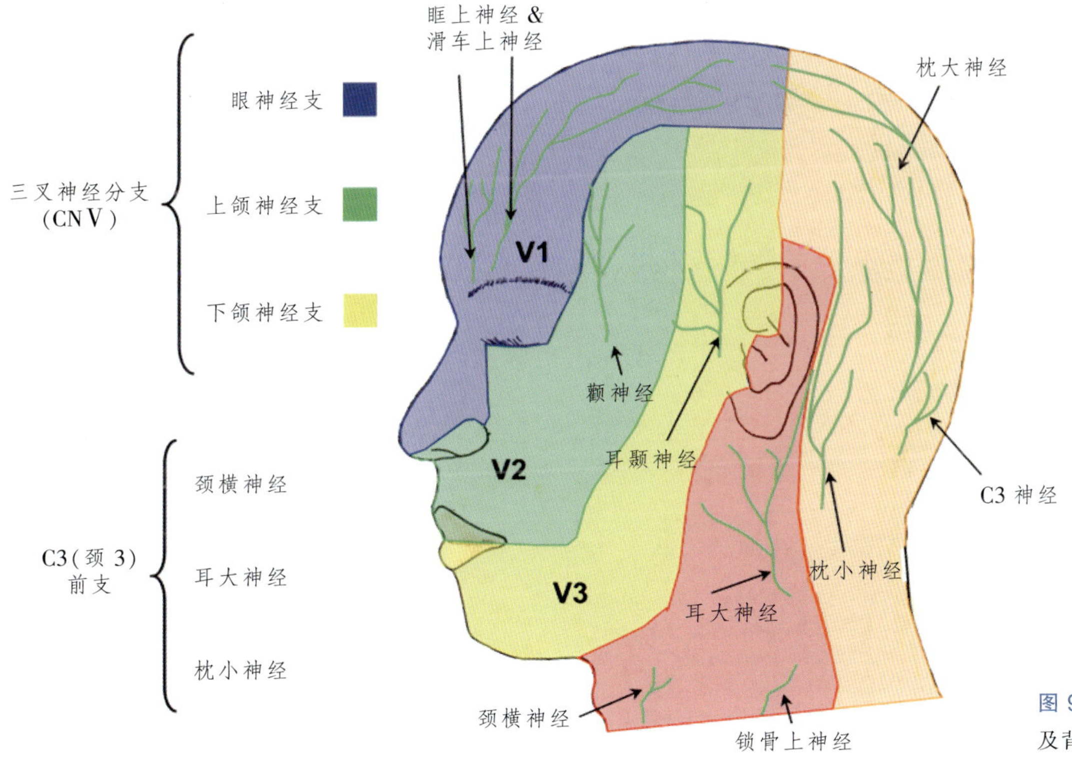

图 9.4　三叉神经、颈丛神经及背根神经的皮肤支配。

9.1.2 上颌神经(三叉神经的 V2 分支,纯感觉性神经)

和眼神经一样，上颌神经仅含纯感觉性神经纤维。它经圆孔出颅,沿颅底向前,跨过翼腭窝(位于两侧翼突外侧板内面）上部继续前行至眶下裂入眶,续为眶下神经(图 9.5)。

翼腭窝内存在副交感翼腭神经节,又称为蝶腭神经节。一些始于上颌神经的分支行至此神经节处,看似由此发出分支,实则仅为穿过此神经节且在节内并不形成突触联系。

上颌神经在经眶下裂入眶续为眶下神经前发出两

支，上牙槽神经分支（中支和前支），支配上颌牙及牙龈，眶下神经最终经眶下孔出眶分布于面部（图9.5）。

上牙槽神经的中前支由其主干在眶下沟和（或）眶下管内发出，而后支则在上牙槽神经入眶底前发出。上牙槽神经在上颌骨颞下处穿入骨质，行走并支配上颌窦黏膜，此后再分出许多小支组成上牙槽神经丛后支，支配上颌牙齿。翼腭窝内穿行发出的分支包括入眶的颧神经（颧颞和颧面支）、短蝶腭骨神经（翼腭神经）及上牙槽神经后支（图9.5）。

颧神经颧面支沿眶下侧行走，穿孔出颧骨支配脸颊皮肤。它同上颌神经眼睑支及面神经颧支相互吻合形成神经丛。颧神经颧颞支发出分支加入泪腺神经，通过副交感神经分泌运动纤维支配泪腺。上牙槽神经后支在上颌神经入眶下裂前在翼腭窝上方分出，它在上颌骨颞下处穿入骨质，行走并支配上颌窦黏膜。上牙槽神经前、中、后三支相互交通吻合形成上牙槽神经丛，支配上颌牙齿及牙龈。上牙槽神经同眶下神经一起（图9.6），共同支配上颌窦黏膜的感觉。

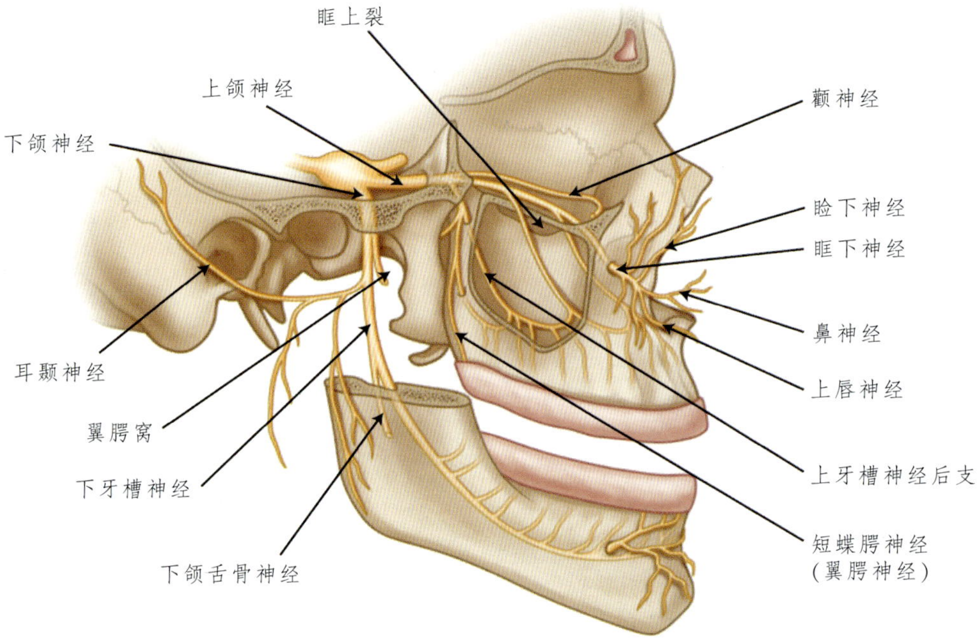

图9.5 上颌、下颌神经解剖。

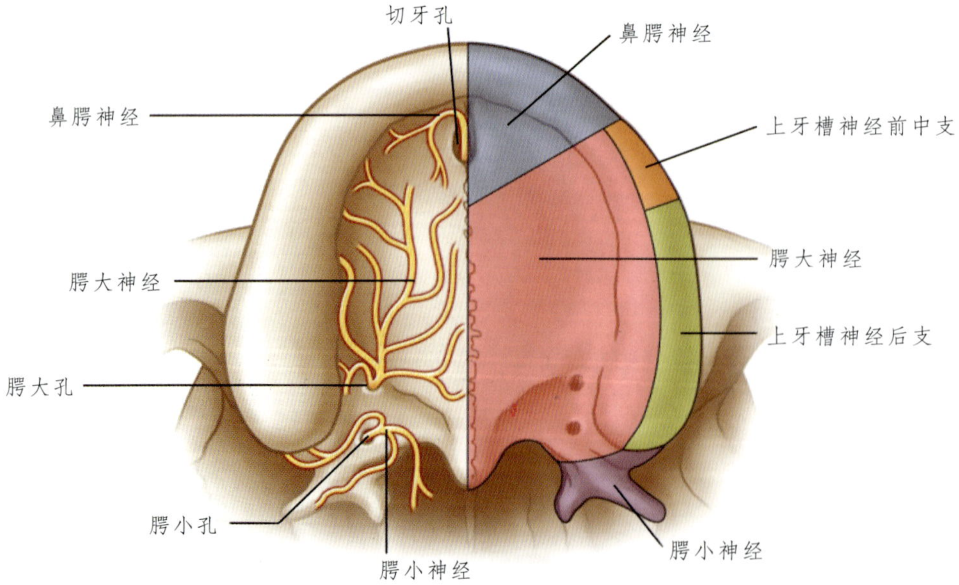

图9.6 左图：腭大、腭小神经分别从硬腭的腭大孔、腭小孔穿出。鼻腭神经从切牙孔穿出。右图：硬腭的感觉支配。

腭神经(图 9.6),包括腭大神经(腭前)和腭小神经(腭中及腭后),是上颌神经的感觉末梢,其感觉神经纤维穿过翼腭神经节却并不与节细胞形成突触联系,它的分支支配口腔顶部、软腭、腭扁桃体和鼻腔黏膜。这些分支下行通过翼腭管抵达硬腭,其中腭前神经通过腭大孔穿出,腭中及腭后神经通过腭小孔(位于腭大孔后方)穿出(图 9.6)。腭大神经支配牙龈、硬腭的黏膜及腺体,腭小神经则支配悬雍垂、扁桃体和软腭的感觉。

翼腭神经节内的鼻神经支由蝶腭孔入鼻腔,分为内侧组和外侧组,分布至上中鼻甲后部以及鼻中隔顶后部内侧。其中最大的鼻腭神经,走行于鼻中隔前下部,再下行经硬腭前部的切牙孔穿出,抵达口腔顶部(图 9.6)。

咽神经自翼腭神经节发出后,穿过腭鞘管,到达咽鼓管开口后部,支配此处的鼻咽部黏膜。

眶下神经作为上颌神经的末支, 经眶下裂入眶底,再经眶下沟、眶下管出眶,分布于上颌部皮肤。此后,眶下神经再分为睑下神经,内、外侧鼻神经及内、外侧上唇神经支配下眼睑、鼻翼及唇上部。

眶下神经支配下眼睑及上唇部, 包括鼻唇沟、鼻腔侧面及颊部皮肤。眶下神经阻滞范围为同侧面部的中 1/3 区域(图 9.5)。

9.1.3 下颌神经(三叉神经的 V3 分支,咀嚼肌的感觉运动神经)

下颌神经是三叉神经的第三支,也是最粗大的一条分支。它是既含感觉纤维又含运动纤维的混合性神经。下颌神经在上颌神经后侧通过卵圆孔穿出颅骨,在颞下窝形成短粗的主干,随后即向前分为细小的运动神经干,向后分为粗大的感觉神经干。

下颌神经粗大的感觉神经后干也接受运动根发来的细丝,并分支为耳颞神经、舌神经和下牙槽神经。

下颌神经的前干除发出一支感觉性的颊神经外,还发出运动性的咀嚼肌神经、颞深神经和翼外肌神经。

下牙槽神经行走于下颌神经其余分支的内侧,在发出下颌舌骨肌后, 下牙槽神经经下颌孔进入下颌管,其被一舌形的骨性结构包绕(下颌小舌),此为下牙槽神经阻滞的标志点(图 9.5)。下牙槽神经在下颌管内向前向下分出许多小支, 支配下颌牙齿及牙龈。主支则在下颌骨前部区域继续行走并经颏孔穿出分为切牙神经和终末的颏神经。

下颌神经后干的其余分支包括舌神经和耳颞神经。舌神经在舌黏膜下走行,支配口腔底、下齿龈及舌前 2/3 黏膜的躯体感觉。耳颞神经在颞下颌关节后方向上分支,支配下颌关节、外耳道、耳郭和颞部皮肤。通常情况下,耳颞神经在颞下窝处以两根起始,夹持包绕硬脑膜中动脉形成一干。

颏神经为三叉神经阻滞的主要目标, 其分为三支,一支上行分布于颊部,另外两支下行支配下唇皮肤及黏膜。

下颌神经同时也支配颞部、下颌和颊部区域的皮肤(图 9.4 和图 9.5)、下颌牙龈和唇部黏膜,以及中颅窝的脑膜。

9.2 颈丛的临床解剖

颈丛是颈部的混合性脊神经丛,它由 C1–C4 前支组成。

C1–C4 发出感觉运动纤维支配颈部及后侧头皮(图 9.7)。颈丛分为皮支和肌支,皮支为浅支,其穿过颈筋膜支配颈部皮肤及皮下组织;肌支为深支,支配颈部肌肉、膈和颈椎关节,皮支和肌支可被分离阻滞。颈丛的分支为颈前和外侧部皮肤及皮下组织、后侧头皮的部分区域、外耳内侧、上方和后侧的皮肤,以及耳郭下 1/3 区域提供感觉支配(图 9.4)。颈丛位于胸锁乳突肌(图 9.8)和颈内静脉的深面,前斜角肌和肩胛提肌前面。

颈丛(除 C1 外)的每一支都升、降走行并相互吻合成神经袢。C1 和 C2、C3 神经袢(第一袢)支配头颈部的表皮感觉。C3、C4 神经袢(第二袢)为肩部及上胸部皮肤提供感觉支配,同时也深入支配肌肉运动。C3–C5 神经前支续为膈神经,其运动纤维支配膈肌,感觉纤维支配纤维性心包、纵隔胸膜、横膈膜及横膈下腹膜的感觉。

颈丛运动支支配颈部的带状肌, 包括胸骨舌骨肌、胸骨甲状肌及肩胛舌骨肌。C1 发出的舌下神经降支与 C2、C3 神经降支吻合形成颈袢,颈袢位于胸锁乳突肌深部的颈动脉鞘前部。

颈丛神经阻滞的经典路径为沿着颈椎横突进行注射,可同时阻滞感觉和运动。颈椎横突有较长的横突沟,其内有颈(脊)神经根通过(图 9.9)。此横突沟紧邻横突孔,孔内有椎动脉贯穿向头侧。颈椎横突末端被横突前、后结节包绕,通常情况下,前结节易被触诊到。

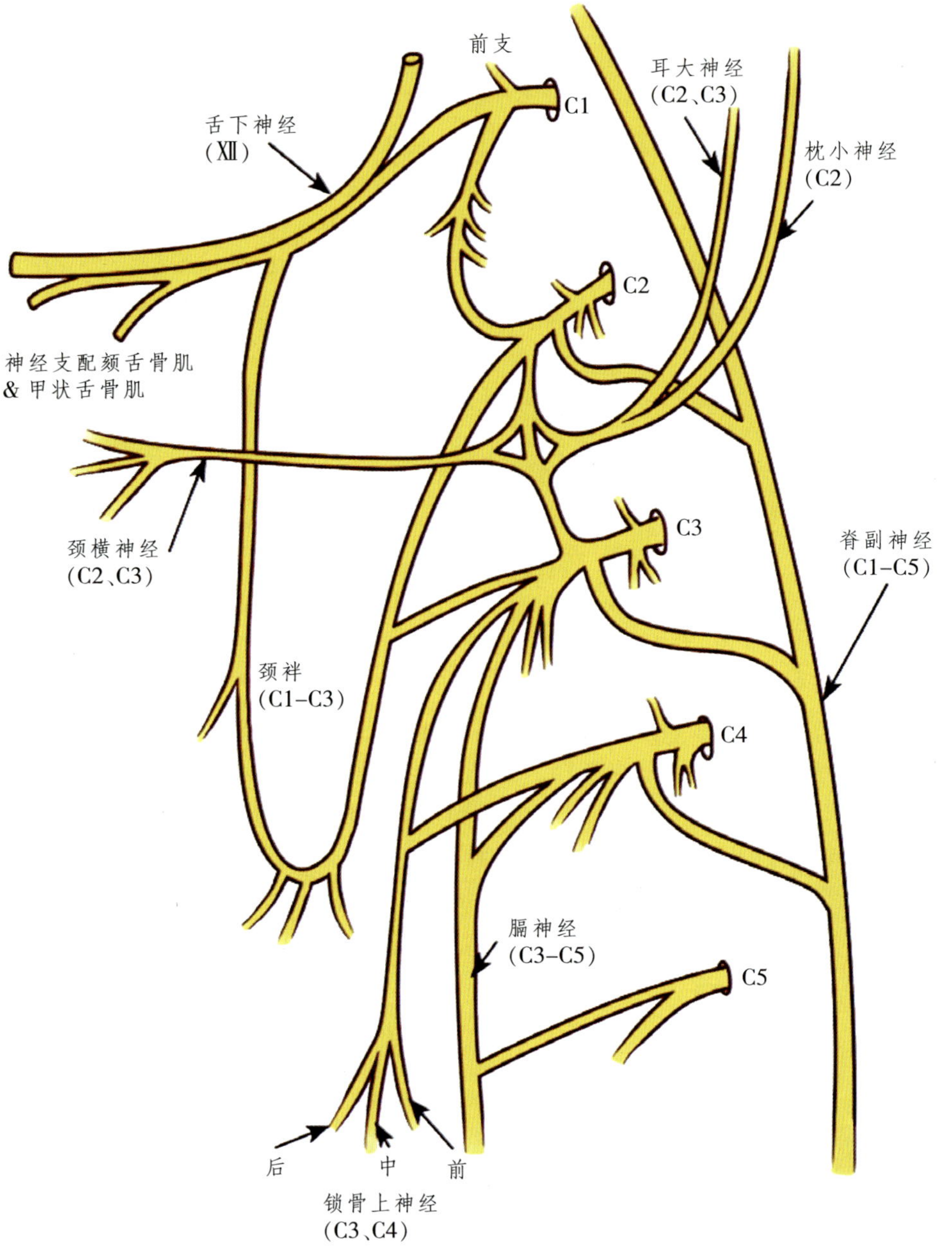

图 9.7 颈丛图示，起源于 C1–C4 前支。

颈椎横突结节是前、中斜角肌的附着点，前、中斜角肌间隙内有颈丛和其下的臂丛穿过，而颈丛水平的斜角肌间隙不如臂丛水平明显。

颈丛深部的肌支先沿前斜角肌外侧前行，继沿该肌前面下降至其内侧，其有许多分支支配颈前的深部肌肉，其余分支包括颈袢上根、颈丛斜方肌支和膈神经。此外，这些深部的运动支在胸锁乳突肌后方穿行的同时也支配该肌肉。

颈丛的感觉神经纤维与运动支分开，从前斜角肌后方穿出，继续向侧方前行并于胸锁乳突肌后缘（锁骨头）中点（Erb 点）深面穿出。这些感觉分支包括枕小神经、耳大神经、颈横神经和锁骨上神经的内侧、外侧（后侧）和中间支，其为颈肩的前、后部皮肤提供感觉神经支配（图 9.8）。

发自 C2、C3 神经根的耳大神经上行至下颌角处即分为前后分支，支配腮腺和乳突表面的皮肤感觉（图 9.8）。

9.3 枕神经的临床解剖

枕部头皮由枕大、枕小神经的感觉纤维支配。

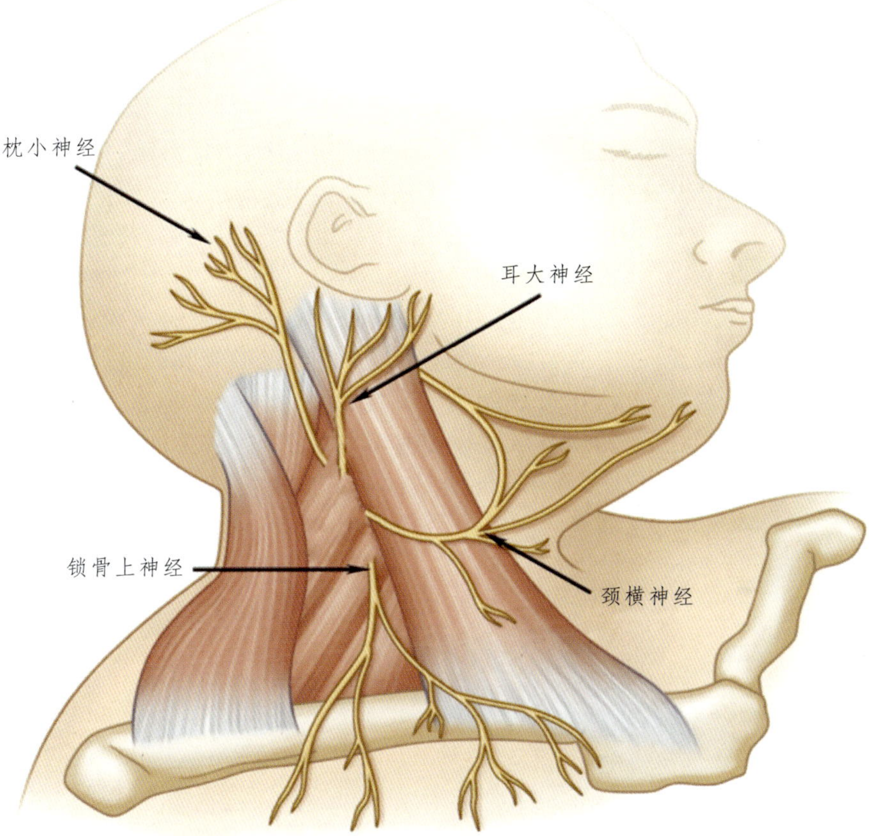

图 9.8　颈丛皮支的皮肤支配。

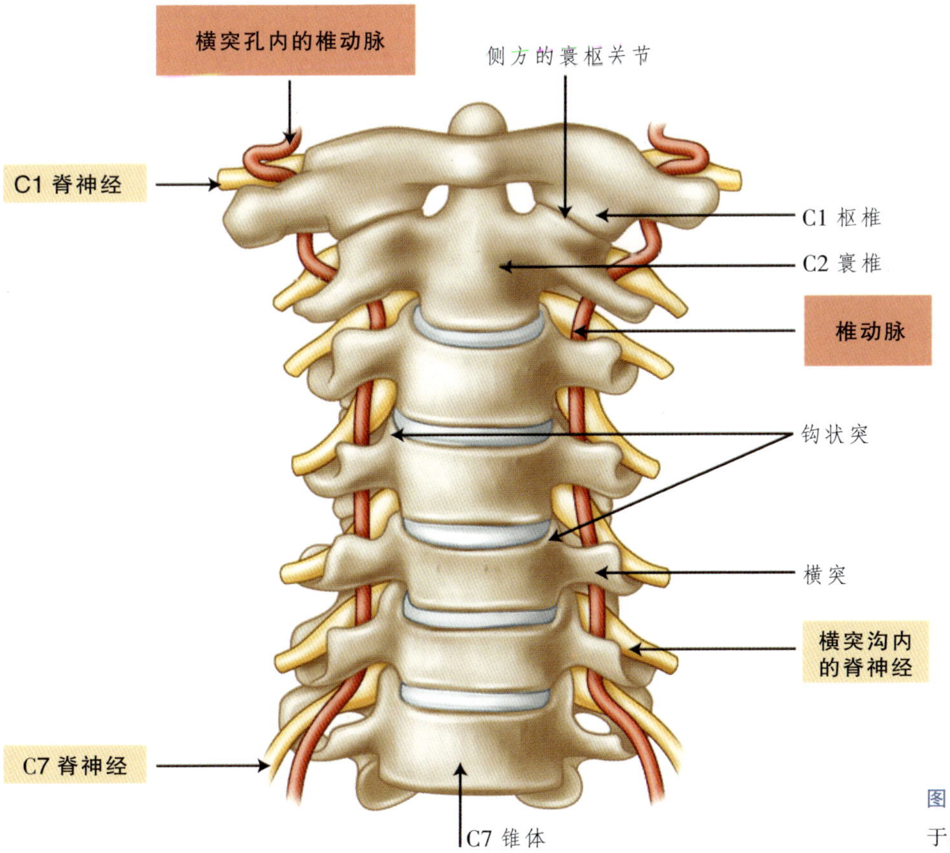

图 9.9　在颈椎横突处，颈丛神经根走行于椎动脉的后外侧方，从横突沟穿出。

9.3.1 枕小神经(C2)

枕小神经由第二(有时是第三)颈神经前支的皮支发出,它绕过胸锁乳突肌后缘上行,同时也在此由深部穿出上行至耳后头皮并发出分支(图 9.10)。

9.3.2 枕大神经(C2)

枕大神经是第二颈脊神经后支发出(颈丛是其前支发出)的内侧支,它沿颅骨方向、在枕动脉内侧与之伴行(图 9.10),最后在上项线下的斜方肌腱膜穿出至皮下。在其浅出皮下处,枕大神经发出内侧支支配枕顶头皮,发出外侧支支配耳后区域。同时,枕大神经还发出运动神经纤维至头半棘肌。外侧支支配头颈夹肌、头最长肌和头半棘肌。

9.4 Arnold 神经的临床解剖

Arnold 神经是迷走神经的感觉性耳支,它发自迷走神经的颈静脉神经节(上神经节),此后,来自舌咽神经之岩神经节(下神经节)发出的一支单神经纤维加入 Arnold 神经,再经过颈内静脉后方抵达颈静脉窝外侧壁的乳突小管。Arnold 神经在经过颞骨实质时穿过位于茎乳孔上约 4mm(成人)的面神经管,在此发出上行支加入面神经,其后经过颞骨和乳突间的鼓乳裂浅出分成两支。其中一支加入耳神经后支,另一只分布至耳后皮肤及外耳道后壁与底部并支配其感觉(图 9.11)。与此同时,Arnold 神经还支配外侧鼓膜下部的感觉。

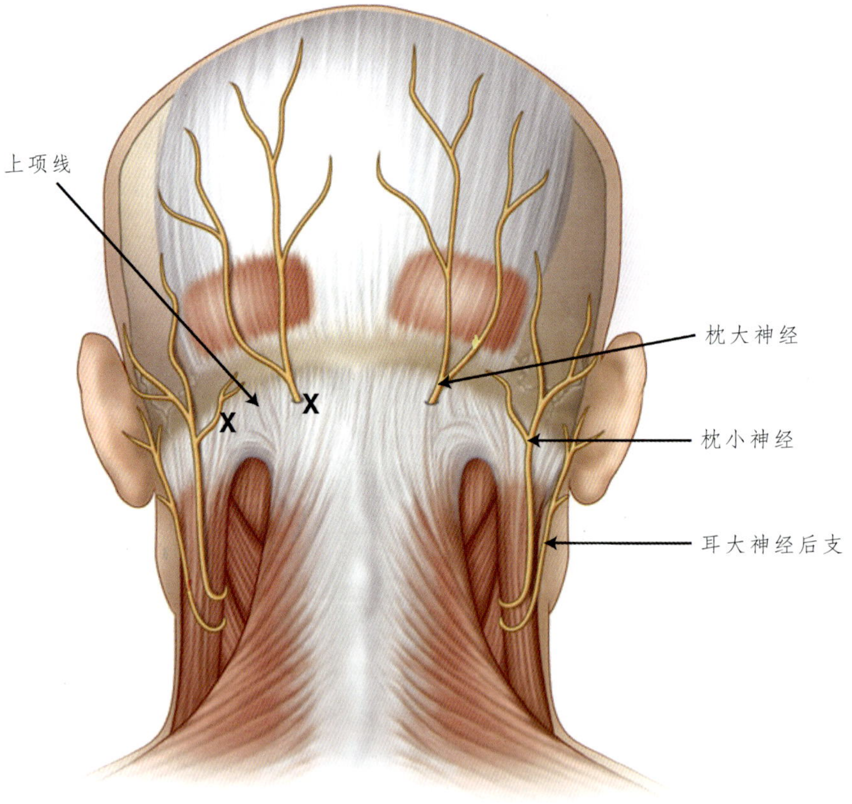

图 9.10 枕大、枕小神经的分支,阻滞的进针点用 X 标记。

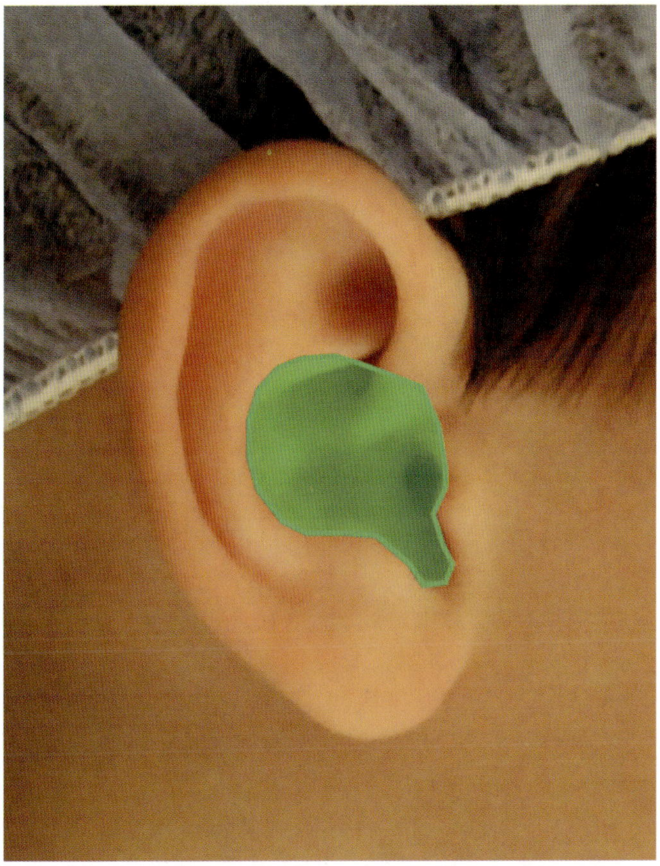

图 9.11　绿色阴影代表 Arnold 神经的感觉支配区域。

（张玥 译　夏维 梅伟 校）

推荐读物

Chapter 28: Neck. In: Standring S, editor. Gray's anatomy. 40th ed. London: Churchill Livingstone; 2008. p. 455–62.

Chapter 29: Face and scalp. In: Standring S, editor. Gray's anatomy. 40th ed. London: Churchill Livingstone; 2008. p. 492–5.

第 10 章 臂丛神经的临床解剖

Anil H. Walji，Ban C.H. Tsui

10.1 臂丛神经：概述

臂丛神经是一组存在于颈、肩和腋窝内的脊神经，支配着从肩到手指的整个上肢的皮肤、皮下组织、肌肉，以及肩部、肘部和手腕部的关节。它是人体最大的躯体神经丛之一，其组成部分分别被称为根、干、股、束和终末支，在局部从近心端向远心端排列；神经根位于脊椎旁，神经干大部分在斜角肌间沟，神经股在锁骨下，神经束在腋窝内，终末支在手臂。手术麻醉和术后镇痛可以通过对臂丛神经的任何位点进行局部阻滞而实现。

斜角肌间沟和锁骨旁阻滞法（如锁骨上、胸锁乳突肌间和锁骨下血管旁）的目标是在臂丛神经根和神经干水平，而锁骨下、腋路和外周阻滞法的目标是臂丛神经的束部和终末支。

本章主要涉及臂丛神经自身的临床解剖，而其外周神经的解剖和分布将在随后的章节（第 14 章）中详细讨论。同时，第 14 章也提供了臂丛神经以及上肢的皮神经支、肌神经支、骨神经支和主要关节神经支的临床相关解剖概述与详细描述。

臂丛神经的 5 个神经根在椎旁起始于 C5–T1 脊神经的前（主）支，从椎间孔在相应颈椎横突上方穿出（图 10.1）。臂丛神经有时也接受来自 C4 和 T2 的脊神经。当 C4 占主导作用时，T1 作用减少，形成“前缀型”臂丛神经（C4–C8）；而在一些情况下，C5 作用减少而 T2 作用增加，形成“后缀型”臂丛神经（C6–T2）。

臂丛神经根出椎间孔后，穿过斜角肌间沟或斜角肌三角（斜角肌间裂隙），然后合并为神经干并进入颈后三角底部（锁骨上窝）。在颈后三角处，神经丛仅由颈阔肌、深筋膜和皮肤覆盖，可被触及（特别是对于偏瘦的个体）。前、中斜角肌分别直接贴合神经干的前、后部，形成所谓的斜角肌间沟或斜角肌三角。此处的臂丛神经由上干、中干和下干组成，并由斜角肌筋膜鞘包绕。大多数情况下，上干由 C5 和 C6 合并而成，而 C7 成为中干，C8 和 T1 合并成下干。颈外静脉、颈浅（颈横）动脉、肩胛上动脉（起锁骨下动脉外侧支作用的甲状颈干分支），还有肩胛舌骨肌下腹和锁骨上神经在向外下方延伸时，将从臂丛神经干浅面依次越过。

在斜角肌间沟（C6）处及其上方，臂丛神经位于颈内静脉和颈总动脉的后外侧。当臂丛神经自斜角肌间穿出后，其近端位于锁骨下动脉第三部分的头侧，下干位于锁骨下动脉后方。然后臂丛神经自锁骨内侧 2/3处后方，锁骨下肌和肩胛上血管的之后向远端走行。在靠近锁骨中点处，前斜角肌肌腱将臂丛神经、锁骨下动脉与锁骨下静脉分隔开（图 10.2）。

随着臂丛神经向远端延伸，3 条神经干分支成为深入锁骨（锁骨下区域）的前、后股，之后重新聚合在腋窝（腋下区域）形成 3 条神经束和位于上臂（臂丛区域）的 5 条主要终末支（图 10.3）。因与腋动脉第二部分的位置关系，臂丛神经的 3 条神经束分别被命名为外侧束、内侧束和后束。在腋窝内，臂丛神经连同腋动脉和腋静脉的第一部分被纤维状的腋鞘包围，该腋鞘为颈深筋膜椎前层的延续。主要的终末支及其分支见图 10.4。

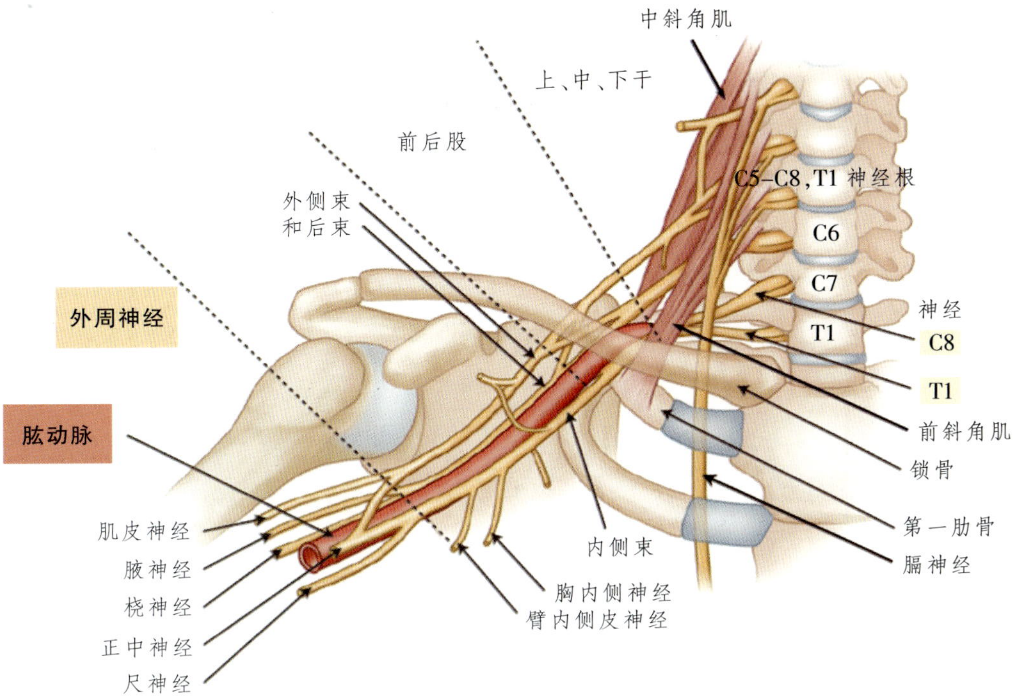

图 10.1　臂丛神经解剖图。

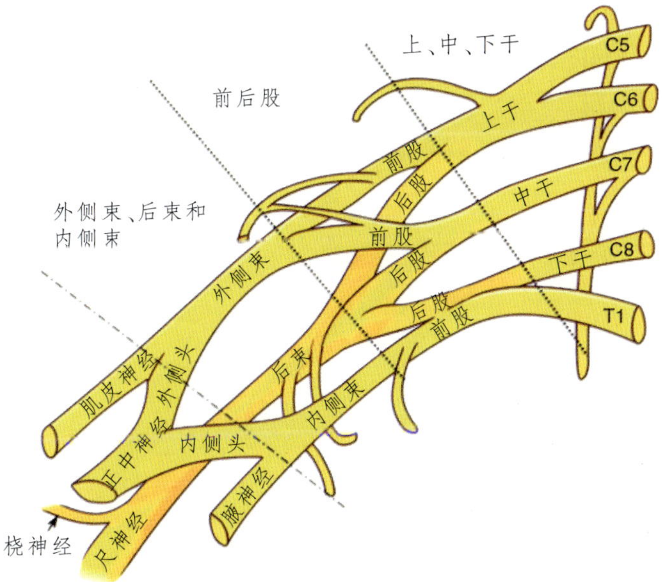

图 10.2　位于斜角肌间沟和锁骨下的臂丛神经走行图。

10.2 臂丛神经的分支

从近心端到远心端,臂丛神经在不同区域分别由 5 个神经根(椎旁)、3 个神经干(斜角肌间隙)、每条神经干的两股(锁骨下)、3 个神经束(腋窝)和 5 条主要的终末支(手臂)组成(图 10.3 和图 10.4)。

起于臂丛神经根和神经干的分支一般被划为“锁骨上分支”,而起于神经束的分支被称为“锁骨下分支”。

神经根分支(锁骨上)

- 颈长肌神经(C5–C8)。
- 颈长肌和斜角肌神经(C5–C8)。
- 参与膈神经(C5)。
- 肩胛背神经(菱形肌神经)(C5)。

神经干分支(锁骨上)

- 锁骨下神经(上干,C5,C6)。
- 肩胛上神经(上干,C5,C6)。
- 胸长神经(后胸神经)(C5–C7)。

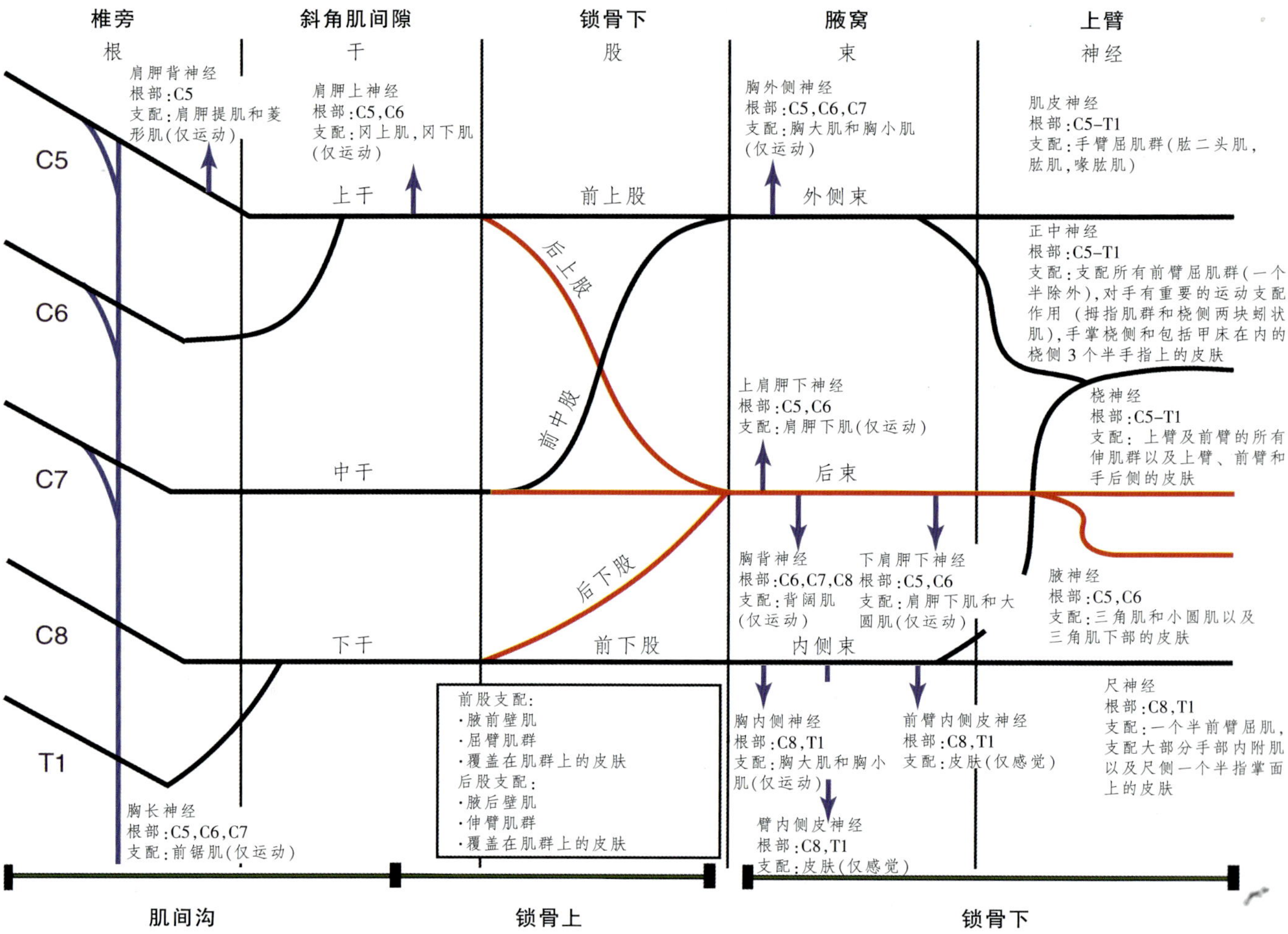

图 10.3 臂丛神经概要图解。

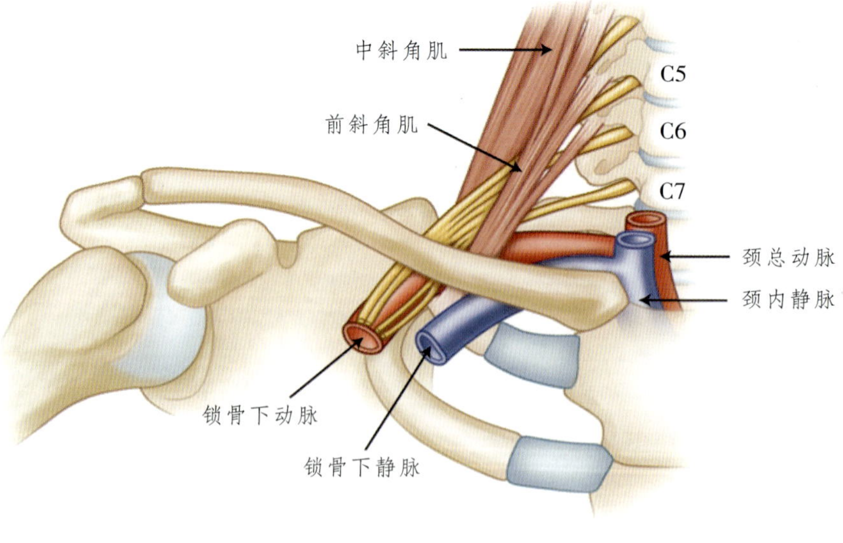

图 10.4 显示臂丛神经感觉与运动支配、终末支以及斜角肌间沟、锁骨上和锁骨下神经阻滞位点的“略图”。

神经束分支(锁骨下)

- 外侧束

胸外侧神经(C5–C7);肌皮神经(C5–C7);正中神经外侧根(头)(C5–C6,C7)。

- 内侧束

胸内侧神经(C8,T1);手臂的内侧皮神经(臂内侧皮神经,C8,T1); 前臂的内侧皮神经 (前臂内侧皮神经,C8,T1);正中神经的内侧根(头)(C8,T1);尺神经(C7–C8,T1)。

- 后束

上肩胛下神经(C5,C6);胸背神经(C6–C8);下肩胛下神经(C5,C6);腋神经(C5,C6);桡神经(C5–C8,T1)。

我们会选择性地将与临床相关的几条神经在下文进行详细描述, 包括它们与临床操作相关联的起源、走行和功能等。

10.2.1 神经根分支(腹侧支)

10.2.1.1 膈神经

严格来说,膈神经并不是臂丛神经的一部分。但是因为它与臂丛神经关系密切,进行臂丛阻滞时它起到了重要作用且具有明显的临床意义,因此从临床角度来看,它不得不被看作臂丛神经的一部分。膈神经起于 C3、C4 和 C5 脊神经的前支(C3、C4 和 C5 脊神经维持膈肌的活动), 通常在前斜角肌前表面以从外上侧往内下侧的方向(根据解剖变异)深入椎前筋膜后,经锁骨下穿过胸廓上口进入上纵隔, 正好行于胸廓(乳房)内动脉内侧或前面。一旦进入胸腔,左右两边的膈神经都在肺门前方与心包膈的血管(胸廓或乳房内血管的分支)一同下行,在内侧的纤维心包膈和外侧的纵隔胸膜之间的水平面进入并支配膈肌。右膈神经进入靠近腔静脉孔的膈肌中心腱,而左膈神经横穿左半膈的肌部且比右膈神经更靠前。

神经支配	运动:膈肌(膈神经是唯一支配膈肌运动的神经) 感觉:纤维心包膈、心包膜的感觉壁、纵隔的隔膜壁层、胸膈的隔膜壁层和胸膈的腹膜壁层

10.2.1.2 肩胛背神经

起于 C5 的脊神经腹支,此神经穿过中斜角肌,在行至肩胛提肌后方后与肩胛背动脉一同止于菱形肌并支配该肌肉。

神经支配	运动:大小菱形肌、肩胛提肌(偶尔) 感觉:无

10.2.2 神经干分支

10.2.2.1 胸长神经

此神经起于 C5–C7 神经根。从 C5 和 C6 发出的神经进入中斜角肌,加入或行于此肌肉侧面,然后下行至臂丛神经背侧(后侧)和腋动脉的第一部分。C7 神经根出现在中斜角肌和前斜角肌之间,而后在前锯肌上缘汇入 C5 和 C6 神经根。然后此神经经前锯肌上缘,到达前锯肌侧面后下行,支配每一块前锯肌指状突并止于其下缘。

神经支配	运动:前锯肌 感觉:无

10.2.2.2 锁骨下神经

锁骨下神经虽然细小但值得关注。它起于 C5 和 C6 脊神经腹侧支,这些细小的神经纤维走行至臂丛主干前方,自锁骨下动脉第三部分前侧经过,在经锁骨下静脉上方经过支配锁骨下肌之前,与膈神经之间有纤维连接。

神经支配	运动:锁骨下肌 感觉:无

10.2.2.3 肩胛上神经

作为臂丛神经上干的一大分支,肩胛上神经起于 C5 和 C6 脊神经前支;从侧面深入斜方肌和肩胛舌骨肌;在肩胛横韧带上部下方,通过肩胛切迹进入冈上窝。行至冈上肌深处并支配它,接着同肩胛上动脉一起沿肩胛骨脊部侧缘(冈盂切迹)绕行至冈下窝,支配冈下肌,并有关节支支配盂肱(肩)关节囊和肩锁关节。虽然罕见,但是皮肤分支可能进入靠近肩峰的三角肌,并行于浅表支配肩膀和上臂腋神经支配区域的皮肤。

神经支配 运动：冈上肌，冈下肌
感觉：供给肩膀外侧和手臂近端1/3的皮肤；分布于肩膀和肩锁关节

10.2.3 神经束分支

10.2.3.1 胸外侧神经

主要发自C5-C7的脊神经前支，胸外侧神经或起于上中干前股，或单独起于外侧束。经腋动静脉前方进入锁胸筋膜并止于胸大肌深面，支配胸大肌。该神经在腋动脉(胸袢)前发出一条神经单纤维，合并进入胸内侧神经并为胸小肌提供神经纤维。

神经支配 运动：胸大肌，部分胸小肌
感觉：无

10.2.3.2 胸内侧神经

起于内侧束，来自脊神经C8和T1，自其起源行至腋动脉后方，然后向前转向腋动、静脉间，加入来自腋动脉前方的胸外侧神经的神经纤维。该神经进入胸小肌深面并支配它；一些分支通常会绕行胸小肌下缘止于胸大肌。

神经支配 运动：胸小肌，部分胸大肌
感觉：无

10.2.3.3 肩胛下神经上下支

肩胛下神经上支(上部)(C5和C6)起于后侧束，通常在相当高的位置进入肩胛下肌并支配它；该神经常可能为两根。

肩胛下神经下支(下部)(C5和C6)起于更下端，同样来自后侧束且更大。它支配肩胛下肌下部，并止于它同样支配的大圆肌。

神经支配 运动：肩胛下肌，通常也有大圆肌
感觉：无

10.2.3.4 胸背神经

起于肩胛下神经间的后侧束，胸背神经由C6-C8的神经合成。它最初与肩胛下动脉伴行，后与胸背动脉伴行，沿腋窝后壁行至背阔肌深面，支配背阔肌并止于其下缘。

神经支配 运动：背阔肌
感觉：无

10.2.4 终末分支

10.2.4.1 腋神经

腋神经(C5，C6)又被称为旋肱神经，起于臂丛神经后侧束，开始位于腋动脉后方、桡神经外侧，和肩胛下肌前方(图10.5~图10.7)。该神经后行至肩胛下肌下缘，并在此蜿蜒向后穿过四边孔，于肩关节囊下方与旋肱后静脉一同到达肩部背侧和三角肌区。四边形肌间孔外界为肱骨颈，内界为肱三头肌长头，上、下界分别是小、大圆肌。在这里，腋神经被分为前、后、侧支。

前支同旋肱后静脉一起，绕肱骨外科颈深入三角肌直至其前缘。它支配三角肌的同时，发出数条细小的皮支穿过三角肌到达覆盖肩膀外下部的皮肤。

后支支配三角肌后部和小圆肌。它通常在四边孔区域位于前支内侧。该神经向内后方沿肱三头肌外头延伸，一般低于肩胛盂下缘。此后它向小圆肌发出分支，通过其下表面进入小圆肌。后支也参与臂外侧皮神经上部，进入三角肌下部后缘的深筋膜，并发出皮支至覆盖其上的皮肤。虽然该神经通常支配三角肌后部，但是三角肌同样也能由前支支配。腋神经的主干在肩胛下肌下方向肩关节囊发出关节支。在后支终末之前，发出外侧支支配肱三头肌长头。

神经支配 运动：三角肌，小圆肌和肱三头肌长头
感觉：关节支支配肩关节，皮支支配覆盖着肩关节、三角肌下部和肱三头肌长头上部皮肤

10.2.4.2 肌皮神经

源自C5-C7脊神经前支，在胸小肌下缘，发自臂丛神经外侧束，该神经通常进入喙肱肌且斜穿过肱二头肌和肱肌间隙到达上臂外侧(图10.6和图10.7)。它支配喙肱肌、肱二头肌和大部分肱肌[小部分外侧肱肌由桡神经(C7)支配]。在肘部，肌皮神经进入肱二头肌

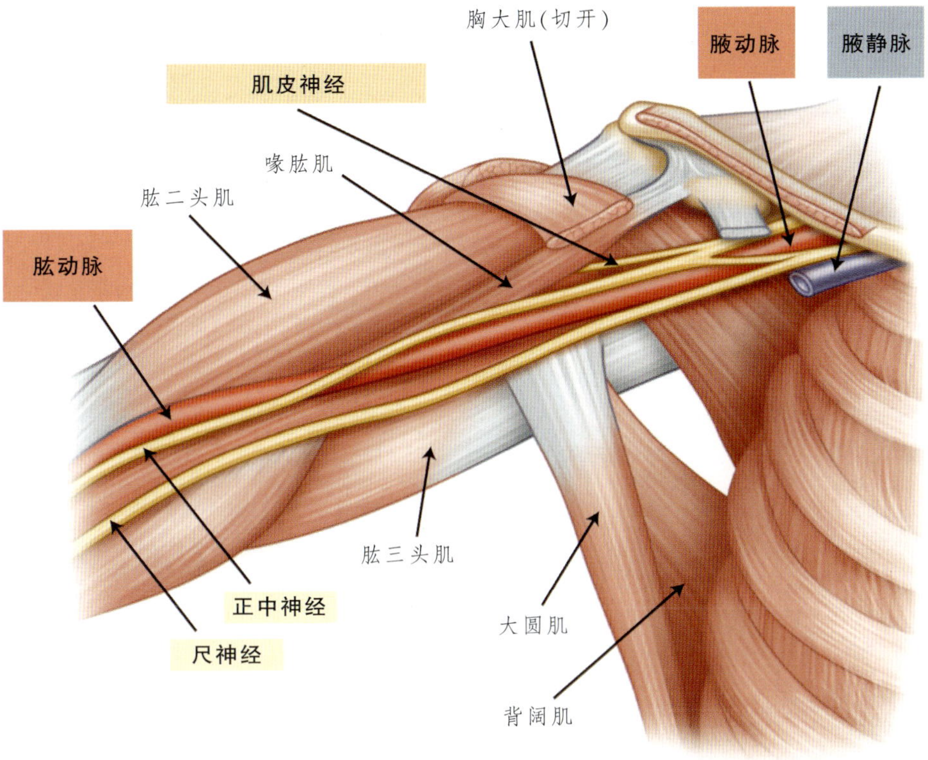

图 10.5　上肢的外周神经和血管。

肌腱深筋膜并延伸为前臂外侧皮神经。走向喙肱肌的神经分支通常在神经进入喙肱肌前终止;这些神经纤维也可能直接来自外侧束。走向肱肌的分支向肘关节囊发出一条关节支。它也发出一条小神经分支伴滋养动脉支配肱骨骨膜。

神经支配	运动:喙肱肌,肱二头肌,大部分肱肌,少数情况下支配旋前圆肌 感觉:前臂外侧皮肤,肘关节神经支配,肱骨小分支

10.2.4.3 前臂外侧皮神经

该神经是肌皮神经在分出支配上臂肌肉群后神经纤维的延伸,它进入肱二头肌肌腱的深筋膜,沿前臂桡(外)侧至肘正中静脉和头静脉深部,下行至腕部(图 10.6),支配前臂前外侧到腕部外侧皮肤和皮下组织的感觉,并围绕前臂桡侧发出与前臂后侧皮神经(来自桡神经)和桡神经浅支的交通支。在腕部,前臂外侧皮神经位于桡动脉的前面,走向鱼际隆起底部,且与正中神经的掌皮支和桡神经的终末支相互交连,一同止于皮支。

神经分配	运动:无 感觉:前臂前外侧到腕部外侧皮肤

10.2.4.4 臂内侧皮神经

起于臂丛神经内侧束(C8–T1),该神经靠近腋静脉穿过腋窝,与肋间臂神经之间形成交通支(图 10.6)。后沿肱动脉内侧和贵要静脉下行,在中上臂穿过深筋膜支配臂内侧下 1/3 的皮肤,止于肘部皮支,部分神经可至鹰嘴。

神经支配	运动:无 感觉:臂内侧下 1/3 皮肤,肱骨内上髁和鹰嘴表面的皮肤

10.2.4.5 前臂内侧皮神经

与臂内侧皮神经类似,该神经同样起自内侧束(C8 和 T1)。它行于腋动静脉之间,当离开腋窝时发出一条穿过深筋膜的分支,支配肱二头肌至肘部的皮肤。从起点开始,该神经沿肱动脉内侧下行,在下行中

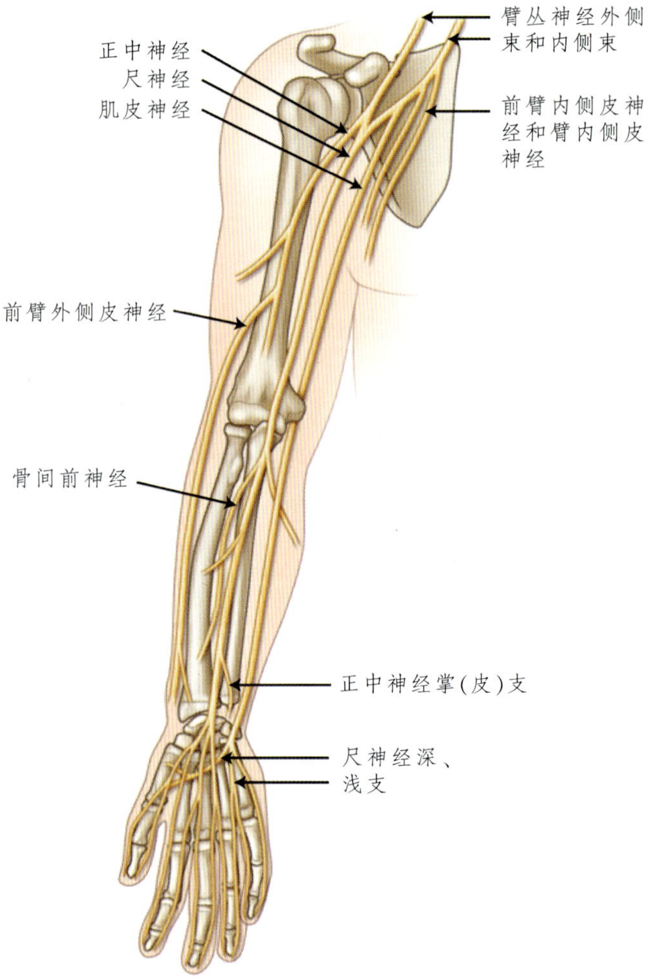

仅展现内侧束和外侧束

图 10.6 上肢的外周神经:内侧束和外侧束。

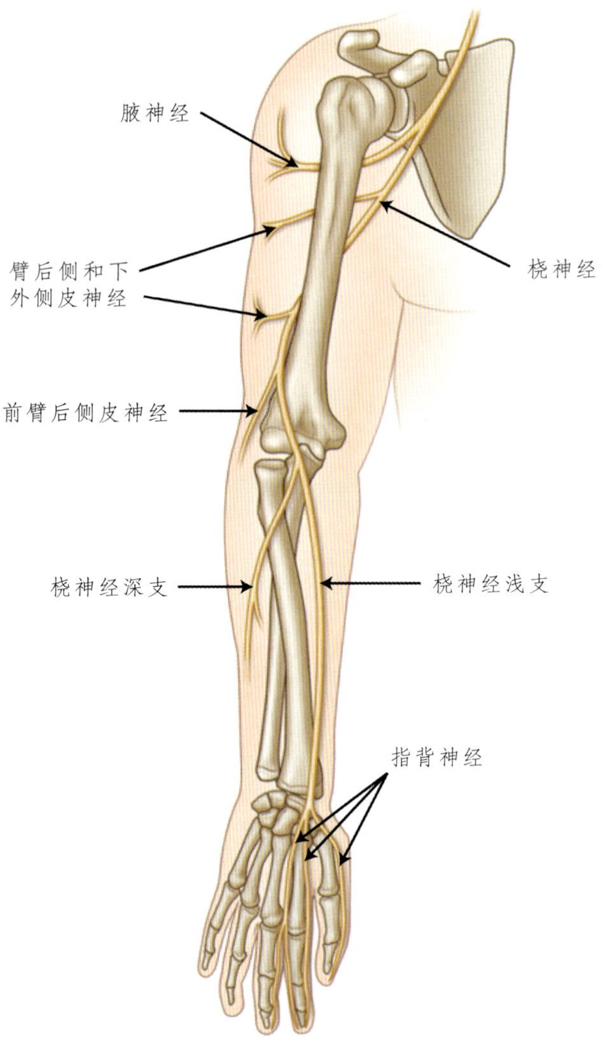

仅展现后束

图 10.7 上肢的外周神经:后束。

途伴贵要静脉进入深筋膜并被分为前后分支。前支一般经肘正中静脉前方,在前臂前内侧移行并与尺神经掌皮支相交通。后支穿过前臂内侧走向贵要静脉,在肱骨内上髁前方,绕至前臂背侧后沿其内(尺)侧下行至腕部。它止于与臂内侧皮神经、前臂后侧皮神经和尺神经背侧支的交通支。

神经支配 运动:无
感觉:臂和前臂下 1/3 内侧的皮肤

10.2.4.6 正中神经

正中神经分别由臂丛神经外侧束和内侧束的外神经根(C5–C7)和内神经根(C8 和 T1)形成(图 10.5,图 10.6,图 10.8 和图 10.9)。这些神经根包围着腋动脉的第三部分,一般在其前方汇合。随后,正中神经沿肱动脉进入上臂外侧,在喙肱肌水平经肱动脉前方进入该肌肉。而后在臂内侧沿动脉下行并进入肘窝,在肘关节囊处分离,深入肱二头肌腱膜或行于肱肌表面。

在手臂,正中神经发出肱动脉血管舒缩(交感)分支、肘关节和近桡尺骨关节的关节支和前臂前区浅屈肌群(除尺侧腕屈肌)的肌肉分支(通常于近肘部发出)。它通常在肘部附近某处向旋前圆肌发出一条分支。随后,正中神经离开肘窝并行于旋前圆肌两头之间进入前臂,在这里它经过指浅屈肌的桡侧头和肱–尺侧头之间的腱弓下方。它可能被旋前圆肌的两个头压迫(旋前圆肌综合征),导致屈腕、屈指和手臂旋前能力减弱。正中神经从此处依附指浅屈肌末端深面向远端延

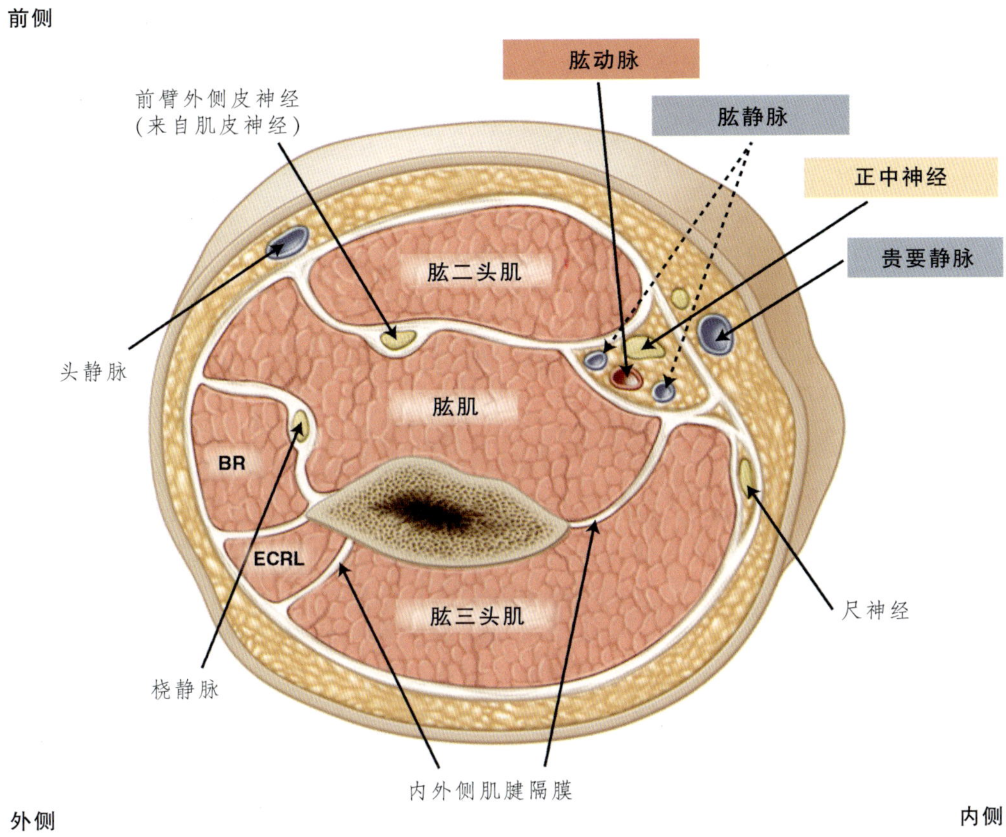

图 10.8　显示主要肌肉、血管和神经位置的手臂横截面。BR 为肱桡肌，ECRL 为桡侧腕长伸肌。

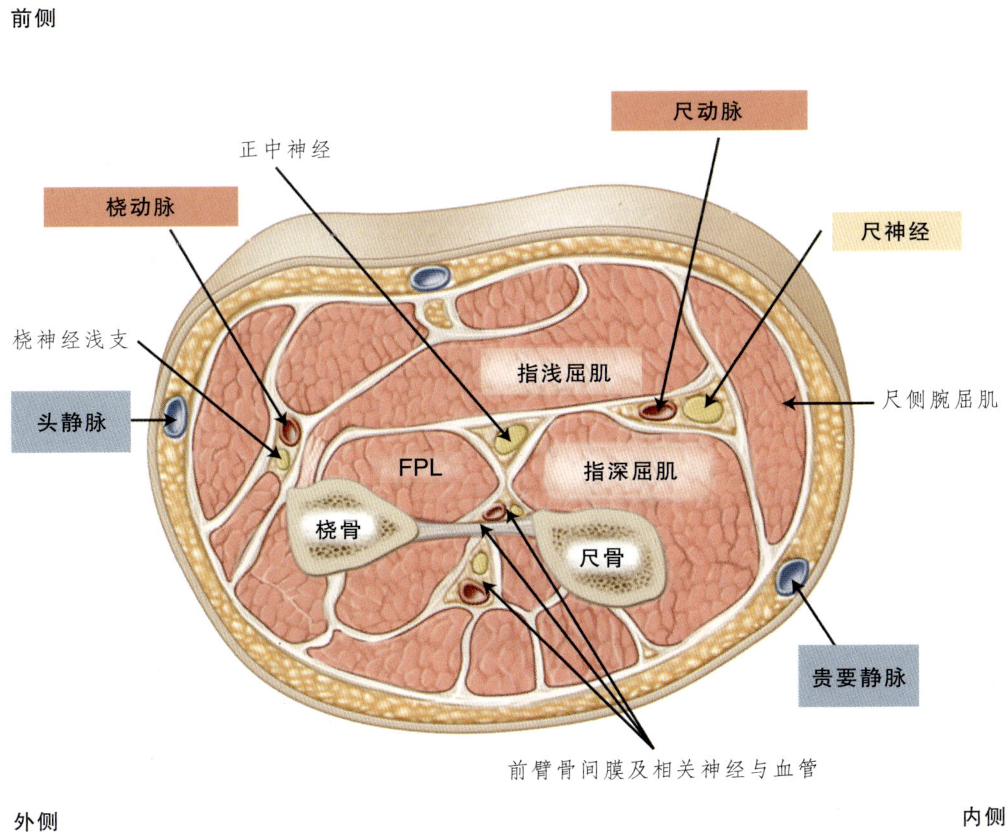

图 10.9　显示尺神经和尺动脉的远端前臂横截面。FPL 为拇长屈肌。

伸，但浅于指深屈肌。在腕部附近，它出现在靠近屈肌肌腱约5cm处，位于指浅屈肌肌腱外侧和指浅屈肌肌腱与腕屈肌肌腱之间。当它出现时，掌长肌肌腱在腕部正好位于神经内侧，正中神经从其后方向外侧延伸。

在前臂，正中神经发出两条分支：骨间前神经和掌皮支。骨间前神经分支向后延伸形成横穿旋前圆肌两头的神经（在此处该神经同样可能被压迫造成旋前圆肌综合征），沿前臂骨间膜（由此神经得名）深面同前臂骨间动脉一起向深处延伸。它止于旋前方肌，并支配该肌肉和前臂深前区其余两块肌肉，即拇长屈肌和指深屈肌向示指（第二指）和中指（第三指）提供肌腱外1/2支配。掌皮支起于屈肌韧带近端（因此它通常不会在腕管综合征中受累），并在穿入它或深筋膜后分别发出内外侧支。外侧支与前臂外侧皮神经相交连并支配手掌皮肤，而内侧支支配手掌中心的皮肤并与尺神经掌皮支相交连。值得一提的是，这里有多种分支同时相互交连的可能，甚至有些分支可能来自骨间前神经，这有助于我们解释手内异常的神经支配现象的频繁出现。

接下来，正中神经经屈肌肌腱深入腕管，进入手掌，并在此处发出5或6条数量不同、位置不同的分支。该神经可能被压迫形成腕管综合征（一种嵌压性神经病变），造成沿手内神经分布的疼痛感、麻刺感和麻痹感，如压迫长期存在可造成鱼际肌萎缩。其返（运动）支止于正中神经外侧，且可能成为第一掌支或其自身的终末支。返运动支因其支配负责拇指移动的鱼际肌而极其重要。它的终末部可能会向第一背侧骨间肌发出一条分支，这条分支可能是唯一或同尺神经分支一同支配该肌肉的神经。该神经作为指掌侧固有神经继续延伸，支配桡侧三个半手指掌面和第二到第四指从指尖到远侧指关节的背侧的皮神经。且正中神经同样向第一、第二、第三（少见）蚓状肌发出运动分支。

神经分配	运动（正中神经）：旋前圆肌，桡侧腕屈肌，掌长肌（当存在时）指浅屈肌
	骨间前神经：指深屈肌外侧1/2，拇长屈肌，旋前方肌
	手部正中神经：拇对掌肌，拇短展肌，拇短屈肌和蚓状肌（1，2，少见于3）
	感觉：关节神经分布至肘关节囊、腕部桡侧前部及手掌皮肤，拇指、示指和中指掌面及环指桡侧，拇指、示指、中指和环指桡背侧远端到远侧指关节皮肤。肱动脉血管神经支配

10.2.4.7 尺神经

尺神经起于臂丛神经的内侧束，来自C8和T1，偶尔来自C7（图10.6，图10.9和图10.10）。该神经最初在腋动静脉之间穿行，接着位于肱动脉内侧直到肱骨中点，在此向后穿过内侧肌间隔，然后沿肱三头肌内侧头前表面下降。接着它经肱骨内上髁（在髁槽内）后方走行，在这里它的位置非常表浅，可在骨质表面滚动。当敲击上髁时，会产生特征性的麻刺感（“麻骨”）。它在手臂没有分支。在肱骨内上髁上方，该神经在尺侧腕曲肌两头之间进入前臂，并支配它。在这里该神经位于肘关节内侧，纤维性关节囊和尺侧副韧带表面。该神经也可能被由腱弓连接尺骨和尺侧腕屈肌肱骨头所形成的骨纤维管压迫，导致手部沿其神经分布区域的麻木和刺痛感（肘管综合征）。

该神经随后经前臂内侧下降，稍微靠前向深部延伸至尺侧腕屈肌和指浅屈肌之间。当在这些肌肉间走行在前臂中部时，尺神经的外侧面靠近尺动脉；在前臂上1/3位置时，尺动脉距离尺神经很远，在前臂下半部至2/3处，尺动脉开始向该神经靠近并正好位于其外侧（图10.9）。该神经和动脉正好在前臂下1/3和上2/3结合点处贴合于尺骨前方（图10.10）。在前臂，尺神经支配尺侧腕屈肌和向环指（第四指）和小指（第五指）提供肌腱的指深屈肌内侧1/2。距腕部大约5cm处，尺神经发出背侧皮神经支，从屈肌支持带前部经过后，正好位于豌豆骨外侧，尺动脉后内侧，并继续向远端延伸进入手部。尺神经随后同尺动脉一起，从屈肌支持带（尺管内）浅层的下方穿过然后分为浅层和深层终末支。在腕部，尺动脉位于该神经的前外侧。

背神经支于尺侧腕屈肌深面向远端及后侧继续延伸，进入深筋膜并分为2~3（通常为3条）沿腕部背侧和手背的内侧走行的指背神经支。

位于浅层的终末支支配掌短肌和掌内侧的皮肤，并分出两条掌指神经：一条支配第五指（小指）的内侧；另一条通过指固有神经支配第五指（小指）和第四指（环指）的毗邻面。

位于深层的终末支同尺动脉深支于小指展肌和小指屈肌间一同延伸，穿过小指对掌肌，随掌深弓深入至长屈肌肌腱。它支配控制第五指的小鱼际肌，当它从手掌内侧延伸向外侧时，向骨间肌和第三、第四蚓状肌发出多条神经分支。该神经止于拇收肌、第一掌骨间肌和拇短屈肌（通常情况下）。它向腕关节囊、腕骨关节、腕掌关节和掌指关节发出关节神经分支。

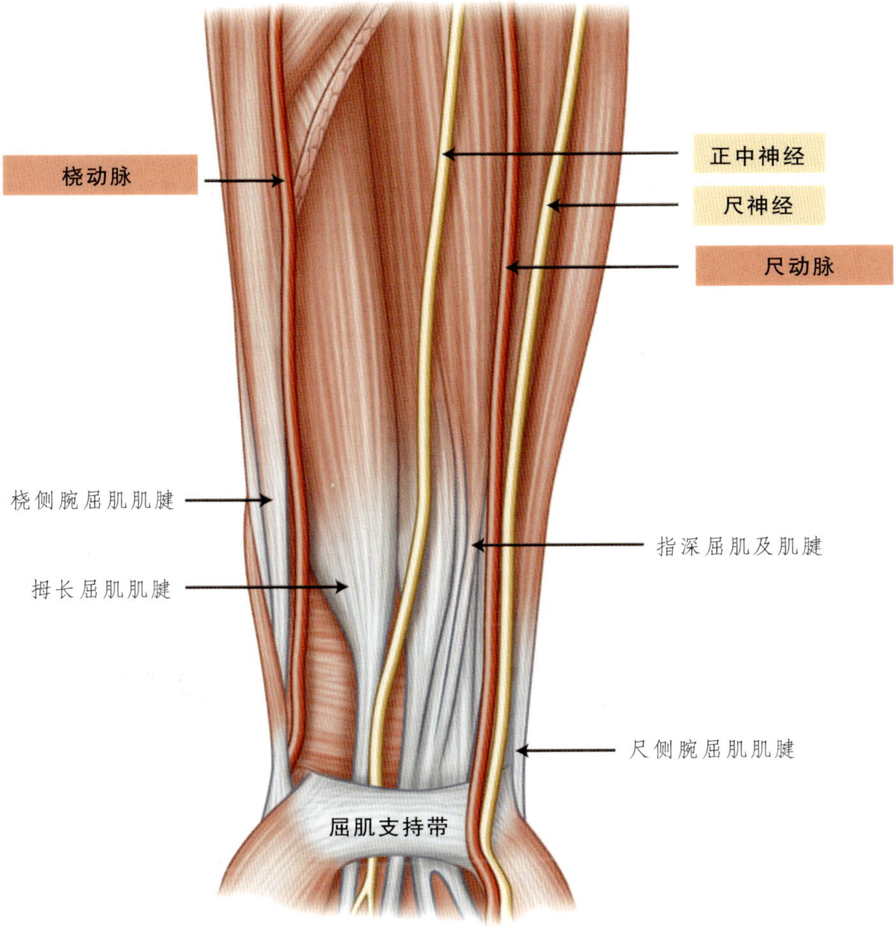

图 10.10 正中神经和尺神经在前臂前侧的走行路线。

它同样向尺动脉和掌动脉发出血管舒缩神经(交感神经)分支。

神经支配	运动:尺侧腕屈肌,指深屈肌内侧 1/2,第三、四蚓状肌,小指对肌,小指屈肌,小指展肌,所有骨间肌,拇收肌和拇短屈肌(通常情况下)
	感觉:皮肤支支配第五指和第四指内侧 1/2 皮肤,沿掌心和手背向近端一同延伸至腕部。关节支支配腕关节、腕骨关节、腕掌关节和指间关节
	血管舒缩神经:向尺动脉和掌动脉发出

10.2.4.8 桡神经

桡神经是臂丛神经最大的分支,起自后束(C5–C8)(图 10.7 和图 10.11)。它出现在神经丛后部,且位于腋动脉后 1/3 和肱动脉近心端后方。该神经在腋窝内(在此发起臂后皮神经)下行,穿过肩胛下肌、大圆肌和背阔肌的肌腱(并附着在背阔肌上)。接着它伴肱二头肌深动脉(肱深动脉)穿过肱三头肌的内侧头和外侧头之间的三角孔,发出前臂后侧皮神经和臂外侧下部(次级)皮神经。在这里,它贴合于肱深动脉后内侧,在三角肌止端水平沿桡神经沟(螺旋槽)经肱骨背侧向斜下方延伸。如果手臂没有摆放正确,桡神经在此处可能因不合适的拐杖和石膏绷带,以及手臂在座椅靠背处或在手术台边缘上过久的放置而被严重压迫。它也可能在肱骨中端骨折时受伤。桡神经在桡神经沟内受压可导致腕部和手指伸肌无力或麻痹,造成腕下垂("周六晚麻痹")。该神经到达肘关节上的肱骨外侧缘,穿入臂外侧肌间隔,并经肱骨外上髁,通过肱肌、肱桡肌近端与桡侧腕长伸肌远端之间的深沟进入前臂(图 10.11)。桡神经肌支支配肱三头肌、肘肌、肱桡肌和桡侧腕长伸肌。关节支支配肘关节囊。

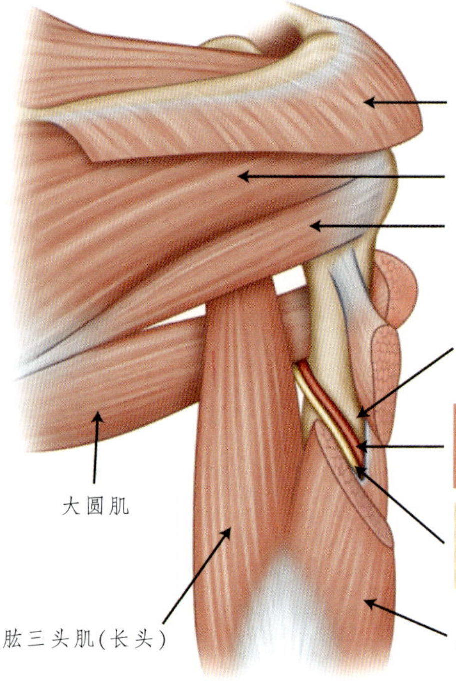

图 10.11 桡神经于肱三头肌内、外头之间的走行路线。该神经深行至肱动脉后随三角肌粗隆上的桡神经沟延伸。

在肱骨外上髁前方，该神经分出两条终末支,浅终末支或桡(感觉)神经支和深终末支或骨间后(运动)神经。浅终末支由肱桡肌下向前延伸,位于桡动脉外侧,环绕至肱骨外侧后最终在腕关节背侧穿过深筋膜。在这里,其分为 4~5 条指背神经,通常和前臂后侧皮神经和外侧皮神经相交连。骨间后神经绕桡骨外侧缘向前臂后侧走行,经旋后肌两头并支配它。深支从旋后肌出现,在前臂浅、深肌之间下行,并支配它们(除由桡神经主干支配的桡侧腕长伸肌)。在拇短伸肌远端,该神经深入前臂骨间膜并沿之下行,止于腕骨背侧,为腕部和手部关节提供神经支配。

神经分配	运动(桡神经主干):肱三头肌,肘肌,肱桡肌,桡侧腕长伸肌 骨间后神经:桡侧伸腕短肌,旋后肌,尺侧腕伸肌,小指伸肌,指伸肌,示指伸肌,拇指伸肌,拇长展肌,拇长伸肌 感觉:臂和前臂后侧皮肤,手背外侧靠近拇指、示指背部和环指外侧 1/2 从根部到远端指节褶皱处的皮肤 关节:肘关节,腕关节,远端桡尺骨、腕骨间与腕掌间关节

(韩宁 肖可译 张旭 梅伟 校)

推荐读物

Chapter 45. Pectoral girdle and upper limb: overview and surface anatomy. In: Standring S, Johnson D, editors. Gray's anatomy, 40th ed. London: Churchill Livingstone; 2008. p. 780–90.

Chapter 45. Pectoral girdle, shoulder region and axilla. In: Standring S, Johnson D, editors. Gray's anatomy, 40th ed. London: Churchill Livingstone; 2008. p. 818–22.

Schuenke M, Schulte E, Schumacher U. The brachial plexus. In: Ross LM, Lamperti ED, editors. Thieme atlas of anatomy: general anatomy and musculoskeletal system. Stuttgart: Georg Thieme Verlag; 2006. p. 314–27.

腰丛神经的临床解剖

第 11 章

Anil H. Walji, Ban C.H. Tsui

11.1 腰丛神经

腰丛神经(图 11.1)位于腹膜后的腹后壁,在腰大肌内由 L1–L3 脊神经的前主支和大部分的 L4 脊神经(图 11.2)合并而成。在某些情况下,该神经丛也接收来自 T12 的一小部分分支(被称为“前缀型”神经丛)或者是来自 L5 的一小部分分支(被称为“后缀型”神经丛)。第一腰神经出于第一和第二腰椎之间;而最后一根腰神经(L5)出于第五腰椎和骶骨底(第一骶椎体部)之间(图 11.3)。腰丛神经(前支)通常在出椎间孔后立刻深入腰大肌(图 11.4)。在某些情况下,该神经丛可能位于该肌肉后面。在腰部,腰大肌后部附着于脊椎横突,前部附着于椎体边缘、椎间盘和腱弓。腰丛神经位于两者之间并位于腰大肌间隙,并与椎间孔位于同一冠状(额状)平面内。

腰丛神经支配腹横肌、腹内斜肌以及男性的提睾肌,组成后腹壁的肌肉群和大腿前、内侧肌群的运动神经。另外,它们还支配臀部后外侧、耻骨上、大腿前、中侧和外生殖器皮肤的感觉神经。

11.1.1 腰丛神经的分支

该神经丛直接发出肌支支配腰方肌(T12;L1–L4)、腰大肌(L2–L4)、腰小肌(L1)和髂肌以及其他 6 根主要的终末神经,如下图(图 11.4 和图 11.5)所示。

11.1.2 髂腹下神经

作为 L1 神经根的分支(前支),髂腹下神经(图 11.6)出于腰大肌上部后方,在肋下神经(T12)下方沿后腹壁向外侧延伸。它斜穿过肾下极后部,夹于肾下极与腰方肌前界之间。该神经随后穿入腹横肌后界,沿髂嵴于腹横肌和腹内斜肌之间向前延伸并分为外皮支和前皮支。外支经髂嵴上部穿过腹内斜肌和腹外斜肌,支配臀部后外侧的皮肤。前支继续行于腹横肌

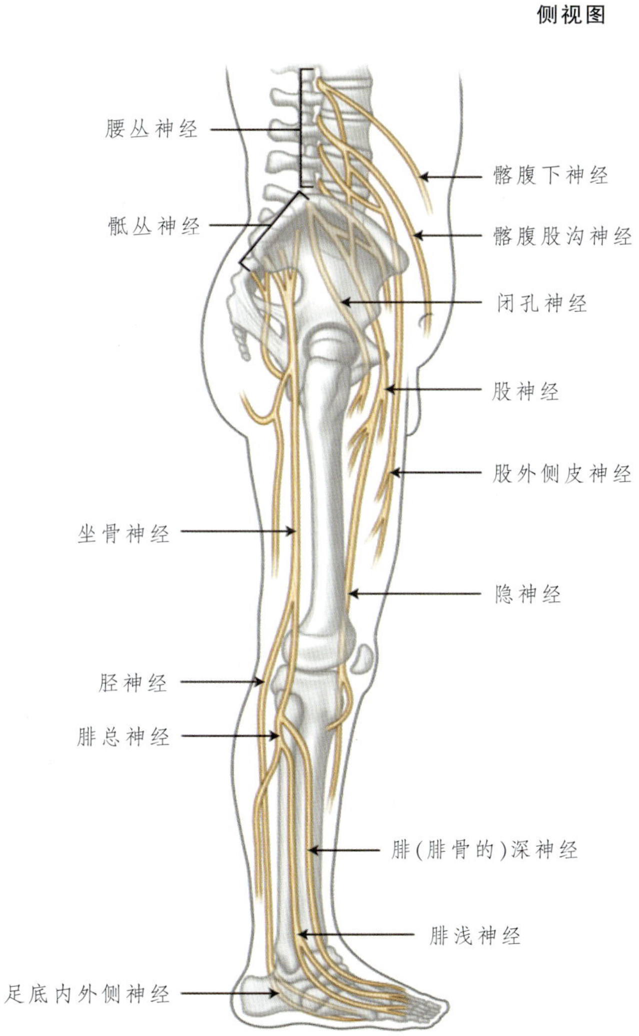

图 11.1　下肢的神经。

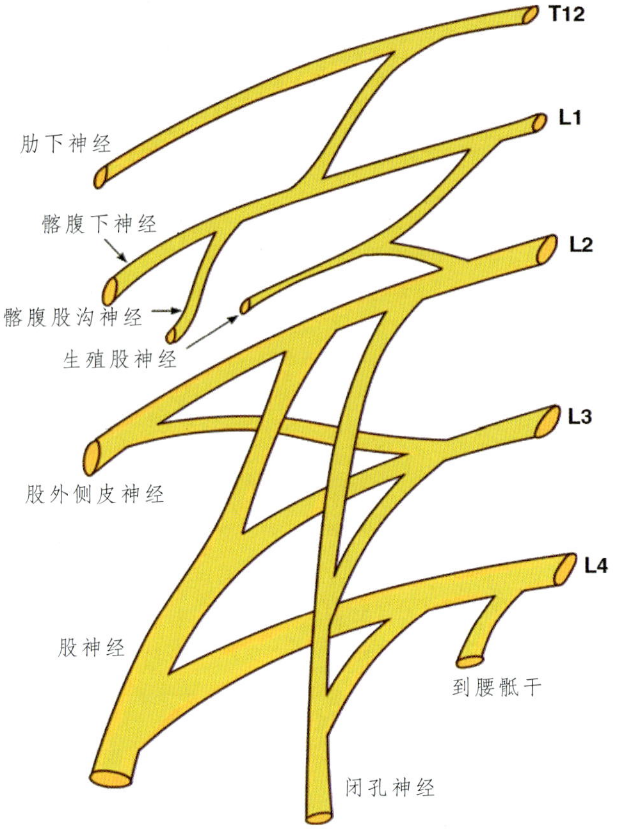

图 11.2 腰丛神经示意图。

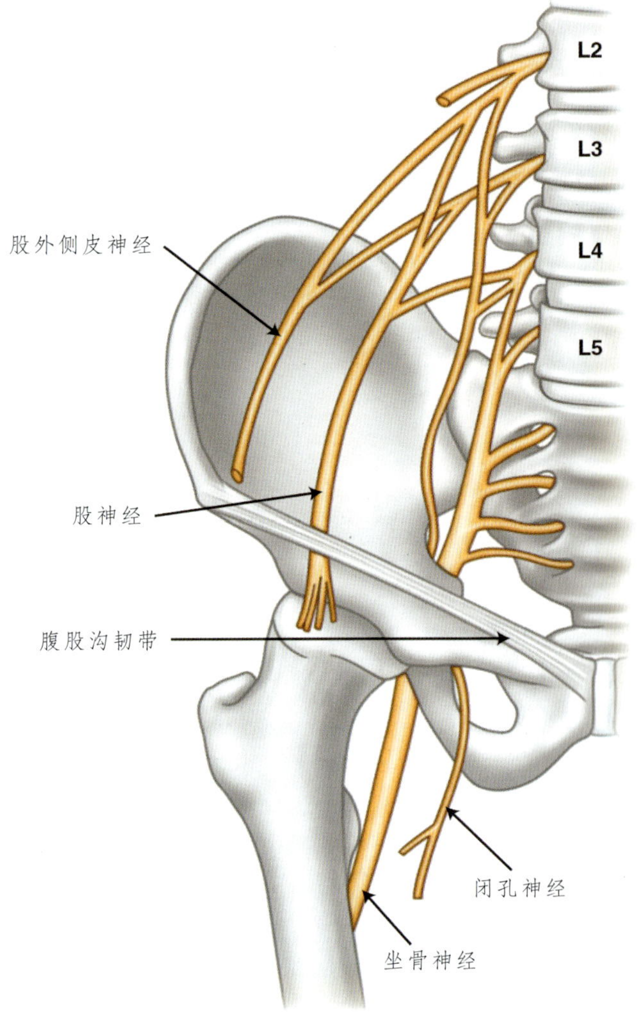

图 11.3 骨骼中的腰丛神经和骶丛神经。

与腹内斜肌之间并支配它们，行于腹股沟韧带之上且基本与此韧带平行。接着该分支在髂前上棘内侧穿过腹内斜肌，在腹股沟浅环之上穿出腹外斜肌腱膜，成为皮支并支配耻骨上区域的皮肤。髂腹下神经经常与肋下神经（T12）和髂腹股沟神经（L1）的分支相互交连。

神经支配 运动：腹横肌和腹内斜肌，包括联合腱
感觉：臀部后外侧皮肤，耻骨上皮肤

11.1.3 髂腹股沟神经

髂腹股沟神经比髂腹下神经细小，是L1神经根的另一个分支（图11.6）。该神经出于腰大肌上部外侧缘的下方，伴行或低于髂腹下神经（两者可能作为同一条神经干出现，并行一段距离后分离），经肾下极斜行于腰方肌前面的髂腹下神经下方。它随后在靠近髂嵴前缘处穿过腹横肌进入腹内斜肌并支配该肌肉，接着沿精索下方穿过腹股沟管。该神经在腹股沟管行于精索下方，穿过腹股沟浅环并分布在大腿近端内侧和外生殖器的皮肤上。当进入腹横肌时，该神经偶尔会合并入髂腹下神经；或者它可能也会全部缺如，此时髂腹下神经代替支配相关的区域。

神经支配 运动：腹内斜肌，腹横肌
感觉：耻骨联合上部皮肤，大腿近端内侧皮肤，以及阴囊上部/阴茎根部皮肤（男性）或阴阜和大阴唇外侧皮肤（女性）

11.1.4 生殖股神经

来自L1和L2神经根的生殖股神经，起于腰大肌内。该神经大约在L3/L4水平处穿过腰大肌，在腰大肌前缘向腹膜后延伸，随后在L5或S1水平处分为生殖支和股支。它也可以在腰大肌内分支，出现时成为两根不同的神经。

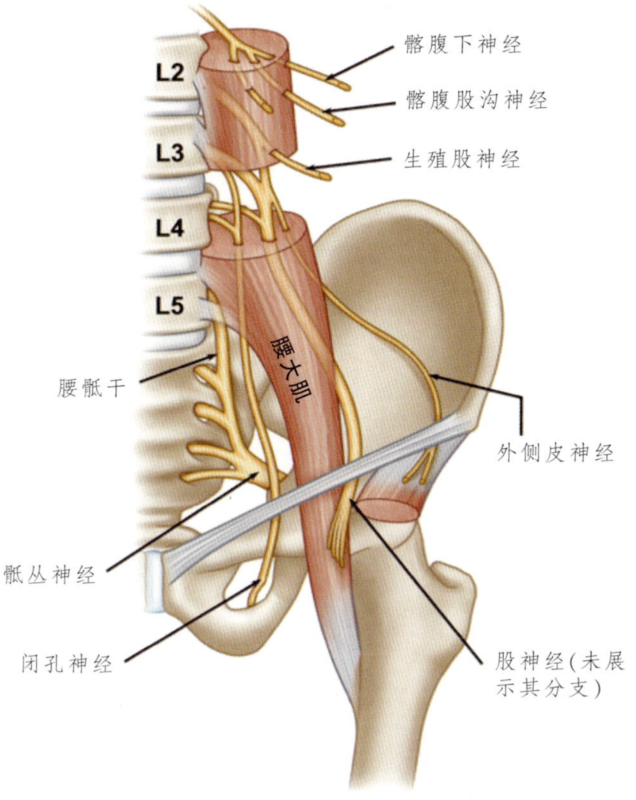

图 11.4　腰丛神经的主要分支。

生殖支跨过髂外动脉进入腹股沟管并穿过其深环。在男性，进入精索支配提睾肌，随后它向阴囊延伸并支配阴囊的皮肤。在女性，该神经穿过腹股沟管并随子宫圆韧带行至大阴唇。该神经止于阴阜和大阴唇的皮支。股支沿腰大肌下部前界，在髂外动脉外侧延伸，经腹股沟韧带后方，进入位于股动脉外侧的股鞘。它向股动脉发出血管舒缩神经纤维，然后穿过股鞘前层和阔筋膜（大腿深筋膜），终支支配股三角近端的皮肤。

神经支配	运动：男性提睾肌
	感觉：男性的阴囊，女性阴阜皮肤和大阴唇，大腿前内侧/近端的皮肤，股三角近端外侧的皮肤
	血管：股动脉血管舒缩分支

11.1.5 股外侧皮神经（大腿外侧皮神经）

该神经由来自 L2 和 L3 脊髓前支的后分支形成。该神经出于腰大肌后方或腰大肌外侧，经腹膜下向髂前上棘延伸，于髂筋膜下髂肌前界斜行。在此过程中，它支配着覆盖髂肌的腹膜壁层。然后该神经穿过或经

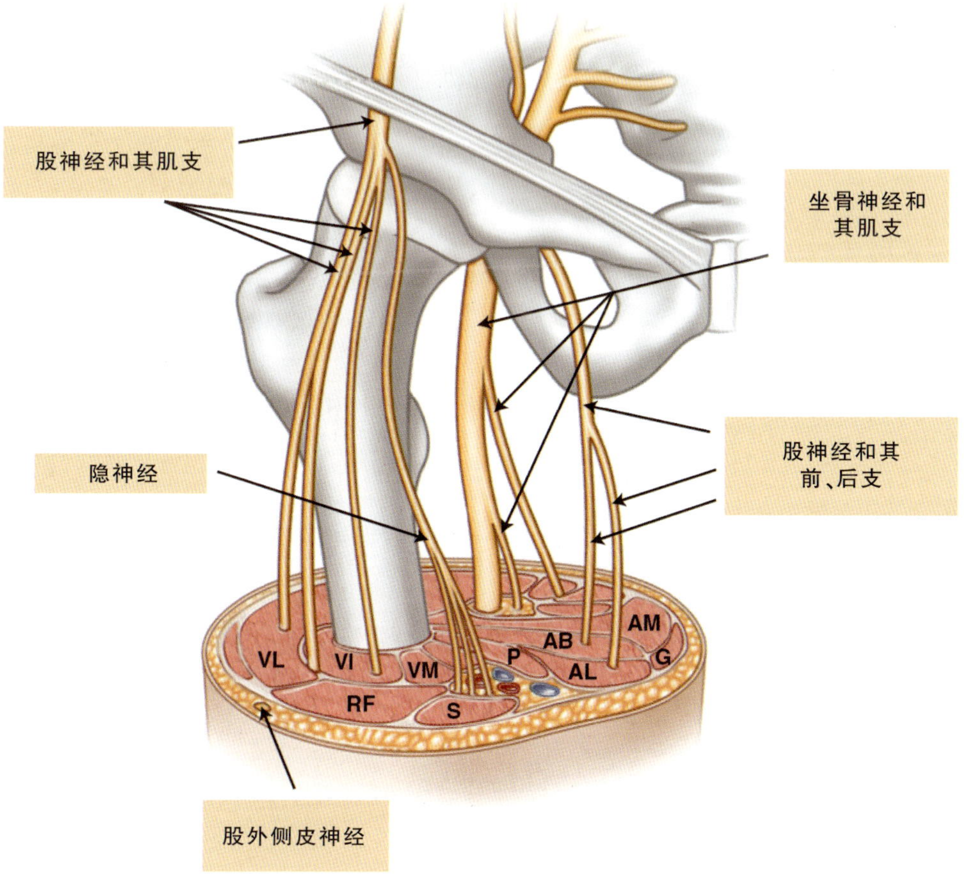

图 11.5　大腿上部的腰丛分支（前面观）。VL 为股外侧肌，VI 为股中间肌，RF 为股直肌，VM 为股内侧肌，S 为缝匠肌，P 为耻骨肌，AB 为短收肌，AL 为长收肌，AM 为大收肌，G 为股薄肌。

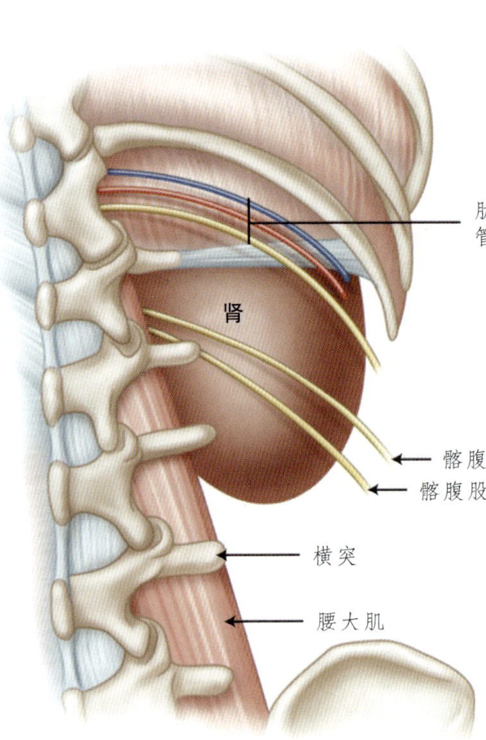

图 11.6 腰大肌间隙，重点显示髂腹股沟神经和髂腹下神经。

腹股沟韧带下方，在髂前上棘内侧大约 1cm 处（取决于个体的体型和年龄）进入大腿。在此处，它可能被绷紧的腰带、皮带或肚腩赘肉压迫，导致大腿外侧的疼痛和（或）感觉异常（感觉异常性股痛）。在身体右侧，该神经经过盲肠后外侧，在身体左侧，它于降结肠下部后侧横行。随后该神经穿入或依附于缝匠肌上界，分为前支和后支。

前支成为髂前上棘远端 8~10cm（成人体内平均距离）的皮下支，支配大腿至膝关节前外侧的皮肤。前支以比后支更近的位置穿入阔筋膜并向后外侧延伸，支配大腿后外侧从大转子到大腿中部的皮肤，有时也包括臀部的皮肤。

神经支配	**运动**：无 **感觉**：大腿到膝关节前侧和外侧的皮肤，大腿后外侧皮肤，有时包括臀部皮肤

11.1.6 股神经

股神经，由来自 L2、L3 和 L4 的脊髓前支的后股组成，是腰丛神经最大的分支。它穿过腰大肌向下，从肌肉下外侧缘发出，于腰大肌内侧和髂肌外侧之间下行，深入髂筋膜。随后它于腹股沟韧带后方下行，略微深入位于股动脉外侧（图 11.5，图 11.7 和图 11.8）进入大腿根部的股三角。在股三角和腹股沟韧带下方水平，我们可以使用从外到内 N-A-V-E-L[神经-动脉-静脉-空隙（股管）-淋巴管]口诀帮助记忆这里面不同的结构位置。在腹股沟韧带后方，该神经脱离股鞘并被腰大肌的一部分与股动脉隔开。在腹腔中，该神经发出肌支支配髂肌和耻骨肌，也发出支配股动脉近端的小血管（血管舒缩）支。耻骨肌的肌支通常起自靠近腹股沟韧带的股神经内侧，并经股鞘后方从耻骨肌前界进入该肌肉。

股神经通过腹股沟韧带下方后立即分支，仅剩一小段单支神经干。在大腿根部，股神经分为围绕旋股外侧动脉的前支和后支。前支发出大腿内侧皮神经和大腿中间皮神经，支配大腿前内侧皮肤，并向缝匠肌发出运动支。后支发出支配股直肌、股外侧肌和股中间肌（包括膝关节肌，一块依附在髌上囊顶端、有时和股中间肌融合的小块肌肉）、股内侧肌的运动支和髋关节及膝关节的关节支。它还发出隐神经（图 11.9），股神经最大的终末皮支隐神经起于股三角内，向下沿缝匠肌深部走行于膝内侧收肌管（内收肌，Hunter 管），并在此处进入缝匠肌腱膜和股薄肌腱膜之间的宽筋膜后成为皮支。在这里，它支配膝关节膑前和膑周区域皮肤。该神经随后继续沿腿内侧伴长（大）隐静脉下行，支配沿腿内侧至踝关节的皮肤，止于两个分支；一个沿踝关节内侧走行，另一个行经踝关节前侧并沿足内侧行至靠近大踇趾处终止；这些分支支配踝关节和足部至第一跖趾内侧的皮肤。隐神经发出与大腿外侧、中间和内侧皮神经以及膑前神经丛相交联的交通支。

股神经血管（血管舒缩）分支支配股动脉及其分支。

神经支配	**运动**：髂肌，耻骨肌，缝匠肌，股四头肌，膝关节肌 **感觉**：大腿前、内侧皮肤，膑前和膑周皮肤，小腿至踝关节和足部第一跖趾内侧皮肤。到髋关节和膝关节的关节支 **血管**：股动脉近端及其分支的血管舒缩神经纤维

11.1.7 闭孔神经

闭孔神经起自 L2、L3 和 L4 脊髓前支的前股（图

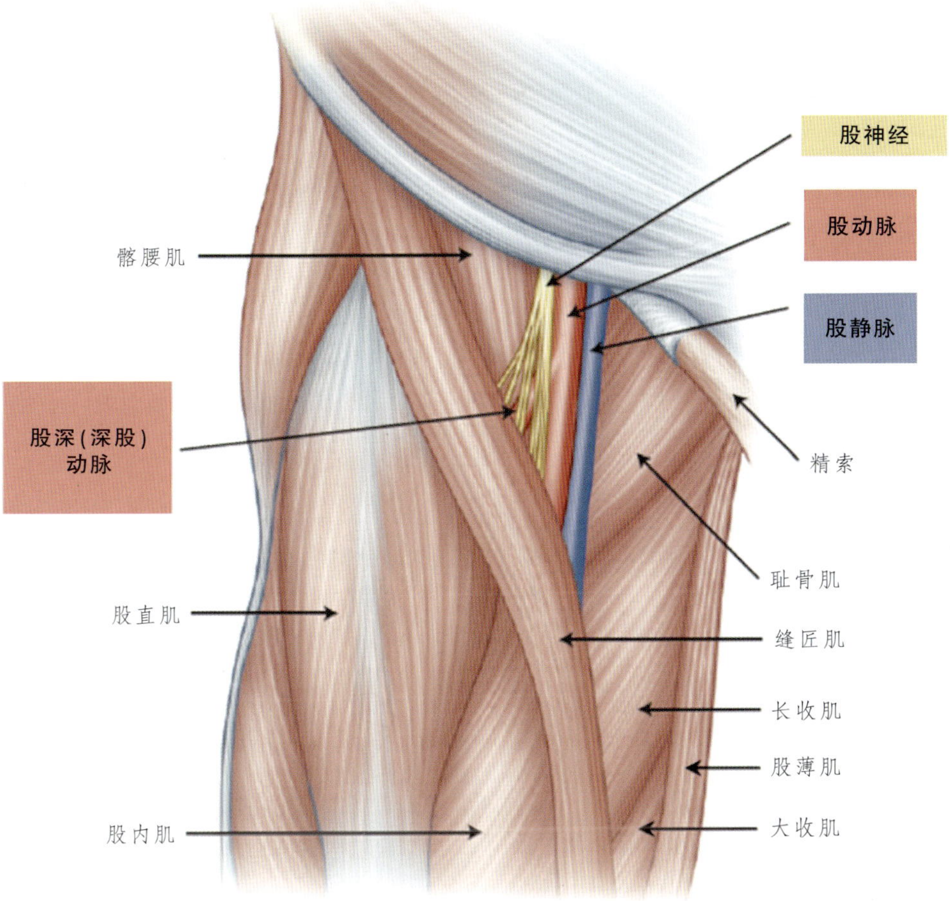

图 11.7　深入腹股沟韧带的股神经、股动脉和股静脉的位置关系。

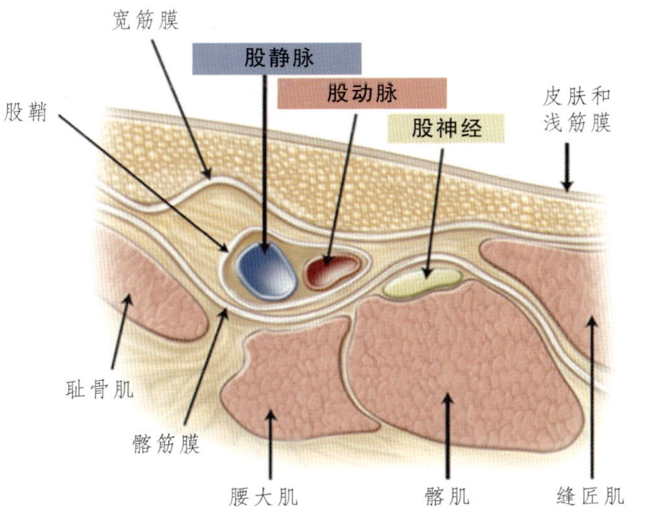

图 11.8　腹股沟下方的麻醉阻滞位点横截面示意图。股神经位于阔筋膜和髂筋膜(髂耻筋膜)深部并被后者与动、静脉隔开。

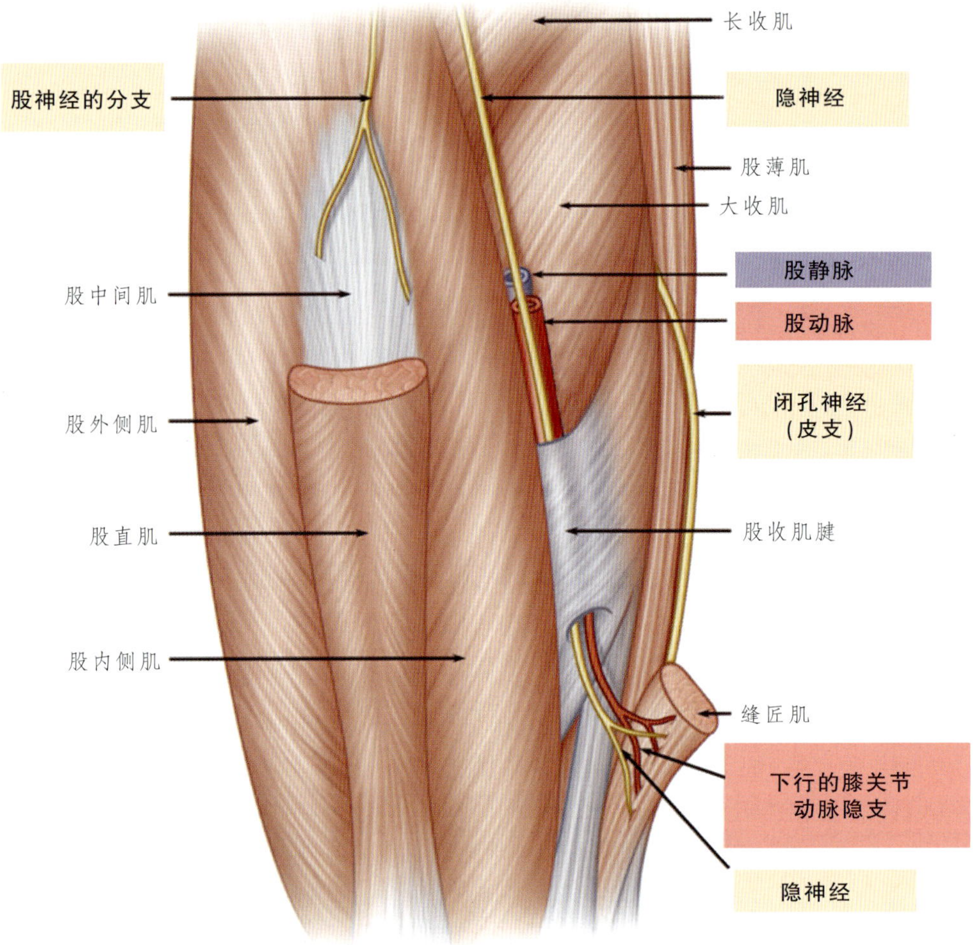

图 11.9 大腿内主要血管和神经的位置。

11.4 和图 11.5)。该神经出于骨盆缘的腰大肌内缘,行经髂总血管后面和髂内血管外侧。随后在闭孔内肌上方沿骨盆侧壁向前下方延伸,在闭孔血管前上方,接近并穿过闭膜管,进入大腿内侧上部。在靠近闭孔处它分为前支和后支,位于耻骨结节外侧。这些分支在近端被闭孔外肌分隔,在更远端被内收肌分隔。

前支在闭孔外肌前方进入大腿,于内收肌前界耻骨肌和长收肌后方沿股动脉下行,它可能发出血管舒缩分支支配股动脉(图 11.5 和图 11.9)。在靠近闭孔处,它向髋关节发出一条关节支。当其经过耻骨肌后方时,它支配耻骨肌(常常)、长收肌、短收肌(通常)和股薄肌。它的终末皮支出现于长收肌下缘,支配大腿内侧的皮肤。后支从闭孔外肌前缘穿入并支配它,随后经短收肌后方于大收肌前缘(前支内侧)下行。当短收肌未被前支支配时,它支配大收肌和短收肌。它通常发出走向膝关节的关节支,穿过大收肌远端或者伴股动脉横穿收肌腱裂孔。接着,它伴股动脉(和静脉)横穿收肌管,进入腘窝。在这里,该神经伴腘动脉(伴有其血管神经纤维支)沿膝关节背侧延伸,终止为穿入腘斜韧带并支配膝关节后囊的关节支。该后支被认为未发出和支配任何皮支。

闭孔神经和其分支的走行路线和分布具有多样性;偶有一根副闭孔神经,起于 L3 和 L4 前支,支配耻骨肌和髋关节的关节支。

神经支配	运动:闭孔外肌,长收肌,短收肌,大收肌,耻骨肌(通常)和股薄肌
	感觉:大腿内侧远端的皮肤,髋关节和膝关节的关节支
	血管:髋动脉的血管舒缩支

(韩宁 肖可 译 张旭 梅伟 校)

推荐读物

Borley NR. Posterior abdominal wall and retroperitoneum. In: Standring S, editor. Gray's anatomy. 40th ed. London: Churchill Livingstone; 2008. p. 1078–81.

Mahadevan V. Pelvic girdle and lower limb: overview and surface anatomy. In: Standring S, editor. Gray's anatomy. 40th ed. London: Churchill Livingstone; 2008. p. 1336–40.

Mahadevan V. Pelvic girdle, gluteal region and thigh. In: Standring S, editor. Gray's anatomy. 40th ed. London: Churchill Livingstone; 2008. p. 1382–3.

Schuenke M, Schulte E, Schumacher U. The nerves of the lumbar plexus. In: Ross LM, Lamperti ED, editors. Thieme atlas of anatomy: general anatomy and musculoskeletal system. Stuttgart: Georg Thieme Verlag; 2006. p. 472–5.

第 12 章

骶丛神经的临床解剖

Anil H. Walji, Ban C.H. Tsui

12.1 骶丛神经

骶丛神经(图 12.1)支配臀部、股后侧、小腿和足的皮肤和皮下组织,同时也支配髋关节、膝关节和踝关节。该神经丛位于骨盆内,由腰骶干(L4 和 L5)和 S1–S3 和部分 S4(图 12.1)骶神经的前(主)支汇合而成。腰骶干由 L4 的分支与 L5 的前支合成,沿腰大肌内侧走行。腰骶干经骨盆边缘,于骶髂关节前方与 S1 脊神经前支合并。S1–S3 前主支至骶裂孔前部穿出后并入腰骶干形成坐骨神经,该神经是骶丛最大的神经也是人体内最宽的神经。骶神经 S2 (部分)、S3 和 S4 的前支汇合形成阴部神经,这是骶神经丛的另一个终末支。该神经丛的其他分支包括臀上神经、臀下神经、股后侧皮神经和一些直接发出的肌支。这些小神经支分布于梨状肌前缘,并向坐骨大孔逐渐聚拢,经由此孔进入臀部、阴部和大腿后侧。

骶丛神经自身位于梨状肌前缘并在其与盆内筋膜之间(因此它位于腹膜外)。该神经丛前侧为髂内血管、输尿管,左前侧是乙状结肠,右前侧是远端回肠。臀上血管穿行于腰骶干(L4,L5)和 S1 之间或 S1 和 S2 神经根之间。臀下血管穿行于 S1 和 S2 神经根之间或 S2 和 S3 神经根之间 (臀部血管一般在正面观上随骶神经走行)。

坐骨神经出于坐骨大孔, 进入臀部向股后区延伸。阴部神经和阴部内血管由坐骨大孔行至坐骨小孔,从后部穿过骶棘韧带并靠近其依附的坐骨棘。当经臀部进入会阴时,它们位于骶棘韧带浅层但深于骶结节韧带。最后,该神经丛直接发出多条肌肉支,包括梨状肌支、闭孔内肌支、上孖肌和下孖肌支以及股方肌支。

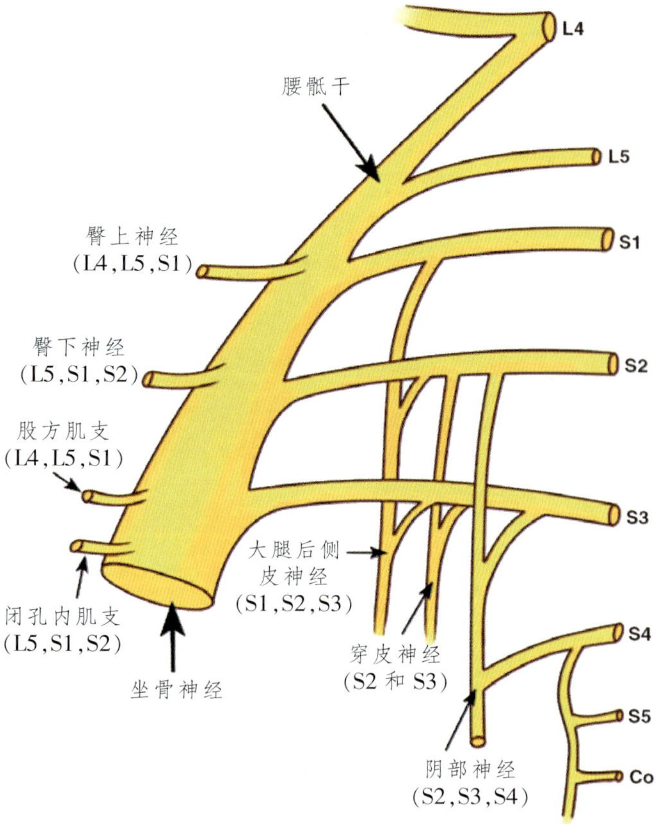

图 12.1 腰骶干和骶丛神经示意图。

12.2 骶丛神经直接发出的肌肉支

12.2.1 梨状肌支

梨状肌支通常起自 S1 和 S2 前支(少数情况下只

有 S2)的后分支,从其前缘进入这些肌肉并支配它们。

12.2.2 闭孔内肌和上孖肌支

起自 L5、S1 和 S2 脊神经前支的前分支，该神经在梨状肌下方经坐骨大孔离开盆腔,发出一分支于上孖肌,穿过坐骨棘,通过坐骨小孔再次进入盆腔(阴部),穿入闭孔内肌骨盆面支配该肌。

12.2.3 股方肌和下孖肌支

该神经起自 L4、L5 和 S1 脊神经前支的前分支,在梨状肌下方经坐骨大孔出盆腔,通过坐骨神经深处的坐骨结节,发出分支支配下孖肌和股方肌,并发出支配髋关节囊的关节支。

12.3 骶丛神经的主要终末支

12.3.1 臀上神经

臀上神经由来自 L4、L5 和 S1 脊神经前支的后(背侧)分支形成。该神经在梨状肌上方经坐骨大孔离开盆腔,伴臀上动脉和静脉进入臀部,在这里它分为上支和下支。上支与臀上动脉深支的上支伴行,支配臀中肌,有时支配臀小肌。下支与臀上动脉深支的下支伴行,穿过臀小肌,支配该肌和臀中肌,止于阔筋膜张肌并支配它。

神经支配　运动:臀中肌和臀小肌,阔筋膜张肌
感觉:无

12.3.2 臀下神经

臀下神经起自 L5、S1 和 S2 脊神经前支的后分支。该神经在梨状肌下方经坐骨大孔离开盆腔并进入臀部,在这里它分出多根神经支,穿入臀大肌深面并支配它。

神经支配　运动:臀大肌
感觉:无

12.3.3 股后皮神经

起自 S1 和 S2 后分支以及 S2 和 S3 脊神经前支的前分支,股后侧皮神经在梨状肌下方通过坐骨大孔离开盆腔,伴臀下动脉在臀大肌深部下行,位于坐骨神经内侧或后侧。该神经继续下行至大腿后侧并深入阔筋膜,但在股二头肌长头的浅面。当该神经到达膝关节后面时,它穿入深筋膜并伴小(短)隐静脉行至小腿中部,在这里它的终末支与腓肠神经相交通。该神经纯属皮(感觉)神经,支配臀部、会阴、大腿后侧和小腿上部的皮肤。

当该神经经过臀大肌下缘时,3 或 4 根臀部分支(也被认为是臀下皮神经)蜿蜒于臀大肌下缘,支配该肌下外侧的皮肤。会阴部分支支配着大腿上部内侧的皮肤,经坐骨结节穿过阔筋膜,止于位于阴囊和大阴唇的皮肤内的皮支。

神经分布　运动:无
感觉:臀部,会阴部,大腿后侧,小腿近端后侧的皮支

12.3.4 坐骨神经

坐骨神经在盆腔内由来自腰骶干(L4–L5)和 S1–S3 脊神经前支的神经融合形成。横截面上为一光滑平整的椭圆形,坐骨神经是人体内最宽、最厚、最大的外周神经，普通成年人体内该神经起始部至少 2cm 宽。坐骨神经虽然以一根神经的形式出现,但实际上是两根神经,即胫神经和腓总(腓侧)神经,由共有的神经外鞘包围。

该神经在梨状肌(一般情况下)下方通过坐骨大孔离开盆腔,于股骨大转子和坐骨结节两点连线的中点内侧沿大腿后侧下行 (图 12.2)。股后皮神经和臀下血管在其内侧伴行。在近心端,该神经位于臀大肌深面,先行于坐骨后面,随后向下行于闭孔内肌,上、下孖肌和股方肌后面进入大腿背侧，并在此处分支。在位于臀大肌下缘的下方处,该神经相对较浅,行过此处后,它位于大收肌后界和肱二头肌长头下面(图 12.3)。

该神经一般在腘窝顶点(大约在大腿向下 2/3 处)分为内侧的胫神经和外侧的腓总神经(图 12.4)。但该分支的部位不确定,可以在一个更近心端的位置或梨状肌和腘窝之间的任何位置，偶尔甚至更偏向远心端。在大约 2%的人群,该神经穿过梨状肌。它在大腿背侧的表面投影沿股骨大转子和坐骨结节的连线中点内侧延伸至腘窝顶点上方。

肌支分布于股后肌群(股二头肌、半膜肌和半腱

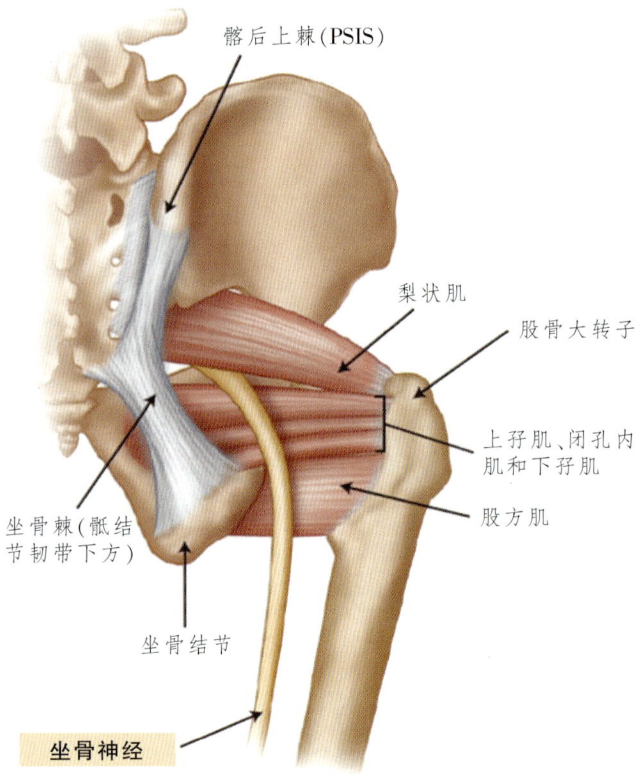

图 12.2 坐骨神经的初始走行。

肌)和大收肌肌腱(坐骨)部分,大部分肌支穿过它的胫区(见下文)。关节支起于该神经的近心部分(有时直接起自骶丛神经)并分布于髋关节囊后界。皮支大部分起自胫神经和腓总(腓侧)神经,支配小腿后外侧以及足部外侧和底部的皮肤(见下文)。

> 神经支配 运动:股二头肌,半膜肌,半腱肌,大收肌坐骨(肌腱)部,通过其胫神经和腓总(腓侧)神经分支支配的全部小腿和足部的肌肉
> 感觉:行至髋关节的关节支,小腿下部和足部皮肤的皮支(除由股神经隐支支配的内侧区以外)

12.3.5 胫神经

胫(腘内侧)神经是坐骨神经两条分支中较大的一条,起自 L4、L5、S1、S2 和 S3 脊神经前支的前分支。它一般在靠近腘窝顶点(近心侧)处自坐骨神经分出,大约在位于大腿向下 2/3 处,不过该分支也可发生在梨状肌和腘窝之间的任何一点上。该神经向下穿过大腿后间隙和腘窝到达腘肌下缘,而后深入(在前面)比

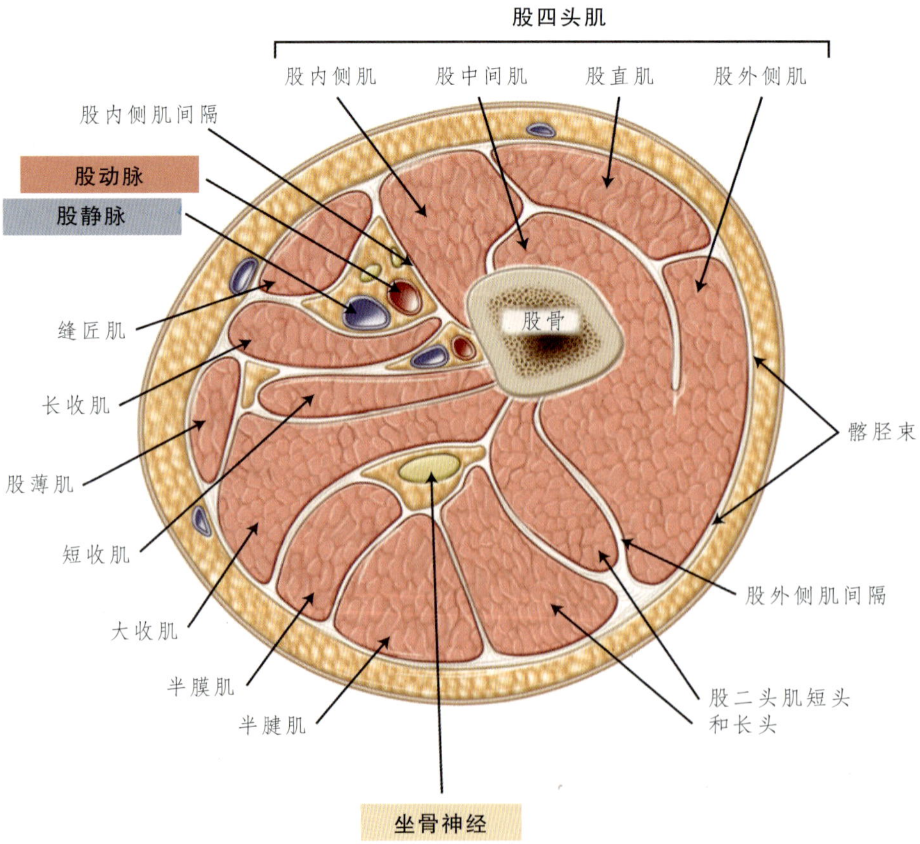

图 12.3 大腿横截面,展示坐骨神经与主要肌群、血管和股骨的位置。

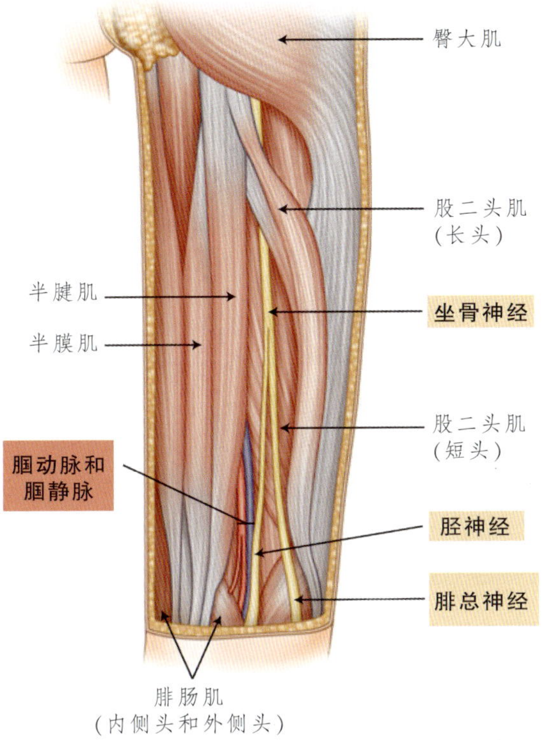

图 12.4　股后侧坐骨神经走行路线和分支。

目鱼肌腱弓与腘动脉伴行进入小腿后间隙。在大腿后侧，该神经的近端被内侧的半膜肌和半腱肌以及外侧的股二头肌叠覆。在腘窝内，该神经变得更表浅，当它下行时，靠近腘窝底（远端），由腓肠肌的两头覆盖。在腘窝内，该神经位于腘静脉外侧，在膝关节处延伸至其浅面，在靠近腘窝底时行至腘动脉内侧。在腘窝内发出的分支包括肌支、关节支和腓肠神经皮支。

腘窝处的肌支支配腓肠肌、跖肌、比目鱼肌和腘肌；在小腿处它们支配比目鱼肌、胫骨后肌、趾长屈肌和踇长屈肌。关节支伴膝上侧、下内侧和中间的血管支配包括腘斜韧带在内的膝关节囊内后面。

腓肠神经于腓肠肌两头之间向下延伸，穿入小腿近侧深筋膜，在这里（联合部位不定）通常和来自腓总神经的腓肠交通支汇合。一些资料将此称为腓肠外侧皮神经，将来自胫神经的主干神经称为腓肠内侧皮神经。腓肠神经从此处下行于皮下，靠近小（短）隐静脉，位于跟腱外侧，向外踝和跟骨之间的空隙延伸。随后它行至外踝下侧周围，并沿足外侧继续延伸，作为足背外侧皮神经终止。腓肠神经支配的小腿远端 1/3 后外侧的皮肤以及从足跟到小趾的外侧皮肤。它在小腿与股后侧皮神经相交联，在足背部与腓（腓侧的）浅神经相交通。

胫神经在腓肠肌两头覆盖下离开腘窝，后伴腘动脉深入（在前面）比目鱼肌腱弓并进入小腿后间隙，在这里它伴胫后血管继续向下延伸。在小腿处，该神经位于比目鱼肌深面，且其大部分位于胫骨后肌的表面；但是，在小腿下 1/3 处，它开始远离胫骨干后表面并行至浅表处，仅由皮肤和筋膜覆盖，少数情况下被踇长屈肌叠覆。它的体表标志是一条从腘窝下角到跟腱和内侧踝中点的小腿垂直中线。在踝关节内侧，该神经与胫骨后血管和屈肌腱之间的位置关系可以通过口诀“Tom，Dick And Very Nervous Harry”帮助记忆，意思是从前侧到后侧为：胫骨后肌（Tibialis posterior，）、趾长屈肌（flexor Digitorum longus）、胫骨后动、静脉（posterior tibial Artery and Vein），胫神经（tibial Nerve）和踇长屈肌（flexor Hallucis longus）。该神经于内踝和跟骨结节（脚后跟）间深入屈肌支持带，分为终末支–足底内、外侧神经。

足底内侧神经，胫神经终止支中较大的神经，起自屈肌支持带深面且位于足底内侧动脉的外侧。该神经深入踇展肌后，穿过踇展肌与趾短屈肌之间发出，走向踇趾（大踇趾）的趾内侧固有神经，分为三条趾足底总神经。皮支穿入足底腱膜支配足底内侧面的皮肤。肌支支配踇展肌、踇短屈肌、趾短屈肌和第一蚓状肌。关节支支配跗骨与跖骨关节。趾足底总神经向前延伸，分出趾足底固有神经支配内侧三个半脚趾相邻面的皮肤（除外第二蚓状肌，与正中神经在手部的分布相似）。

足底外侧神经自其位于屈肌支持带下方的起点向外行，斜经足底并位于足底外侧动脉的内侧。该神经随后向前延伸至第五跖骨底，经趾短屈肌和副趾屈肌（跖方肌）之间，于趾短屈肌和小趾展肌中间通过发出其浅、深支而终止。在分支之前，它支配副趾屈肌和小趾展肌，并发出穿过足底筋膜支配足底外侧皮肤的皮支。浅支继续延伸为两条跖足底总神经，支配小趾短屈肌和两条第四跖骨间隙的骨间肌，以及小趾底与第四趾外侧一半的皮肤。深支伴足底外侧动脉（当它内旋时形成足底深弓），深入至长屈肌肌腱和踇收肌，支配后者和第二到四蚓状肌以及所有骨间肌（除由浅支支配的第四跖骨间隙的骨间肌）。它的分布与尺神经在手内的分布相似，支配着足部大部分的内附肌。

神经支配 运动：腘肌，腓肠肌，比目鱼肌，跖肌，胫骨后肌，趾长、短屈肌，𧿹长、短屈肌，𧿹展肌，蚓状肌，副屈肌（跖方肌）。小指屈肌，𧿹收肌，骨间肌，小趾展肌
感觉：小腿远端后外侧和足底皮肤的皮支。分布在膝关节和足部诸关节的关节支

12.3.6 腓总(腓侧)神经

腓总（腓侧或腘外侧）神经直径是胫神经的一半，起自第四和第五腰神经以及第一和第二骶神经（L4、L5、S1 和 S2）前支的后分支。自坐骨神经（胫支部分）分离出来后，它沿腘窝外缘向腓骨头斜下蜿蜒，位于股二头肌内侧，其肌腱与腓肠肌外侧头之间。该神经于腓骨颈外侧蜿蜒（在这里它非常浅表并易受伤），深入腓骨长肌并发出关节支和皮支，后分为其终末的腓浅神经和腓深神经（图 12.5）。

在三条关节支中，两条伴膝上、下外动脉支配膝关节囊后外侧，而第三条（返关节神经）起于更低处，伴胫前返动脉支配膝关节囊前外侧和胫腓关节近端。皮支，以腓肠肌交通神经（合入来自胫神经的腓肠神经）和腓肠外侧神经（腓肠外侧皮神经）的形式，支配小腿近端前外侧和后侧的皮肤。

腓深神经起自腓总神经腓骨颈和腓骨长肌近端之间的分支，深入趾长伸肌下行于趾间肌膜前界，直至小腿上 1/3 胫前动脉。该神经随后沿胫骨下 1/3 前缘，胫前动脉外侧（胫后动脉内侧和𧿹长伸肌外侧之间）下行，在屈肌支持带下方经过踝关节，终止为内侧（皮）神经支和外侧（运动）神经支。它发出肌支支配胫骨前肌，𧿹长伸肌和趾长伸肌（包括第三腓肠肌）以及发出关节支支配踝关节的关节囊。内侧终末支在足背沿足背动脉外侧，与腓（腓侧）浅神经内侧支相交联，终支为走向𧿹趾（大脚趾）和第二趾邻边（第一趾蹼）的趾背神经。它的骨间支支配第一骨间背侧肌和𧿹趾的跖趾关节。外侧终末支从踝外侧斜行深入趾短屈肌并支配它。细小的骨间支支配第二骨间背侧肌和中间三趾的跗趾与跖趾关节。

外侧观

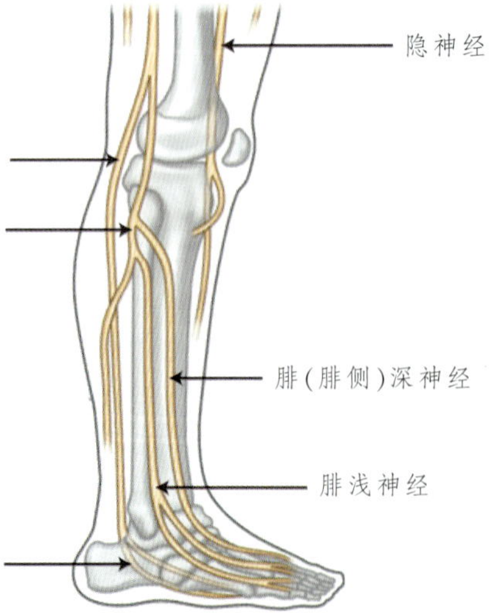

图 12.5 进入小腿的下肢神经。腓总神经的终末支（腓深神经和腓浅神经）远离腓骨颈进入小腿。

腓浅（腓侧肌皮）神经也起自腓总神经支，并沿腓骨前肌间隔下行。刚开始深入腓骨长肌，然后沿着腓骨（腓侧）肌群（外侧部分）和趾长伸肌（前部）之间下行，在小腿远端 1/3 穿入深筋膜。在这里，它位置浅表并分成内、外侧两支。当它位于外侧和前侧间隙之间的肌间隔时，它发出行至腓骨长、短肌的肌支（第三腓骨肌由腓深神经支配）以及走向小腿下端外侧皮肤的皮支。内侧支（足背内侧皮神经）延伸至踝关节前面，然后分为两根趾背神经，一根支配𧿹趾内侧的皮肤，另一根支配第二、三趾邻侧的皮肤（𧿹趾和第二趾邻侧的皮肤由腓深神经支配）。它与隐神经和腓深神经的分支相交通。更细小的外侧支（足背中间皮神经）向足背外侧延伸，支配踝关节外侧皮肤后终止为趾背侧神经，支配第三、四和五脚趾邻侧皮肤，与腓肠神经相交通。

神经支配 运动：胫骨前肌，𧿹长伸肌，趾长、短伸肌，腓骨长肌，短肌和第三腓骨肌
感觉：膝关节，踝关节和足部诸关节的关节支。小腿上端前外侧和足背，所有脚趾背侧和邻侧皮肤（除第一趾蹼外）

12.3.7 阴部神经

阴部神经由 S2、S3 和 S4 骶神经前支的前分支于骶结节韧带上缘融合而成。该神经伴阴部内动、静脉经梨状肌下方穿过坐骨大孔离开盆腔，且于梨状肌和尾骨肌之间进入臀部。当该神经进入臀部时，它经骶棘韧带后方靠近其与坐骨棘的依附面，位于骶棘韧带浅面但深于骶结节韧带（阴部神经阻滞的一处重要标志）。在坐骨棘水平，阴部内血管位于阴部神经内侧。经过骶棘韧带后，阴部神经（伴阴部内血管）通过坐骨

小孔重返盆腔(会阴),并在阴部管(阿尔科克管)闭孔内肌内侧沿坐骨直肠窝内壁向前延伸(阴部管由闭孔内肌上的深筋膜分裂而成)。在该管的后部,它发出直肠下神经和会阴神经,并向前终止为阴茎(或阴蒂)的背侧神经。

直肠下神经从阴部管内面穿过,经坐骨直肠窝从外向内伴直肠下血管斜行,支配肛门外括约肌、肛管下部的黏膜以及肛门周围的皮肤。在女性,它可能支配走向阴道下部的感觉分支。它有时可能直接从骶丛神经分支。它支配的区域与股后侧皮神经的会阴支和阴囊(阴唇)后侧皮神经重叠(见下文)。

会阴神经为阴部神经更低更大的终止支,起于阴部管后界。该神经随后于阴部内动脉下方伴阴部内动脉继续延伸,并分为阴囊(阴唇)后支和肌支。阴囊(阴唇)后支穿入会阴膜(以前被称为尿生殖膈下筋膜),于尿生殖三角外界向前延伸,支配阴囊或大阴唇的皮肤,与股后侧皮神经的会阴支和直肠下神经相重叠。阴部神经的阴唇后侧支可能支配在阴道下部的感觉。肌支分布于邻近会阴部的浅肌(例如:会阴浅横肌)和肛门外括约肌。直系肌支起自阴部神经自身,支配提肛肌(盆膈)、肛门外括约肌、会阴浅和深横肌、尿道括约肌、球海绵体肌和坐骨海绵体肌。

阴茎(阴蒂)背侧神经,在男性是阴部神经的终止支,于阴部内动脉上方沿坐耻支内侧面深入会阴膜向前延伸。它支配阴茎海绵体,经会阴膜前面和耻骨联合之间的间隙伴阴茎背侧动脉横穿悬韧带,进入阴茎背面。该神经终止为阴茎头感觉支。女性体内相应的神经为阴蒂背侧神经,走行路线相同且终止为阴蒂头的感觉分支,不过它比男性的要小很多。

12.3.8 盆内脏神经

盆内脏神经(也称为勃起神经)是骶丛神经的内脏支,起自 S2、S3 和 S4 脊神经前支,通过上、下腹下丛发出走向骨盆脏器的副交感神经。在男性,盆内脏神经在维持勃起功能中起至关重要的作用,且该神经的破坏(例如:在前列腺切除手术或直肠手术中)可能导致患者阳痿。

(韩宁 肖可 译 张旭 梅伟 校)

推荐读物

Chapter 63: True pelvis, pelvic floor and perineum. In: Standring S, editor. Gray's anatomy. 40th ed. London: Churchill Livingstone; 2008. p. 1091–2.

Chapter 79: Pelvic girdle and lower limb: overview and surface anatomy. In: Standring S, editor. Gray's anatomy. 40th ed. London: Churchill Livingstone; 2008. p. 1336–40.

Chapter 80: Pelvic girdle, gluteal region and thigh. In: Standring S, editor. Gray's anatomy. 40th ed. London: Churchill Livingstone; 2008. p. 1384–5.

Schuenke M, Schulte E, Schumacher U. The nerves of the sacral plexus. In: Ross LM, Lamperti ED, editors. Thieme atlas of anatomy: general anatomy and musculoskeletal system. Stuttgart: Georg Thieme Verlag; 2006. p. 476–83.

第 13 章

躯干和中枢神经轴的临床解剖

Anil H. Walj, Ban C. H. Tsui

13.1 脊神经和脊柱

13.1.1 脊神经的起源

脊神经起源于脊髓，与颅神经和自主神经及其神经节共同组成周围神经系统。脊神经支配体壁结构，也就是说，这些结构从组织胚胎学角度来讲起源于体节和体壁中胚层。脊神经也支配壁膜，像胸膜、心包、腹膜以及骨膜。脊神经共有 31 对，包括 8 对颈神经(C1–C8)、12 对胸神经 (T1–T12)、5 对腰神经 (L1–L5)、5 对骶神经(S1–S5)和 1 对尾神经(Co1)。这些脊神经由独立的腹侧(前根)和背侧(后根)脊神经根组成，每个脊神经根是由更小的细根组成。运动神经(传出的，腹侧的)细根在离开脊髓时汇聚成神经根，感觉神经(传入的，背侧的)细根在进入脊髓时从神经根分出。背侧神经根承受感觉神经节(背侧根神经节)，其中包括体壁及内脏感觉神经元的胞体。

每类脊神经都是包括体壁及内脏神经纤维、传入和传出神经的混合神经。运动(躯体传出神经)纤维支配皮肤、浅表的筋膜(皮下组织)。感觉纤维支配分布于关节囊和韧带、筋膜以及骨骼肌(肌梭和高尔基腱器官)上的受体。此外，所有的脊神经都包含支配分布于皮肤的血管、平滑肌和分布于骨骼肌上的血管的交感神经(内脏)纤维。交感神经节前神经元起源于胸椎和腰椎上部 2~3 个节段的脊髓灰质侧角(脊髓中间外侧细胞柱)，突触与交感神经干的神经节后神经元在相应水平或者向躯干上下分布于整个脊神经水平。许多躯干更高或者更低水平的节后神经元突触在 T1 以上或者 L2/3 以下进入脊神经。那些进入颅内的突触大多数在上位颈神经节。最后，骶部脊神经来自 S2、S3 和 S4 节段的神经束，神经束包含副交感神经节前纤维，副交感节前神经由骶神经腹侧支发出，经由骨盆神经丛和神经节支配骨盆脏器。这些副交感神经称为盆内脏神经或者勃起神经。内脏传入纤维传递来自内脏的痛觉，内脏传入纤维有细胞体在脊神经背侧根神经节上，其外周突经由没有突触的交通支穿过交感干，止于胸部或者腹部内。

离开椎间孔后很快依次分成较粗的腹侧支和较细的背侧支(图 13.1)。腹侧支向侧方和前方延伸，支配肌肉、皮下组织(浅表筋膜)，以及颈部、躯干和上肢与下肢的皮肤。背侧支向后方延伸，支配椎旁肌肉、皮下组织以及背部靠近中线的皮肤。所有的背侧支按序并分段分布，从 C1 一直到 Co1。唯独 T1–T12 脊神经腹侧支是按序并节段分布的。T1–T11 腹侧支称为肋间神经，而 T12 腹侧支则称为肋下神经。肋间神经穿过 11 个肋间隙，肋间神经位于肋间血管下方，肋间最内肌和肋间内肌之间，而肋下神经走形于腹壁后方 12 对肋骨的下方。腹侧支不按照节段(C1–C8 和 L1–Co1)融入并形成神经丛。因此，颈部、下腹部、盆腔和四肢由神经丛支配(颈丛、臂丛、腰丛和骶丛)，而胸部和腹壁上 3/4 由按节段分布的肋间神经支配。

认识到 C1 神经离开脊髓并在寰椎之上穿出非常重要；因此，颈神经计数与下位颈椎相对应(例如，C6 神经于 C5 下方发出，在 C6 颈椎上方；C8 神经于 C7 下方发出，在 T1 上方)。从这一点来讲，所有的脊神经

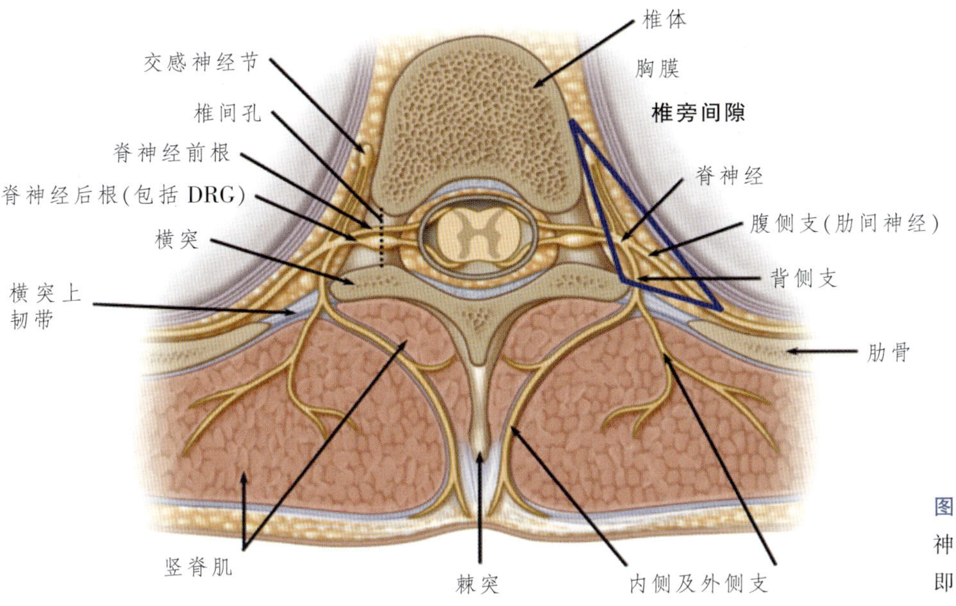

图 13.1　胸椎横断面,包括简单的脊神经和椎旁间隙(仅显示右侧)。DRG 即背根神经节。

通过相应的上位椎体水平命名。例如,T3 和 L4 脊神经分别从 T3 和 L4 椎体之下发出。

13.1.2 脊柱

这部分涉及的是发育解剖学和脊柱的生长,并为儿科患者行脊柱超声时提高可见度提供基础。这一部分始于椎体和脊柱的整体发育,然后是生长和脊柱曲度的形成,最后是胸椎、腰椎和骶椎的发育解剖学的简单描述。

13.2 脊柱的发育

如同人体其他大部分骨骼一样,人体脊柱的发育经历三个阶段:间叶细胞(干细胞性的),软骨细胞(软骨性的),成骨(骨性的)。

1.间叶细胞(干细胞性)阶段

宫内前 4 周期间,来源于轴旁中胚层的体节生骨节间叶细胞开始向脊索迁移,脊索则是原始的轴向支撑结构。在这一阶段,正在发育的神经管、脊索和卵黄囊内胚层紧密接触,卵黄囊内胚层是从节间动脉分支出来的并且行经体节之间的一对背主动脉的侧支。在胸腔内,这些节间动脉成为肋间动脉;在腹腔内,节间动脉变为腰动脉。脊索周围的间叶组织被节间血管分为生骨节段。骨节内的间叶细胞成为以密集和疏松排列的细胞为特征的交替区域,在这之间出现了椎间隙。这个新的部分成为原始脊椎,包括一个致密的颅骨区域和一个疏松的尾部区域,这之间被节间血管分开。

从致密区域会出现 3 个突起,并且分别向背侧、腹侧和后侧 3 个方向延伸。背向延伸称为神经突起,并且形成椎弓。腹侧突起形成椎体,后侧突与横突的发育以及肋骨的连接有关。因此,椎骨并不是由来自一个体节的间叶细胞形成的,但是很小或者较致密区域间质的连接来源于两个相邻的体节。椎间隙填充有从致密组织迁移过来形成椎间盘(Ⅳ)的纤维环的间叶细胞,而脊索和纤维环内细胞则形成髓核。

2.软骨体(软骨化)阶段

6~7 周期间,在每个脊神经突和横突出现软骨化中心后每个椎体会出现一对软骨化中心。每个椎体的两个软骨化中心会在胚胎期末(宫内第 9 周之前)融合形成一个软骨中心或者软骨体。在相同的时间段,椎弓和横突的软骨化中心在这些软骨中心内融合形成一个椎骨的软骨模型。棘突和横突分别来源于椎弓和横突的软骨化中心的增殖。

3.成骨(骨性的)阶段

椎体的成骨始于胚胎期的 8~9 周,一般在 25 岁完成。出现 3 个基本的骨化中心,一个是椎体的骨化中心,其他两个分别作为一半椎弓的骨化中心,另外还有 5 个次级骨化中心。椎弓的骨化中心一般首先于胚胎 9~10 周出现在颈椎,然后相继出现在下部椎体,大概在 12 周时延伸至腰椎。所以,出生时,每个椎体所包含的 3 块骨性结构都是由软骨相连的。椎弓通常在 3~5 岁时融合,从腰部开始然后向颅侧进展。椎弓在脊髓椎体联合或者软骨结合处与椎体连接,脊髓椎体联合或者软骨结合允许椎弓生长以及椎管随着脊髓的增粗而扩张。这些脊髓椎体联合会在 3~6 岁时椎弓在颈部开始与椎体融合时退化。青春期之前，躯干上部和下部表面以及横突和棘突都是软骨化状态。5 个次级骨化中心在青春期前后出现在椎体骨骺部位：棘突部位一个，两侧横突各一个，以及两个环形骨骺，一个在椎体边缘上方一个在其下方。椎体是由含有大量骨质的两个环形骨骺构成的，骨骺中的骨质来源于椎体骨化中心。需要指出的一个重要问题是，成人椎体不存在可发育的骨化中心。尽管骨化中心将形成大多数的椎体，但是，对于成年人而言，椎体包括椎弓后外侧的一部分。这些次级骨化中心会在 25 岁前后与其余的椎体融合并形成真正意义上的椎骨和脊柱。而 C1、C2、C7、骶骨以及尾骨并不按照这种典型的骨化模式发育。

大多数人群都有 7 节颈椎、12 节胸椎、5 节腰椎、5 节骶椎(融合在一起)，通常有 4 节(3~5 节)融合的尾骨；然而人群中大概有 2%~3%的人会少一节或者多 1~2 节椎体。当出现这种情况时，则会有局部的代偿(例如只有 11 节胸椎和 6 节腰椎)，所以计数椎体时，检查整个脊柱很重要。

脊柱的生长和曲度

脊柱长度的增加取决于椎体的生长。脊柱的各部位和椎体的不同部位的生长速度是不同的。椎体的生长始于胸部和腰部并向尾侧延伸。低位脊柱的生长速度要比高位脊柱快，这是因为低位脊柱要提供支撑。脊柱的生长有两个加速生长期：第一个是 2~7 岁之间，另一个就是 9~15 岁。脊柱的曲度在胎儿 3 个月时开始变得比较明显。开始只有轻度的前凸，接着在 5 个月时出现腰骶角。然而，影像学研究显示，83%的胎儿在 8~23 周时已经具备颈曲了。

出生时，胚胎期的前凸被胸部和骶部掩盖了。因此脊柱后凸的这些区域被称为初级曲度。出生时即出现颈曲，然而当婴儿能够抬头(胎龄 3~4 个月)和坐(胎龄 9 个月)时这个曲度会变得更加明显。腰曲是在婴儿有直立行走动作以及独立行走时出现，比颈曲晚一些(大约 12 个月)。由于脊柱在受到生物力学状态下发育并前凸，这被称为次级曲度或者代偿性曲度。因此成人有 4 个前后曲度，分别是颈曲(次级曲度)、胸曲(初级曲度)、腰曲(次级曲度)、骶尾曲或者盆曲(初级曲度)，然而新生儿只有 3 个曲度，即颈曲、胸曲和骶曲，后者以腰骶角为界限。3~9 个月龄时，颈曲因为来自婴儿抬头和坐所产生的生物力学而变得更加明显，1 岁以后，则会因为需要支撑婴儿体重而出现腰曲。

成人颈曲和腰曲主要与椎间盘形状有关，而胸曲则与胸椎的形状关系更大一些，胸椎的深度更大。胎儿时，脊柱大概占身长的 3/4，然而出生后脊柱所占比例则会因为腰骶部和下肢生长速度相对较快的原因降低到 2/5。随着婴儿的生长，脊柱、头部、躯干和四肢比例的变化导致身体重心向尾部转移。新生儿直立姿势，重心在剑突水平，并且整个幼儿期都在脐水平以上。5~6 岁时，在脐以下，13 岁左右，则在髂骨水平。在成人，重心在骶骨岬水平(最向前突出的是第一骶椎的上缘)。

13.2.1 胸椎及腰椎的发育解剖

出生时，胸椎和腰椎由三部分骨质组成：前面的椎体和后面由软骨连接的两块椎弓。

胸椎的发育：

- 这些薄骨通常在 1~2 岁时从 T12 到 T1 向上连接枕骨。
- 椎体与椎弓(髓椎体融合)一般在 15 岁时以尾侧向头侧的方式完成融合。
- 出生时横突即存在并且比较明显，然而，婴儿时期的横突尖端在青春期之前都是软骨骨质。
- 出生时肋骨与肋椎关节和肋横突关节连接的三个面即存在。
- 髓椎体软骨结合和后方的软骨结合在出生时并未融合；出生后 2~3 个月后方的软骨结合融合，髓椎体软骨结合则在 5~6 岁时关闭。

腰椎的发育：

- L1–L4 融合出现在 1 岁期间，L5 则在 5 岁时与其融合。
- 髓椎体融合一般在 4 岁时完成。
- 1 岁以后横突开始发育，然而棘突舌部在青春期之前都是软骨骨质。
- 腰椎次级曲度(由椎间盘塑形)直到 6~8 个月婴儿开始坐并且支撑体重时才开始发育，并且在婴儿 1 岁后有站立姿势和独立行走时变得更加明显。

婴儿的椎管很狭窄，硬膜外隙宽度只有 1~2mm。

椎体和椎弓的次级骨化中心直到 12 岁之后才会与其他椎体融合，以满足椎体结构的生长及发育。

儿童期间，大部分椎体包括 5 个次级骨化中心(横突和棘突以及椎体的上下表面或者边缘)，以允许脊柱的生长和重塑。

成人期间(20 岁之前),脊柱除 S1 和 S2 以外已经基本完全融合。

成人期间:

• 胸椎体中等大小,呈心形(图 13.1);椎管很小,形状接近环形;骨质相对较薄;棘突很长,棘突方向朝上(图 13.2 和图 13.3)。从 T5–T8 棘突开始重叠,T8 的棘突最长并且上斜角度最大,T1–T9 上斜角度越来越大,T10–T12 上斜角度越来越小。横突相对较宽,与肋骨连接比较坚固,一般朝向后外侧。胸椎大部分都与肋骨联合,并负责呼吸时胸壁的移动;然而,胸椎负责支撑并将头颈胸部的重量传递到腰椎部分。

• 腰椎体比较大,呈肾形;椎管呈三角形;骨质厚;棘突短而粗壮,水平向后(图 13.3);椎间盘相比较其他椎体最厚;包括腰椎在内,前面的椎间盘更厚一些,有助于腰椎前曲。横突比较长,纤细,方向向后,是大部分肌肉的附着点。腰椎直接承担体重以及转移至腰椎的重量,因此腰椎体骨质及椎间盘大而粗壮。

13.2.2 骶椎的发育解剖

婴儿及儿童时期，骶椎形态及骨化变异比较大，在超声图像上也是可见的(图 13.4):

• 比如腰椎,新生儿骶椎由后侧的两个半块椎弓和前面的椎体组成。

• S1 和 S2 椎体包括形成骶髂关节关节面的侧方部件。

• 与腰椎相比,骶椎融合和骨化的比较晚,髓椎体融合发生在 2~6 岁之间,15 岁之前这段时间椎弓渐渐融合形成棘突。

• 骨化是一个持续的过程,直至青春期,其参与二十几岁时 S1–S2 节段椎体融合。

骶椎在 1 岁前后撑重之前方向是朝下的。

青春期之后，骶管裂孔开口向前与硬膜外隙相通,骶管裂孔位于第五骶椎下方与其下角之间(这是因为 S5 骨质未融合)(图 13.4)。婴儿的骶管裂孔位置一般比较低,在第五骶椎以下,因为骶骨的骨化中心比较少,所以婴儿的超声图像显露起来比较简单而且图像质量比较高。

后方的骶尾韧带有表面和深部骨质，并覆盖在骶管裂孔表面；骶尾韧带要通过硬膜外孔穿透（图 13.5)。

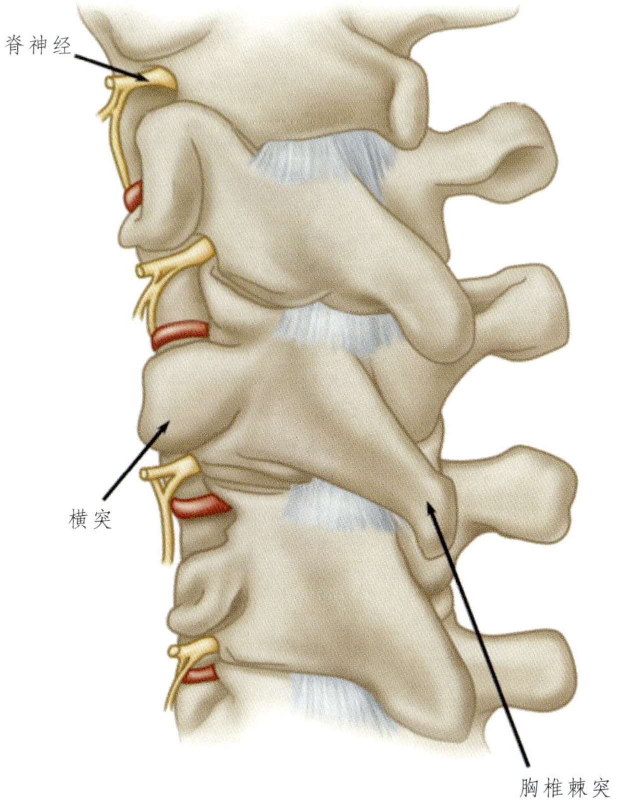

图 13.2　胸椎体,棘突方向向下。

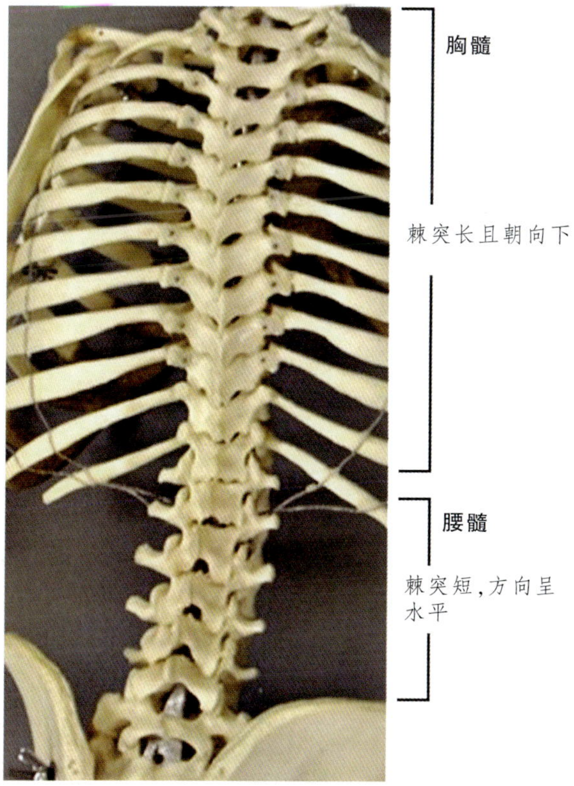

图 13.3　胸腰段脊柱。

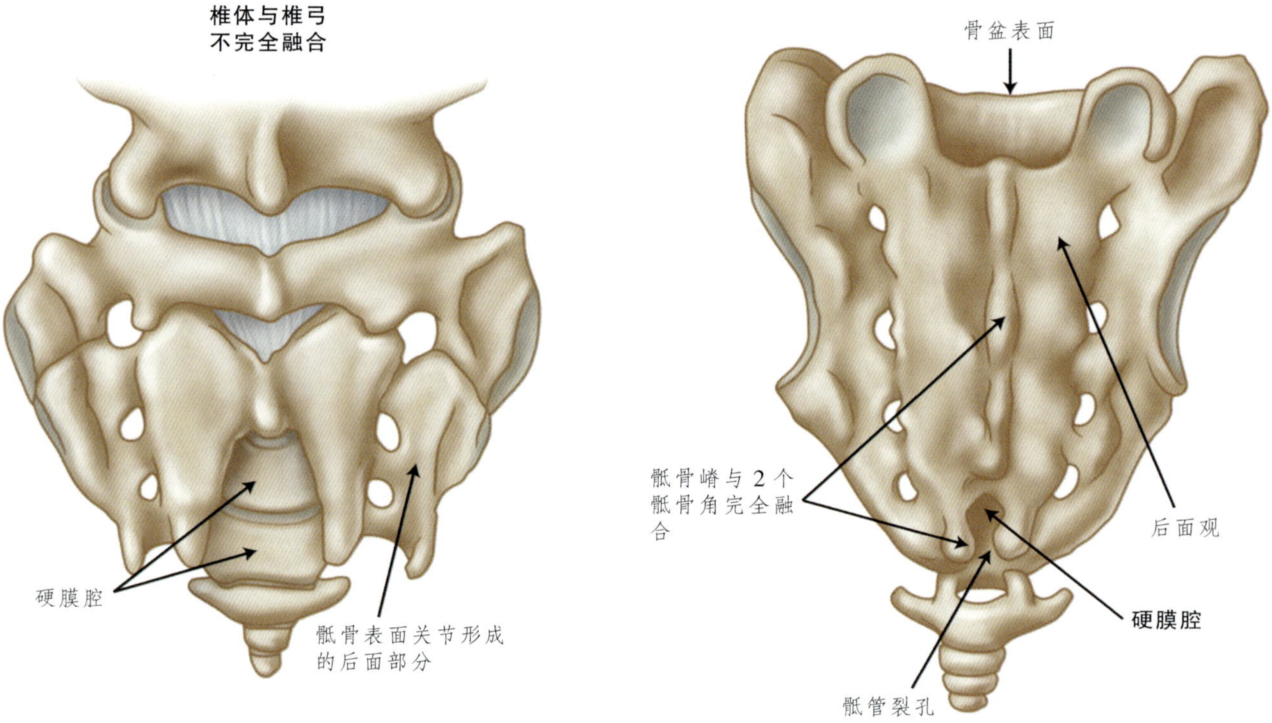

图 13.4 婴儿(左)和成人(右)骶骨后面观，显示骶骨神经弓不完全融合。也示出由形成关节面到骶髂关节这些侧面部件的融合。

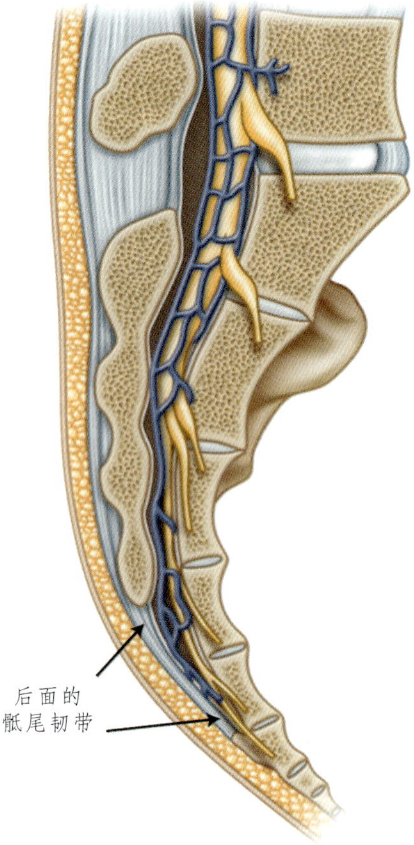

图 13.5 硬膜外腔尾侧。当硬膜进入这个区域时，骶尾韧带的小孔在脊髓遭遇潜在创伤时可能将其降至最低。

13.3 肋椎关节

肋椎关节(图 13.6)对于椎旁和肋间阻滞来说是比较重要的，不过执业医生在超声引导下硬膜外穿刺时可以看到这些结构。肋骨与脊柱通过两个滑膜关节连接，一个是肋椎关节，另一个是肋横突关节。

肋椎关节：肋骨头通过滑膜关节面与相邻的胸椎体和相对应的上位椎关节的椎间盘连接，比如第 7 肋骨与 T6、T7 以及 T6–T7 椎间盘(而第 1、第 10 至第 12 肋骨则是通过简单的滑膜关节与单个椎体面相连)。肋椎关节的滑膜关节囊被关节内韧带一分为二，因此就有两个滑膜间隔。肋椎关节被纤维囊包裹在滑膜囊中，并且被关节囊、辐状韧带和关节内韧带加固。

肋横突关节：肋骨头关节面通过滑膜关节与相应胸椎体的横突相连(第 11 肋和第 12 肋因为没有肋骨头所以没有肋横突关节)。这个关节被滑膜囊封闭在纤维囊内，由韧带加固。这些韧带包括肋横突上韧带、肋横突侧韧带以及肋横突韧带，其中肋横突韧带将肋骨颈与其毗邻的椎体横突之间的肋横突孔填满。这些关节的主要作用是促进肋骨在胸廓呼吸运动时的运动。

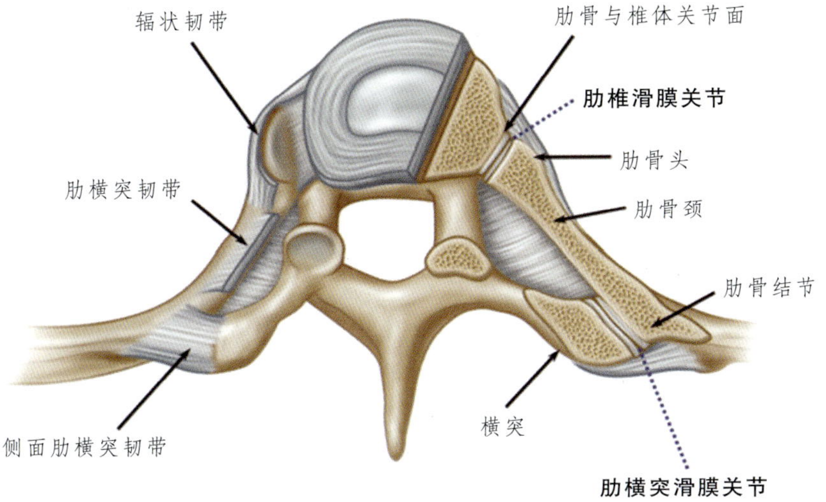

图 13.6　肋椎关节。左面：肋椎和肋横突滑膜关节，外表面由韧带覆盖；右面：滑膜关节截面。

13.4 椎旁间隙

椎旁间隙在任一侧脊柱以及任一椎体之间，都呈双边楔形，沿整个脊柱延伸，脊神经穿出椎间孔之后通过椎旁间隙。在胸段，椎旁间隙的范围如下（图 13.1）。

- 中间：椎体、椎间盘和椎间孔以及棘突；
- 前侧：壁层胸膜；
- 后侧：肋横突关节和相邻的横突和肋骨，从横突尖发出大约 2.5cm，方向通常轻微向下。

椎旁间隙在中间与整个脊柱（除骶椎及尾椎外）的椎间孔相通。在胸段，椎旁间隙向后与肋间隙相延续，相邻水平的椎旁间隙与每个肋间隙相通。然而在腰段，椎旁间隙被腰大肌附着点分成几个部分。

13.5 胸段脊神经及肋间神经

（1）有 12 对胸段脊神经：T1–T12。

（2）肋间神经是 T1–T11 脊神经的腹侧支。

（3）T12 脊神经的腹侧支被称为肋下神经，沿着腹壁后走行于第 12 肋下方。

（4）胸段脊神经起源于背根和腹侧根合并的胸段神经束，从椎间孔发出走行于椎旁间隙支配胸壁和腹壁。

（5）椎间孔位于椎弓与椎体连接部位附近，相邻椎体的椎弓根上的凹槽有利于形成椎间孔。

（6）由于经过椎间孔，脊神经与椎间孔的边界有重要的临床意义。

（7）完整的椎间孔边界包括：上界和下界是相邻椎体的椎弓根；前界则是相邻椎体的后外侧面和介于之间的椎间盘；后界是椎体上下关节突之间的椎骨关节突纤维囊。

（8）每一条脊神经，都与其脊动脉和小静脉丛伴行，并且有与之相对应的脑膜支，横穿椎间孔。

（9）出椎间孔后，每条脊神经都迅速分成两支，小的一支即背支，支配椎旁肌肉及背部皮肤，粗的一支即腹侧支，沿胸壁从后外侧绕到前内侧支配肋间隙、毗邻的胸壁以及上腹壁（图 13.1）。

（10）T1–T11 胸段脊神经的腹侧支形成 11 对肋间神经和肋下神经（T12），肋间神经支配 11 个肋间隙（图 11.6），而肋下神经则只走行于第 12 肋下。

（11）肋间神经在胸腹壁前面和侧面发出皮支，支配这些区域的皮肤和浅筋膜。

（12）胸段脊神经 T2–T12（肋间神经和肋下神经）和腰段脊神经 L1（髂腹下神经和髂腹股沟神经）在外科手术时可以被阻滞（图 13.7）。

起初，肋间神经走行于肋间隙后面，位于肋间筋膜和壁层胸膜之间，然后向侧方成角走行于相对应的肋骨的肋间最内肌和肋间内肌之间。最后，它们分别发出侧支（分布到相邻的肋间隙）和外侧皮支，外侧皮支又分成腹侧支和背侧支。第 1 肋间神经分成 2 支神经；第 1 支从颈部第 1 肋附近的胸部发出形成臂丛，第 2 支则在上述途径下方进入肋间隙。第 2 肋间神经外侧皮支称为肋间臂神经，肋间臂神经进入第 2 肋间隙，在腋窝处交叉然后终止于上肢正中和后侧，支配该处的皮肤和浅表组织。

正如向外侧、前侧走行一样，肋间神经向正中走

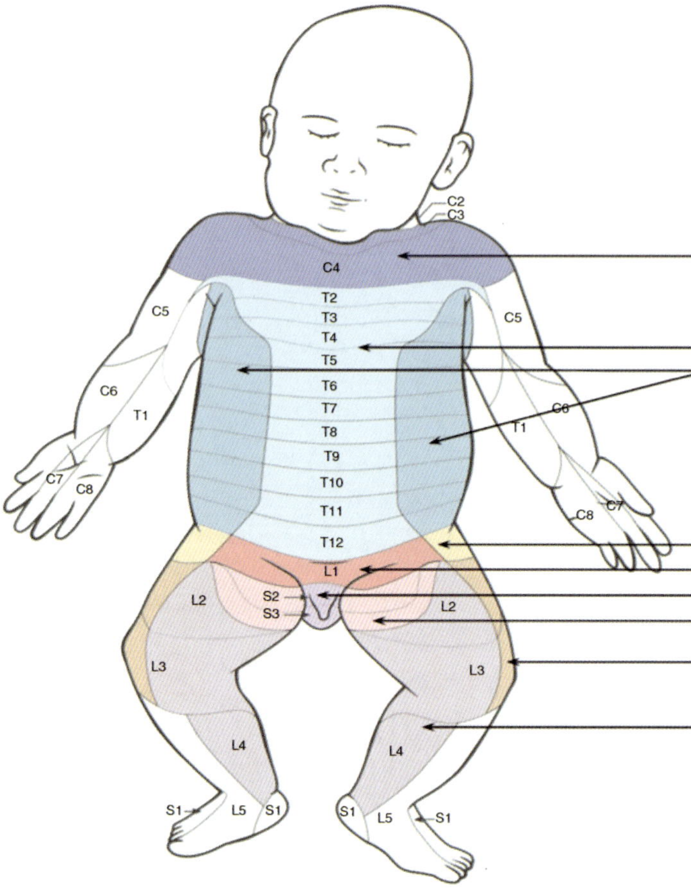

图 13.7 躯干前侧皮神经分布。

行到达胸壁的前面,在发出胸部前皮神经之前肋间神经在此与腹壁膜相连。T1–T6 肋间神经走行于肋间隙中,位于肋间最内肌和肋间内肌之间,肋间血管下方,T1–T6 肋间神经终止于胸骨, 成为胸部前侧皮神经。T7–T11 肋间神经和肋下神经(T12)走行于肋间隙和肋下间隙,然后进入并支配上腹壁,终止于上腹壁,成为腹部前侧皮神经。当这些神经进入前外侧腹壁时,它们途径腹横肌和腹内斜肌平面,这与胸部肋间最内肌和肋间内肌之间的平面相对应。比如,第 10 肋间神经,皮肤支支配脐周皮肤,向侧面途经腹横肌和腹内斜肌;向前和中间环绕腹壁;进入腹直肌鞘;进入腹直肌并支配腹直肌;然后进入腹直肌前鞘成为前侧皮神经(图 13.8~图 13.10)。T7–T9 肋间神经和 T11 肋间神经穿过前腹壁的走行相似。它们支配前外侧腹壁的肌肉、皮肤、浅表组织以及腹壁膜。肋间神经和肋下神经的皮神经支在前外侧胸腹壁呈节段性分布(图 13.7)。成人胸腹壁前面皮节标记为胸骨角 (Louis 角) 对应 T2;乳头对应 T4;剑突对应 T7;脐对应 T10;耻骨上区对应 L1。

神经分布	运动:腹直肌;腹横肌;腹内斜肌和腹外斜肌;肋间最内肌,肋间内肌,肋间外肌和肋间肌;肋下肌;胸横肌;上后锯肌和下后锯肌;肋提肌。 感觉:胸腹壁前面及后面皮肤和皮下组织,壁层胸膜,腹壁膜,上肢中间和后面的皮肤及皮下组织(经由臂丛和肋间臂神经),膈肌的外周部分。

13.6 椎管

为了确保给儿童实施安全而有效的椎管麻醉,必须了解椎管解剖, 包括脊髓和硬膜囊的终止水平、脊柱水平与脊髓节段的关系以及随年龄变化的脑脊液容量。这一部分会复习脊柱的大体解剖和发育解剖,其目的在于,当儿童患者做脊髓图像时提供更清晰的图像,之后会对脊柱水平与脊髓节段的关系进行简要解释。

脊髓及其神经根位于脊柱的骨性中央管内。脊柱

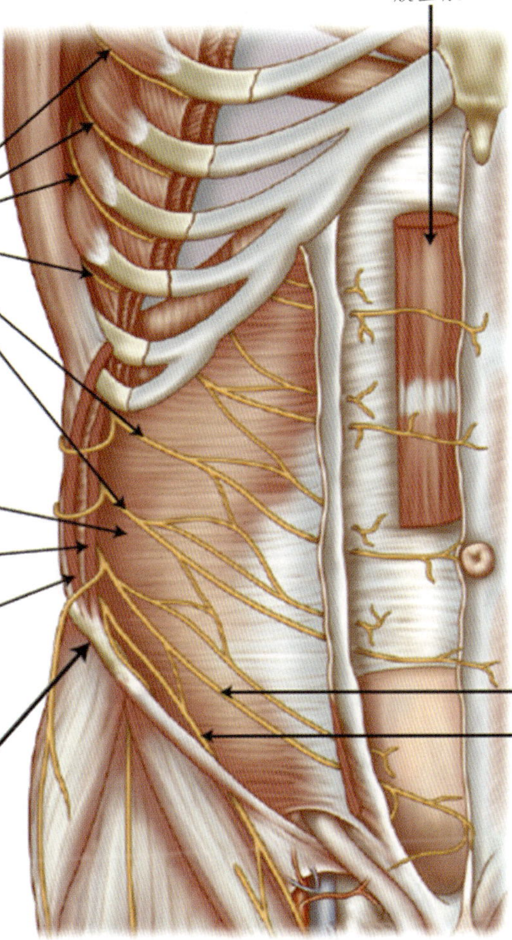

图 13.8　腹部前面观。

包括 7 块颈椎、12 块胸椎、5 块腰椎、5 块骶椎和 4 块(3~5 块)尾椎。腰椎和骶椎的发育解剖学与婴儿和儿童的椎管内麻醉关系尤其密切。

椎管是位于脊柱内的长圆柱形腔隙，由 C1 椎体到骶骨(骶管)上下罗列的椎骨构成。向上，它与传输脊髓连接的枕骨大孔相连续。椎管内容有：脊髓，脊髓血管以及脑膜；位于硬膜鞘内的近端脊神经，硬膜外脂肪，疏松结缔组织，淋巴管和小动脉分支；椎内静脉丛。后面这 5 种位于硬膜外腔，硬膜外腔是一个位于硬脑膜与骨性椎管之间的真实存在的腔隙。

椎管前界是椎体后面和后纵韧带；后界是骨片、黄韧带以及椎神经弓的后面。

椎管腰部区域形状与沙漏相似，L3 和 L4 水平比较狭窄。这种形态在 3 岁时出现。此外，椎管前后矢状径在 3~14 岁之间没有明显的差别。

椎管内的主要结构是脊髓及其血管、脑脊液以及包裹脊髓的三层脑膜。脑膜是三层同心圆状的膜结构，包裹在大脑及脊髓周围，保护并支撑这些易受损伤的结构。脑膜在枕骨大孔位置移行为脑脊膜。

从浅层到深层，包裹脊髓的三层膜分别是：

(1)硬脑膜。是脑膜最外层，也是最厚的一层。硬膜外腔位于硬脑膜与椎管壁之间，是一个容纳硬膜外脂肪、疏松结缔组织、淋巴管和小动脉以及椎内静脉丛的真性腔隙。

(2)蛛网膜。非常薄，并且很脆弱，呈半透明的蜘蛛网状膜结构，位于硬脑膜内侧，通过蛛网膜下隙与软脑膜分离，通过蛛网膜下隙将脆弱骨小梁向下传递至软脑膜。蛛网膜下隙容纳脑脊液和前后脊髓血管。在椎管内有一个位于硬膜与蛛网膜之间潜在的硬膜下腔；然而，硬膜外穿刺时可能意外发生硬膜下渗透。

(3)软脑膜。位于最内侧的透明状单层细胞膜，与脊髓表面紧密结合不易分离。软脑膜紧密贴合并进入脊髓表面的沟回。蛛网膜和软脑膜有时一起被称为软脑膜。软脑膜深层是一层较厚的单纯胶原层，其与齿状

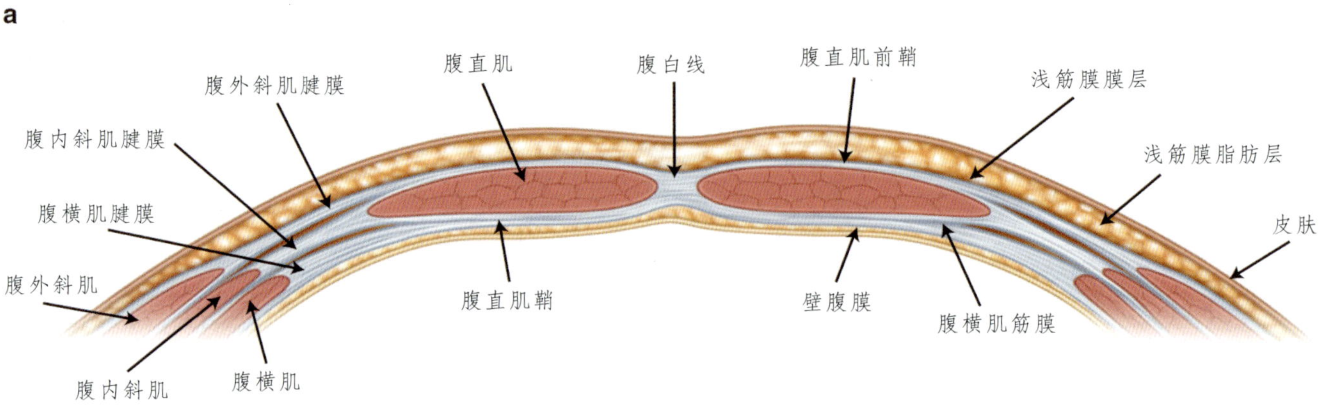

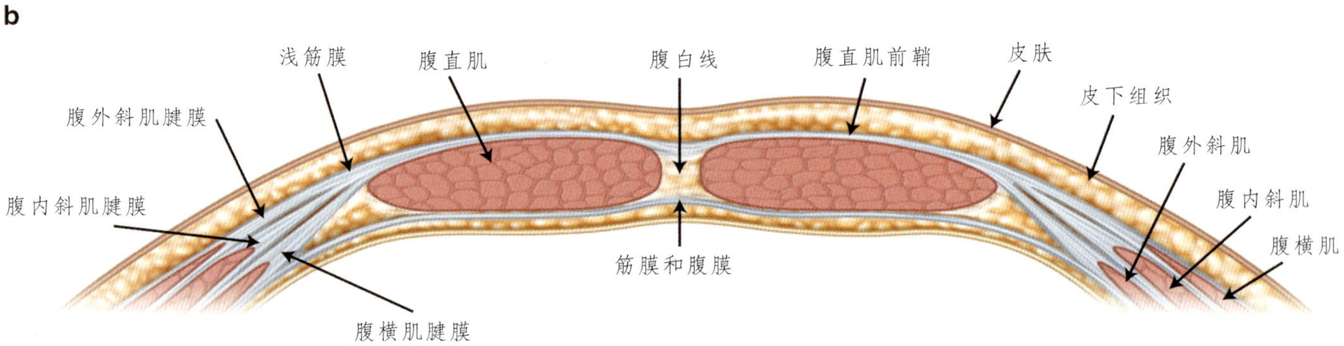

图 13.9 腹部弓状线(道格拉斯线)的上(a)和下(b)横断面图。

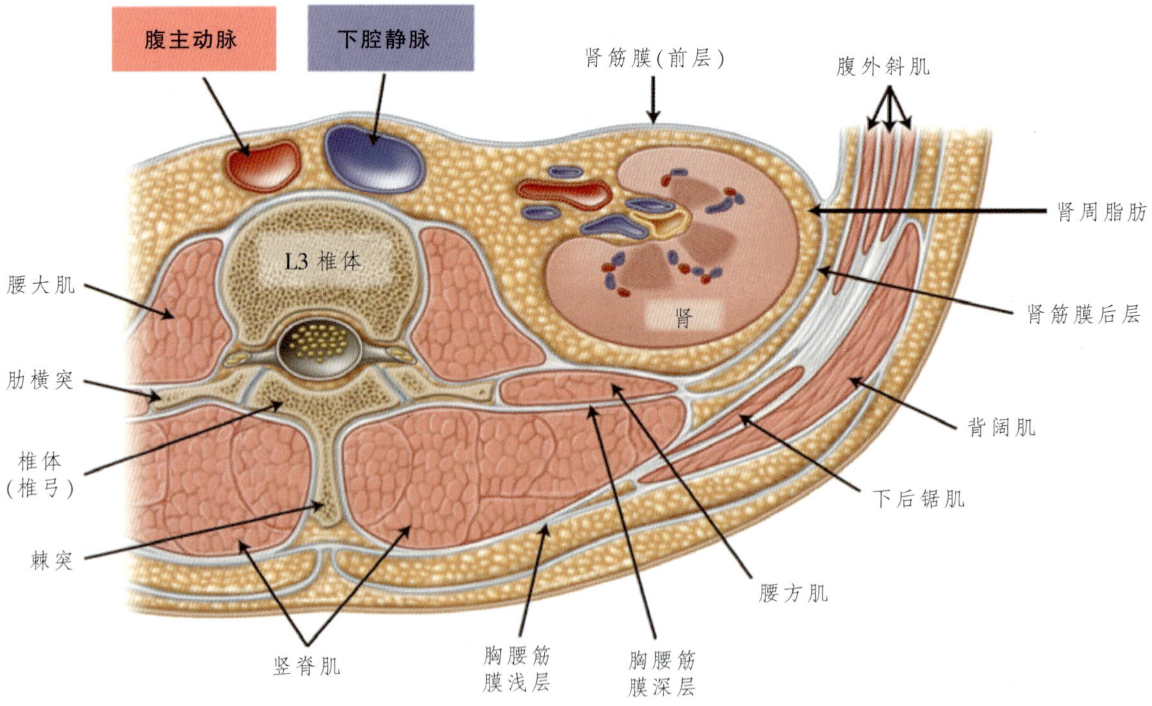

图 13.10 腰部横断面图。

韧带胶原核心向延续。齿状韧带是平坦的三角纤维束，位于脊髓腹侧根和背根出脊髓位置之间，经由其顶点隔一定距离进入硬脑膜内，并提供结构支撑作用。

中间层：除了脊髓外包裹的三层脑膜外，还有额外的一层称为软脑膜中间层，位于蛛网膜深面软脑膜浅层，主要集中在脊髓前后区域。这一层外观呈有孔的花边状，中间增厚形成脊髓后韧带、后外侧韧带以及前韧带，提供除齿状韧带之外的结构支撑。在结构上，其与通过蛛网膜下隙的骨小梁相似，在蛛网膜下隙可能起到抑制脑脊液波动的作用。

13.6.1 脊椎水平，脊神经根和脊髓节段

因为脊髓与脊柱相关以及脊髓节段与椎体水平的关系，所以临床解剖学对于麻醉医生非常重要。由于生长速度不同，脊髓短于脊柱，脊髓神经根越过脊髓终点到达与之对应的椎间孔的距离几乎是垂直下降的。正因如此，它们形成了脊髓神经根的分支，呈马尾状，称为马尾，越过脊髓圆锥，周围环绕终丝。脊神经根束悬浮于扩张的蛛网膜下隙、腰池内的脑脊液中，所以腰穿时首选这个部位。

关于脊髓节段与椎体水平的关系，以下评论非常有用：在颈椎水平，棘突尖对应下位脊髓节段（即，C5 颈椎棘突尖对应 C6 颈髓节段）。上段胸椎棘突尖对应下两个节段的脊髓节段（即，T3 胸椎棘突尖对应 T5 脊髓节段）；下段胸椎区域，棘突尖对应下 3 个节段的脊髓节段 （即，T10 胸椎棘突尖对应 L1 脊髓节段）；L12 胸椎棘突尖对应 S1 脊髓节段；因此，整个脊髓节段与椎体水平之间存在一个逐渐增加的错位。

成人脊髓大多是于 L1 和 L2 椎间隙水平终止；然而，也会存在许多变异（见 13.2.2 节）。新生儿脊髓延伸至 L3 椎体上缘，生后 2 个月时这个水平会上升。然而还是有可能变异，刚出生时脊髓终止于 L1–L3/4，3 个月龄~15 岁的儿童脊髓终止于 L1–L3[1]。

13.6.2 骶骨以上的脊神经

脊神经的腹侧根和背根（背侧根包括这个位置的背根神经节）当离开脊髓时合并形成混合性脊神经，混合性脊神经从椎间孔离开椎管。

脊神经腹侧根和背根近端部分被包裹在硬脑膜囊中，硬脑膜囊是围绕在脊髓周围的硬膜膨大。硬脑膜鞘的深层是蛛网膜。硬膜囊和蛛网膜囊在与神经鞘混合之前会在脊神经周围有一个短距离的膨大。

硬脊膜腔（图 13.11）是一个位于硬脑膜与椎管骨膜之间的真性腔隙。硬膜腔血管丰富（椎内静脉丛，小动脉分支和淋巴管），硬脑膜周围充满硬膜外脂肪和疏松结缔组织。其后界为黄韧带，外侧界为椎弓根，前界为位于椎管内椎体前方的后纵韧带。

灰白交通支将脊神经与交感干神经节连接起来，副交感神经节前纤维从 T1–L2/3 脊髓发出进入躯干，然后再离开躯干与所有水平的脊神经分布。

脊神经分为腹侧支和背侧支（图 13.1 和图 13.11）；背侧支支配背后靠近中线位置的椎旁肌肉和皮肤；胸段脊神经的腹侧支形成肋间和肋下神经 （T1–T12）支配胸壁和腹壁（包括壁层胸膜和骨膜）。其余的腹侧支（C1–T1 和 L1–S3）形成颈丛、臂丛、腰丛和骶丛，支配颈部、下段躯干和四肢的肌肉、皮肤和皮下组织。

13.6.3 脊髓和硬膜囊的终止

脊髓占椎管的长度的 2/3，一般成人脊髓起自寰椎上缘，止于脊髓圆锥，大约在 L1–L2 椎间盘水平。终止水平因个体差异和体位轻微变化而有所变化，尤其是脊柱弯曲。可能终止于 T12 水平，也有可能终止于 L2–L3 椎间盘。终止水平和躯干长度也有很大相关性，尤其是女性。脊髓长度在整个胎儿期和产前发育时出现显著“缩短”，子宫内的最后几个月脊髓降至 S1 或 S2，出生时位于 L2 或 L3（图 13.12）。这种明显的“缩短”是因为脊柱生长速度较脊髓生长速度和腰骶区的延长速度快。

硬膜囊大约在 S2 水平膨胀，在硬膜囊内，脊神经形成的马尾神经在椎管腰段的脊髓圆锥和骶管[骶骨的后表面和融合椎弓根（婴儿的椎间孔）之间]内垂直运行。

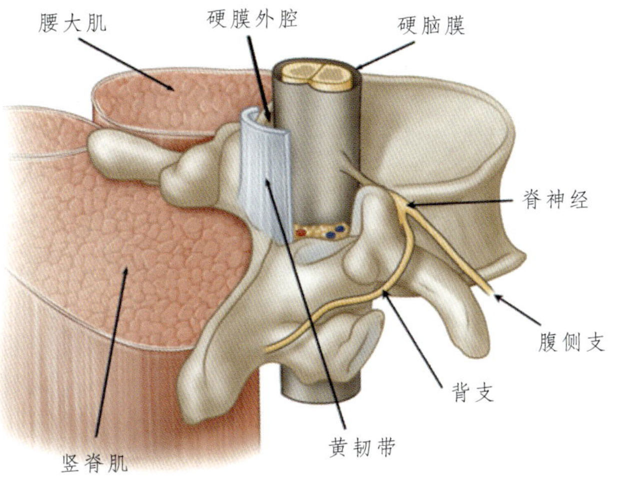

图 13.11　硬脊膜腔。

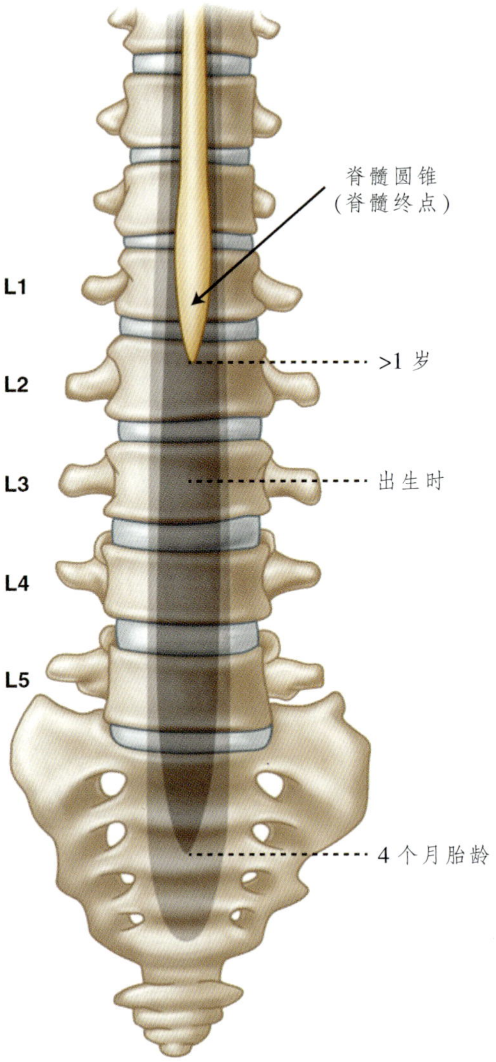

图 13.12 脊髓发育。脊髓长度在整个早期发育过程中由于脊柱大于相对更快的原因长度显著缩短。

神经形成的马尾神经悬浮在脑脊液中,占据了蛛网膜下腰大池，这是蛛网膜下隙在脊髓圆锥以下,马尾神经与硬膜囊终止一般位于 S2 水平。蛛网膜位于硬脑膜内侧，在向下与终丝延伸之前也终止于 S2 水平上下。

终丝是结缔组织细丝，在一般成人长约 20cm,从脊髓圆锥尖向骶尾部延伸。它的近端或者上端 15cm 左右称为内部终丝,被硬脑膜和蛛网膜的延伸结构包裹,向下到达 S2 后面。其远端或者最后 5cm 左右称为外终丝，与硬脑膜融合并连接到第一尾椎区域的后面。终丝在位于脊髓上的软脑膜相连续。脊髓中央管延续到终丝内 3~5cm 短的距离，不过其通畅性可变。内终丝周围的蛛网膜下隙膨大形成腰大池,腰大池包括马尾,并且是腰穿获取脑脊液样本的首选位置。

尽管有上述经典描述，但是最近有研究表明,脊髓圆锥终点一般位于 L1–L2 椎间隙水平,并且因为缺乏约束,脊髓圆锥从未终止于 L2 椎体以下。

- 一般认为新生儿脊髓和硬膜囊终止于更接近尾端的水平;然而,超声和 MRI 已经证明,脊髓栓系综合征的脊髓圆锥的尾部位移位置在成人与足月儿相似。
- 新生儿与婴儿硬膜囊的终止在 S3 水平，成人在 S2 水平,相比较而言,婴幼儿的终止点更向尾部接近。

13.6.4 脑脊液容量

脑脊液是由后脑室、第三脑室和第四脑室脉络膜丛动脉血通过弥散、胞吞和主动运输过程产生的。

脑脊液处于一种循环平衡状态,主要通过上矢状窦蛛网膜颗粒的持续产生和再吸收入静脉系统来维持这种稳态。

当脑脊液持续通过产生和再吸收而弥散和产生压力梯度时，可能是引起脑脊液循环的主要的驱动力,尤其是大脑半球周围,脑脊液在脊髓周围的流动不是主动的,可能是由于姿势的改变而调节的。

婴儿和新生儿脑脊液循环容量较成人大（新生儿=10mL/kg;<15kg 的婴儿=4mL/kg; 儿童=3mL/kg;成人=2mL/kg)。由于婴儿和儿童脑脊液容量更多,所以每千克体重需要的局部麻醉药剂量更高,椎管麻醉的作用时间更短。

(周全锋 译 张建峰 梅伟 校)

参考文献

1. Barson AJ. The vertebral level of termination of the spinal cord during normal and abnormal development. J Anat. 1970;106:489–97.

推荐读物

Cramer GD, Darby SA, editors. Clinical anatomy of the spine, spinal cord, and ANS. 3rd ed. St. Louis: Mosby; 2014.

Newell RLM. Spinal cord and spinal nerves: gross. In: Standring S, editor. Gray's anatomy. 40th ed. London: Churchill Livingstone, 2008; p. 749–61.

第 14 章

皮节的临床解剖和关节的神经支配

Anil H. Walj, Ban C. H. Tsui

14.1 简介

14.1.1 皮节

除了 C1(没有感觉支),来自脊神经后根的感觉纤维支配特定皮肤节段。这种皮肤节段叫作皮节。例如,C5–T1 的脊神经提供皮神经支配上肢。皮节之间有很多重叠部分,在中轴骨或是四肢垂直投影上这些相邻的皮节均水平排列。皮节的解剖知识将有助于阻滞相应的皮肤节段,这在外周神经阻滞时尤为重要。在临床上,对于特定区域的局部麻醉得以实现,均基于此处终末神经提供的皮神经支配。

14.1.2 肌节

脊髓的前(运动)根向外周神经发出运动神经纤维,为骨骼肌提供运动神经支配。肌节是脊神经前根支配的节段性骨骼肌区域。因此,肌节支配的四肢和躯干的运动是分节段的(参见与神经刺激相关的节段运动反应)。总之,肌肉的节段性神经分布是能清楚区分的。除了神经在肌节的分布,还有一些肌肉依靠终末神经支配。在臂丛神经阻滞时终末神经的分布变得尤为重要(例如,在腋路神经阻滞时,可以利用桡神经支配区的反应来确定后束定位)。表 14.1 列出电刺激时各终末神经的起源及其目标运动。

14.1.3 骨凿

骨凿指的是完全由终端神经支配四肢骨骼的特定区域(而不是通过脊髓节段与皮节)。骨骼的神经支配可能明显不同于肌肉和皮肤。对矫形外科来说关节的神经分布知识跟其他外科专业和神经病学一样重要。

14.2 上肢的神经分布

14.2.1 皮节和外周神经的皮肤分布(图 14.1~图 14.4)

上肢的节段性皮肤神经分布

- C3、C4:上肢肩部区域(锁骨上神经)。
- C5:三角肌,上臂外侧。
- C6:侧臂,前臂,拇指。
- C7:手部,示指,中指,环指。
- C8:小指,手和前臂内侧。
- T1:上臂下部和前臂上部的内侧。
- T2:上臂上部的内侧(肋间臂神经)。

14.2.2 肌节

临床中,重要的是要了解在支配骨骼肌的神经中,有特定分布的神经是来自终末神经的(图 14.5 和图 14.6)。表 14.1 列出电刺激时各终末神经的起源及其目标运动。

与神经刺激有关的节段性运动反应

- C5:肩关节侧旋和外展。
- C6:前臂的旋前和旋后。
- C5 和 C6:屈肘。
- C6–C8:在肩部臂的内旋和内收。

表 14.1 上肢(臂丛神经末梢运动神经):起源和对神经刺激的反应动作

运动	神经	束	股	干	根
手臂外展	肩胛上神经[a]			上干	C5,C6
手臂内收	腋神经	后束	后股	上干	C5,C6
屈肘	肌皮神经[b]	侧束	后股	上干	C5,C6
			前股		
肘、腕、手、手指的背屈	桡神经	后束	后股	上干	C5,C6
			后股	中干	C7
背阔肌收缩(耸肩)	胸背神经	后束	后股	中干	C7
前臂旋前,屈腕	正中神经(外侧头)	侧束	前股	上干	C5,C6
		中束	前股和后股	中干	C7
			前股	下干	C8,T1
拇指屈曲和前屈(屈曲中指和无名指)	正中神经	中束	前股	下干	C8,T1
拇指屈曲和前屈	骨间前神经	中束	前股	下干	C8,T1
第五指屈伸,腕尺偏位	尺神经	中束	前股	下干	C8,T1

[a] 锁骨上神经阻滞过程中如果针放在神经分叉的水平而不是神经干的位置,肩胛上神经可能不被阻滞。另外,锁骨下神经阻滞不能以肩胛上神经为目标,因为,肩胛上神经在神经干处已经从神经丛中分离出去。

[b] 腋路臂丛神经阻滞的目标是上肢的终末神经和脊髓水平的分支。如果注射的药物未能传到分支的近端位置,肌皮神经可能不被阻滞。

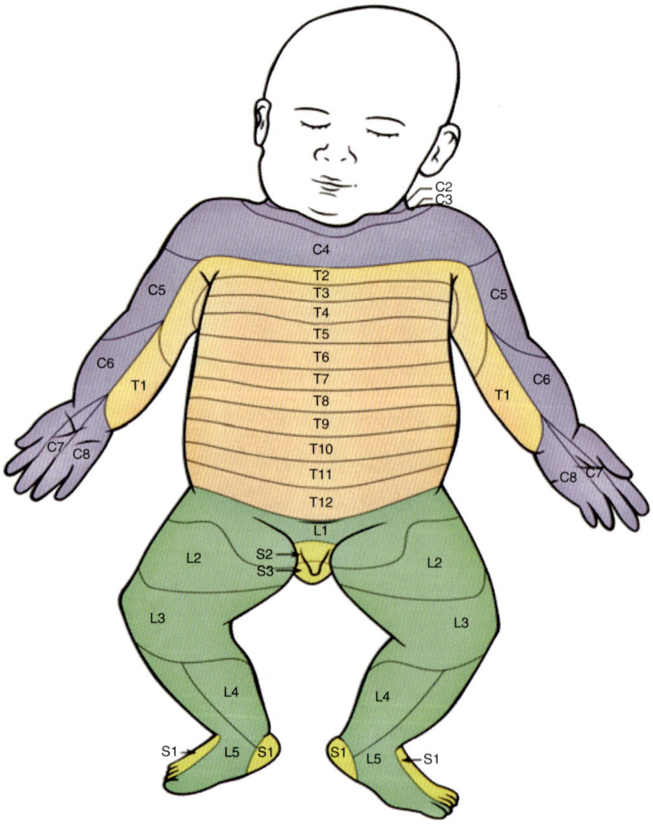

图 14.1 皮节;前面观。

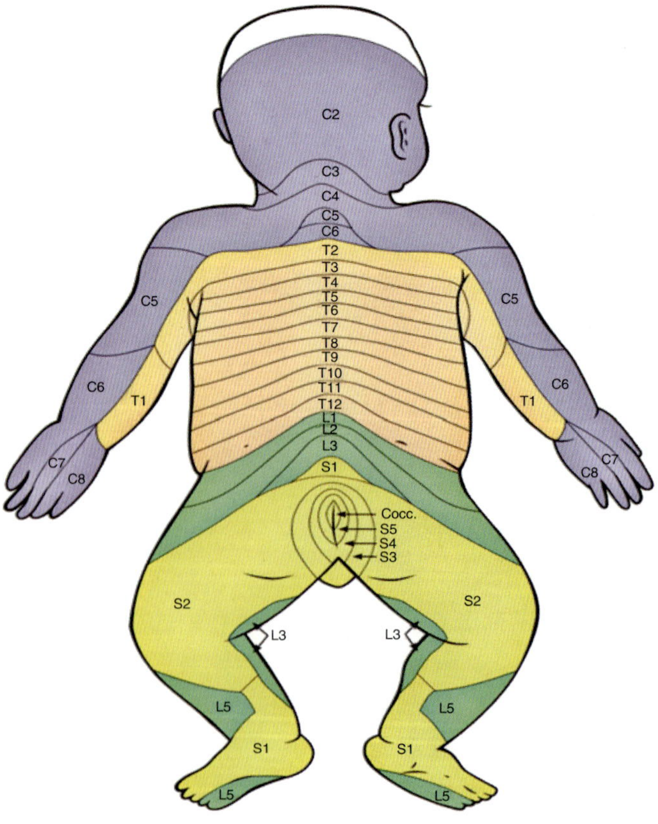

图 14.2 皮节;后面观。

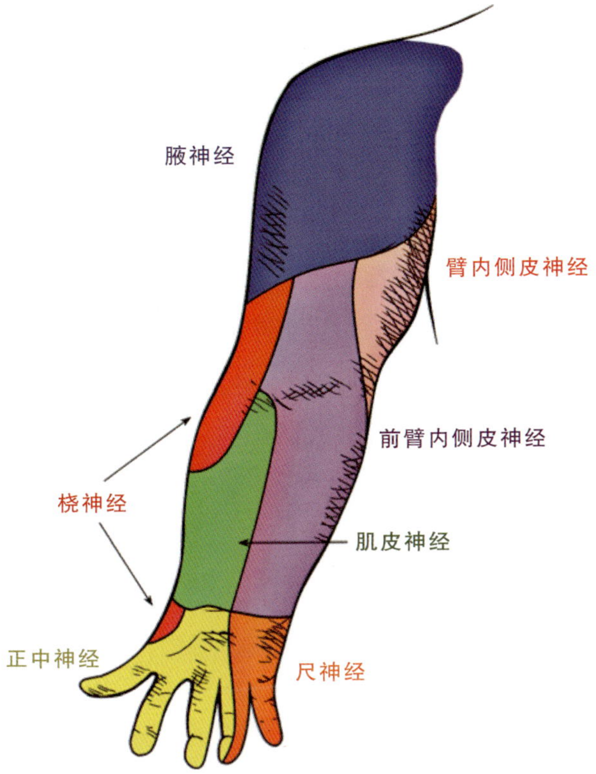

图 14.3　上肢末梢神经的皮肤分布；前面观。

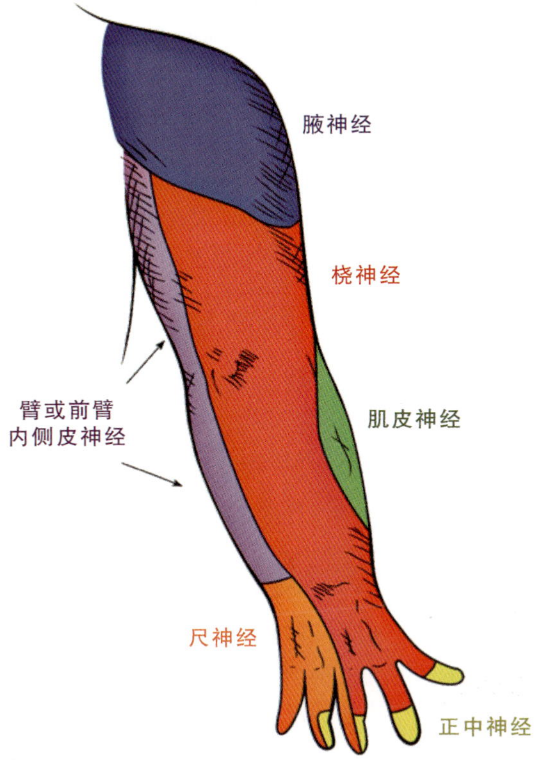

图 14.4　上肢末梢神经的皮肤分布；后面观。

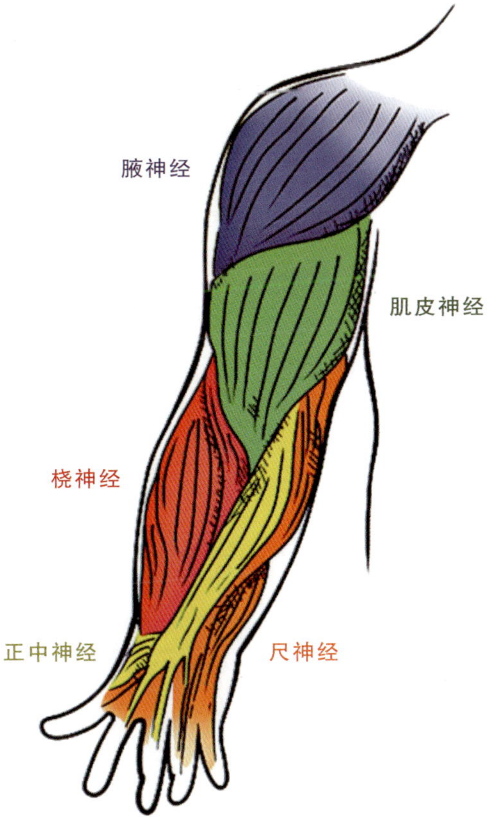

图 14.5　上肢末梢神经的肌肉分布；前面观。

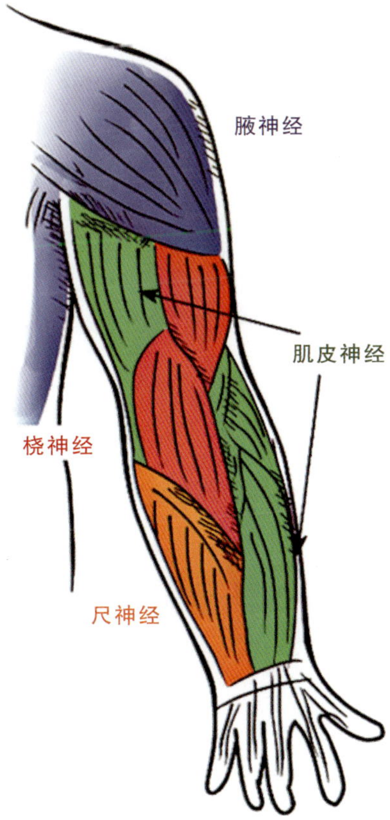

图 14.6　上肢末梢神经的肌肉分布；后面观。

- C6 和 C7：伸肘。
- C6 和 C7：腕屈曲和伸展（腕长屈肌和伸肌）。
- C7 和 C8：手指屈伸（手指的长屈肌和伸肌，拇指对掌）。
- T1：手的内在运动。

脊髓节段的肌肉分布

- C5：菱形肌，冈上肌，冈下肌，三角肌前部，肱二头肌长头。
- C6：大圆肌，小、中、后三角肌，肱二头肌短头，喙肱肌，肱肌，肱桡肌，桡侧伸腕肌，旋后肌，旋前圆肌。
- C7：肱三头肌，肘肌，趾长伸肌，小指伸肌，尺侧腕伸肌，拇长展肌，拇长伸肌，拇短伸肌，示指伸肌，桡侧腕屈肌。
- C8：指浅屈肌和指深屈肌，尺侧腕屈肌，拇长屈肌，旋前方肌，拇短展肌和拇短屈肌，拇对掌肌。
- T1：指浅屈肌，小指展肌，拇展肌，小指短屈肌，小指对掌肌，骨间掌侧肌和骨间背侧肌，蚓状肌。

14.2.3 骨凿

末梢神经而非脊髓节段感觉神经，在四肢分布于特定的区域。这些末梢神经发出关节支到肢体的特定关节。终末神经的特定分支支配的骨骼部位称为骨凿；上肢骨凿在图 14.7 和图 14.8 上示出。

14.2.4 上肢主要关节的神经支配

通常，支配关节的神经也支配活动关节的肌肉和覆盖这些肌肉关节的皮肤（希尔顿法则）。

表 14.2 列出神经阻滞过程中上肢关节的神经支配和与神经刺激相关运动反应的神经支配。

14.2.4.1 肩关节的神经支配

肩关节的神经来自腋神经、肩胛上神经和胸外侧神经，以及从臂丛神经后束发出的桡神经分支。交感神经直接来自星状神经节，也可能来自其他下位颈椎和（或）胸交感神经节上（表 14.2）。建议阻滞部位见图

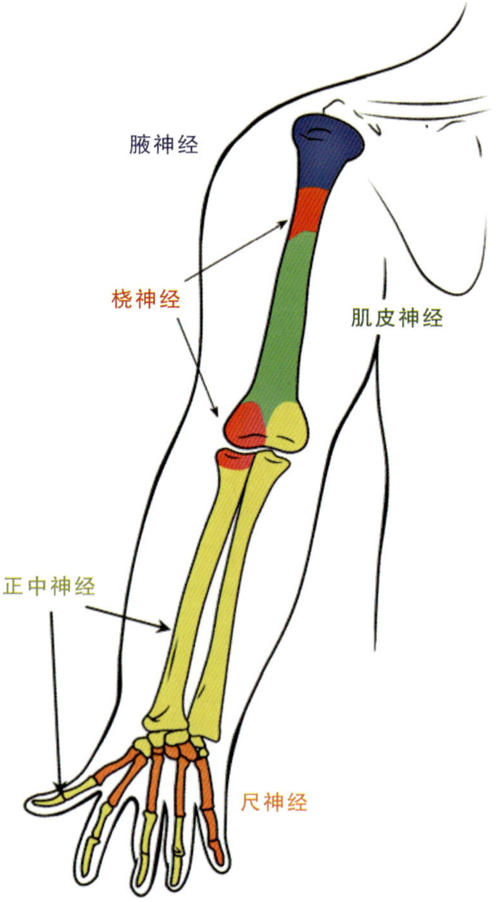

图 14.7 上肢的骨凿；前面观。

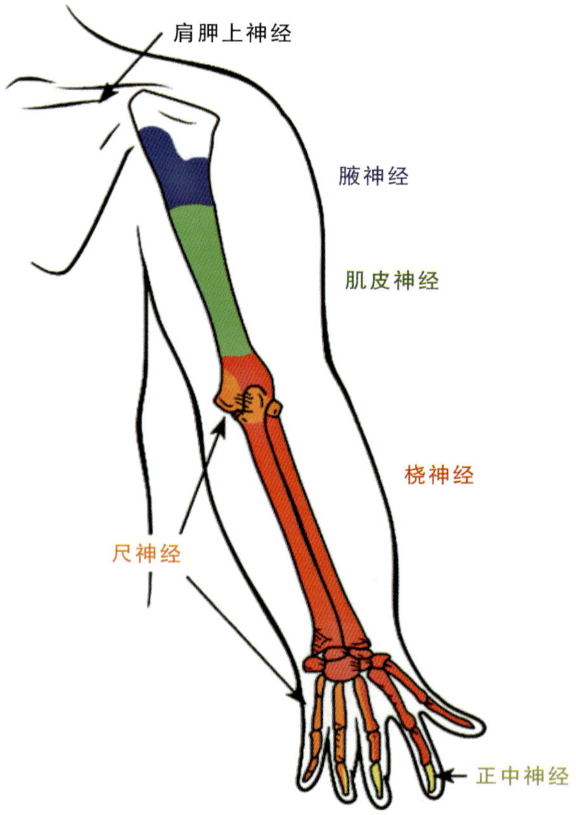

图 14.8 上肢的骨凿；后面观。

表 14.2　上肢关节神经支配和神经刺激相关运动反应的神经支配

关节	神经	根	运动
肩关节			
前方和后方	肩胛上神经	C5,C6	上臂外展
	腋神经	C5,C6	上臂外展
肘关节			
前方	肌皮神经	C5,C6	屈肘
	桡神经	C5–C7	肘、腕和指的伸展
	正中神经	C5–T1	拇指屈曲、前臂旋前
后方	桡神经	C5–C7	肘、腕和指的伸展
	尺神经	C8,T1	小指屈伸
腕关节	桡神经(浅支)	C5–C7	肘、腕和指的伸展
	正中神经	C5–T1	拇指屈曲、前臂旋前
	尺神经	C8,T1	小指屈伸

14.9。

腋神经(关节支):离开臂丛神经的后束向下横向穿过肩胛下肌,腋神经的关节支主要支配关节囊的下方。

• 关节支的一部分支配肱二头肌沟,并与后束的神经纤维形成吻合。

• 分支离开腋神经形成的神经束,穿过肩胛下肌到达二头肌以及关节囊前面的上下方。

• 终末分支从关节囊下方达到关节囊的前表面和后表面。

—神经纤维主要是透过关节囊的纤维层,也有一些穿透到滑膜层与肱骨的相邻部分。

—到达关节囊后方的纤维连接肩胛上神经的下关节支;那些分布于关节囊前表面的神经纤维与神经丛后束的分支共同支配这个区域。

胸外侧神经:关节支主要来自胸外侧神经。

• 关节支由喙突穿行到肩锁关节,其终末部分支配肩关节囊前部区域以及滑膜组织。

• 支配关节的交感神经起源于星状神经节和交感神经干的要优于星状神经节。

—神经纤维在锁骨下动脉和腋动脉外膜内下行至动脉进入关节血管区域的部位。

—神经纤维与来自臂丛后束的分支吻合。

—纤维也到达由胸外侧神经供给的区域。

肩胛上神经:上关节支的起源神经通过冈上窝,横向运行供应喙突骨膜、喙锁韧带及肩锁关节,最后达到肩关节囊上方。

• 分支后,纤维继续与前方的胸外侧神经关节支供应区重叠。

肩胛上神经:下关节支在进入冈下窝之前分出,穿行到达关节囊后下方,深入到冈下肌和小圆肌。

• 一些纤维向下穿行到由腋神经关节支上行的神经纤维支配的区域。

14.2.4.2 肘关节神经支配

肘关节的神经支配来源于肌皮神经、正中神经、尺神经、桡神经;一些关节分支支配一定距离内的上臂肌肉,而另一些则在接近肘关节处形成(表 14.2,图 14.9)。

肌皮神经:关节支来自肱肌的神经。

• 沿该肌的内侧部分走行后,神经深入供应肱骨的骨膜并到达关节囊的前部。

• 神经纤维沿着关节囊纤维层的中间和外侧走行;有的达到滑膜组织。

• 有可能与正中神经和桡神经的关节支吻合。

正中神经:关节支一般在神经穿行于旋前圆肌两头之前发出,支配关节囊近肱骨内上髁区域。

• 沿肱肌的内侧面走行后神经的小分支支配关节囊前部;该分支与肌皮神经关节支的小分支吻合。

尺神经:由走行于肱骨内上髁后方的神经形成关节支。

• 神经纤维支配尺侧副韧带,到达关节囊后内侧区;一些组织的分支形成的关节囊向上的延伸。

桡神经

• 肌支供应肘肌,在桡神经沟内形成,运行在肱三头肌外侧头以内并为关节囊提供终末神经(也许是

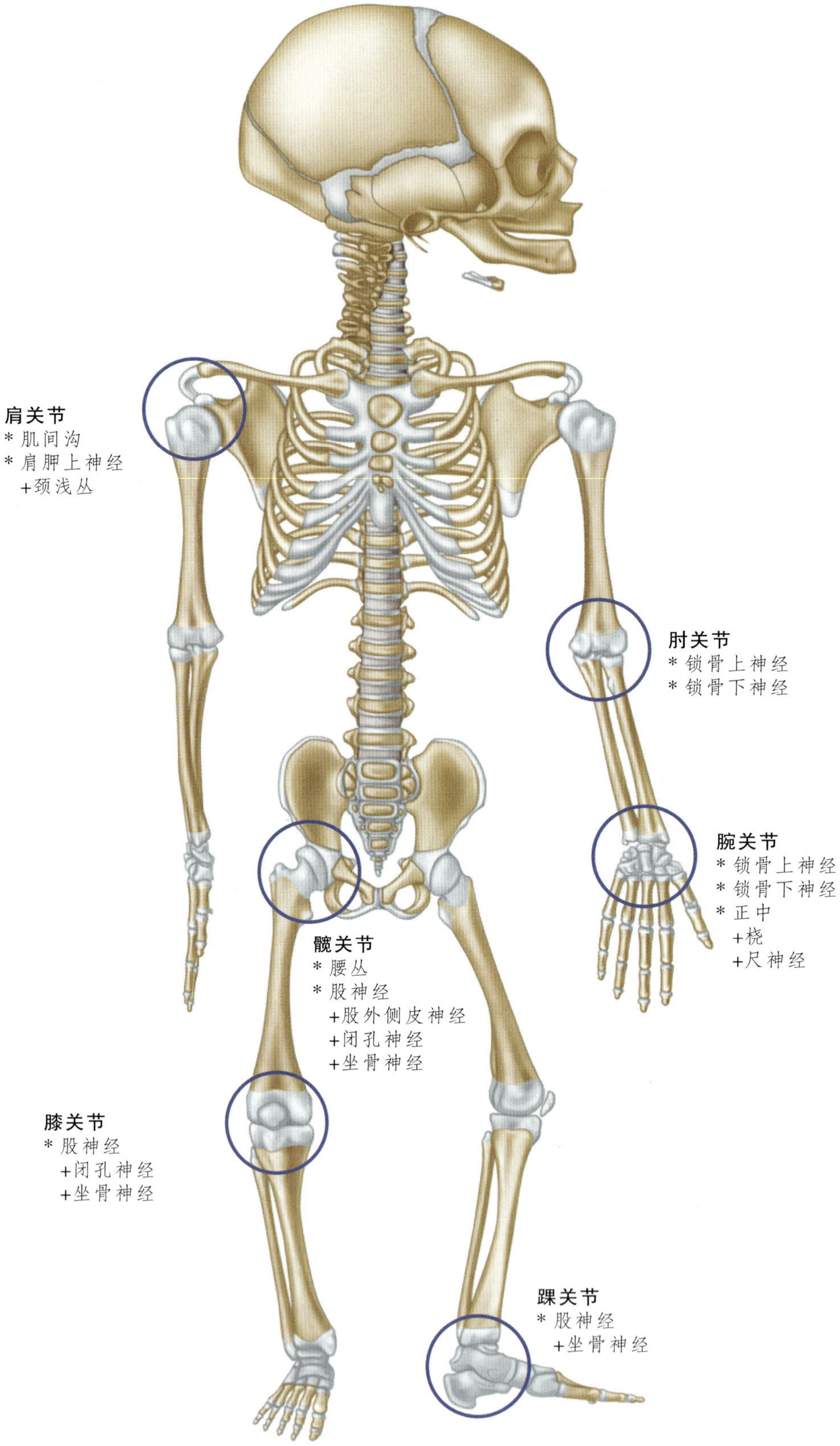

图 14.9 主要关节的神经支配。

关节囊后外侧区）。

• 尺侧副神经（桡神经的一条分支）也提供神经末梢到关节囊近鹰嘴部位处。

• 神经纤维在神经进入外侧肌间隔后分出，支配的关节囊前外侧区（桡侧副韧带和环韧带）。

• 当神经走行至肘关节前，关节囊前部区域的分支与肌皮神经的关节支吻合。

14.2.4.3 腕和手部关节的神经支配

虽然一些腕部和手部关节接受一条神经的支配，但是可以接受多重神经的支配，这些神经基本来自支配关节特定活动的肌肉的神经（表 14.2，图 14.9）。

尺神经：通过主神经和固有神经分支支配腕部和手部。

• 尺神经的背侧支（发出固有分支前）发出分支支配三角骨和豌豆骨、月骨和钩骨、三角骨和钩骨、钩骨和第四掌骨之间的关节背侧部位。

• 尺神经深支支配头状骨和钩骨、头状骨和第二掌骨、头状骨和第三掌骨、钩骨和第四掌骨、钩骨第五掌骨之间的关节。

—支配这些掌骨关节后，发出长末梢神经支配第二、三、四掌指关节。

—固有神经分支支配钩骨和第五掌骨、小指指间关节的内侧和外侧，以及第四掌指关节。

—背侧和掌侧固有神经支配第五掌指关节和指间关节的内侧和外侧，以及第四掌指关节和指间关节的内侧。

正中神经：关节支配包括从主神经以及通过固有神经和骨间前神经发出的分支支配。

• 在发出分支前，神经支配桡舟关节以及手舟骨和头状骨、头状骨和小三角骨之间的关节。

• 固有神经支配第一、第二、第三手指关节的两侧以及第四指关节外侧。

• 骨间前神经支配桡尺关节的末端，并发出分支到桡舟、桡月、舟月关节。

桡神经：浅支行于手背并发出许多分支，其中包括桡舟关节、手舟骨和大多角骨、手舟骨和小多角骨、大多角骨和第一掌骨、大多角骨和第二掌骨、小多角骨和第二掌骨之间的关节。

• 指背神经支配拇指两个关节的两侧、第二手指的掌指关节和近端指间关节两侧，以及第三指掌指关节外侧。

• 示指指背神经提供走行于第一和第二掌骨的深侧的分支，并发出许多回旋分支供应腕关节。

• 骨间后神经支配腕部背侧的中间和内侧部分。

桡腕关节的神经支配是由骨间前神经（正中神经的分支）和骨间背侧神经（桡神经的一个分支）提供。另外还由正中神经、桡神经、尺神经提供。

14.3 下肢神经支配

14.3.1 皮节和外周神经的皮肤分布（图 14.1，图 14.2，图 14.10 和图 14.11）

下肢的部分感觉神经（皮节）分布

• L1：骨盆区（前）和大腿内侧上部。

• L2：大腿的上外侧和外侧。

• L3：大腿和膝盖的内侧前下部。

• L4：小腿的前内侧和内侧踝。

• L5：小腿的前外侧、足内侧、远端足底内侧、第一到第二/第三个脚趾的背面。

• S1：足和足底外侧，外侧三趾。

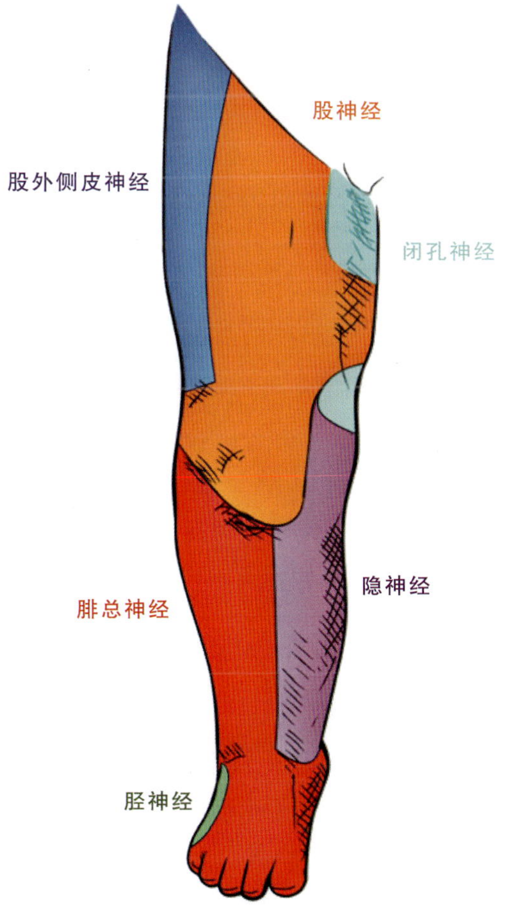

图 14.10　下肢末梢神经的皮肤分布；前面观。

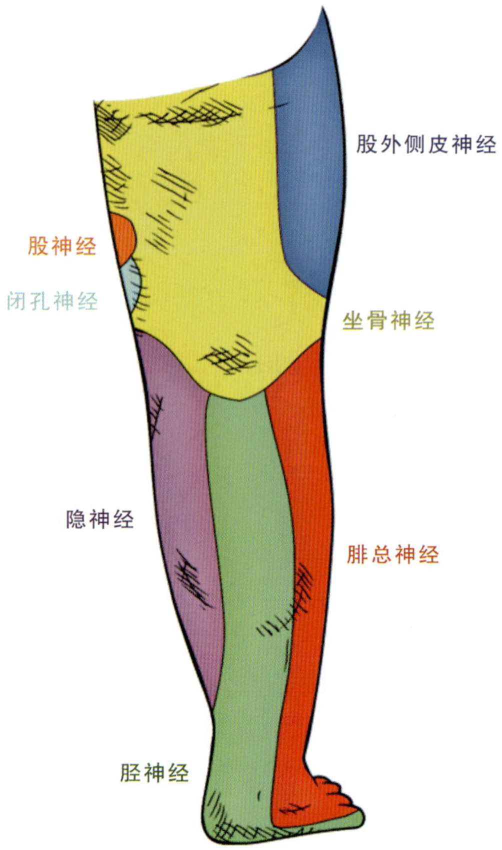

图 14.11 下肢末梢神经的皮肤分布;后面观。

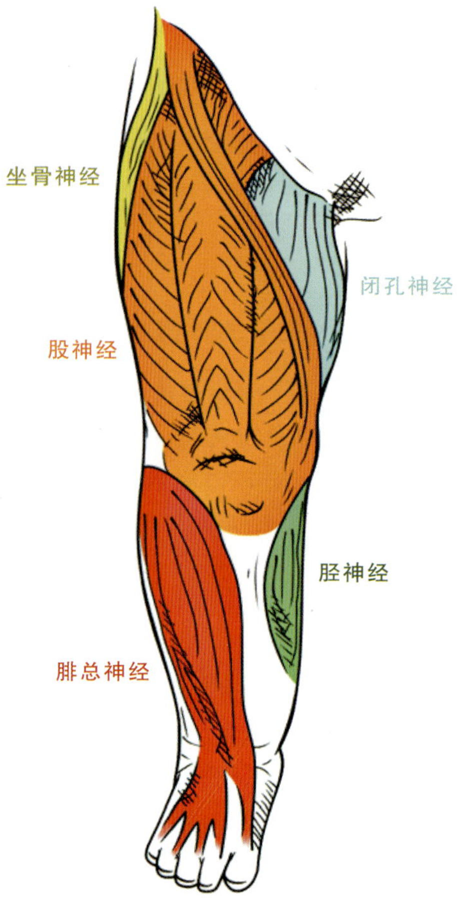

图 14.12 下肢末梢神经的肌肉分布;前面观。

- S2:大腿和小腿的后表面。
- S3 和 S4:臀部和肛周(骨盆)区。

14.3.2 肌节

在临床实践中,重要的是要了解,支配骨骼肌有特定的神经分布来自终末神经(图 14.12 和图 14.13)。表 14.3 和表 14.4 列出每个终末运动神经的起源及其相关运动;通过终末神经的起源间接描述了下肢节段性神经支配。

与神经刺激有关的节段性运动反应

- L2 和 L3:髋部的屈曲、内收和内旋。
- L3 和 L4:伸膝。
- L4:足内翻。
- L4 和 L5:足背屈。
- L5 和 S1:髋关节伸直、外展、侧旋和膝关节屈曲。
- L5 和 S1:足外翻。
- S1 和 S2:足跖屈。

脊髓节段的肌肉分布

- L2:腰大肌,髂肌,股薄肌,缝匠肌。
- L3:内收长肌和腓骨短肌,股直肌。
- L4:股外侧肌和内侧肌,大收肌,胫骨前肌。
- L5:胫骨前肌、趾长伸肌,长伸肌,腓骨长肌,趾短伸肌,胫骨后肌,趾长屈肌,半膜肌,半腱肌,股二头肌短头,阔筋膜张肌,臀中肌和臀小肌。
- S1:腓骨长肌,腓骨短肌,腓肠肌内外侧头,比目鱼肌,股二头肌,臀大肌同,梨状肌。
- S2:踇展肌,小指展肌,骨间肌。
- S2–S4:肛门外括约肌。
- S4:球海绵体肌。

14.3.3 骨凿

终末神经,而非脊髓节段,分布感觉神经到整个四肢的特定区域的骨骼。这些末梢神经也向四肢的特定关节发出关节支。这些骨骼区域(骨凿),每个都由一个特定的终末神经支配,参见图 14.14 和图 14.15。

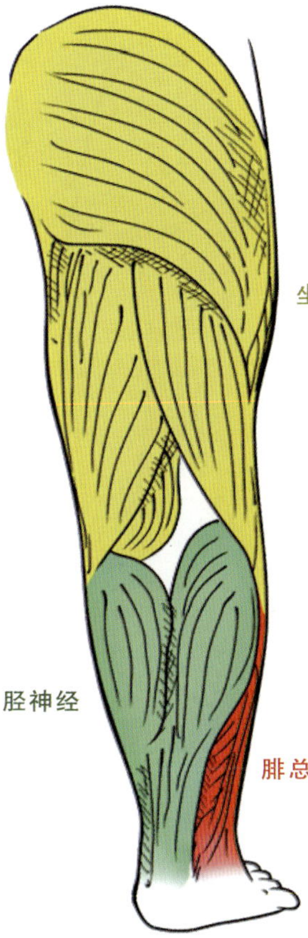

图 14.13　下肢末梢神经的肌肉分布；后面观。

14.3.4 主要关节的神经支配

表 14.5 列出神经阻滞过程中下肢神经支配和神经刺激引起的相关运动反应。

14.3.4.1 髋关节神经分布

髋关节的神经支配是由关节支提供，来自股神经、闭孔神经（和副闭孔神经）与臀上神经、股方肌神经（后两者来自骶丛）和腰交感神经节（交感神经供应）（表 14.5，图 14.9）。多重阻滞是必要的（图 14.9）。

股神经：关节支来自神经主干和（或）其肌支神经（支配股直肌、股外侧、耻骨肌的神经）。

- 当有多个关节支时，往往在到达关节囊前发生吻合。

股神经：终末分支供应髂股韧带和邻近部分的股骨（沿转子间线）。

- 到达关节囊的纤维在纤维层分支，特别是附着于股骨部分的关节囊。
- 一些终末分支行于向后上方。

供应耻骨肌的神经：关节支沿髂腰肌的内侧边缘走行，然后进入关节囊的前内侧，并支配相邻区域

表 14.3　下肢（腰丛终末运动神经）：神经刺激的起源和运动反应

运动	神经	区	根
大腿的内收和屈曲	闭孔神经	前	L2，L3，L4
膝关节伸直	股神经（主干和后支）	后	L2，L3，L4
大腿内收（耻骨肌）	股神经（腹股沟韧带下的前支）	后	L2，L3，L4

表 14.4　下肢（骶丛末梢运动神经）：神经刺激的起源和运动反应

运动	神经	根
肛门括约肌	阴部神经[a]	S2，S3，S4
臀肌收缩/大腿外展（臀小肌和臀中肌）	臀上神经[a]	L4，L5，S1
臀肌收缩/大腿伸直（臀大肌）	臀下神经[b]	L5，S1，S2
膝盖弯曲和踝跖屈	胫神经	L4，L5，S1，S2，S3
踝关节背屈	腓总神经	L4，L5，S1，S2
踝关节伸展和伸趾	腓深神经	L5，S1
足外翻（腓骨长肌和短肌）	腓浅神经	L5，S1
蹬外展	足底内侧神经	S1，S2
小趾外展	足底外侧神经	S1，S2，S3

[a] 坐骨神经阻滞时阴部和臀上神经不会被阻滞。

[b] 只有从臀后侧入路才能阻滞坐骨神经的臀下神经。

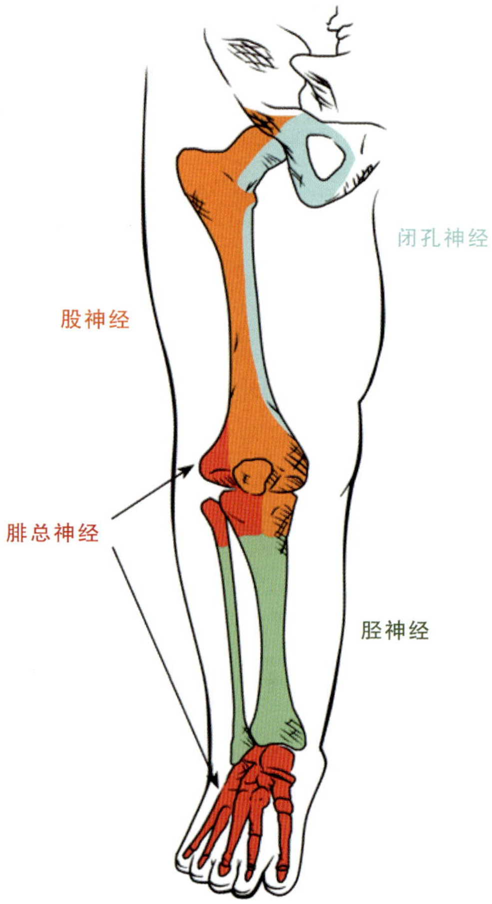

图 14.14 下肢的骨凿；前面观。

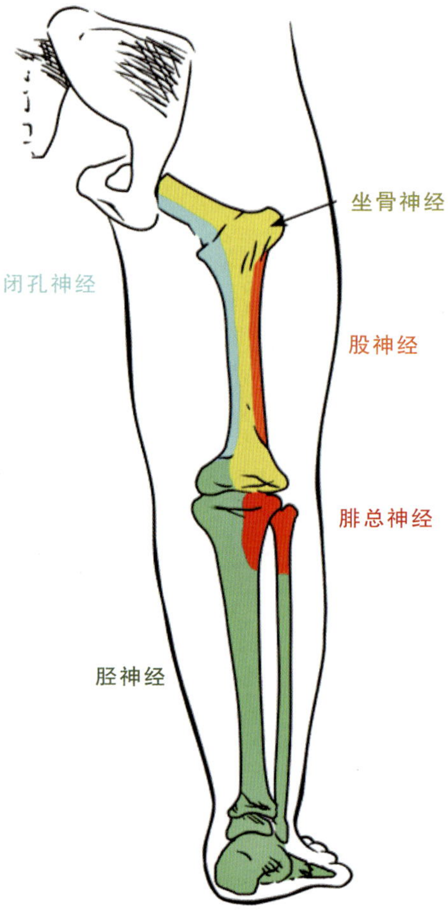

图 14.15 下肢的骨凿；后面观。

表 14.5 下肢关节神经支配和神经刺激相关运动反应的神经支配

关节	神经	根	运动
髋关节			
前	股神经	L2–L4	髌骨肌收缩
	闭孔神经	L2–L4	大腿内收
后	坐骨神经	L4,L5,S1	臀肌收缩(股方肌)
膝关节			
前	股神经	L2–L4	髌骨肌收缩
	胫神经	L4,L5,S1,S2,S3	屈膝和屈踝
	腓总神经	L4,L5,S1,S2	踝关节背屈
	闭孔神经	L2–L4	大腿内收
后	腓总神经	L4,L5,S1,S2	踝关节背屈
	胫神经	L4,L5,S1,S2,S3	屈膝和屈踝
踝关节	胫神经	L4,L5,S1,S2,S3	屈膝，踝关节跖屈
	腓总神经	L4,L5,S1,S2	踝关节背屈
	腓深神经	L5,S1	伸踝关节，伸趾
	腓浅神经	L5,S1	足外翻(腓骨长肌和短肌)
	足底内侧神经	S1,S2	踇外展
	足底外侧神经	S1,S2,S3	小趾外展

的股骨。

• 这一区域(包括耻骨韧带)是由通过关节支到耻骨肌神经,和副闭孔神经分支支配。

闭孔神经:关节支从闭孔管内发出,或从较远的闭孔神经前、后支分发出;这些分支横向走行供应关节囊的中间部分和关节囊纤维层的分支处。

• 一些纤维到达滑膜组织,并沿圆韧带(股骨头韧带)走行到髋臼和股骨。

股方肌神经: 支配股方肌的神经在坐骨神经之前下降到坐骨,并通过一个或两个细分支支配坐骨股骨韧带。

臀上神经:其通过神经分支到臀小肌:分支首先支配关节囊的上外侧区域的纤维层,然后向前下方走行,到达股神经支配的区域。

• 来自腰神经节的交感神经纤维伴随关节血管到达关节囊。

14.3.4.2 膝关节的神经支配

膝关节的神经支配来自股神经、闭孔神经和坐骨神经(胫神经、腓总神经(腓侧)和腓返神经(希尔顿法则)(表 14.5,图 14.9)

股神经:其通过其隐神经关节支以及支配股内侧肌、股中间肌和股外侧肌的神经的关节支来支配膝关节。

• 隐神经:关节支分布位置多变,通常是在股三角或股动脉后穿过大收肌、内收肌裂孔,通常与闭孔神经关节支和支配股内侧肌的神经吻合。

分支在大收肌肌腱前垂直穿行,朝向关节囊的前内侧区走行。

• 股神经的关节支支配髌上囊、髌骨和股骨的骨膜(通过支配股中间肌的神经)、关节囊的前内侧(隐神经和支配股内侧肌的神经)和前外侧(支配股外侧肌的神经)以及髌下脂肪垫。血管支供应股动脉及其分支。

胫神经:它通常是以一个大的分支的形式(虽然可能存在多达 5 条分支)存在,或者是来自于大腿坐骨神经的胫侧部分(紧跟在鞘内的坐骨神经),或者是来自于腘窝内的胫神经。

• 胫神经的几个分支形成密集的丛,一些纤维进入腘血管外膜,一些进入膝部血管内侧和外侧,大部分进入关节囊的纤维层以及最后的滑膜组织。

• 神经的分支或延续伴随膝关节内上侧和内下侧动脉并与动脉名称相同。膝上内侧神经供应骨膜和内上髁, 膝下内侧神经供应关节囊的前部与胫骨骨膜。

• 胫神经的关节支支配关节囊的后侧、内侧和外侧,髌下脂肪垫,胫骨和腓骨骨膜和胫腓关节上部。

腓总神经:关节支从大腿中后部的坐骨神经的腓总部分发出或从腘窝内的腓总神经发出。

• 根据膝上内侧动脉、膝下内侧动脉命名的关节支,分别支配关节囊的前外侧和外侧部。

• 腓总神经支配关节囊的前外侧部、髌下脂肪垫和胫骨骨膜。

膝关节囊的前外侧部是供应股内侧肌的神经和腓总神经共同支配的,不同的区域取决于每个神经的分布。

• 腓总神经(腓侧)支配胫骨骨膜前外侧、胫骨粗隆、髌下脂肪垫和胫腓关节上方。

闭孔神经:前分支经常与隐神经的分支吻合。

• 发出小分支到膝上内侧动脉(同样方式命名的终末神经纤维), 由此就像隐神经和支配股内侧肌的神经一样供应膝关节囊的前内侧面,在终止之前与胫神经的分支吻合形成腘窝神经丛来支配后内侧关节囊的上方。

• 闭孔神经的关节支支配后内侧关节囊的上方(作为腘窝神经丛的一部分)、关节囊的前内侧(膝上内侧神经与隐神经共同支配)以及髌下脂肪垫。

14.3.4.3 踝关节的神经支配(表 14.5,图 14.9)

踝关节表面的神经

• 隐神经

来自股神经最长的皮支,支配踝关节内侧皮肤。

• 腓浅神经

分支来源于腓总神经,支配踝关节的前侧皮肤。

• 腓肠神经

分支来源于腓总神经,支配踝关节的外侧皮肤。

踝关节的深部神经

• 腓深神经(L5,S1):位于胫骨和小腿骨间膜之前、踝关节胫前动静脉侧方,于长伸肌和趾长伸肌肌腱之间深部并越过伸肌支持带,分为内侧和外侧终末分支。

—内侧分支越过足背,通过两个终末部分支支配第一趾蹼。

—外侧分支横向穿过,终止点与第二、三、四背侧骨间神经相同，支配跗跖趾关节的中间三个脚趾。

• 胫神经（通常称作胫后神经）（S1–S3）：在膝关节的后方，与胫后动脉伴行深至小腿的下 1/3，在跟腱（阿基里斯腱）的内侧缘出现。

—在内踝后方，走行于几层筋膜之下通过长屈肌腱离开跟腱，胫前动静脉位于趾长屈肌腱和胫骨后肌的后内侧，而神经位于胫前动静脉的后内侧。

—在内踝，分为足底内、外侧神经。

—神经通过关节支支配内踝，通过皮支支配内踝上的皮肤、足跟内侧（包括覆盖跟腱的皮肤）以及足背（通过足底内外侧神经）。

（周金锋 译 张建峰 梅伟 校）

推荐读物

Bo WJ, Meschan I, Krueger WA. Basic atlas of cross-sectional anatomy: a clinical approach. Philadelphia: WB Saunders; 1980.

Ellis H, Feldman S, Harrop-Griffiths W, editors. Anatomy for anaesthetists. 8th ed. Hoboken: Wiley-Blackwell; 2004.

Gardner E. The innervation of the elbow joint. Anat Rec. 1948a;102:161–74.

Gardner E. The innervation of the knee joint. Anat Rec. 1948b; 101:109–30.

Garner E. The innervation of the hip joint. Anat Rec. 1948; 101:353–71.

Gray DJ, Gardner E. The innervation of the joints of the wrist and hand. Anat Rec. 1965;151:261–6.

Lee B. Atlas of surgical and sectional anatomy. Norwalk: Appleton-Century-Crofts; 1983.

Netter FH. Atlas of human anatomy. Summit: CIBA-GEIGY Corp.; 1989.

第 4 部分

头颈部神经阻滞

第 15 章

三叉神经阻滞

Glenn Merritt, Ban C. H. Tsui

15.1 适应证

三叉神经是第五对脑神经，它有 3 个主要分支(图 9.1)：眼神经(V1，传导感觉)，上颌神经(V2，传导感觉)和下颌神经(V3，咀嚼肌的感觉与运动)，阻滞后可产生头皮、面部和口腔大部分区域的麻醉。常见的三叉神经阻滞临床应用包括如下(详见表 15.1)。

眼神经阻滞(V1：眶上神经，滑车上神经)

- 额部开颅术。
- 头皮痣切除术。

表 15.1　儿童三叉神经阻滞的适应证

阻滞的神经支配区域	适应证
V1：眼神经支配区域	额部开颅术
	脑室–腹腔分流术
	皮样囊肿切除术
	色素痣切除术
	新生儿 Ommaya 储液囊置入
	头皮损伤
V2：上颌神经支配区域，包括腭大神经(GPN)	唇/腭裂修复手术
	鼻内镜手术
	隆鼻术
	脉冲染料激光去除酒色斑手术
	祛痣
	经鼻蝶垂体切除术
	鼻尖重建术
V3：下颌神经支配区域	手术下唇手术(例如：血管瘤)
	下颌皮肤的手术
	三叉神经痛第三支
	颞颌关节紊乱

上颌神经阻滞(V2：眶下神经，腭大神经)

- 腭裂修复术(上颌神经，腭大神经，腭小神经，鼻腭神经)。
- 唇裂修复术(眶下神经)。
- 鼻中隔修复术(眶下神经)。
- 鼻内镜手术(眶下神经)。
- 面部软组织损伤修复手术(眶下神经)。

下颌神经阻滞(V3：颏神经)

- 下唇修复术(颏神经)。

15.2 阻滞技术

三叉神经的中央神经节阻滞是最复杂的阻滞技术。这项阻滞通常由神经外科医生在 X 线引导下进行，用来治疗三叉神经痛。一些麻醉医生也进行这种难度较高的阻滞操作，在这里不再详细描述。

15.2.1 经皮入路表浅三叉神经阻滞：眶上神经、眶下神经和颏神经阻滞

三叉神经阻滞很容易通过触诊定位三叉神经的三个表浅分支末端穿过的神经孔，并以此作为体表标志进行注射来实施三叉神经阻滞(图 15.1)。常规的三叉神经阻滞麻醉，通过这些骨骼标志是完全可以完成的，但是在有些病例借助超声影像更有助于定位。如果麻醉区域跨越额中线，需要额外增加滑车上神经阻滞(眼神经的终末端)。

15.2.1.1 患者体位

患者仰卧位。

患者的头部置于环形垫子上。

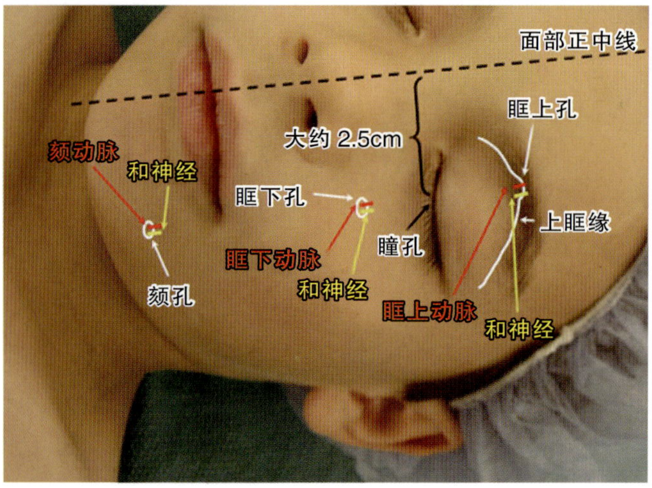

图 15.1 一位 4 岁儿童患者三叉神经阻滞的体表标志和定位。

15.2.1.2 体表标志和解剖

每根神经与容易触及的孔有密切的联系。图 15.2 示出通过人体可视化软件和 MRI 获得的各个神经孔的横断面解剖。

神经非常表浅，超声下显示有困难。然而，可以使用超声在矢状位由内向外探查，辨别神经孔[1]。骨骼上的小孔表现为强回声线中断。当缺乏骨性结构的强回声时，表明探头位于小孔(图 15.3)。使用这种方法，可以标记小孔。为了更方便更容易地辨别穿刺针的位置，可以在皮肤做标记。彩色多普勒图像也可以用来证实小孔的位置以及每个孔与血管之间的关系；然而，这些血管很小，常常难以显像。

• 有报道称，三叉神经的全部分支在青少年患者位于面部两侧的相同矢状面水平，成人患者在距离正中矢状线 2.5cm 外侧穿越瞳孔[2]。一些报道表明，可能存在副孔或双孔[3,4]，但是，除非在进行神经阻滞时必须进入孔内，否则双孔或副孔的存在不会影响阻滞操作。

• 眶上神经通过眶上孔进入额骨，它位于瞳孔的中央矢状面水平。滑车上神经位于眶上孔的内侧，可以发现它位于靠近面部中央矢状面水平 (图 15.3a)。在眼眶的内上角容易触及眶上切迹，从眶缘的顶点开始向正中线触诊。较多的内侧滑车上神经位于眶缘的内上角。Eipe 等[5]描述，在他们的 20 例大于 12 岁的儿童研究中，通过瞳孔在鼻翼的水平线上做一条垂直线，穿刺点位于两条线的交叉点。

• 眶下切迹(图 15.3b)可以很容易沿着儿童眶缘的底部触诊，但是由于婴儿颅骨结构的发育特点，难以触及。如果眶缘孔不明显，不能立即触及，可以使用小型号的穿刺针轻柔地刺探或者使用体表标志作为引导去寻找。也可以使用一个简单的数学公式确定(距正中线的距离=21mm+0.5×年龄)[2]。

• 颏神经来自颏孔(图 15.3c)，它位于下颌骨上下缘之间的中间区域，在低于外唇的第一前磨牙水平[6]。

15.2.1.3 临床要点和穿刺技术(眶下神经阻滞)

一般来说，假如不刺入神经孔，25G~30G 短的皮下注射针头可以完成这些阻滞，如果需要刺入神经孔则需要更长的穿刺针和准确的定位。

• 大龄儿童和青少年行口内入路眶下神经阻滞(眶下孔可能位于距牙槽沟 2~3cm 的位置)。

• 任何年龄儿童的颧上上颌神经阻滞(有报道显示，即便在婴儿和幼儿，颧骨和眼眶后缘连接处到翼腭窝的深度大约 4cm)。

• 在所有年龄段的儿童，从内侧或外侧入路可采用任何方法。

多数孔的出口直接与眶下裂连通。因此，在使用这项技术将局部麻醉药注射到孔的内部时，如果没有认识到神经穿出面部骨骼时的各种各样的通道的深度、解剖学特征，眶内容物可能会被意外损伤。

内孔路径法在许多国家受欢迎，但是已有报道其感觉异常的发生率更高。如果穿刺针进入眶下管内部，注意注射压力是非常重要的。当穿刺针位于这些小孔时，注射压力切不可过高，从而将神经损伤降到最低。因为只有操作恰当时，才可以杜绝严重并发症的风险，所以内孔路径法不推荐给初学者作为基本方法。

最优化的眶下神经阻滞技术，可采用口外经皮路径或口内路径(见下文)。两种方法都是合适的，然而许多临床医生主张掌握其中一种技术。但须熟悉两种方法的获益和局限性。

• 口外经皮路径相对简单，可施行引导下的可视化注射，使穿刺针和局部麻醉药的位置都较为准确。

• 有报道表明，口内路径患者痛苦更小[7]。但在我们看来，这种方法在准确定位穿刺针和局部麻醉药的注射位置方面，有所欠缺，可能只适用于个别患者，特别是在小婴儿的唇裂和腭部缺陷。

在应用穿刺针之前，应该学习眶下孔的定位、解剖特征和出孔路径中的神经分支。理解眶下孔的形状和路线有助于操作者决定如何最好地进入或在多数

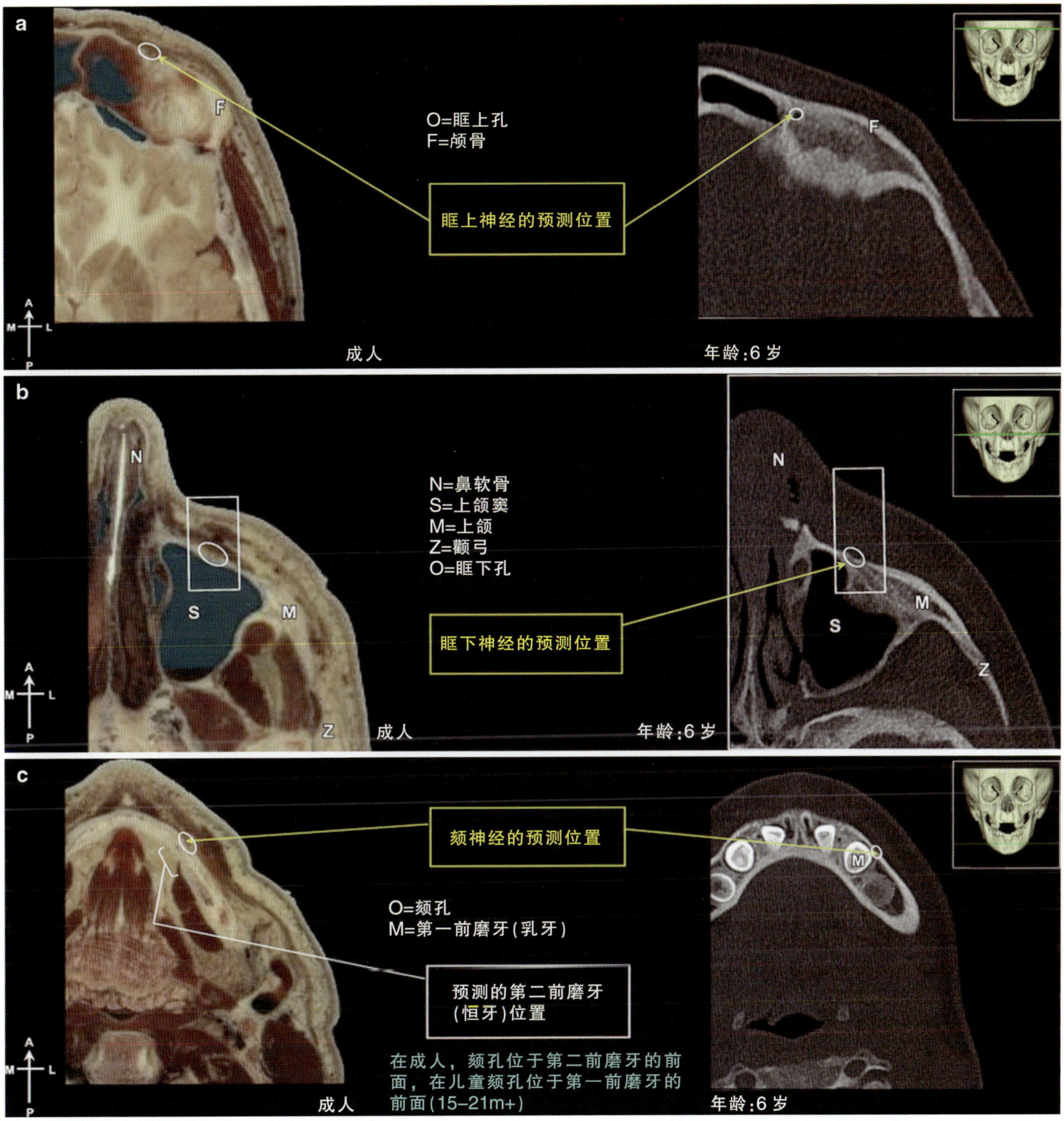

图 15.2　(a)眶上神经、(b)眶下和(c)颏孔的人体可视化软件及 MRI 图像。

情况下避免进入眶下孔。

• 眶下神经从圆孔发出穿过眶下管，通过眶下孔穿出面部骨骼。在额骨水平，眶下管走行在鼻至颞的方向。这个解剖特点有助于使穿刺针进入或避开神经孔。

• 如果实施眶下神经孔阻滞，推荐采用鼻–颞方向进针。对于初学者，鼻–颞方向进针不可能进入眶下管。任何矢状方向进针都有进入神经孔的风险，应该避免。

• 在婴儿，眶下孔伴行在鼻翼水平。有报道称穿刺针的进针点和眶下孔的定位在眶外侧缘向口外侧角连线的中点[8]。由于颌面骨骼的发育，在年长儿童较

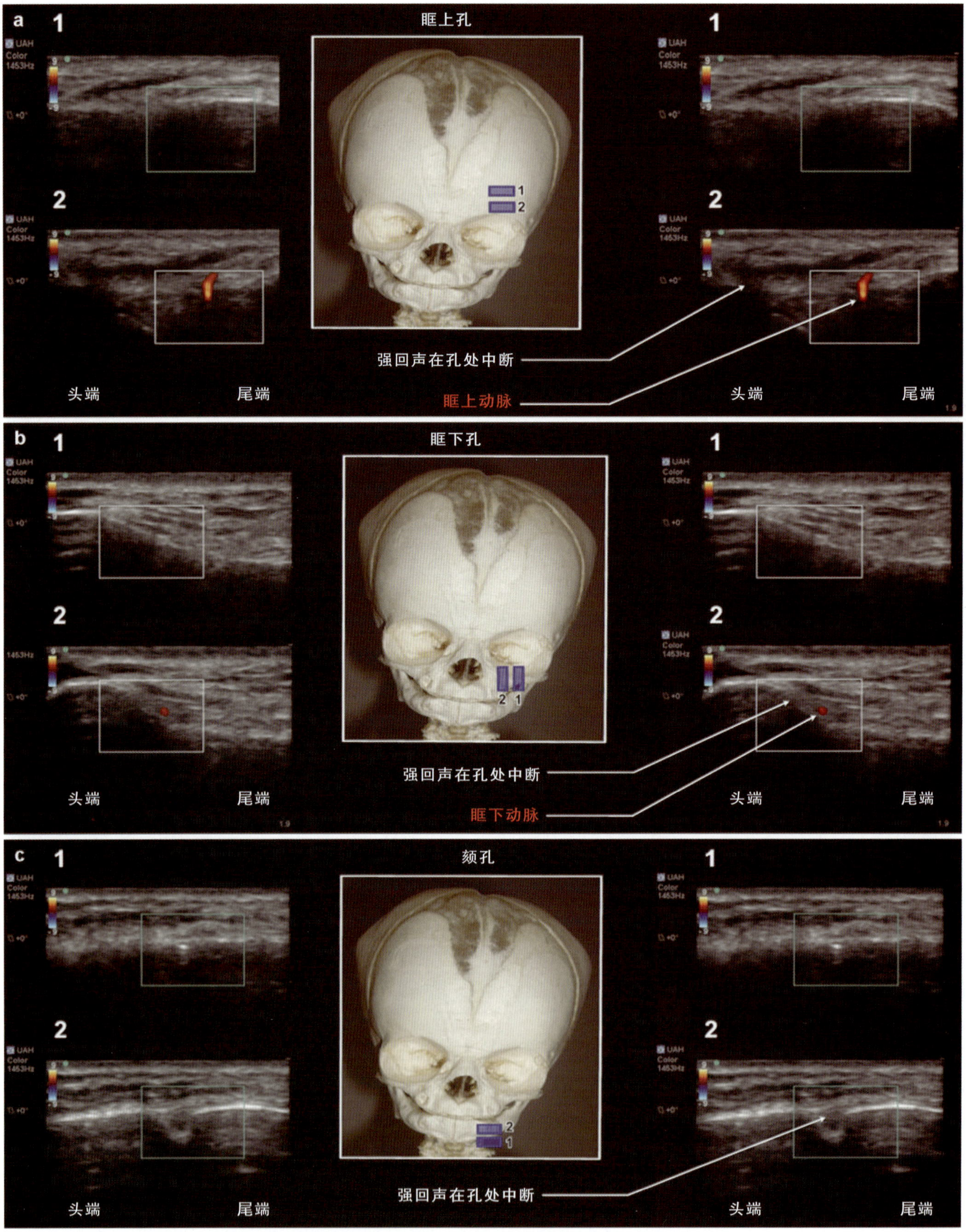

图 15.3 彩色多普勒显示眶上孔(a)、眶下孔(b)和颏孔(c)的不连续强回声超声图像。超声探头的定位在中央面板中以蓝色条带标记:“1” 代表起始位置,“2”代表在神经孔的最终位置。

好的体表标志是眶外侧缘至鼻翼连线和另一条经矢状面穿过虹膜内侧缘(角膜缘)连线的交叉点[9]。眶下孔代表着眶下神经发出周围分支的起始点。

眶下神经的分支包括眼睑下、鼻外侧、鼻内侧和上唇支(这里分出内侧支和外侧支)。只有 40%的神经呈独立分支分出[10];其他 60%的情况,神经是呈网络状分出的。值得注意的是,所有的神经都是由外侧至内侧朝向鼻翼的方向走行。当局部麻醉扩散至这些分支支配区域时,即可完成阻滞。通过观察局部麻醉药的扩散情况,可以用可视化技术来确定完成阻滞所需的充足剂量。

15.2.1.4 穿刺技术:眶下神经及其分支

皮肤的体表标志:在所有年龄最容易识别的体表标志是,眼眶矢状旁线顶点水平穿过的画线与从眼眶外缘向鼻翼旁画线的交叉点。在这个点,眶下孔可以被触及。

眶下孔的定位:将对侧示指置于被阻滞侧的眼睑上方(例如左侧示指放置于儿童右侧眼睑)。这样操作者才能够像拿铅笔一样拿着注射器进行准确的进针定位。注入时使用非优势手需要努力实践练习,以便提高准确性。

可以使用右手的示指检查患者眼睛的异常情况,确认是否发生阻滞过广的情况。 然后,将示指放在眼眶下方的眶下切迹区域。注意不要推动眼睛,因为这可能诱发心动过缓反射。

将手指压在下眼睑、下眶缘上可以防止局部麻醉药向上扩散的做法是没有必要的,除非被阻滞的下睑分支需要进行手术时。这样做有助于防止局部麻醉药扩散到眼睛松弛的软组织中,但这可能导致瘀伤和黑眼圈。

针头沿颞-鼻方向刺入,恰好在眶下孔标记的上外侧。距该标记一小段距离进针将有助于确保针头在孔内部区域中与骨面接触。其目的是不直接进入眶下孔,而是在与上颌骨接触时将穿刺针针尖抵达眶下孔附近。

许多作者描述这个时候将穿刺针从骨头上拔除。但这并不是必需的,这样做的优点是可以降低神经损伤的风险。回抽注射器无回血后,注射足量的局部麻醉药以确保扩散到鼻翼边缘,从而覆盖所有的神经分支支配区域。如果局部麻醉药向其他方向扩散,则阻滞可能不准确,应当重新定位穿刺针。

改良入路

改良口外入路包括改进上述技术以及采用在眼眶下边缘区域的眶下切迹或直接在眶下孔处作为穿刺点进针。这种技术,用于大龄儿童或青少年的清醒手术效果是最好的, 可使用较小剂量的局部麻醉药,而较快地产生阻滞效果。该方法可以用更小剂量、更高浓度的局部麻醉药溶液进行, 每侧 0.25~1mL 局部麻醉药,即可实现完善的麻醉。因为眶下神经从上颌骨的骨性神经孔发出, 将针移动到神经孔的正下方,针尖可以进入包绕眶下神经的筋膜。将局部麻醉药注射到神经孔里面,可以产生更为准确的阻滞,从而达到稳定、可靠的麻醉效果。另一个好处是,操作快速且刺激更为轻柔,可以减少对患儿的惊吓。

眶下孔入路是另一种改良技术,如果将进针方向改为鼻-颞方向,最容易进行阻滞。眶下孔位于成人和大龄儿童的眼眶边缘下方 7~8mm 处。使用经皮鼻腔入路时,需要较长的穿刺针。Zide[11]建议将穿刺针放置在由鼻唇沟、鼻翼皱褶和眶下孔形成的假想三角形的中心。这种技术,使用 1mL 局部麻醉药直接注入眶下孔内时,成人阻滞成功率为 100%,并且没有发现神经损伤的病例。目前为止,这种技术还没有在儿童患者中使用的研究。

15.2.1.5 V1:眼神经分支

眶上神经和滑车上神经是 V1 的末端分支, 使用一根穿刺针进行穿刺和再次改变方向即可完成阻滞(图 15.4)。在阻滞眶上神经之后,后退穿刺针并向内侧重新调整方向朝滑车上孔穿刺,可以阻滞滑车上神

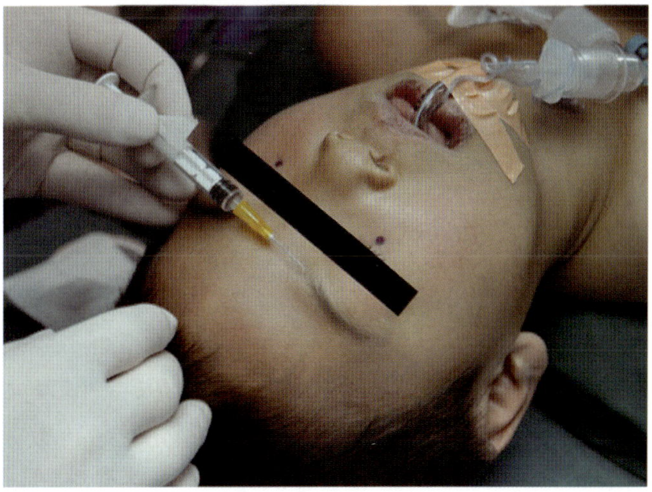

图 15.4　经皮眶上神经阻滞穿刺。

经。

鼻梁的一部分、鼻翼皮肤、鼻尖和鼻前庭受筛前神经的鼻外侧分支和滑车下神经支配。V1 的这些末端分支可以在鼻部两侧边缘的软骨和骨连接处进针完成阻滞。

• 通常需要进行该阻滞的手术如：鼻骨骨折复位术、鼻整形术以及任何涉及外科医生在鼻尖区域操作的清创缝合手术。

• 通常使用小号穿刺针注入 0.5~1mL 局部麻醉药在上鼻部的浅表区域。在双侧唇裂修复的病例，重要的是需要在鼻中隔的基底部增加局部麻醉药以确保麻醉效果覆盖上唇褶皱。通常，该区域通过阻滞眶下神经的鼻内侧分支实现麻醉效果的覆盖。然而，在继发性双侧腭裂，这种分支可能不存在。这个阻滞对于清醒患者是非常痛苦的，应当在所有其他阻滞之后进行。

颏管在内侧和下方成角；因此，如果不能触及颏孔，则可以在预测的颏孔位置的上方和侧面进行皮下注射。该阻滞可以在口内或口外进行；有个案报道提示，口内入路更好，但没有研究证实这一点。

15.2.1.6 局部麻醉应用

如何选择局部麻醉药取决于阻滞的目的和所需的麻醉持续时间(例如，较短的小手术使用 0.5%~1% 利多卡因或 0.5%~1%的甲哌卡因，较长的手术使用 0.2%~0.5%的罗哌卡因或布比卡因)。教科书通常建议以下剂量用于手术麻醉：婴儿为 0.5~1.5mL，儿童为 2~3mL，青少年为 3~5mL。然而，这些药物的剂量可能过大，我们的经验是 1mL 或更少就足以阻滞眶下神经的全部，只要局部麻醉药注射位置准确并且注意阻滞效果的扩散。由于面部的血管多(或血供丰富)，肾上腺素总是作为局部麻醉药的佐剂用以延长作用持续时间。对于诊断或治疗目的而言，建议使用较小的药物剂量(0.5~1mL)。

当穿刺针刺入，在回抽后缓慢注射适当剂量的局部麻醉药 [例如，1~2mL 的 0.5%~1%利多卡因或 0.5~1mL 的 0.125%~0.25%布比卡因或 0.2%罗哌卡因与肾上腺素(1:200 000)混合液]。

应该小心地注射到神经管内，以减少神经损伤的风险。

确保局部麻醉药到达所有相关分支，从而实现充分的麻醉。虽然许多医生通常认为可以直接阻滞眶下神经，但事实上这很难做到，一旦神经从颅骨的神经孔发出就会出现分支。

局部麻醉药的注射位置不准确时需要注射更大剂量的药物，这对于清醒和未镇静的患者可能是痛苦的。不准确的药物注射也可能实现上颌神经分支的部分阻滞，但是这可能无法提供：①清醒患者完善的麻醉；②在恢复室苏醒时所需要的镇痛。

临床经验

- 阻滞后应进行局部压迫，以防止血肿形成。
- 血管内注射是一种罕见但可能发生的并发症。肾上腺素(1:200 000)是有助于识别血管内注射的佐剂。眶下动脉位于神经丛的中间，所以回抽有血液时表明注射在神经丛中间，应重新进针才会成功阻滞。
- 眶下神经阻滞时，由于麻木，患儿可能出现张嘴困难，喂养可能受到影响。因此，需要告知父母这种影响。
- 颅骨神经阻滞可用于开颅手术，也被推荐用于减轻术后疼痛[12,13]。阻滞包括眶上和滑车上神经、枕大神经、枕小神经、耳颞神经和耳大神经，可以获得完善的麻醉效果用于开颅手术。它们还可用于缓解在前额和头皮上进行小手术的术后疼痛[14]。
- 眶上神经阻滞需要较大的药物量，或许是由于神经的解剖变异导致的。该神经可能完整地从颅骨发出或者其内侧和外侧分支各自单独地发出。

15.2.2 三叉神经(眶下神经：颏神经和腭大神经)阻滞的口内入路

三叉神经也可以通过口内入路阻滞。

15.2.2.1 患者体位

仰卧，头部置于圆环形垫子上。

腭大神经：在腭大神经阻滞期间保持嘴巴张开，或者给咬合者使用丁曼开口器。

15.2.2.2 体表标志和表面解剖

眶下孔：口内，位于切牙或第一前磨牙的齿槽水平(图 15.5)。

颏孔：在第一前磨牙的颊黏膜处可以发现(图 15.6)。

腭大孔：在腭部，婴儿的腭大孔位于第一前磨牙的前内侧(图 15.7)，青少年的位于第二磨牙。神经在

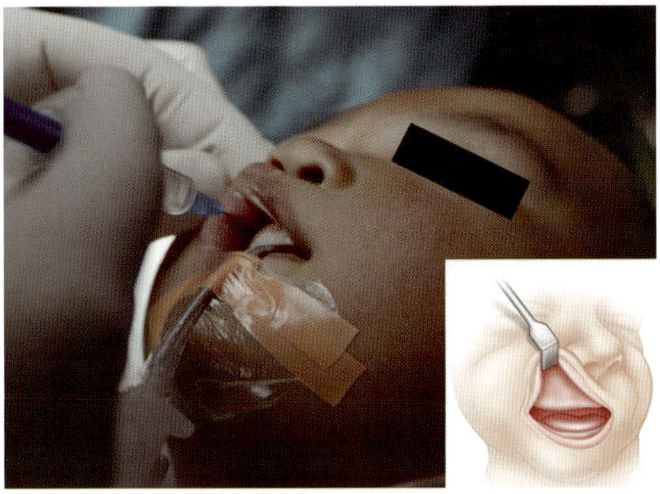

图 15.5　口内入路眶下神经阻滞的表面解剖和穿刺。

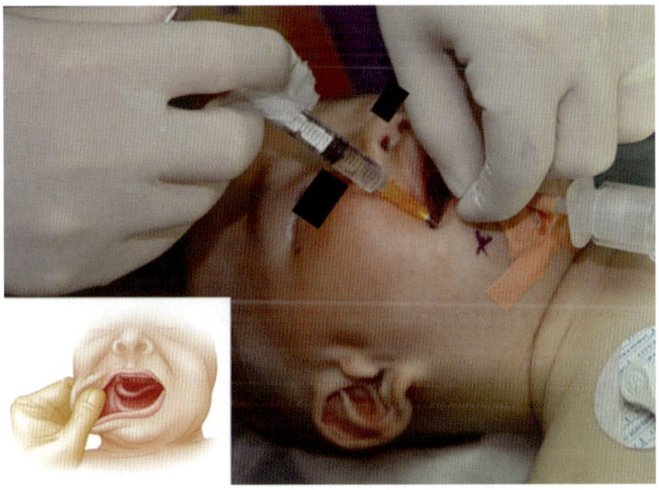

图 15.6　口内入路颏神经阻滞的表面解剖和进针方向。

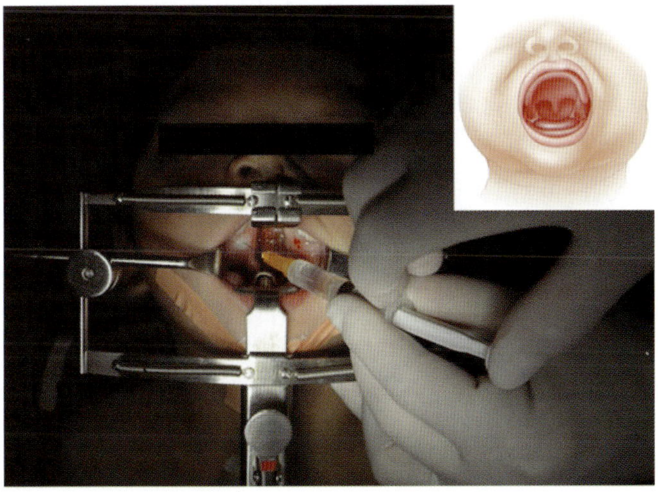

图 15.7　腭大神经阻滞的表面解剖和穿刺方向。

延伸到腭大孔之前，位于硬腭的底部。在腭裂的患者，可以通过触摸腭裂的内侧缘来定位腭大孔。硬腭的末端水平是腭大神经从腭大孔发出的标志，并且一直持续在这个平面。当触摸内侧骨边缘时，必须谨慎准确地识别解剖结构。随机移动手指进行定位辨别，有可能触及的是钩状突起，而不是真正的骨内侧缘腭大孔。触及钩状突起表明位置太靠后，在这里的注射将导致无效的麻醉。为了纠正这一点，手指应该朝向腭的外侧缘移动，当有凹陷或凹槽的感觉时，这个位置就是腭大孔。这是神经和血管蒂的出口，血管伴随神经并为腭部组织提供血液供应。

15.2.2.3 穿刺技术

口内入路眶下神经阻滞：使上唇向上翻转，采用≥45°的角度，将 23G~27G 穿刺针刺入牙槽处的颊黏膜（图 15.5）。需要较长的穿刺针才能达到眶下孔的位置。在眶下孔的外部触诊将有助于防止穿刺针刺入眼球。

• 进针位置偏外或局部麻醉药向外侧扩散，可造成阻滞不全。局部麻醉药的注射位置离上颌骨的侧面太远可能导致上牙槽神经的前段或中段阻滞；在这种情况下，仅可以实现拔牙术的麻醉。

• 不准确的进针方向可能导致眶下孔定位困难，因为穿刺针从颊沟经矢状面或顺着鼻–颞方向行进。

颏神经：翻转下唇，并将 25G~27G 穿刺针刺入切牙和第一前磨牙之间的颊黏膜（图 15.6）。

腭大神经：对于腭部完整的患者，将 25G~27G 穿刺针刺入腭大孔前的黏膜（图 15.7）。对于腭裂修复，需要分开阻滞几支神经，因为腭大神经只是支配腭裂部位的神经之　。鼻窦神经是上颌神经的终末分支，支配前腭或原发腭和前四颗牙齿，需要分开阻滞。软腭是由腭小神经和起源于口腔中舌咽神经丛的神经支配，需要单独阻滞。

• 当阻滞这些神经时，关键是要使用某些类型的开口器（例如丁曼开口器）尽可能实现更大的张口度。拥有开阔的视野会使操作者和外科医生同时都能够看到穿刺的完整视图，防止损伤血管蒂。

• 在定位腭大孔之后，以口部交叉技术进行注射，这使操作者可以更准确地观察穿刺部位局部麻醉药的扩散。

• 使用肾上腺素作为佐剂是至关重要的，黏膜变苍白可以帮助确定局部麻醉药的最佳扩散范围。

• 在手术开始时进行注射有利于局部麻醉药的

扩散，而没有手术注射的任何干扰，其通常用于上腭止血和软组织切开。理想的阻滞是采用轻柔的单次注射技术，而不是一找到腭大孔就立即注射药物。

- 理想的情况是，穿刺针在腭大孔周围接触腭骨。通常注射 0.5~1mL 局部麻醉药。硬腭扩散只表明注射成功；如果在软腭组织开始解剖发生肿胀，则提示穿刺针可能太向后，需要稍微向前重新定位穿刺。
- 在腭大神经被局部麻醉药包围之后，将针从原始注射位置向后移 3~5mm，向后侧刺入。在软腭根部的软组织处增加注射 0.5~1mL 局部麻醉药，使局部形成凸起。在临床上，腭小孔的定位历来是困难的，因为它非常小且位于上腭的极外侧面(图 15.8)。由于腭小孔神经丛支配软腭，所以局部麻醉药通过软腭组织扩散，可以确保向后扩散到达腭小孔。药物向内侧扩散将有助于麻痹舌咽神经并有助于确保实现完善的腭部麻醉。

腭部麻醉阻滞的最后一个神经是鼻腭神经（图 15.8）。它从鼻腭孔发出，位于硬腭前面的鼻腭乳头下方。鼻腭孔是神经沿牙根方向以 45°角进入切牙管的入口。

- 可将 25G~27G 穿刺针置于该孔中；然而，穿刺针入孔常常会遇到困难，并且在注射时可能需要一些力量以确保局部麻醉药通过鼻腭孔扩散。
- 如果腭裂延伸经过鼻腭孔，任何注射的局部麻醉药都将漏入鼻腔内，不会起效。在这种情况下，可以注射到两侧腭部的前表面上，以进行所谓的部分腭注射，这将使前腭麻痹。
- 在一些腭部修复术中，犁骨也被修复；这里注射局部麻醉药可以确保手术区域的完善麻醉。

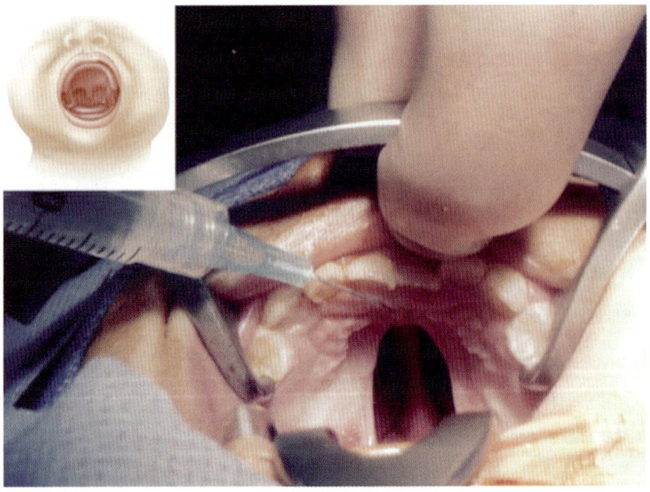

图 15.8　鼻腭神经阻滞的表面解剖和进针方向。

15.2.2.4 局部麻醉药使用

在回抽后缓慢注射适量的局部麻醉药［例如，1~2mL 的 0.5%~1%利多卡因，0.5~1mL 的 0.125%~0.25%布比卡因或 0.2%罗哌卡因与肾上腺素（1:200 000）混合液］。

15.2.3 深部三叉神经阻滞

深部三叉神经阻滞通常不在儿童人群中进行；然而，颧弓上上颌神经阻滞是可以考虑的，这项阻滞技术近来在腭裂修复术中应用较多。即使在成年人中，这项阻滞也没有被普遍应用，最可能的原因是需要进行深部穿刺才能实现精确的神经阻滞和深部穿刺。

- 当眶下神经浅表阻滞不能产生完善的麻醉效果或需要完善的上颌或下颌麻醉时，需要进行深部三叉神经阻滞。
- 上颌神经阻滞(通常但不完全准确地称为蝶腭阻滞)可以通过外侧入路进入蝶腭裂。这可通过高于或低于颧弓穿刺来实现。不熟练的操作者应该谨慎应用这项阻滞，因为要达到准确的穿刺位置，需要在盲探方式下将穿刺针刺入颅骨下 3~4cm 的深度。推荐的穿刺点在颧弓上和后眼眶的连接处。穿刺针垂直刺入并触及蝶骨大翼，深度为 2cm。在接触蝶骨大翼后，调整穿刺针朝向人中平面的方向向下 9°和向前 20°进针，并进一步前进 3~4cm 以进入翼腭窝(图 15.9)。在回抽无血后，使用推荐剂量为 0.15mL/kg。然后在对侧重复该阻滞以完成上颌神经麻醉。

上颌神经阻滞的穿刺点在其穿过卵圆孔从颅骨发出处，可以采用口内或口外途径穿过下颌切迹进行这个阻滞。

- 当使用口外入路时，将针头以垂直方式穿过切迹触及翼突板。测量深度，移动穿刺针离开翼突板至其后方。穿刺针前进不超过翼突板的深度。虽然没有儿童相关的研究推荐准确的剂量，但 1~3mL 的局部麻醉药应该能达到完善的麻醉效果，因为穿刺针靠近卵圆孔和颅底。

由于该阻滞的穿刺深度接近颅底（见图 15.10 和图 15.11），操作者应具有充分的实践经验。

15.3 超声引导法的现有文献

据报道，使用传统的三叉神经阻滞法有 22%左右

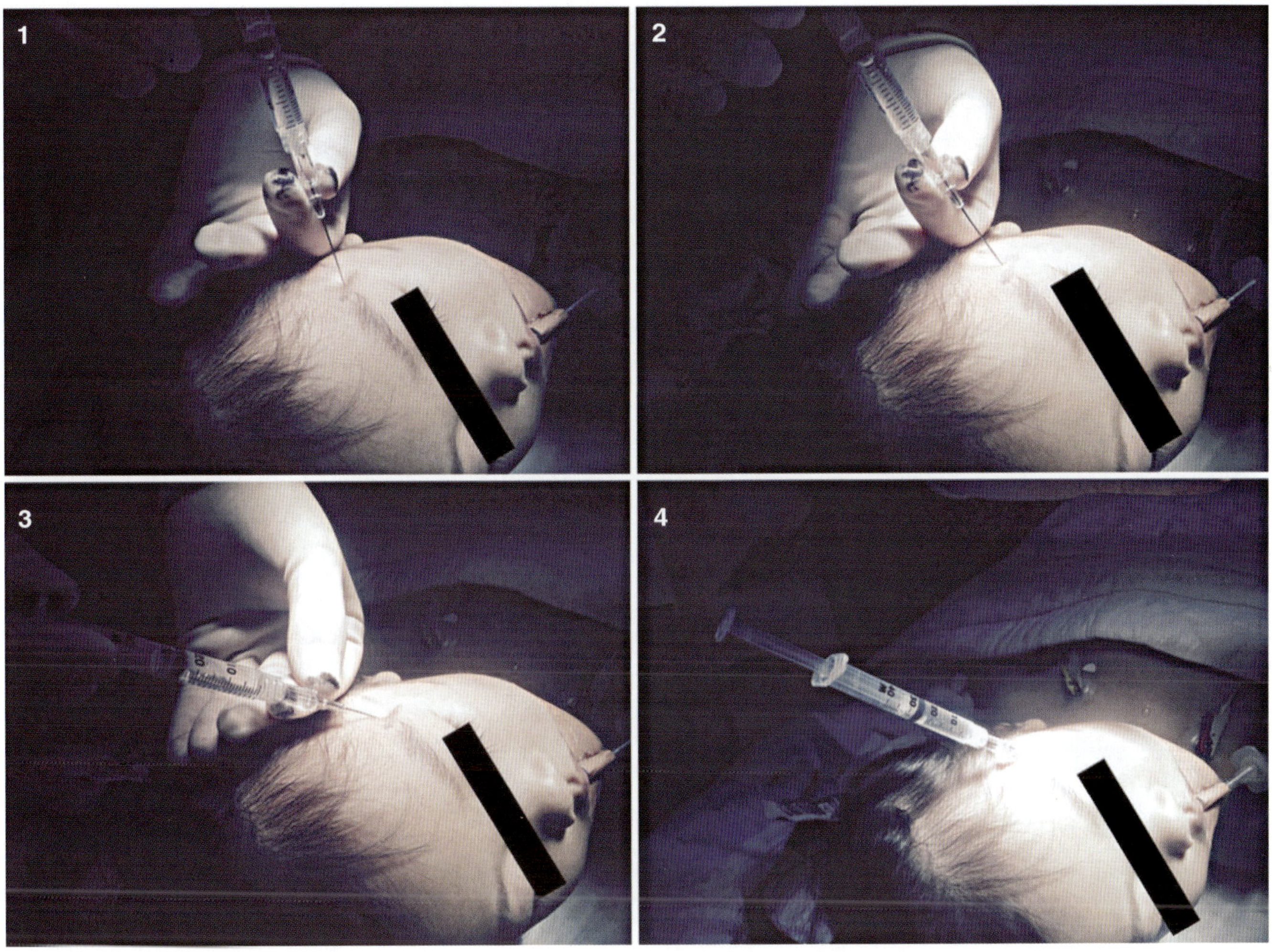

图 15.9 上颌神经阻滞的表面解剖与穿刺方向。(1)穿刺针垂直刺入至蝶骨;(2)重新调整穿刺针角度向下 9°;(3)向前 20°;(4)一旦穿刺针进入翼颚窝,穿刺针/注射器保持原来的位置。

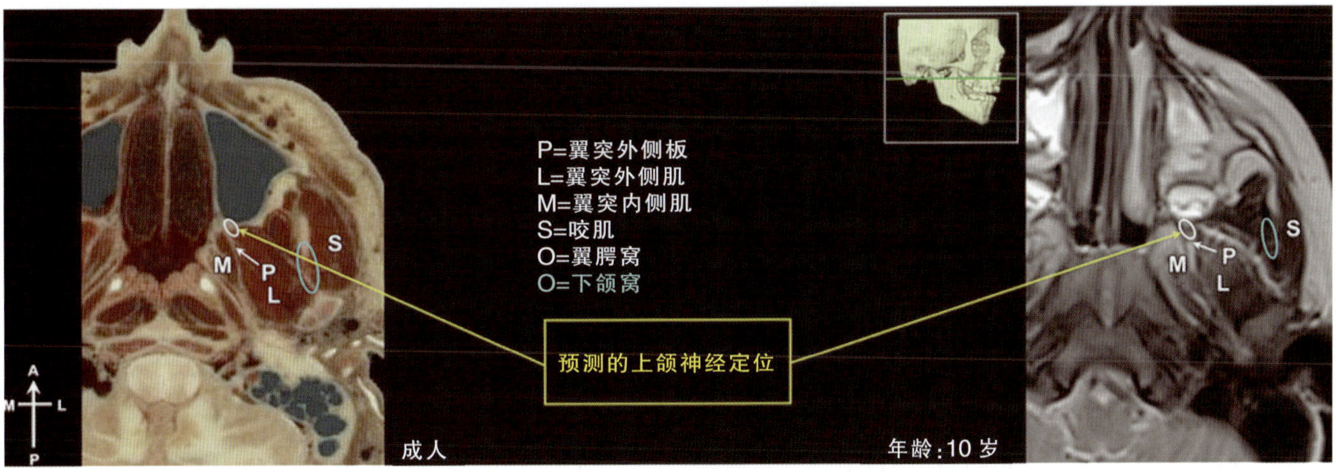

图 15.10 上颌神经在穿过眶下裂时采集的人体可视化软件和 MRI 图像。这是上颌神经阻滞的定位。

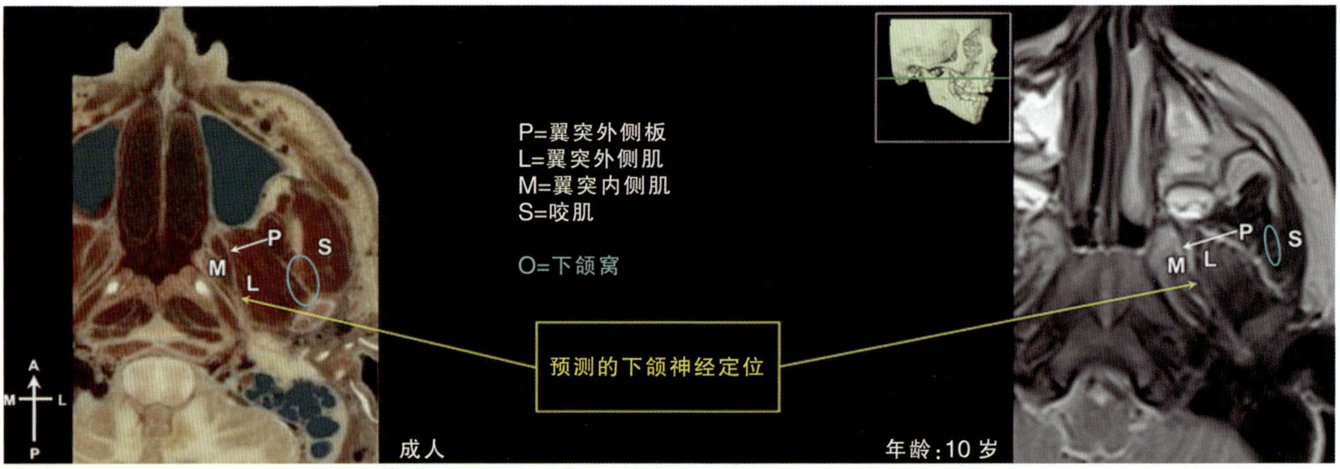

图 15.11 上颌神经后方下颌神经的人体可视化和 MRI 图像,仅显示翼突外侧板的内侧。

的病例无法完全被麻醉[15]。在儿童患者,一个原因可能是因为缺乏用以进行表浅三叉神经阻滞的体表标志或在婴儿难以触及。使用超声可以进行准确、可靠的定位[1,16],这可能会提高这些阻滞成功的机会。Tsui[1]描述了超声法定位眶上、眶下和颏神经孔(见上文)。可以使用高分辨率、短轴线阵探头来识别每一个孔,所见表现为在小孔水平由内侧向外侧扫描时骨骼的连续性中断(图 15.3)。彩色多普勒有助于各个孔内动脉的定位。

三叉神经阻滞的有效性已经在不同的研究中被证实。Ahuja[17]等研究显示,与生理盐水浸润比较,眶下神经阻滞可以显著改善唇裂修复术患儿的疼痛评分。一项随机、双盲的对照研究也证实,与传统的由外科医生行切口周围浸润麻醉相比较,眶下神经阻滞能够显著降低镇痛药物的需求量和疼痛评分[18]。最近,Mesnil 等[19]观察了通过颧弓上途径行双侧上颌神经阻滞的有效性,发现可以改善婴儿腭裂修复术的疼痛反应,减少阿片类药物的需求量。此外,采用这种方法使穿刺针进入眼眶的可能性最小,降低穿刺针进入颞下窝,最终在蝶腭窝上下方向损伤血管的风险。在儿童的牙科手术中,下颌浸润麻醉与下颌神经阻滞没有显著差异[20];然而,在这项研究中,还有相对较小样本量的复杂手术病例,这可能是进入其中的混杂因素。有报道采用颧弓上途径,在神经刺激器[19]和超声[21]下行上颌神经阻滞的有效性。Mesnil[19]等的研究显示,使用电刺激时,当穿刺针尖端在翼腭窝注射局部麻醉药的同时颞肌颤搐消失,这些表现一致。近日,这个研究小组成功发表了一项评估超声引导颧弓上上颌神经阻滞的随机双盲研究[21]。他们使用线阵探头放置于下颧区域,穿刺针尖端和局部麻醉药在翼腭窝中的扩散可以在平面外显像。这两种方法都可以改善腭裂修复术婴儿的疼痛反应,减少阿片类药物的需求量。

15.4 病例分析

腭大神经阻滞(S. Suresh 提供)

一位 5 月龄女婴,体重 6.5kg,既往有唇腭裂病史,母亲有唇裂,要求行腭裂修复手术。测定血红蛋白为 98 g/L。没有给术前药物。行腭大神经阻滞;外科医生临时放置了一个开口器,在硬腭确定腭大孔的位置后(在年长患者,这通常对应与第二磨牙),在腭大孔双侧区域使用 27G 穿刺针注入 0.25%布比卡因 0.5mL(比较图 15.7)。手术持续 2 小时 35 分钟,阻滞持续 8~10 小时。没有使用超声辅助,在恢复过程中没有额外添加阿片类药物。患者的麻醉效果非常好,因此及早地转出麻醉恢复室。

(张建峰 译 周金锋 梅伟 校)

参考文献

1. Tsui BC. Ultrasound imaging to localize foramina for superficial trigeminal nerve block. Can J Anesth. 2009;56:704–6.
2. Suresh S, Voronov P, Curran J. Infraorbital nerve block in children: a computerized tomographic measurement of the location of the infraorbital foramen. Reg Anesth Pain Med. 2006;31:211–4.
3. Canan S, Asim OM, Okan B, Ozek C, Alper M. Anatomic variations of the infraorbital foramen. Ann Plast Surg. 1999;43:613–7.
4. Thakur G, Thomas S, Thayil SC, Nair PP. Accessory mental foramen: a rare anatomical finding. BMJ Case Rep. 2011; 2011; bcr0920103326.
5. Eipe N, Choudhrie A, Pillai AD, Choudhrie R. Regional anesthesia for cleft lip repair: a preliminary study. Cleft Palate Craniofac J. 2006;43:138–41.
6. Voronov P, Suresh S. Head and neck blocks in children. Curr Opin Anaesthesiol. 2008;21:317–22.
7. Lynch MT, Syverud SA, Schwab RA, Jenkins JM, Edlich R. Comparison of intraoral and percutaneous approaches for infraorbital nerve block. Acad Emerg Med. 1994;1:514–9.
8. Bosenberg AT, Kimble FW. Infraorbital nerve block in neonates for cleft lip repair: anatomical study and clinical application. Br J Anaesth. 1995;74:506–8.
9. Wilhelmi BJ, Mowlavi A, Neumeister MW, Blackwell SJ. Facial fracture approaches with landmark ratios to predict the location of the infraorbital and supraorbital nerves: an anatomic study. J Craniofac Surg. 2003;14:473–7.
10. Hu KS, Kwak HH, Song WC, Kang HJ, Kim HC, Fontaine C, Kim HJ. Branching patterns of the infraorbital nerve and topography within the infraorbital space. J Craniofac Surg. 2006;17:1111–5.
11. Zide BM, Swift R. How to block and tackle the face. Plast Reconstr Surg. 1998;101:840–51.
12. Suresh S, Bellig G. Regional anesthesia in a very low-birth-weight neonate for a neurosurgical procedure. Reg Anesth Pain Med. 2004;29:58–9.
13. Uejima T, Suresh S. Ommaya and McComb reservoir placement in infants: can this be done with regional anesthesia? Pediatr Anesth. 2008;18:909–11.
14. Suresh S, Wagner AM. Scalp excisions: getting “ahead” of pain. Pediatr Dermatol. 2001;18:74–6.
15. Pascal J, Charier D, Perret D, Navez M, Auboyer C, Molliex S. Peripheral blocks of trigeminal nerve for facial soft-tissue surgery: learning from failures. Eur J Anaesthesiol. 2005;22:480–2.
16. Hannan L, Reader A, Nist R, Beck M, Meyers WJ. The use of ultrasound for guiding needle placement for inferior alveolar nerve blocks. Oral Surg Oral Med Oral Pathol Oral Radiol Endod. 1999;87:658–65.
17. Ahuja S, Datta A, Krishna A, Bhattacharya A. Infra-orbital nerve block for relief of postoperative pain following cleft lip surgery in infants. Anaesthesia. 1994;49:441–4.
18. Prabhu KP, Wig J, Grewal S. Bilateral infraorbital nerve block is superior to peri-incisional infiltration for analgesia after repair of cleft lip. Scand J Plast Reconstr Surg Hand Surg. 1999;33:83–7.
19. Mesnil M, Dadure C, Captier G, Raux O, Rochette A, Canaud N, Sauter M, Capdevila X. A new approach for peri-operative analgesia of cleft palate repair in infants: the bilateral suprazygomatic maxillary nerve block. Pediatr Anesth. 2010;20:343–9.
20. Yassen GH. Evaluation of mandibular infiltration versus mandibular block anaesthesia in treating primary canines in children. Int J Paediatr Dent. 2010;20:43–9.
21. Sola C, Raux O, Savath L, Macq C, Capdevila X, Dadure C. Ultrasound guidance characteristics and efficiency of suprazygomatic maxillary nerve blocks in infants: a descriptive prospective study. Pediatr Anesth. 2012;22:841–6.

推荐读物

Belvis D, Voronov P, Suresh S. Head and neck blocks in children. Tech Reg Anesth Pain Manag. 2007;11(4):208–14.

Dalens B. Blocks of the head, neck, and face. In: Dalens B, editor. Regional anesthesia in infants, children, and adolescents. Philadelphia: Lippincott Williams & Wilkins; 1995. p. 398–401.

Suresh S, Polaner DM, Cote CJ. Regional Anesthesia. In: Cote CJ, Lerman J, Anderson BJ, Eds. 5th ed. Philadelphia: WB Saunders; 2013. p. 835–79.

Suresh S, Voronov P. Head and neck blocks in infants, children, adolescents. Pediatr Anesth. 2012;22:81–7.

第 16 章

颈丛神经阻滞

Ban C.H. Tsui

16.1 颈丛神经阻滞适应证

16.1.1 颈浅丛神经阻滞适应证

(1)颈动脉内膜剥脱术(颈深丛神经阻滞或者局部浸润)。

(2)颈部或者肩胛下角区病变切除术。

(3)锁骨骨折固定术。

(4)有助于放置肌间沟臂丛神经阻滞导管隧道,并可以作为全肩关节置换术时的辅助麻醉。

16.1.2 颈浅联合颈深神经丛阻滞适应证

(1)中耳乳突手术。

(2)耳成形术。

(3)人工耳蜗植入术。

(4)甲状腺手术。

(5)声带手术。

16.2 传统颈深神经丛阻滞

这种阻滞法不常用于婴幼儿。除了阻滞的深度,这种阻滞法还有偶发的膈神经阻滞的可能,尤其婴幼儿可影响肺功能。因此,双侧颈深神经丛阻滞被列为禁忌。此外,颈深丛神经和颈椎以及颈动脉距离很近,增加了针尖误穿血管以及局部麻醉药的全身吸收的风险(图 16.1)。蛛网膜下麻醉的风险也会发生;因此,应当避免大剂量局部麻醉药以及避免快速注射。

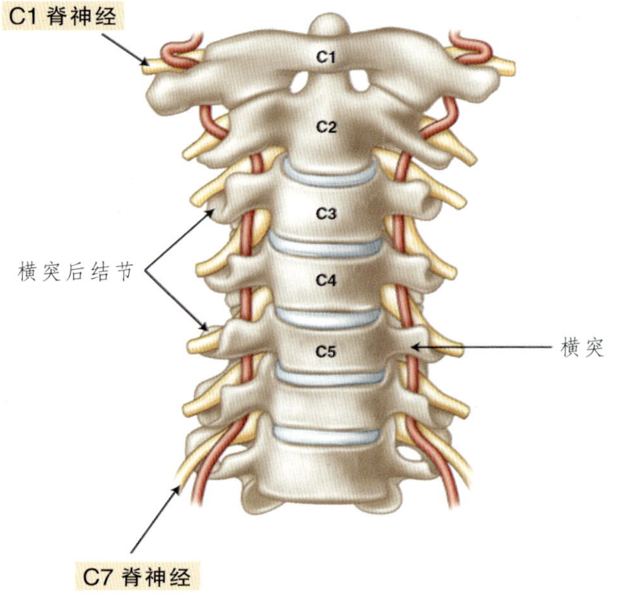

图 16.1 颈深丛神经的解剖。

16.2.1 患者体位

仰卧位,在头下垫一个小的毛巾或者枕头,使颈部略微外展,偏向对侧 45°。

16.2.2 体表解剖标志(图 16.2)

标志包括胸锁乳突肌的后缘、乳突的尾部(参见临床经验)、下颌角以及 C2–C5 颈椎的横突。

如果无法触摸到横突,C6 横突可能位于环状软骨水平。沿着胸锁乳突肌从乳突到 C6 横突的一条直线,C2–C5 横突都位于这条直线后的 0.5~1cm 处。C2 横突位于乳突下 1~1.5cm 处,取决于患者的年龄和身高。

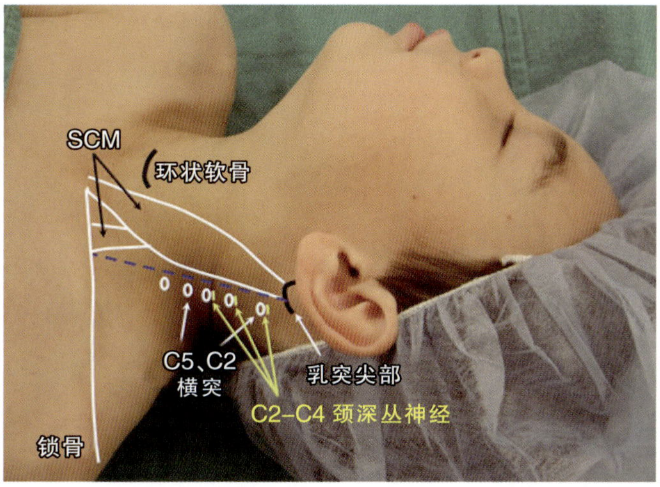

图 16.2 颈深丛神经阻滞的体表解剖标志。SCM:胸锁乳突肌。

颈深丛神经阻滞是 C2-C4 颈椎旁神经阻滞的一种变形。

16.2.3 穿刺技术

分别在 C2-C4 水平施行三次注射,使用 22G~24G 针,垂直于体表略微向尾端和后方进针(切记避免蛛网膜下隙注射或者在硬膜外腔注入椎动脉)。典型表现为针抵到横突结节(图 16.1),此时针略微退出,负压回抽无血或脑脊液后注入局部麻醉药。

16.2.4 神经定位和局部麻醉药的应用

连接有绝缘针的神经刺激器可用于定位混合型脊神经。针尖位置正确时,0.5mA 的电流可引起局部的颈部肌肉产生反应[1]。

联合使用超声引导法被认为可提高该阻滞的安全和效果。超声图像以及相应的 MRI 和人体成像软件见图 16.3 和图 16.4,选择性颈深丛神经阻滞是在头长肌和中斜角肌之间的间沟里进行。

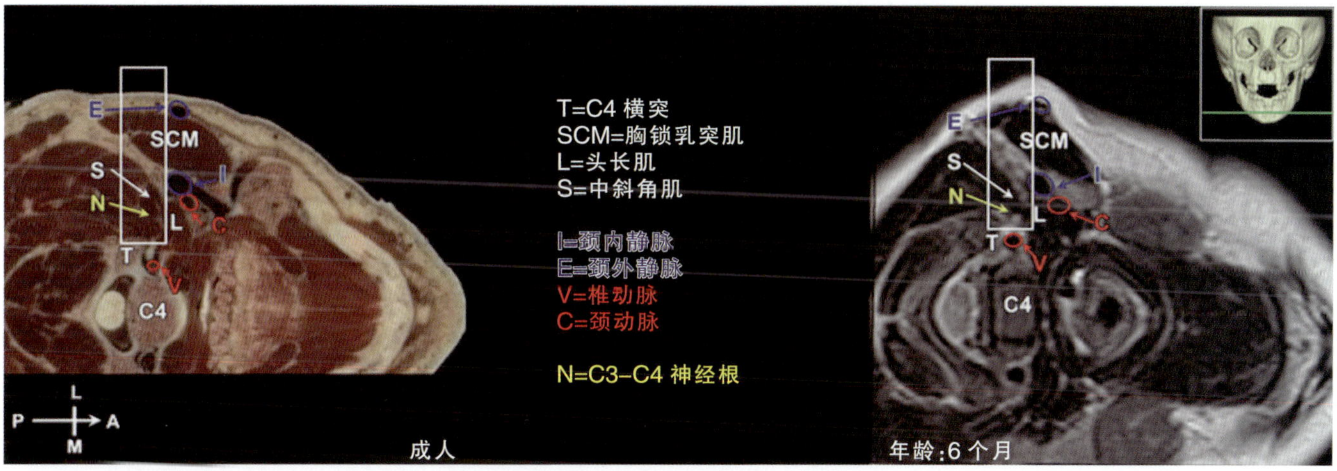

图 16.3 颈深丛神经的 VHVS 和 MRI 图像。

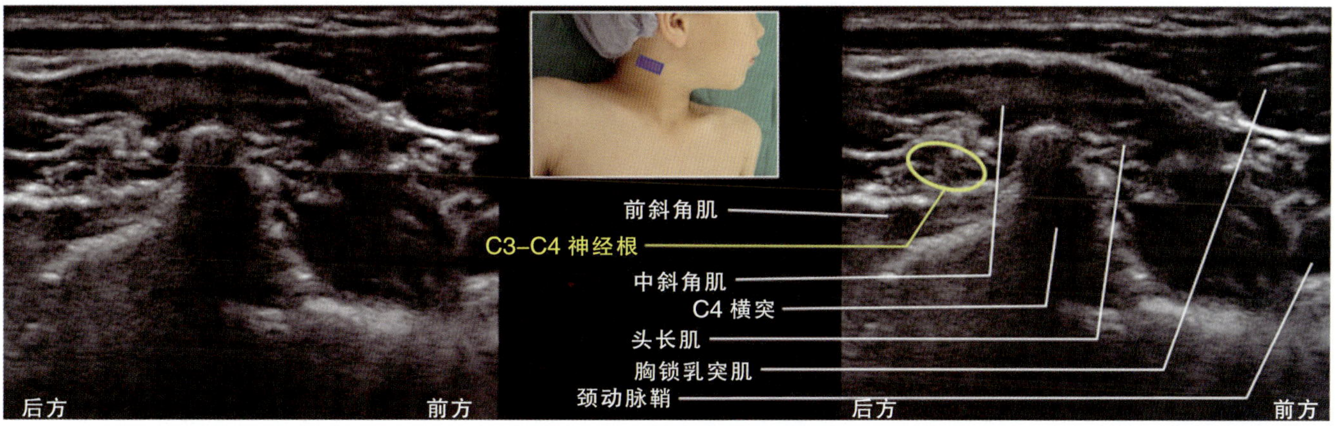

图 16.4 颈深丛神经的超声图像。

• 在确定抵达横突后，针尖稍微后退并注射。

• 尤其是多点注射时，一定要注意局部麻醉药的剂量。常用[0.5%~1.0%利多卡因（最大剂量为 7mg/kg）或 0.125%~0.25% 布比卡因（最大剂量为 2mg/kg）]，加入肾上腺素（按照 1:200 000 或 1:400 000 配置）的混合液进行注射。通常，在各注射点注入该混合液 1~3mL。

临床经验

- 人在出生时，乳突只是颞骨的很小一部分。7 岁的时候乳突的长度和宽度迅速增大，并且无性别差异。在 11~19 岁时达到最大化。沿着乳突向下的胸锁乳突肌被认为是这些阻滞的定位标志。
- Winnie 首次提出，颈深神经丛阻滞可以在 C3 或者 C4 单次注射，或者按照标准进行三点注射。
- 颈深神经丛阻滞可引发一些威胁生命的并发症。针头朝向尾部非常重要，否则，注入椎动脉（图 16.5）可导致惊厥、意识消失、失明的发生。如果针尖太向上正好进入椎间孔，有可能进行蛛网膜下或者硬膜外注射。在颈部区域这种可能性更大，因为通常硬脊膜的鞘包绕并伴随神经分支走行较长。因此，完成该阻滞后要持续监护 60 分钟。
- 该方法常常可阻滞膈神经从而导致膈肌麻痹，因此，对于婴幼儿患者要特别小心。不推荐实施双侧阻滞。局部麻醉药剂量最小化可降低膈神经阻滞的风险。
- 其他已知的不良反应包括霍纳综合征（如果颈上或颈胸神经节阻滞）、星状神经节阻滞，声嘶，常是由于喉神经阻滞。
- 除非有强烈要求，作者并不推荐进行儿童颈深丛神经阻滞。

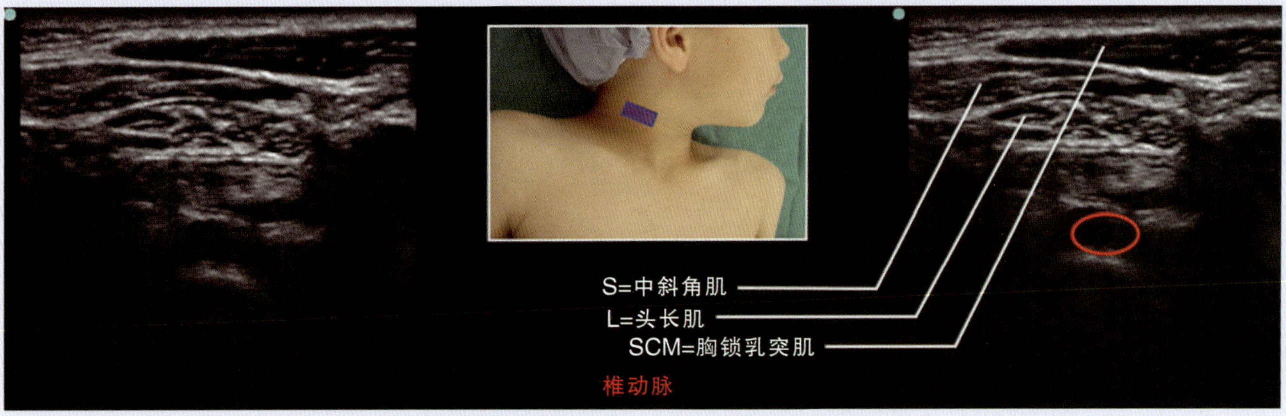

图 16.5 超声图像增强显示颈深丛神经紧密贴近椎动脉。

16.2.5 颈深神经丛阻滞的现有文献

Zeidan 报道过神经刺激器引导的颈深神经丛阻滞下颈动脉内膜剥脱术[1]。横突位于胸锁乳突肌后缘的后方 1cm 处，将连着神经刺激器的穿刺针，垂直刺入皮肤，在 C2 水平稍微偏向尾部，电流强度 0.5mA 时，可引发颈部肌肉收缩。报道称使用这种技术获得了良好的效果；然而，没有说明用来准确定位神经刺激针的特定肌肉群以及肌肉收缩特点，且缺乏儿童患者的数据。

Perisanidis 等[2]最近的一项病例分析对中路颈深丛神经阻滞用于成人的口腔颌面部手术进行了评估。在超声引导下，报道者们在胸锁乳突肌和肩胛提肌间注入 0.75%罗哌卡因 15mL，在针尖抵达肩胛提肌与颈椎横突间时，注入 0.75%罗哌卡因 15mL。阻滞非常完善，在阻滞后 24 小时没有添加额外的镇痛药。显然，这个剂量对于儿童患者来说太大了。有很多关于在 C3 水平进行一点注射法的颈部神经阻滞成功用于青少年患者的淋巴活检以及甲状腺肿物切除的报道[3]。回顾大量成人患者超声引导下颈深神经丛阻滞文献发现，最重要的两个声像图，分别是头长肌与中斜角肌间的间沟[4]和横突前后结节与椎动脉后方的小沟[5,6]。

16.3 超声引导下颈浅丛神经阻滞

该阻滞法旨在麻痹颈浅神经的四个分支，即枕小神经、耳大神经、颈横神经、锁骨上神经(图 16.6)。这些都是 C1–C4 神经根前支的主要分支。颈浅丛神经阻滞可对同侧的枕部、部分耳部、颈部的前后三角、上背部、肩部、上胸部区域进行麻醉。

16.3.1 患者体位

患者仰卧位，头偏向对侧 45°，或者采取阻滞侧在上的侧卧位，也可以把床头抬高 30°头偏向对侧或半侧卧位。

16.3.2 体表解剖标志(图 16.7)

在环状软骨(C6 水平)旁边画一条水平线，与胸锁乳突肌锁骨头后缘的一条线相交(通常，这个交点位于这个肌肉的下 1/3 至中点之间。)

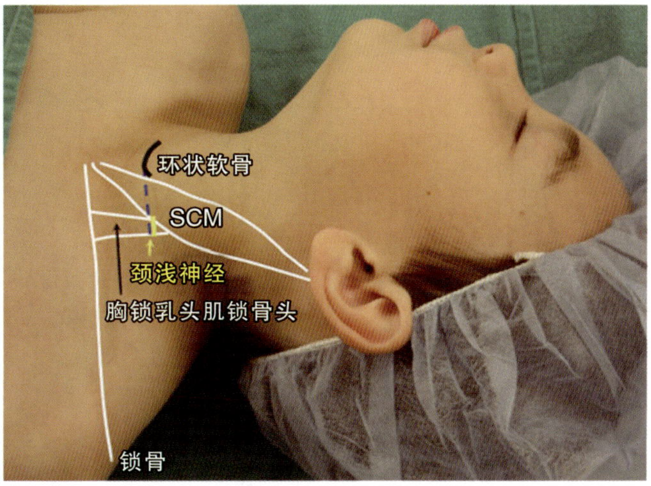

图 16.7　颈浅丛神经阻滞的患者体位和体表标志。SCM：胸锁乳突肌。

16.3.3 扫描技术

(1)线阵探头(6~15MHz)放于胸锁乳突肌后缘的中点位置。

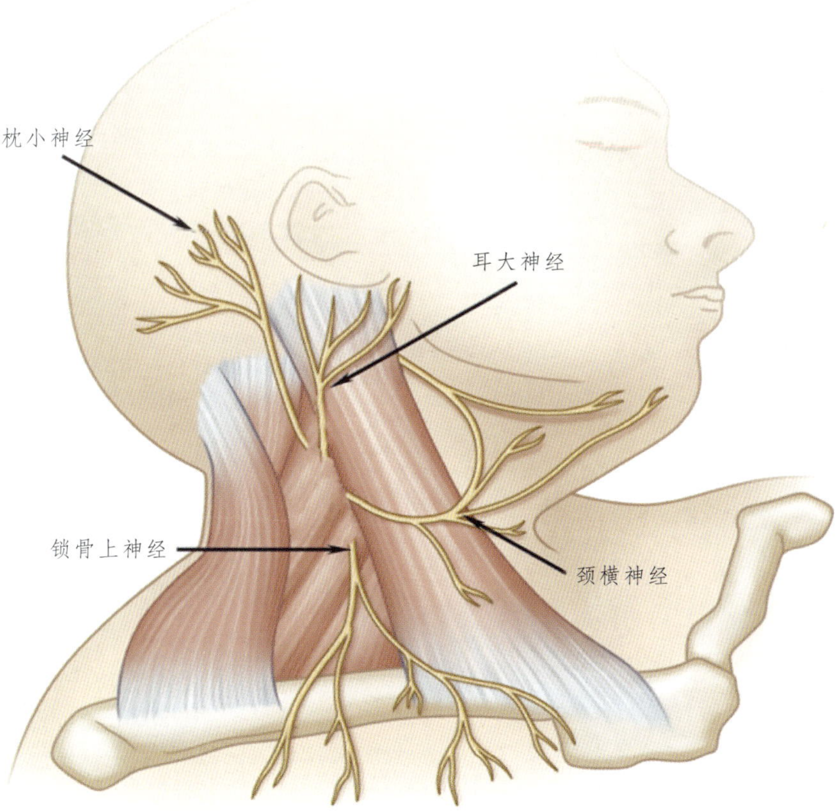

图 16.6　颈浅丛神经解剖。

（2）对于青少年而言，要求的深度通常为 2~4cm。

（3）在颈浅筋膜（包绕胸锁乳突肌）和颈深筋膜（包绕斜角肌、颈深肌、膈神经）之间确定筋膜平面。

16.3.4 超声表现

（1）仔细扫描可见神经纤维，在局部麻醉药注射时更容易看到；然而，没有必要去辨认它们。

（2）完成颈浅丛阻滞的注射目标是位于胸锁乳突肌表面上的颈浅筋膜和前、中斜角肌上的颈深筋膜之间的筋膜平面（图 16.8~图 16.10）。

（3）此处，臂丛肌间沟位于颈深筋膜深部。

（4）膈神经位于前斜角肌的颈深筋膜表面很难显像。

（5）颈动脉鞘内包裹有颈动脉、颈内静脉，探头加压后迷走神经也可在图像中显现。

16.3.5 穿刺技术（图 16.11）

（1）患者清醒的时候，在穿刺部位注射 1mL 利多卡因，可以让患者更加舒适。

（2）使用 2~3mL 的 22G~27G 斜面神经阻滞针。

（3）使用平面内法由外侧向内侧可以看到整个穿刺针的连续图像。特别是针尖，因为这是浅表性质的阻滞，穿刺针的角度应尽量小些。

（4）目前普遍认为，颈浅丛神经阻滞时穿刺针应进入颈浅筋膜。

（5）准备注入局部麻醉药时，针尖应当位于胸锁乳突肌后缘中点内侧 0.5cm 的下方颈浅筋膜的深部。

16.3.6 局部麻醉药的应用

（1）在使用局部麻醉药前，推入 5%葡萄糖试验剂量，可以看清方向并证实针尖的位置。

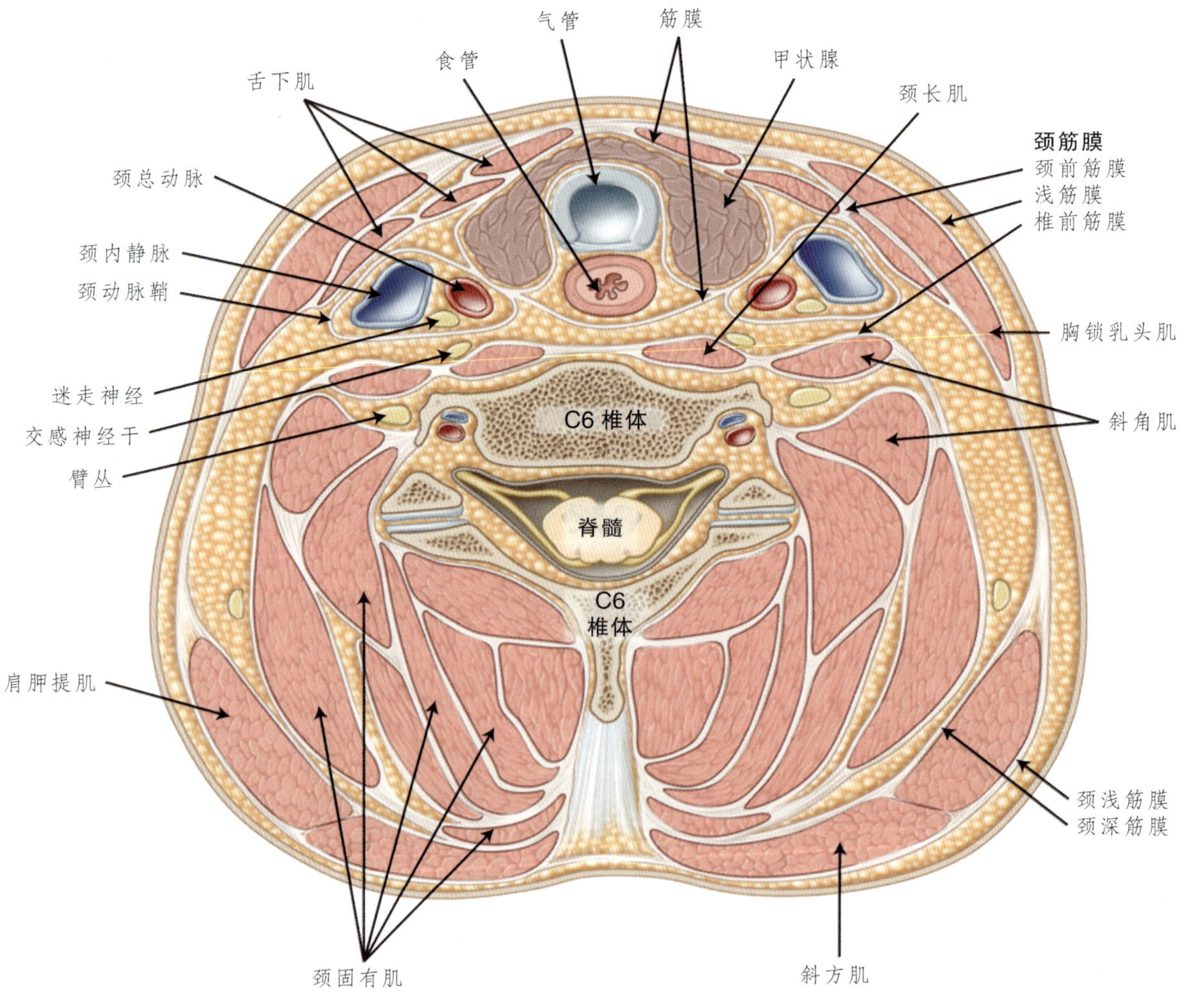

图 16.8　C6 横断面显示颈筋膜的位置。

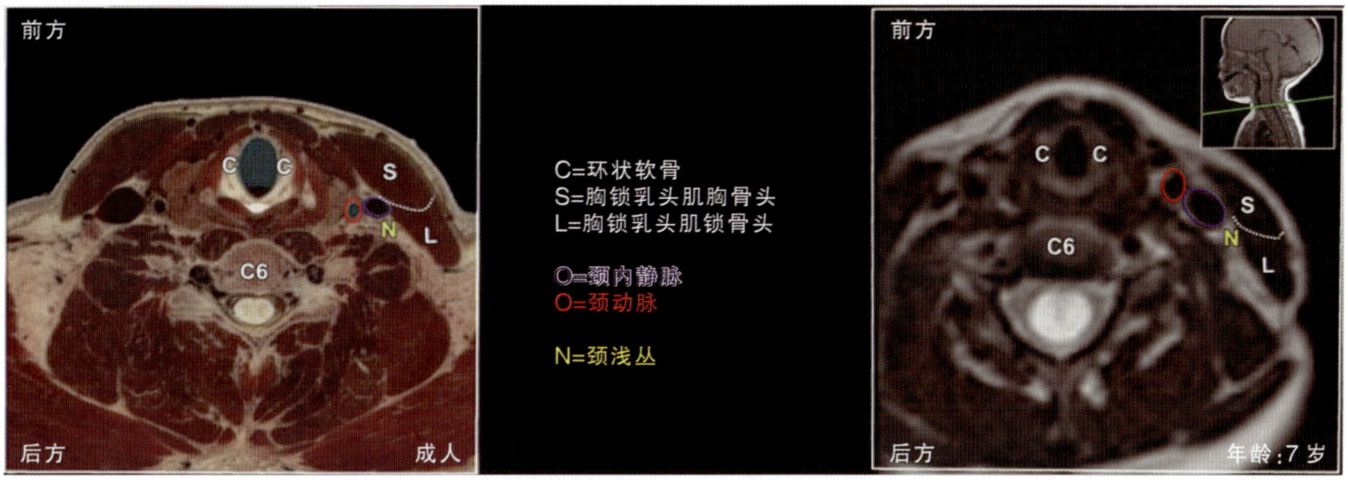

图 16.9 颈浅丛神经的人体可视化软件和 MRI 图像。

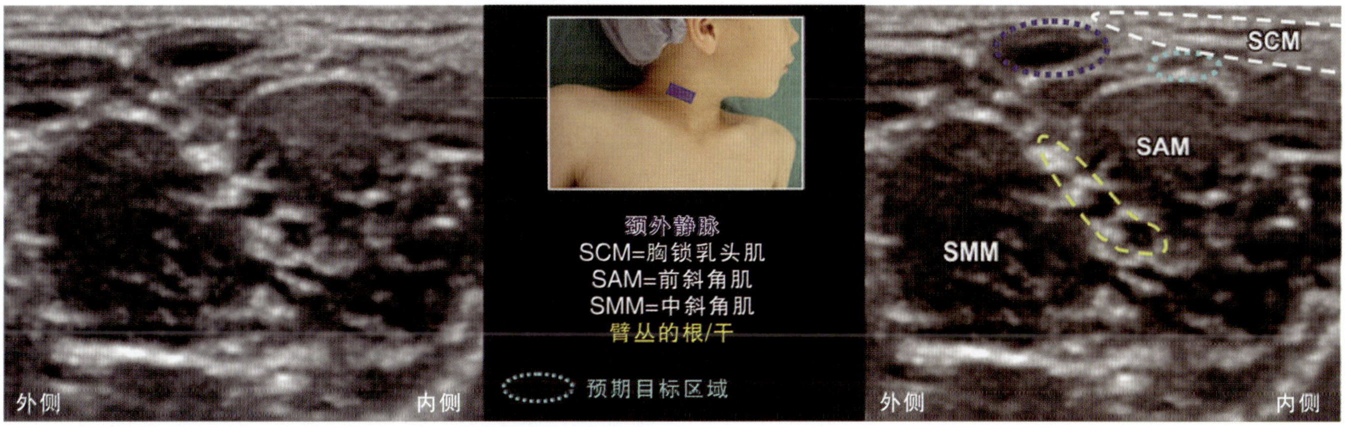

图 16.10 颈浅丛神经的超声图像。

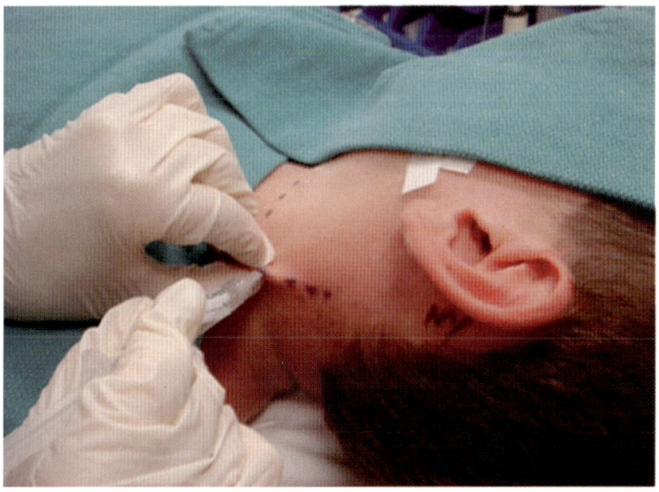

图 16.11 颈浅丛神经阻滞穿刺。

(2)0.1~0.2mL/kg 局部麻醉药(比如 0.25%布比卡因)可以达到足够的扩散效果。

(3)正确的阻滞方法是将胸锁乳突肌与斜角肌分开,以确保局部麻醉药在上方和下方的扩散。

(4)通过水分离产生一些空间后,针可以稍微向内推进以增强局部麻醉药的扩散。

(5)如果发生胸锁乳突肌或者斜角肌肌内注射,穿刺针需要调整到正确位置。

16.3.7 颈浅丛神经阻滞的现有文献

关于儿童颈浅丛神经阻滞尚缺乏证据。据 Brownlow 等[6]报道,颈浅神经阻滞联合轻度镇静,可成功用于前纵隔肿块患儿的淋巴结活检。

临床经验

- 颈浅神经阻滞的并发症包括：膈神经麻痹导致的膈肌功能障碍，迷走神经阻滞导致的喉返神经麻痹，意外的血管内注射或意外的颈深丛神经阻滞。
- 颈浅丛神经阻滞可引起血肿，与之相关的霍纳综合征也可以出现在颈浅丛神经阻滞。

16.4 耳大神经阻滞

耳大神经阻滞可以提供术后镇痛，加快早期出院或者省去住院的必要。这是一种浅表阻滞，通常不需要超声引导。但是应当意识到，误入血管会出现血肿注射过深至颈深神经或血管的风险。

适应证

耳大神经是颈浅神经的一个分支（图 16.6），是支配耳郭及耳后区域的感觉神经。耳大神经阻滞的适应证包括：

- 中耳乳突手术。
- 人工耳蜗植入。
- 开颅手术。
- 耳成形术（枕小神经）。

不常见的适应证

- 腮裂囊肿切除术。
- 甲状腺切除术。
- 甲状旁腺切除术。
- 锁骨骨折复位。
- 甲状软骨成形术。

16.4.1 患者体位

仰卧，头偏向对侧。

16.4.2 体表解剖标志（图 16.12）

从环状软骨（C6）到胸锁乳突肌胸骨头的后缘画一条直线（图 16.6）。某些患者的颈外静脉在颈丛神经环绕胸锁乳突肌的肌腹处，穿过颈部。体表标志包括环状软骨（C6 水平），胸锁乳突肌的后缘，在某些患儿颈外静脉也可以作为体表标志。

16.4.3 穿刺技术

使用带锐角的针以便于超声引导下穿刺，27G 针沿着胸锁乳突肌的后缘向头侧进针。

16.4.4 神经定位及局部麻醉药的应用

负压回抽无血后，以递增的剂量注入局部麻醉药（比如，与肾上腺素按 1:200 000 的比例配置的 0.25% 布比卡因 2~3mL）形成一个小的皮丘。

16.4.5 耳大神经阻滞的现有文献

两项随机的双盲研究显示，耳大神经阻滞提供了和静脉注射吗啡同样的疼痛缓解程度，并且呕吐发生率低[7,8]。然而，该阻滞法作为超前镇痛，在中耳乳突手术患儿术后镇痛的效果和持续时间方面并没有优势[8]。

临床经验

- 避免误入血管以及颈深丛神经阻滞。
- 这也有膈神经阻滞的可能。

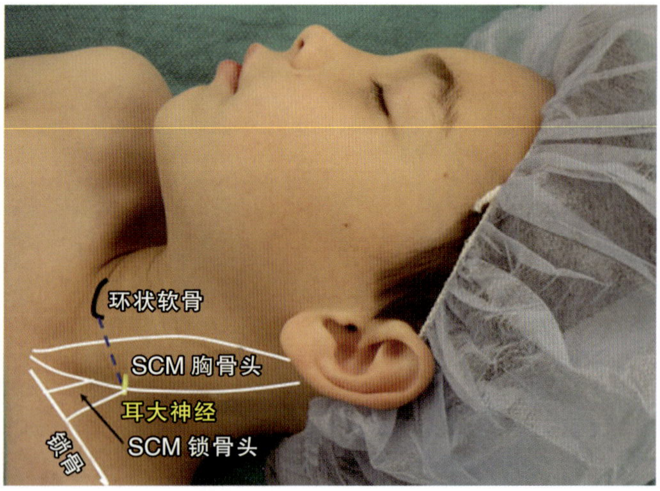

图 16.12 耳大神经阻滞的患者体位和体表标志。SCM：胸锁乳突肌。

16.5 病例分析

颈浅神经阻滞(S. Suresh 提供)

一个 12 岁的男孩,体重 17.5kg,行人工耳蜗植入术。该患儿经过听力检测,既往史有神经性耳聋。乳突切开鼓室成形术持续 3 小时 25 分钟。按照体表标志,在胸锁乳突肌后缘和环状软骨水平(见图 16.11)进行颈浅丛神经阻滞。穿刺针朝向头侧进行皮下注射。27G 针注入 0.25%布比卡因 2mL,该阻滞可持续 12 小时。此外,给予 0.5 mg 吗啡镇痛,术后恢复良好,无术后恶心呕吐。

(张建峰 译　周金锋 梅伟 校)

参考文献

1. Zeidan A, Hayek F. Correspondence: nerve stimulator-guided cervical plexus block for carotid endarterectomy. Anesthesia. 2007;62: 299–300.
2. Perisanidis C, Saranteas T, Kostopanagiotou G. Ultrasound-guided combined intermediate and deep cervical plexus nerve block for regional anesthesia in oral and maxillofacial surgery. Dentomaxillofac Radiol. 2013;42:29945724.
3. Tobias JD. Cervical plexus block in adolescents. J Clin Anesth. 1999;11:606–8.
4. Soeding P, Eizenberg N. Review article: anatomical considerations for ultrasound guidance for regional anesthesia of the neck and upper limb. Can J Anesth. 2009;56:518–33.
5. Sandeman DJ, Griffiths MJ, Lennox AF. Ultrasound guided deep cervical plexus block. Anaesth Intensive Care. 2006;34:240–4.
6. Brownlow RC, Berman J, Brown Jr RE. Superficial cervical block for cervical node biopsy in a child with a large mediastinal mass. J Ark Med Soc. 1994;90:378–9.
7. Suresh S, Barcelona SL, Young NM, et al. Postoperative pain relief in children undergoing tympanomastoid surgery: is a regional block better than opioids? Anesth Analg. 2002;94:859–62.
8. Suresh S, Barcelona SL, Young NM, et al. Does a preemptive block of the great auricular nerve improve postoperative analgesia in children undergoing tympanomastoid surgery? Anesth Analg. 2004;98: 330–3.

推荐读物

Belvis D, Voronov P, Suresh S. Head and neck blocks in children. Tech Reg Anesth Pain Manag. 2007;11(4):208–14.

Dalens B. Blocks of nerves supplying the head and neck. In: Dalens B, editor. Pediatric regional anesthesia. Boca Raton: CRC; 1990. p. 465–8.

Dalens B. Blocks of the head, face, and neck. In: Dalens B, editor. Regional anesthesia in infants, children, and adolescents. Philadelphia: Lippincott Williams & Wilkins; 1995. p. 440–5.

Suresh S, Voronov P. Head and neck blocks in infants, children, adolescents. Pediatr Anesth. 2012;22(1):81–7.

第 17 章

枕神经阻滞

Ban C. H. Tsui

17.1 适应证

枕大神经阻滞镇痛用于：

- 枕骨切开术。
- 分流术。
- 枕神经痛和颈源性头痛的诊断与治疗。

同时阻滞枕小神经和耳大神经可用于术后镇痛：

- 耳部整形手术。

17.2 阻滞方法

枕大神经走行于枕动脉内侧。实施枕大神经阻滞时，枕动脉可作为指导超声操作（不在本章节讨论）和体表定位的参考标志[1]（图 17.1 和图 17.2）。沿上项线于枕动脉内侧可较容易定位枕大神经，因为定位方法

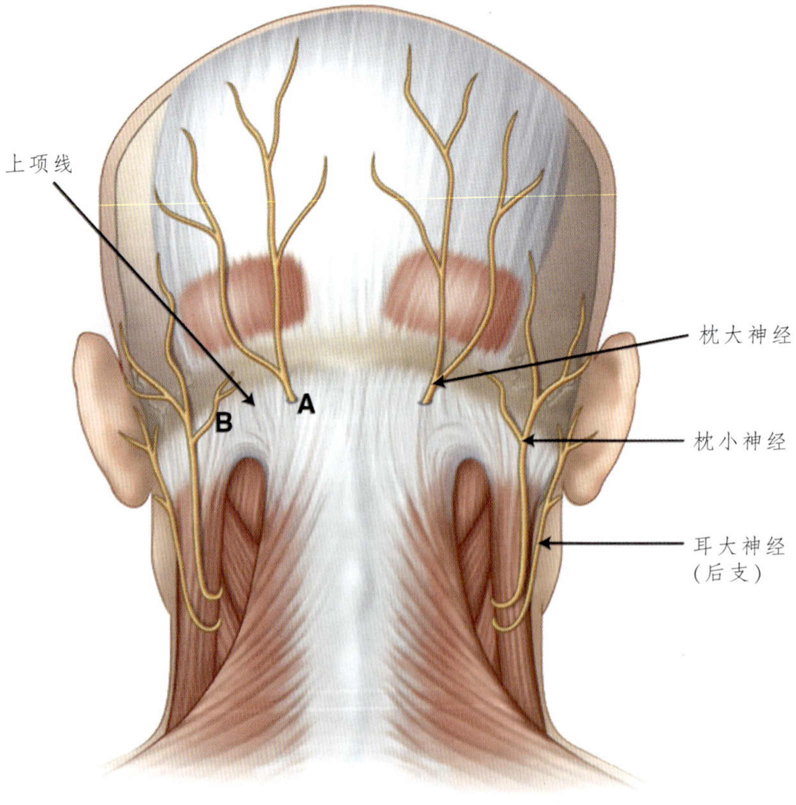

图 17.1　枕神经解剖。

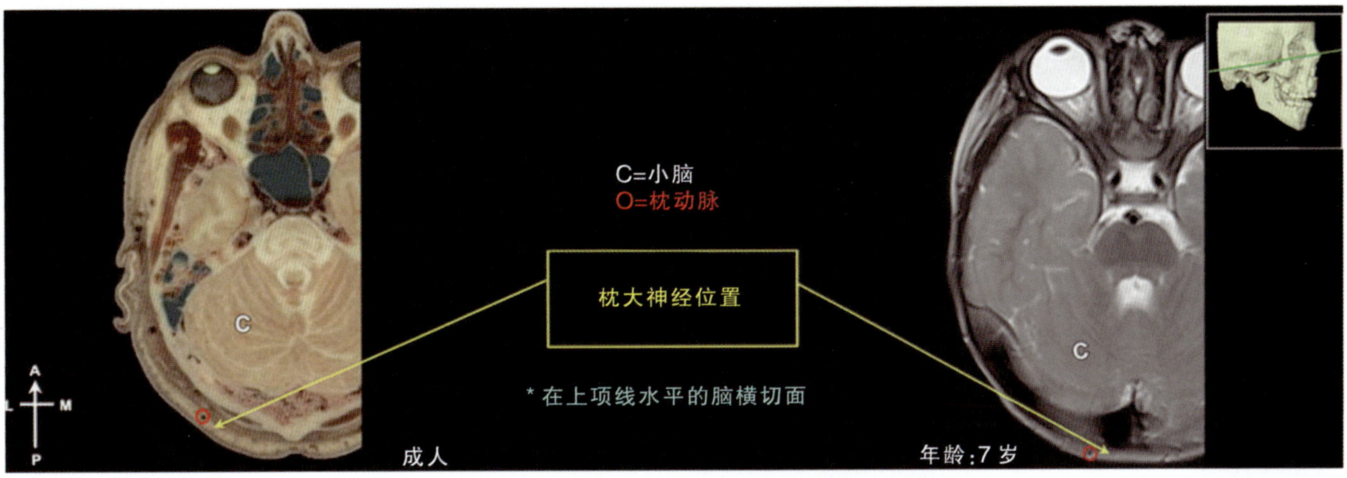

图 17.2　枕大神经 VHVS 和 MRI 影像。

简便,加之注射局部麻醉药期间仔细、反复回抽,常可保证阻滞的有效实施。但超声引导下枕大神经阻滞方法仍有必要[2]。

17.2.1 患者体位

- 仰卧位,头转向对侧方向。
- 头部略微前倾以便暴露颅骨后侧的颈椎棘突。
- 在俯卧手术体位情况下也可完成神经阻滞。

17.2.2 体表标志与解剖标志(图 17.3)

枕大神经:通常位于枕外粗隆向外(1~2cm)、向下(1~2cm)的位置。成人枕大神经位于枕外粗隆至乳突连线的 1/3 处[1],通常位于颈部竖立肌肌群起始部的外缘;也可通过触摸枕动脉搏动,枕大神经走行于其内侧。

枕小神经:通常沿下项线走行于枕大神经外侧(青少年患者大约距离 2.5cm)。

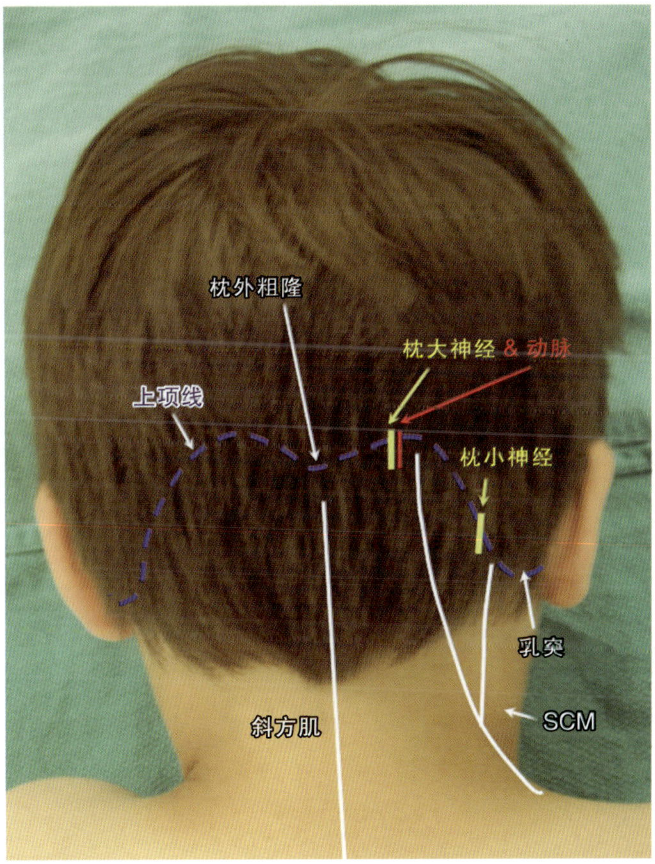

图 17.3　枕大神经与枕小神经阻滞的体表标志。SCM,胸锁乳突肌。

17.2.3 穿刺方法(图 17.4 和图 17.5)

使用短小的皮内注射针(如 2~3cm,25G~27G),针尖与颅骨稍成一定角度进针,穿刺深度需要到达颅骨。一般来说,枕大神经是主要阻滞对象,但如果需要头颅前部位置的麻醉,则需沿着进针点继续朝乳突方向皮下进针以阻滞枕小神经。

17.2.4 局部麻醉药的应用

(1)穿刺进针触及颅骨后稍退针,回抽无血后注入局部麻醉药(如 0.5%~1%利多卡因 0.5~1mL 用于诊断性手术操作,或含 1:400 000 肾上腺素的 0.125%~0.25%布比卡因 2~3mL 用于治疗性手术操作)。

(2)可采用扇形注射方法,并辅以注射区域按摩,便于局部麻醉药浸润扩散。

(3)对于枕小神经阻滞麻醉,沿皮肤进针点至乳突连线注射 2~3mL 局部麻醉药。

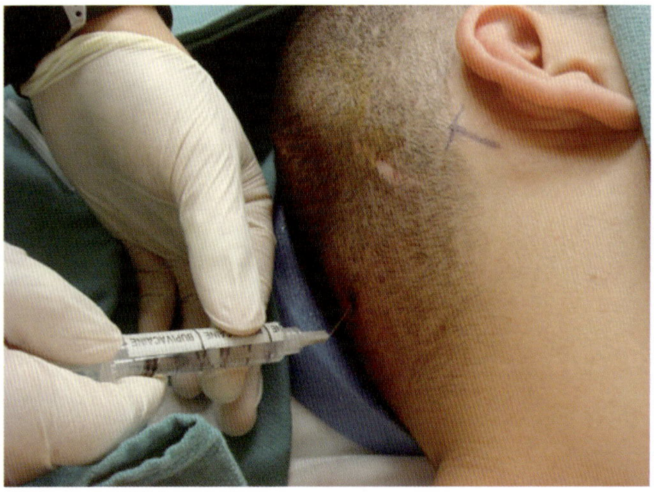

图 17.4 枕大神经阻滞体表解剖定位及进针点。

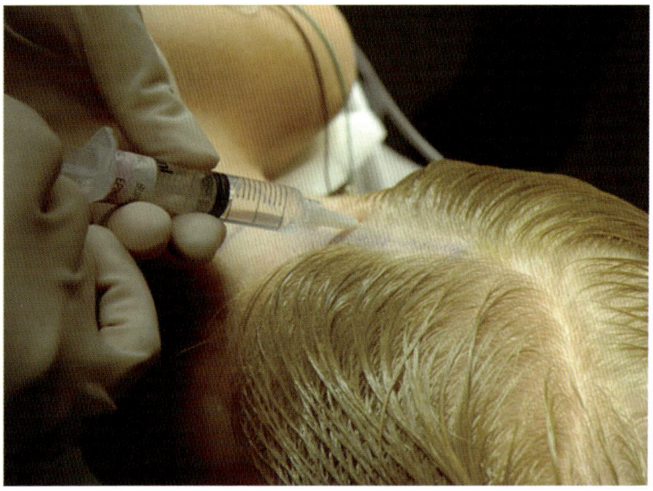

图 17.5 枕小神经阻滞体表解剖定位及进针点。

临床经验

该技术的并发症较罕见，但应注意不要进针穿过颅骨，使用长穿刺针可能意外进入枕骨大孔。浅表注射局部麻醉药后可能导致局部暂时性血肿。

17.3 超声引导技术的最新文献

最近一项尸检研究比较了超声引导下枕大神经阻滞的两种方法，即传统的神经阻滞定位和靠近头下斜肌下缘（神经从寰椎后弓发出后成簇于头下斜肌下缘）的定位方法[2]。首先触摸到一条横向走行的中线以确认枕外粗隆，超声向尾端滑动扫描，凭借分叉影像确认C2棘突，然后侧向旋转探头寻找头下斜肌，枕大神经位于该处肌肉表面。通过模拟注入染料观察神经周围的扩散情况，传统方法的成功率为80%，而新方法的成功率为100%。这种神经阻滞的选择性在某些情况下显得尤为重要，例如诊断枕神经痛。然而对于多数以麻醉为目的的神经阻滞，传统方式仍然适用。

17.4 病例分析

枕神经阻滞（A. Sawardekar 提供）

34月龄男性患儿，既往体健，体重16kg，因新发头痛和视物模糊被送入急诊室。头部CT和MRI提示后颅窝肿瘤，拟行后颅窝胶质瘤切除术。凭借解剖定位采用22G穿刺针行双侧枕神经阻滞，每侧给予0.25%布比卡因3mL。手术时间280分钟，神经阻滞维持时间12小时，未使用其他镇痛药。术后24小时内常规口服对乙酰氨基酚2次。

（赵博 占丽芳 译 吕锐 张鸿飞 校）

参考文献

1. Becser N, Bovim G, Sjaastad O. Extracranial nerves in the posterior part of the head. Anatomic variations and their possible clinical significance. Spine. 1998;23:1435–41.
2. Greher M, Moriggl B, Curatolo M, et al. Sonographic visualization and ultrasound-guided blockade of the greater occipital nerve: a comparison of two selective techniques confirmed by anatomical dissection. Br J Anaesth. 2010;104:637–42.

推荐读物

Belvis D, Voronov P, Suresh S. Head and neck blocks in children. Tech Reg Anesth Pain Manag. 2007;11(4):208–14.

Suresh S, Polaner DM, Cote CJ. Regional Anesthesia. In: Cote CJ, Lerman J, Anderson BJ, Eds. 5th ed. Philadelphia: WB Saunders; 2013. p. 835–79.

Suresh S, Voronov P. Head and neck blocks in infants, children, adolescents. Pediatr Anesth. 2012;22(1):81–7.

第 18 章

迷走神经耳支阻滞（Arnold 神经）

Ban C. H. Tsui

18.1 适应证

Arnold 神经阻滞可用于小儿鼓膜切开术、鼓管放置术、鼓膜造孔术、纸修补鼓膜成形术。

18.2 阻滞方法

耳屏部位阻滞 Arnold 神经非常容易，注射位置浅表，易于定位，因此常通过体表标志指导阻滞。

18.2.1 患者体位

患者仰卧位并偏向对侧。

18.2.2 体表定位与解剖标志（图 18.1 和图 18.2）

识别耳屏位置并推向前方。

18.2.3 穿刺方法

采用 30G 穿刺针与水平成角约 45°注入耳屏后方（图 18.3）。

18.2.4 局部麻醉药的应用

回抽无血后注入局部麻醉药（如含有 1:200 000 肾上腺素的 0.25%布比卡因 0.2~0.3mL 或含有 1:200 000 肾上腺素的 2%利多卡因 0.3mL）。

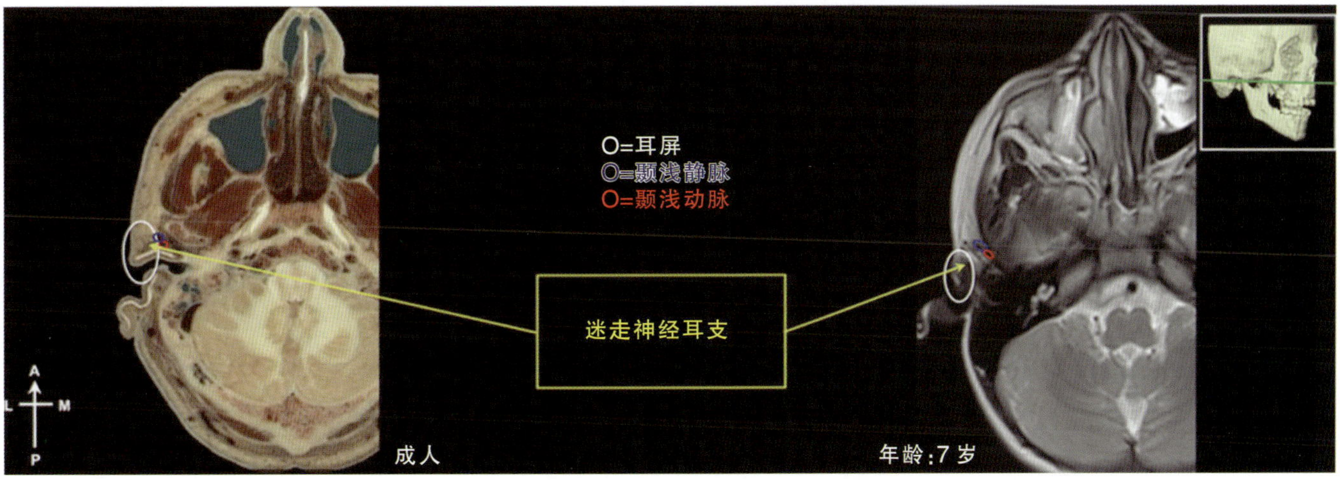

图 18.1　迷走神经耳支（Arnold 神经）VHVS 和 MRI 影像。

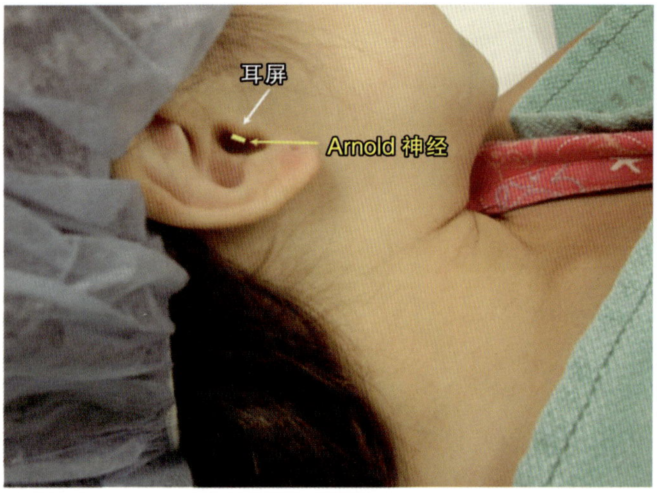

图 18.2 患者体位和 Arnold 神经体表解剖标志。

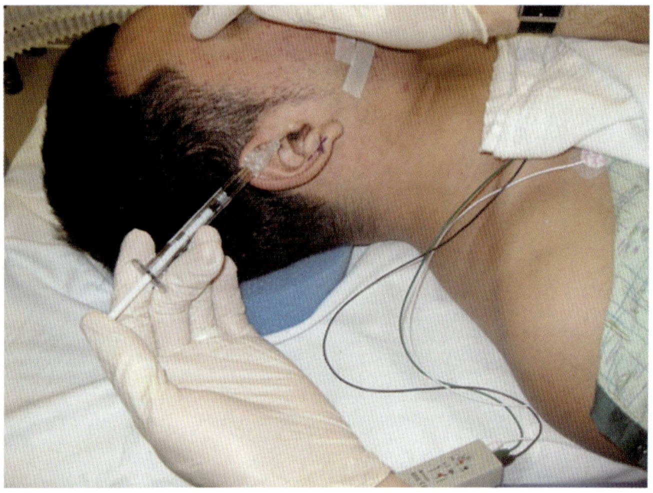

图 18.3 Arnold 神经体表解剖定位及阻滞进针方向。

18.3 超声引导技术的最新文献

一项关于小儿鼓膜造孔术的随机、双盲、对照研究表明，分别给予 Arnold 神经阻滞或鼻内芬太尼，两组间患者术后疼痛缓解情况、术后镇痛药的用量、恶心与呕吐或出院时间无显著差异[1]。

18.4 病例分析

Arnold 神经阻滞(S. Suresh 提供)

16 岁男性，体重 59.3kg，既往病史：听力图和显微镜诊断双侧中耳炎伴双侧鼓膜穿孔致患儿失聪。患者拟行鼓室成形术。采用 27G 穿刺针并给予 2% 利多卡因 0.3mL 行 Arnold 神经阻滞(见图 18.3)，手术时长为 2.5 小时，阻滞时间为 3.5 小时。患者术后 20 分钟疼痛评分为 3/10，出院时疼痛评分为 0/10。酮咯酸注射液(Toradol)30mg 用于术后镇痛。

(赵博 邹平 译 吕锐 张鸿飞 校)

参考文献

1. Voronov P, Tobin MJ, Billings K, et al. Postoperative pain relief in infants undergoing myringotomy and tube placement: comparison of a novel regional anesthetic block to intranasal fentanyl-a pilot analysis. Ped Anesth. 2008;18:1196–201.

推荐读物

Belvis D, Voronov P, Suresh S. Head and neck blocks in children. Tech Reg Anesth Pain Manag. 2007;11(4):208–14.

Suresh S, Voronov P. Head and neck blocks in infants, children, adolescents. Pediatr Anesth. 2012;22(1):86–7.

第 5 部分

锁骨上神经阻滞

肌间沟臂丛神经阻滞

第 19 章

Ban C. H. Tsui

19.1 适应证

肌间沟臂丛神经阻滞涉及 C6 水平前、中斜角肌之间的臂丛神经根和近端神经干，可为包括肩部在内的上臂提供麻醉(图 10.1 和图 10.2)。肌间沟阻滞可能对远端臂丛神经根效果欠佳，但能阻滞腋神经与肌皮神经，而腋路臂丛神经不能阻滞肌皮神经。

适应证

肩部和肱骨手术。

19.2 体表解剖标志(图 19.1)

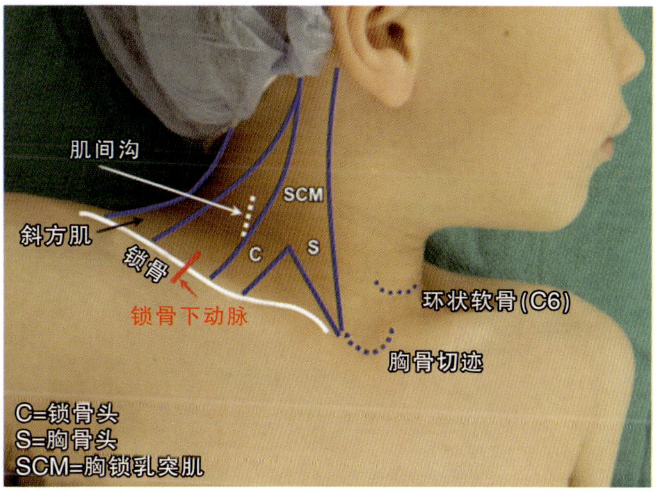

图 19.1 肌间沟臂丛神经阻滞患者体位及体表解剖标志。

19.2.1 患者体位

患者取仰卧位，全身麻醉诱导后头部转向非手术侧约 45°。体表解剖标志包括：

- 胸锁乳突肌锁骨头

胸锁乳突肌的外侧是前斜角肌，麻醉诱导前嘱患儿视线朝向同侧膝盖时，胸锁乳突肌更加突出。

- 肌间沟

肌间沟位于前、中斜角肌之间，胸锁乳突肌胸骨头和锁骨头分离之上约 1cm 的位置。前斜角肌位于胸锁乳突肌锁骨头后缘，平齐环状软骨(C6)。让年纪稍大的清醒患儿抬头或做深呼吸时，肌间沟更明显。

- 夏塞纳克结节(颈动脉窦)

C6 节段的前结节位于肌间沟与环状软骨水平面交叉处。该体表标志更适用于青少年(其脊椎发育良好)。

当应用肌间沟入路时，穿刺点位于 C6 水平肌间沟内。采用斜角肌旁入路时，于锁骨中点至 C6 横突做一连线，在该连线下 2/3 处靠近颈外静脉处进针。

19.3 神经刺激器技术(表 14.1 和表 19.1)

19.3.1 穿刺方法

图 19.2 是关于肌间沟臂丛神经阻滞穿刺方法和操作流程图。

(1)使用 22G~25G、30~35mm 短斜面穿刺针(取决于患儿年龄和身材大小)，与皮肤成锐角向内、向后、向尾端进针。

(2)由于儿童颈部解剖结构相对简单，为避免意外穿刺到椎动脉或进入硬膜外腔/蛛网膜下隙，需要调整进针角度(成人常需要垂直进针)[1]。

表 19.1　**使用神经刺激器行肌间沟臂丛神经阻滞时患者反应及穿刺调整方法**

使用神经刺激器时神经的正确反应
使用 0.4mA(0.1~0.3ms)强度电流，可引起神经上干和中干刺激而引发肌肉收缩(胸肌、三角肌、肱二头肌)、中干和下干刺激而引发肌肉收缩(肱三头肌、前臂或手部肌群)，可确认臂丛神经
其他常见反应及穿刺针调整
电刺激引起的肌肉抽搐
颈部(前斜角肌或胸锁乳突肌)
原因：穿刺针靠近神经丛的前内侧
穿刺针调整：穿刺针退至皮下，后倾 10°~20°，再次进针
膈肌(膈神经)
原因：穿刺针太靠前
穿刺针调整：穿刺针退至皮下，后倾 15°，再次进针
肩胛骨(胸背神经引起的前锯肌)
原因：穿刺针针尖相对于臂丛神经过于靠后部且过深
穿刺针调整：穿刺针退至皮下，向前调整角度，再次进针
斜方肌(副神经)
原因：穿刺针针尖对于臂丛神经过于靠后部
穿刺针调整：穿刺针退至皮下，向前调整角度，再次进针
穿刺触及骨性结构
当进针 1~2cm 后针尖触及颈椎横突或第一肋骨，没有肌肉收缩
原因：穿刺针角度靠后，触及前结节
穿刺针调整：穿刺针退至皮下，向前倾 15°，再次进针
血管穿刺
最常为穿刺到颈动脉，回抽可见动脉血
原因：穿刺角度和针尖位于神经丛前方
穿刺针调整：完全退出穿刺针并压迫治疗，靠后 1~2cm 重新进针
另一种原因：穿刺到椎动脉，尤其是使用平面外操作技术或在穿刺平面内针尖显影困难时
穿刺针调整：穿刺针针尖过于靠近内侧，退针后靠外侧重新进针

临床经验

- Dalens 等[2]报道了穿刺点在 C6 以下的神经阻滞(包括斜角肌旁入路)，均取得良好效果。
- 对于斜角肌旁入路：在锁骨中点至 C6 横突(夏塞纳克结节)间做一连线，在该连线下 2/3 处靠近颈外静脉处进针。

19.3.2 电流应用及正常反应

图 19.3 是神经刺激器引导下进行肌间沟臂丛神经阻滞流程图。

(1)穿刺开始时使用 0.8~1.0mA(2Hz，0.1~0.3ms)电流足以刺激神经丛。

(2)获得适当的运动反射后，电流减至阈电流 0.4mA(0.1~0.2ms)。

(3)电流小于 0.2mA 时运动反应停止，提示针尖可能位于神经鞘内。

(4)电流引起上干和中干(胸肌、三角肌、肱二头肌)、下干(肱三头肌、前臂、手部肌群)肌肉收缩时可确认臂丛神经。

19.3.3 刺激反应不当时的调整措施

图 19.4 是神经刺激器引导下反应不当时的调整措施流程图。

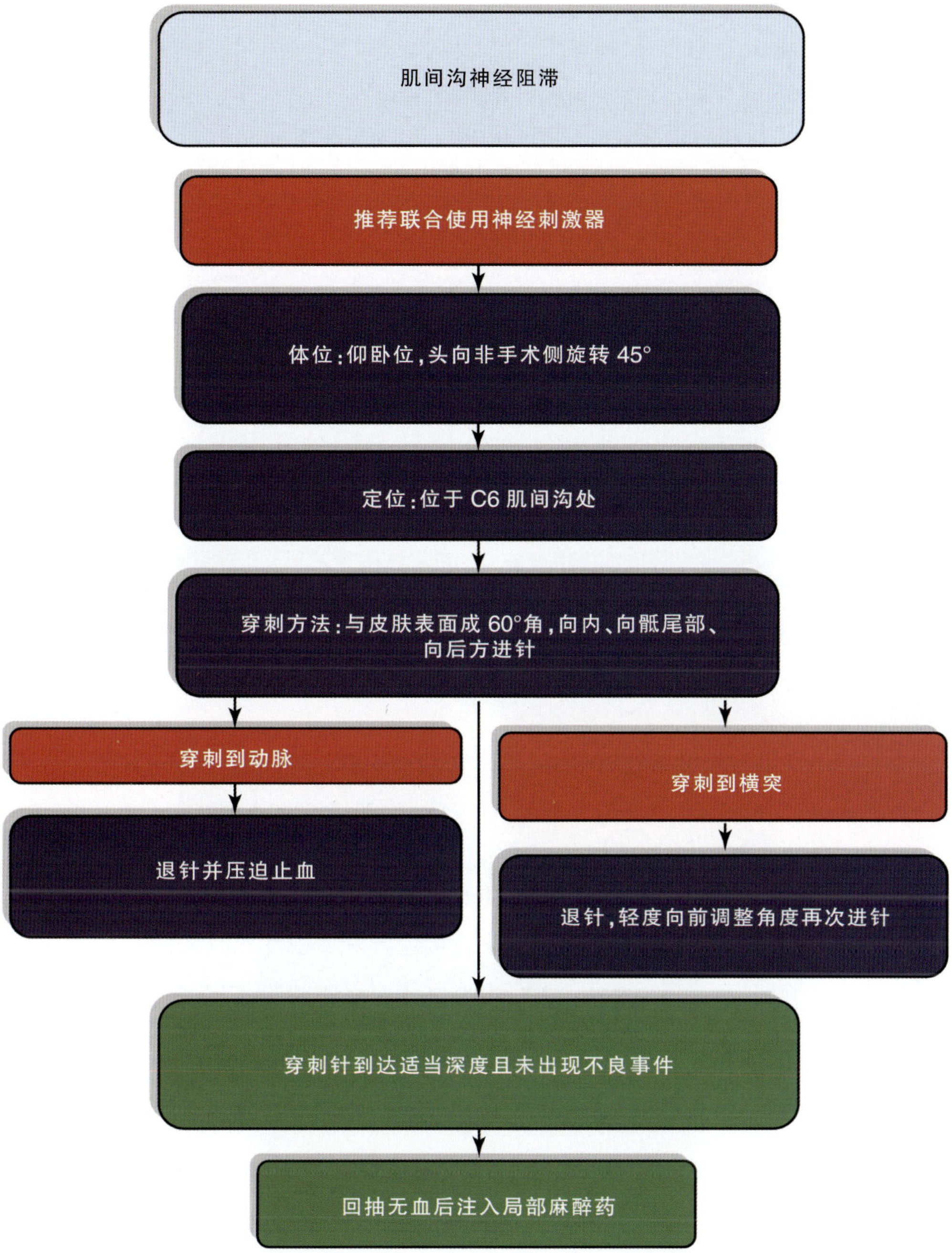
肌间沟神经阻滞
推荐联合使用神经刺激器
体位：仰卧位，头向非手术侧旋转 45°
定位：位于 C6 肌间沟处
穿刺方法：与皮肤表面成 60°角，向内、向骶尾部、向后方进针
穿刺到动脉
退针并压迫止血
穿刺到横突
退针，轻度向前调整角度再次进针
穿刺针到达适当深度且未出现不良事件
回抽无血后注入局部麻醉药

图 19.2　肌间沟臂丛神经阻滞穿刺方法及操作流程图。

19.4 超声引导技术

图 19.5 总结了超声引导下肌间沟臂丛神经阻滞的流程。图 19.6 为臂丛神经主要解剖结构的 MRI 和 VHVS 图像及其相应的超声图像。

神经根在超声图像下清晰可见，并伴有与之相对应的 MRI 图像与尸体解剖图片。表 19.2 总结了儿童超声图像的特殊注意事项，患者体位及解剖标志与神经刺激器引导下神经阻滞的体表定位一致。如果神经刺激器与超声联合使用，可参考前述关于刺激后反应不当时的调整措施。

19.4.1 皮肤准备

穿刺位置皮肤准备及消毒。

穿刺前准备超声探头并无菌贴膜包裹（参见第 4 章）。

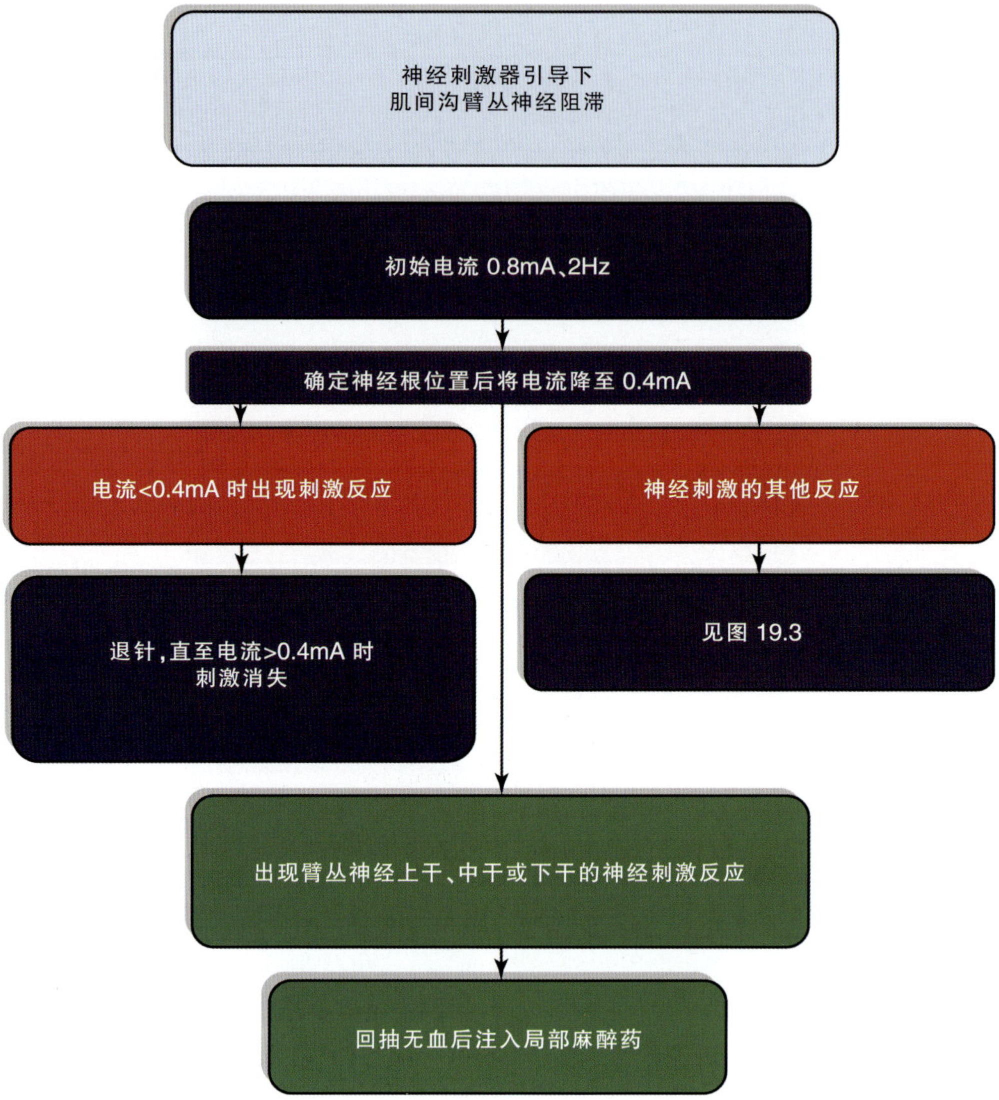

图 19.3 神经刺激器引导下肌间沟神经阻滞流程图。

19.4.2 扫描技术

推荐使用高频（5~10MHz）曲面探头或线阵探头（6~13MHz）观察该浅表区域的复杂结构。

使用彩色多普勒超声可有效观察并确认颈总动脉和颈内静脉（环状软骨法）或锁骨下动脉（追溯法）的位置。

肌间沟臂丛神经的两种超声扫描显像技术如下。

19.4.2.1 环状软骨法

（1）探头位于矢状斜面，于环状软骨水平（C6）肌间沟位置开始扫描，并向近端和远端移动。

（2）注意前斜角肌的变化，从 C6 平面以上的近端小肌群向远端逐渐变大，同时观察从椎间孔发出的低回声神经根。

（3）由于儿童臂丛神经位置的变异性，采用环状软骨法可能难以观察到神经结构，此时可从颈部向锁骨上区域扫描，则会看到“串珠样”低回声簇状结构（参见下文的追溯法）。

19.4.2.2 追溯法（图 19.7）

（1）超声探头置于患者冠状斜面，锁骨上缘中点内侧。

（2）波动性锁骨下动脉清晰可见（可能需要探头贴近锁骨并向外侧移动），多普勒超声可辅助确认该结构。

（3）调整探头并将锁骨下动脉置于屏幕中央，短轴可见锁骨下动脉外上方紧密的臂丛神经（呈蜂窝

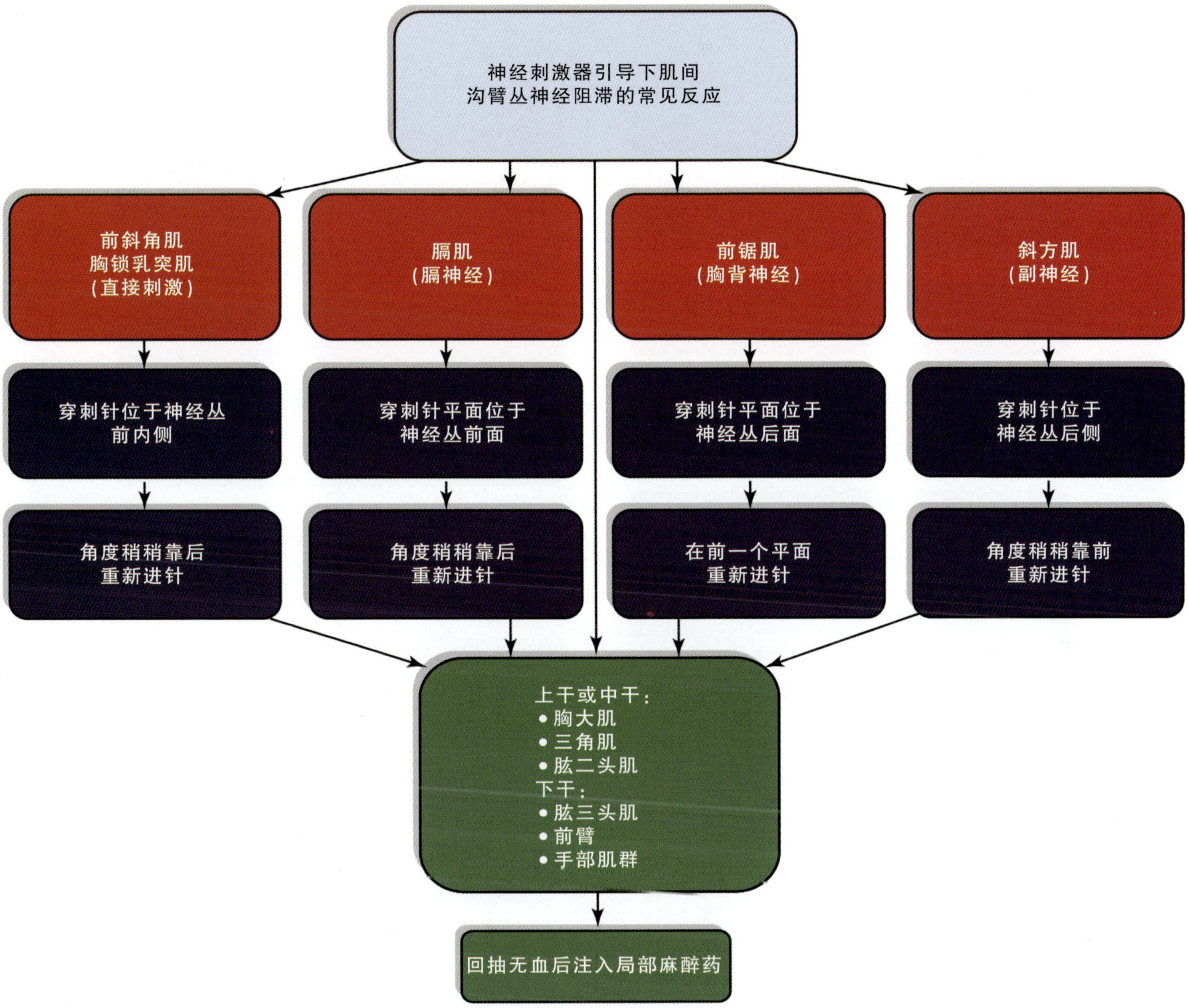

图 19.4　神经刺激器引导下肌间沟臂丛神经阻滞反应不当时的调整措施流程图。

样）。

（4）通过倾斜探头方向（向前或向后）使图像更加清晰。

（5）保持扫描角度不变，沿肌间沟向头侧滑动至环状软骨水平（C6），横切面观察到神经位于胸锁乳突肌深面，前、中斜角肌之间。

19.4.3 超声影像

平环状软骨水平、胸锁乳突肌深面：

• 颈总动脉为圆形，可见脉搏波动，而颈内静脉位于动脉外上方，呈扁平结构，易压扁。颈总动脉和颈内静脉均为无回声结构。

• 神经/臂丛结构位于血管后外侧。

肌间沟短轴（图 19.6）：

• 如果使用追溯法，随着探头向头侧移动，簇状或“蜂窝状”图像将变为多个独立的原形或椭圆形低回声结构。

• 胸锁乳突肌呈三角形，其覆盖在颈内静脉和颈总动脉表面，结构清晰可见，血管呈无回声暗区，可见动脉搏动。

• 血管外侧、胸锁乳突肌后侧是前斜角肌，向后外侧依次为中、后斜角肌，但在超声下较难区分。

• 矢状面臂丛神经根或神经干，通常呈现为 3 个（个数取决于扫描平面）圆形或椭圆形的低回声结构，有时表现为点状回声。

• 向近端与远端扫描，获取最远端结构（C8/T1 神

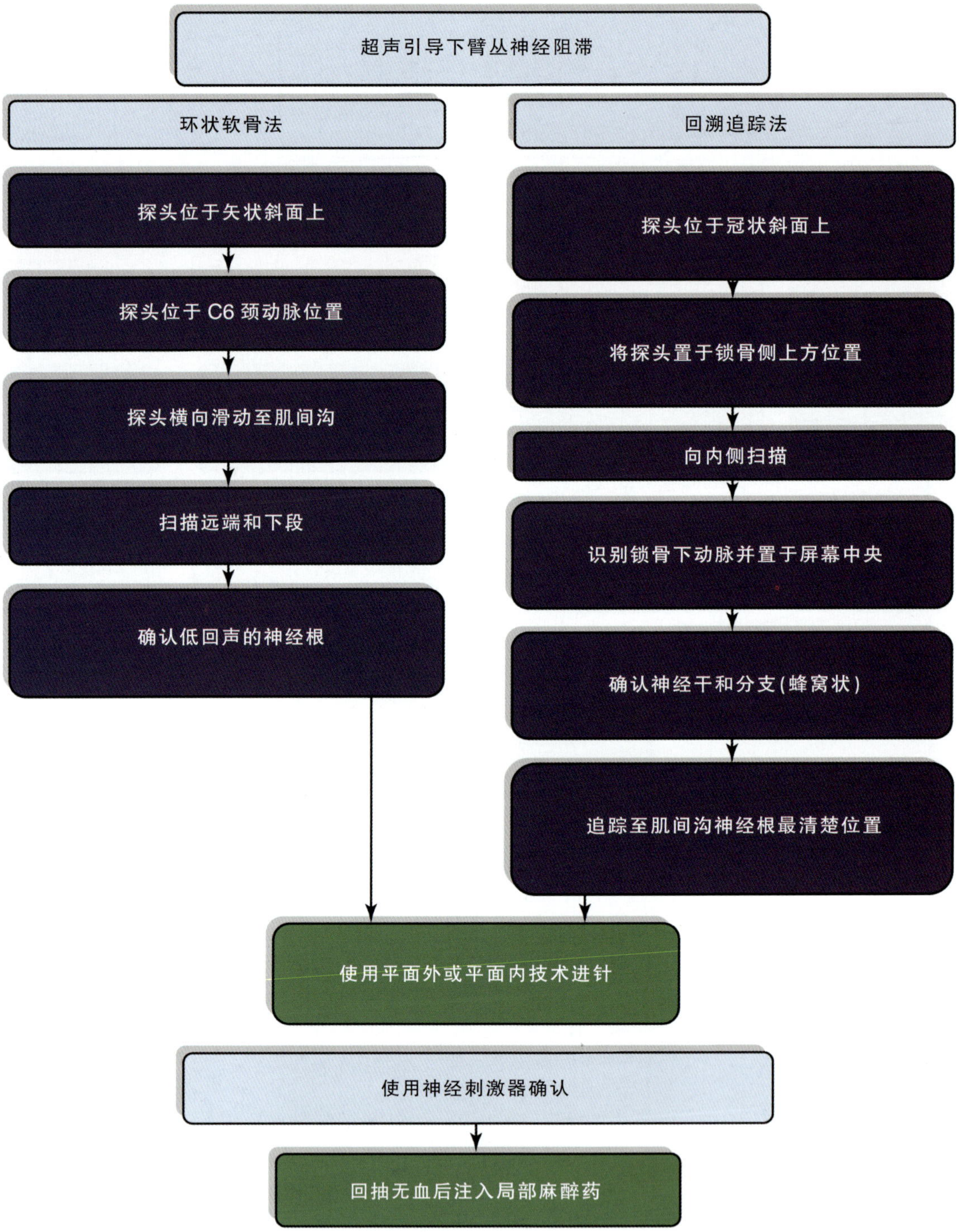

图 19.5 超声引导下肌间沟臂丛神经阻滞流程图。

经根或下干)的图像,有助于提高整个臂丛神经阻滞的效果。

• 如果超声视野很大:

可看到 C6 横突的低回声声影, 声窗效应超出颈总动脉水平,靠近中斜角肌内侧(从颈部较高位置进行超声显像)。

神经丛深部、C6 横突前方可观察到椎动脉和静脉。椎血管有时仅在 C7 处可见,因为其位于 C6 水平及其上位横突。

19.4.4 穿刺方法

(1)首先皮肤浸润麻醉。

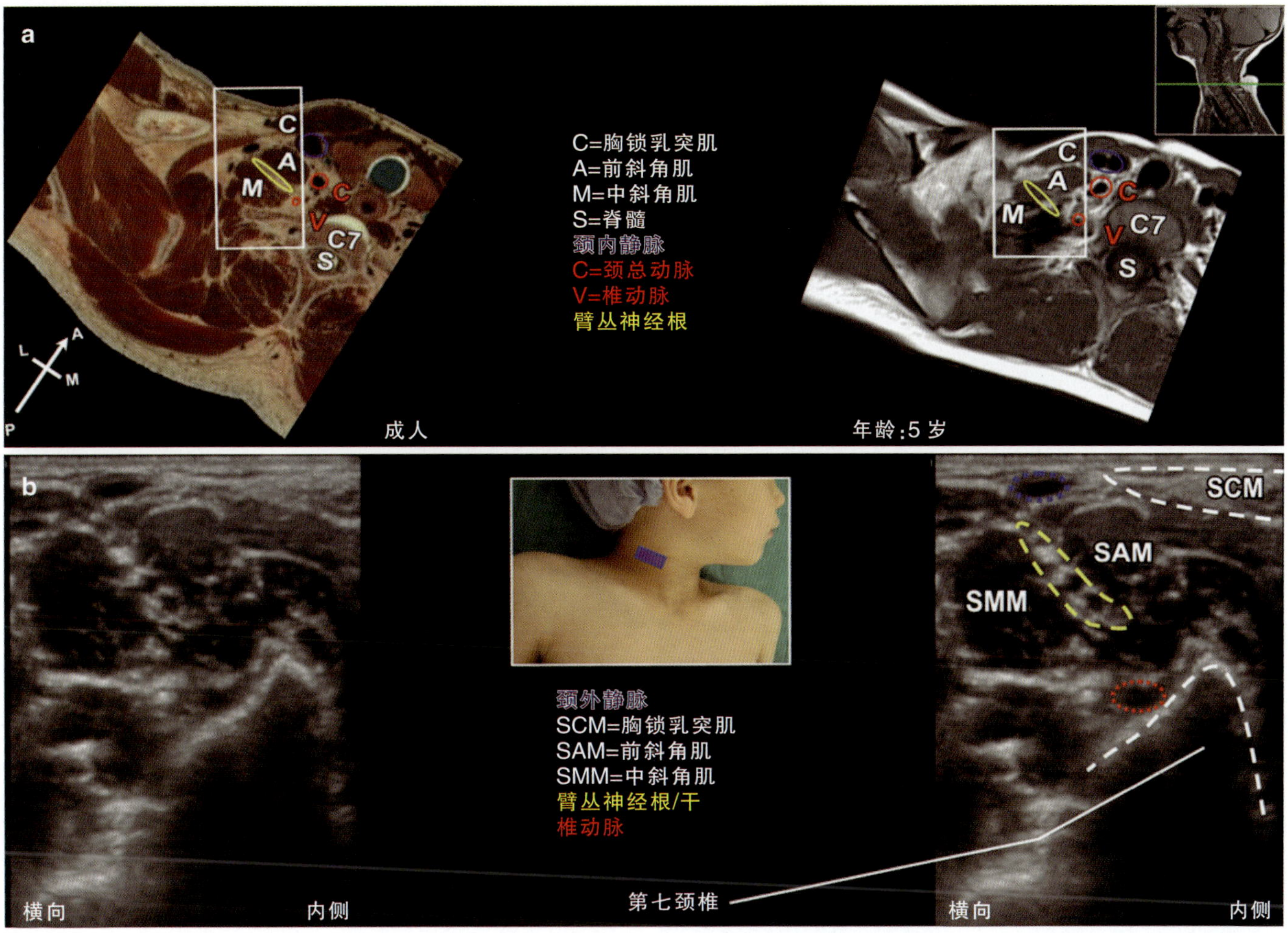

图 19.6　(a)臂丛神经解剖结构的 VHVS 和 MRI 影像。(b)肌间沟臂丛神经的超声影像。

表 19.2　肌间沟臂丛神经阻滞的解剖和影像方面的因素

儿童患者	成年患者
• 臂丛神经与周围血管临近增加血管损伤的风险,尤其是椎动脉	• 血管与神经相距较远
• 肌间沟并非总在胸锁乳突肌外侧缘,也可位于其内侧或外侧,因此建议使用追溯法定位神经根(详见正文)	• 肌间沟通常位于胸锁乳突肌外侧缘
• 超声可观察到所有臂丛神经根,尤其是儿童患者	• C5-C7 神经根在超声引导下容易识别, 而 C8、T1 神经根则相对较难显露
• 肌间沟处臂丛神经根位置相对较表浅,尤其年幼患儿,神经根可能仅在皮下几毫米处	• 臂丛神经根位置相对较深
• 斜角肌旁入路也可用于臂丛神经阻滞,可减少血管内注射风险。与肌间沟和锁骨上臂丛神经阻滞相比,其避免损伤儿童臂丛神经临近神经(如膈神经)、胸膜、硬膜外/蛛网膜下隙、脊髓等	• 斜角肌旁入路同样可安全用于成人。然而超声引导下可避免损伤周围相关结构,使用小剂量局部麻醉药即可完成阻滞。避免阻滞膈神经

(2)采用 22G~25G、30~35mm 短斜面的绝缘神经阻滞针。

(3)平面内操作入路(IP;长轴)(图 19.8):

短轴方向用探头扫描神经丛,穿刺针从外侧向内侧穿刺,通过中斜角肌进入肌间沟。

(4)平面外入路(OOP;短轴)(图 19.9):

• 相对于平面外入路,平面内入路可减少穿刺并发症的风险。

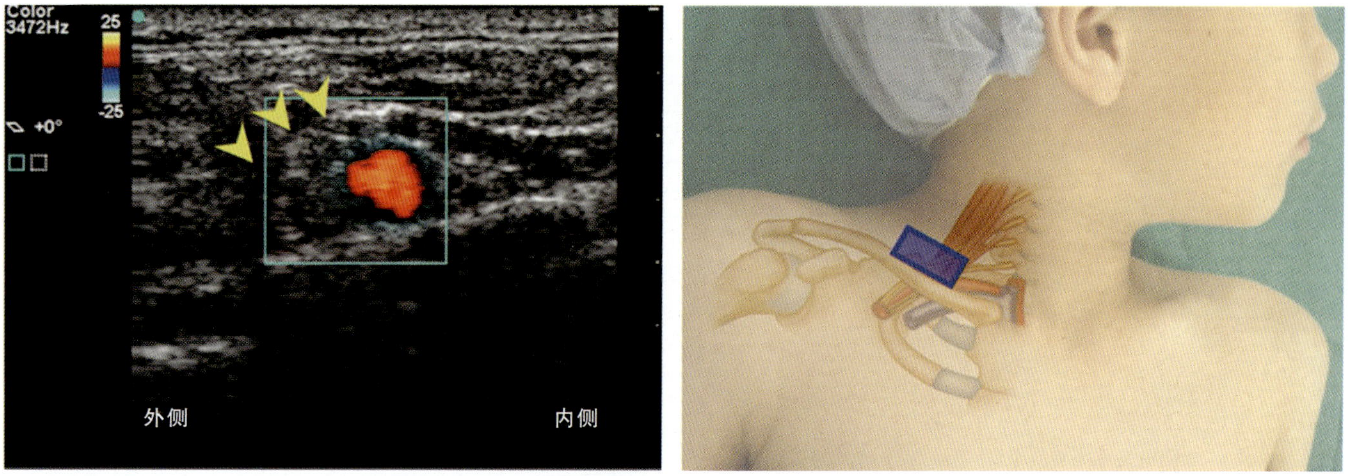

锁骨下动脉定位

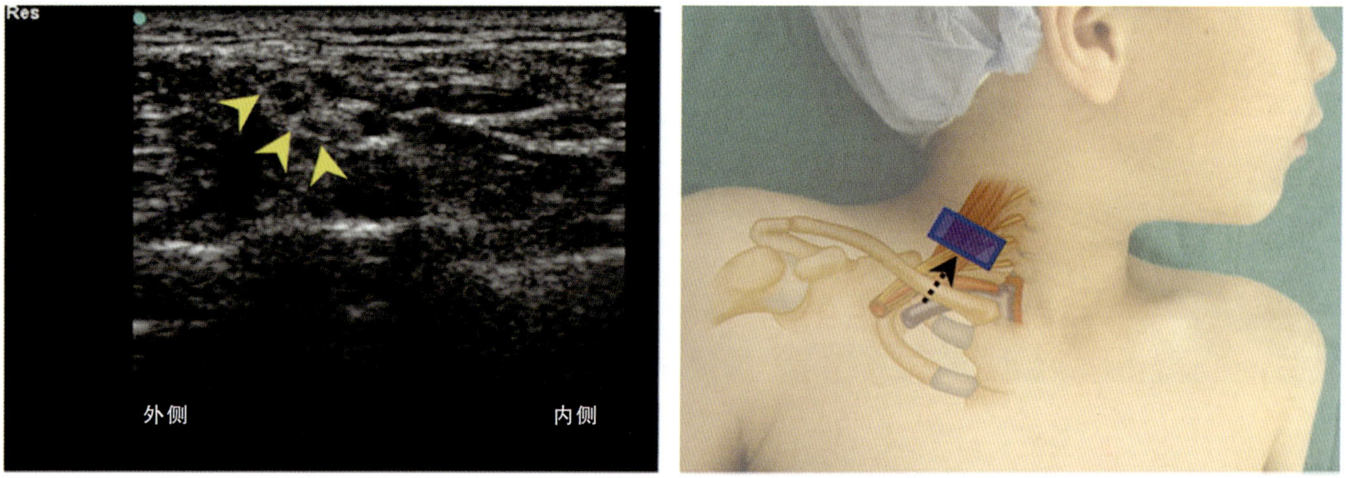

将动脉与神经干/股置于视野中央并向上追溯

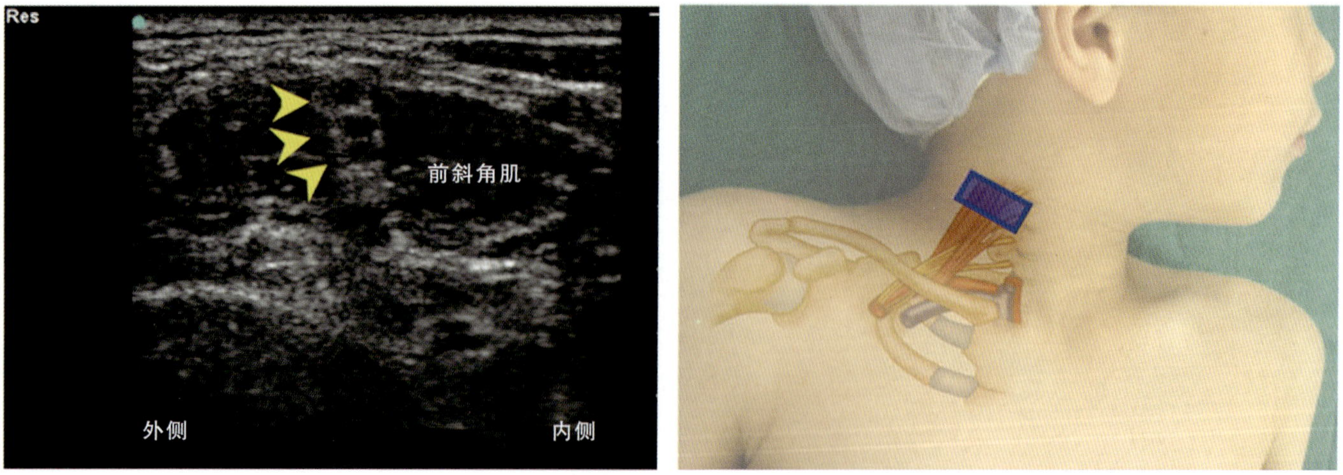

上下倾斜探头以获取最佳视野

图 19.7 肌间沟臂丛神经阻滞超声追溯法。

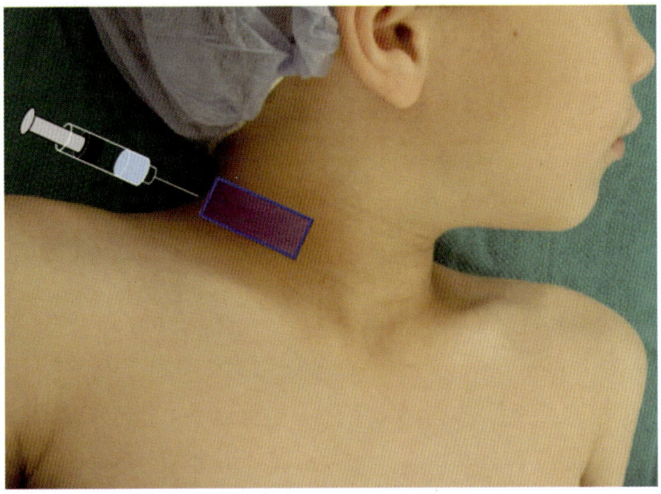

图 19.8 超声引导下平面内法肌间沟臂丛神经阻滞。蓝色矩形范围为超声探头体表投影。

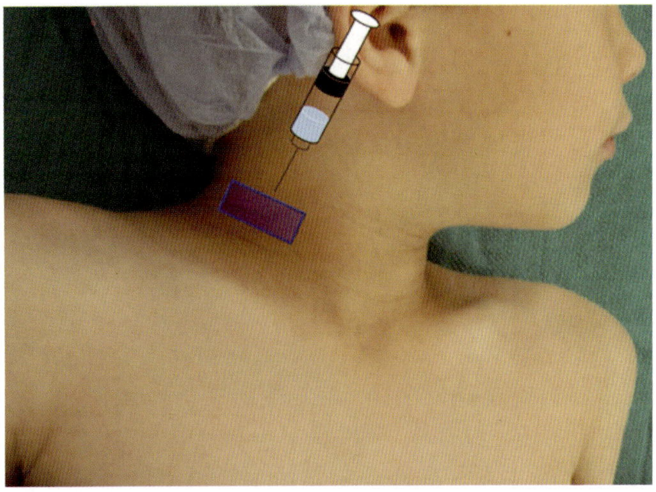

图 19.9 超声引导下平面外法肌间沟臂丛神经阻滞。蓝色矩形范围为超声探头体表投影。

• 超声探头应以臂丛神经为中心,将其呈现在超声屏幕中间,进针点位于探头中线处,以保证准确的穿刺位置。

• 操作者站在患者头侧或尾侧,手持探头,从探头相对于头部的位置决定进针入路(神经丛短轴),穿刺距离相当于中干深度。

• 如下逐步增加穿刺针角度:

—首先以 10°角度进针, 超声下可看见一明亮小点,回退穿刺针至针尖消失时的位置。

—以逐步向下方式重新进针, 直至达到合适深度,可见针尖靠近神经。

—如果最初穿刺点至探头距离与从皮肤至神经距离一样, 那么最后进针角度约为 45°(三角函数计算)。

(5)无论使用平面内还是平面外穿刺方式,进针前均需扫描确定进针角度、穿刺轨迹、穿刺的垂直深度。

(6)即使发育成熟的青少年,穿刺最大深度也应小于 1~2cm。有超声影像数据表明,7 岁儿童臂丛神经根的深度约为 0.4cm[3]。

19.5 局部麻醉药的应用

笔者通常使用 0.25%布比卡因 0.2~0.3mL/kg 实施神经阻滞,最高剂量不超过 2mg/kg。

研究发现,儿童肩关节镜检查术,神经阻滞镇痛的持续时间与所用麻醉药(0.125%~0.25%布比卡因或 0.1%~0.2%罗哌卡因)的类型和浓度无关。平均阻滞时间为 15±4.5 小时[4]。

虽然肾上腺素意外入血后心电图出现 ST 段或 T 波改变, 仍应在局部麻醉药中加入 1:200 000 肾上腺素。

19.5.1 临床经验:肌间沟臂丛神经阻滞

• 注射局部麻醉药之前建议使用神经刺激器确认神经位置。
• 注射局部麻醉药之前, 采用 5%葡萄糖注射液作为试验剂量观察药液扩散情况, 确认神经位置。注药前预充注射器和注射管道,以减少后续注射局部麻醉药时气泡对超声影像的干扰。尽量让局部麻醉药注射在神经结构周围以确保局部麻醉药的扩散浸润包绕神经。
• 局部麻醉药注入后扩散形成一低回声液性暗区,使臂丛神经和神经鞘分离。
• 由于这个位置臂丛神经靠近血管和蛛网膜下隙,因此在注入局部麻醉药之前回抽确认无脑脊液和血液至关重要。
• 已经证实,成人通过固定好的肌间沟导管推注生理盐水足以逆转膈神经阻滞,恢复膈肌功能(参见 8.4.2.1 节)。

19.6 超声引导技术的最新文献

最近美国区域麻醉协会关于区域麻醉与疼痛医学神经并发症的实践报道中推荐,肌间沟臂丛神经阻滞不能用于已经麻醉或深度镇静的患者[5]。然而 DeVera 等[6]在通讯中认为,由于患儿不能准确反馈异感,肌间沟臂丛神经阻滞在儿童中并无明显优势。对于已麻醉或深度镇静的患儿,由于目标神经不会移动,实施肌间沟臂丛神经阻滞(及其他周围神经阻滞)反而可能更安全。DeVera 等报道了 5 年安全记录,总共有 1657 例患儿在全身麻醉后实施上肢或下肢周围神经阻滞,最小年龄仅 2 月龄。此外,来自儿科区域麻醉网站(Pediatric Regional Anesthesia Network,PRAN)的报道称,患儿在全身麻醉后行肌间沟臂丛神经阻滞与清醒配合的成人同样安全[7]。

关于超声引导下儿童肌间沟臂丛神经阻滞的文献缺乏。van Geffen 等[3]报道了一例有趣病例:7 岁患儿患有股骨-腓骨-尺骨(FFU)综合征及肱骨发育不全。患儿在 3 岁时接受过肱骨近端瘘管切除术。本次手术切除一个约 2cm 的疼痛性外生骨疣。高频(5~10MHz)线阵探头超声引导下实施肌间沟臂丛神经阻滞,确认神经根后,0.75%罗哌卡因 8mL 进行神经阻滞,术后镇痛时间 20 小时。该病例说明超声引导外周神经阻滞的重要性,尤其是当神经刺激器无法诱发肌肉收缩难以定位神经时。

最近,Fredrickson 等[8]报道了一例 11 岁患儿臂丛神经产伤(Erb palsy),因严重的挛缩畸形限制肩部外展,拟行广泛翻转肱骨截骨术。全身麻醉后在超声及神经刺激器双重引导下(刺激阈电流 0.46mA),采取平面外技术将导管置入肌间沟臂丛神经位置。通过导管注入 0.5%罗哌卡因 8mL,术后持续泵注 0.2%罗哌卡因 2mL/h 镇痛,疼痛时每 30 分钟可快速按压泵注 4mL,每 4 小时最大剂量不超过 30mL。患儿术后镇痛效果满意,不需使用阿片类药物,于术后第 2 天拔除导管。

另一例病例报道在超声引导下行肌间沟臂丛神经阻滞用于肱骨外侧髁骨折修复术[9]。婴儿 17 月龄,由于上呼吸道感染和药物引起的肝炎导致全身麻醉困难。静脉注射 20μg 芬太尼和 50mg 硫喷妥钠后,肌间沟臂丛神经阻滞(25mm、24G 号针)注入 0.5%罗哌卡因 1.5mL,顺利完成手术,未使用其他镇静或镇痛药,且术后镇痛效果良好。

19.7 病例分析

肌间沟臂丛神经阻滞(由 A. Sawardekar 提供)

13 岁男性患者,体重 65kg,左上臂疼痛 6 周入院。左臂 MRI 显示左肱骨近端有一包块,拟于超声引导肌间沟臂丛神经阻滞下行包块切除和活检术。采用 22G 号针,6~13MHz 线性高频探头,平面内入路实施阻滞(图 19.10),注入 0.25%布比卡因 13mL。手术持续时间 120 分钟,神经阻滞持续时间 8 小时,未追加镇痛药。患者在恢复室观察 2 小时后出院回家,并医嘱:若手术肢体感觉恢复,即口服氢可酮。

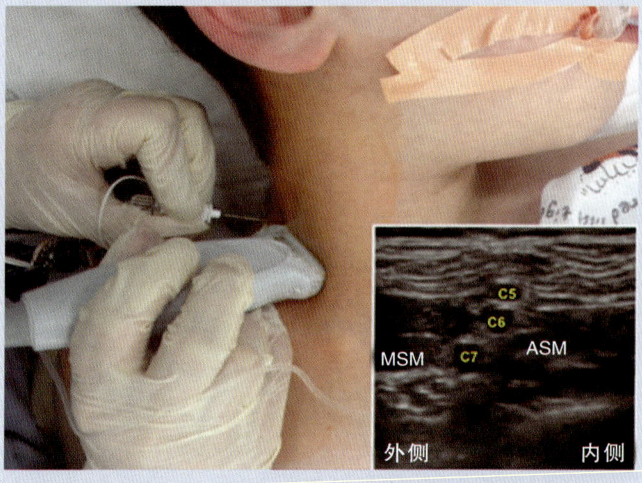

图 19.10 超声引导下肌间沟臂丛神经阻滞。MSM,中斜角肌;ASM,前斜角肌。详见文中“病例分析”。

(赵博 邹平 译 吕锐 张鸿飞 校)

参考文献

1. Marhofer P. Upper extremity peripheral blocks. Tech Reg Anesth Pain Manag. 2007;11:215–21.
2. Dalens B, Vanneuville G, Tanguy A. A new parascalene approach to the brachial plexus in children: comparison with the supraclavicular approach. Anesth Analg. 1987;66:1264–71.
3. van Geffen GJ, Tielens L, Gielen M. Ultrasound-guided interscalene brachial plexus block in a child with femur fibula ulna syndrome. Pediatr Anesth. 2006;16:330–2.
4. Ganesh A, Wells L, Ganley T, et al. Interscalene brachial plexus block for post-operative analgesia following shoulder arthroscopy in children and adolescents. Acta Anaesthesiol Scand. 2008;52:162–3.

5. Neal JM, Bernards CM, Hadzic A, et al. ASRA practice advisory on neurologic complications in regional anesthesia and pain medicine. Reg Anesth Pain Med. 2008;33:404–15.
6. Devera HV, Furukawa KT, Scavone JA, et al. Interscalene blocks in anesthetized pediatric patients. Reg Anesth Pain Med. 2009; 34:603–4.
7. Taenzer A, Walker BJ, Bosenberg AT, et al. Interscalene brachial plexus blocks under general anesthesia in children: is this safe practice? A report from the Pediatric Regional Anesthesia Network (PRAN). Reg Anesth Pain Med 2014;39:502–5.
8. Fredrickson MJ. Ultrasound-assisted interscalene catheter placement in a child. Anaesth Intensive Care. 2007;35:807–8.
9. Lee JH, Kim YR, Yu HK, et al. Ultrasound-guided interscalene brachial plexus block in a pediatric patient with acute hepatitis -a case report-. Korean J Anesthesiol. 2012;62:568–70.

推荐读物

Neal JM, Gerancher JC, Hebl JR, Ilfeld BM, McCartney CJ, Franco CD, Hogan QH. Upper extremity regional anesthesia: essentials of our current understanding. Reg Anesth Pain Med. 2009;34:134–70.

Suresh S, Polaner DM, Cote CJ. Regional Anesthesia. In: Cote CJ, Lerman J, Anderson BJ, Eds. 5th ed. Philadelphia: WB Saunders; 2013. p. 835–79.

Tsui BC. Interscalene block. In: Tsui BC, editor. Atlas of ultrasound and nerve stimulation-guided regional anesthesia. New York: Springer; 2007. p. 63–74.

第 20 章

锁骨上臂丛神经阻滞

Ban C. H. Tsui

20.1 适应证

锁骨上臂丛神经阻滞的目标是臂丛神经干和(或)分支,位于锁骨中段和第一肋骨上方以及锁骨下动脉头后侧(图 10.1 和图 10.2)

适应证

手、前臂、肘部手术。

20.2 体表解剖标志(图 20.1)

患者全身麻醉诱导后,采取仰卧位头转向对侧约 45°。拟手术手臂伸展与身体平行置于患者体侧,必要时可向膝盖方向轻微牵拉手臂。舒适的体位有利于提高阻滞效果。操作者位于患者手术侧上臂旁或在患者头侧实施神经阻滞。体表解剖标志包括如下。

- 锁骨:进针点大约位于锁骨中点。
- 锁骨下动脉搏动:这是主要的体表解剖标志,神经丛位于锁骨下动脉的后外侧。

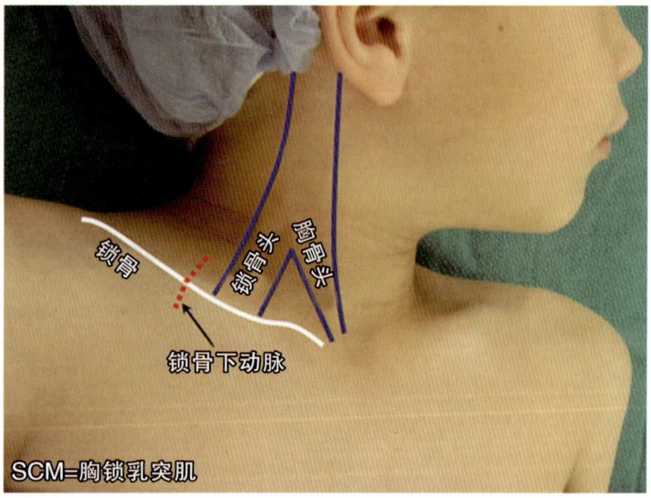

图 20.1 锁骨下臂丛神经阻滞时患者体位及体表解剖标志。

20.3 神经刺激器技术(表 14.1 和表 20.1)

神经刺激器可最大程度地降低神经内注射风险并确认针尖靠近目标神经干。由于锁骨上神经阻滞发生气胸和穿刺误入血管的发生率高,笔者强烈建议使用超声引导。详见下一节“超声引导技术”,包括解剖标志、患者体位、穿刺方法。

20.3.1 穿刺方法

进针深度与患者年龄和体重有关,但非线性关系,例如 10kg 小儿,进针深度约 10mm。体重每增加 10kg,进针深度增加 3mm,直至体重达 50kg。之后体重每增加 10kg,进针深度增加 1mm,最大深度不超过 35mm(表 20.2)。

20.3.2 电流应用及正常反应

图 20.2 为使用神经刺激器进行锁骨上臂丛神经阻滞的操作流程图。

(1)穿刺开始时使用 0.8mA(2Hz,0.1~0.3ms)电流足以刺激神经丛。当获得比较理想的肌肉运动反应后,将电流减小至 0.4mA(0.1~0.2ms)的阈电流。如果电流>0.4mA 或≤0.2mA,运动反应消失,提示距离神经太远或突破进入神经鞘膜。

(2)于臂丛神经干开始分股的位点进行神经阻滞,可引出包括胸肌、三角肌、肱二头肌(上干)、肱三头肌

表 20.1 使用神经刺激器进行锁骨上臂丛神经阻滞的反应及调整方法

神经刺激的正确反应

锁骨上臂丛神经阻滞的正常神经反应与肌间沟臂丛神经阻滞相似。该部位，神经干分成前、后两部分。使用 0.4mA(0.1~0.3ms)电流可引起胸肌、三角肌、肱二头肌(上干)、肱三头肌(上/中干)、前臂(上/中干)、手(下干)部肌肉收缩，肢体远端反应(手或腕部弯曲或伸展)是确认针尖位于鞘内的最佳方式

其他正常反应和穿刺针的调整方法

电刺激引起肌肉收缩

膈肌(膈神经)

解释：罕见，穿刺针平面太靠前

调整：将针尖退至皮下，向后偏 15°，再次进针

穿刺血管

穿刺到锁骨下动脉：穿刺针回抽可见动脉血

解释：穿刺针过深

调整：拔出穿刺针压迫止血，使用平面内穿刺法再次进针，穿刺全程注意针尖位置

穿刺到骨质

穿刺针进入 3cm(第一肋骨)时受阻

解释：针尖进入过深，越过神经丛。若使用超声这种情况则不易出现，除非针尖不在视野内(穿刺针与超声探头不在同一平面内)

调整：穿刺针退至皮下，再次进针

穿刺到胸膜

针尖越过白线(第一肋骨)，在高亮线后可观察到类似口袋样结构

解释：穿刺针进入过深，穿过臂丛神经和锁骨下动脉，进入胸膜腔。超声引导下不易发生上述情况

调整：穿刺针退至皮下，若患者有明显临床指征，重新进针

表 20.2 锁骨上臂丛神经阻滞患者体重与进针深度的关系

患者体重(kg)	推荐进针深度(mm)
10	10
20	13
30	16
40	19
50	22
60	23
70	24

(上/中干)、前臂(上/中干)、手部(下干)肌肉收缩。

(3)电刺激引起远端肢体反应(手或腕)，提示神经阻滞位置理想。

(4)患儿局部麻醉药扩散程度优于成人，因为神经鞘很少与神经干黏附。因此在产生运动反应的情况下患儿阻滞成功率增加。

20.3.3 不适反应时的改进

图 20.3 为神经刺激器引导下发生不适反应时调整策略示意图。

20.4 超声引导技术

图 20.4 总结了超声引导下锁骨上臂丛神经阻滞的流程。

图 20.5a 为臂丛神经主要解剖结构的 MRI 和 VHVS 及相应的超声影像。

穿刺位置皮肤准备及消毒，穿刺前超声探头表面均匀涂抹无菌耦合剂(见第 4 章)。

20.4.1 扫描技术

儿童进针深度通常≤1cm，而青少年为 1~2cm。

(1)超声引导锁骨上臂丛神经阻滞的最主要挑战是骨性标志(锁骨)及短轴内软组织会干扰臂丛神经成像。

(2)高频曲棍球探头适用于小儿神经阻滞。弧形曲面探头由于其占用空间面积小，非常有利于皮肤面积较小区域的神经阻滞，以及臂丛神经位置较深的患儿(年龄稍大或肥胖患儿)。探头更小有利于操作者穿刺针尖不受限制的移动，且中低频探头可看到更深层

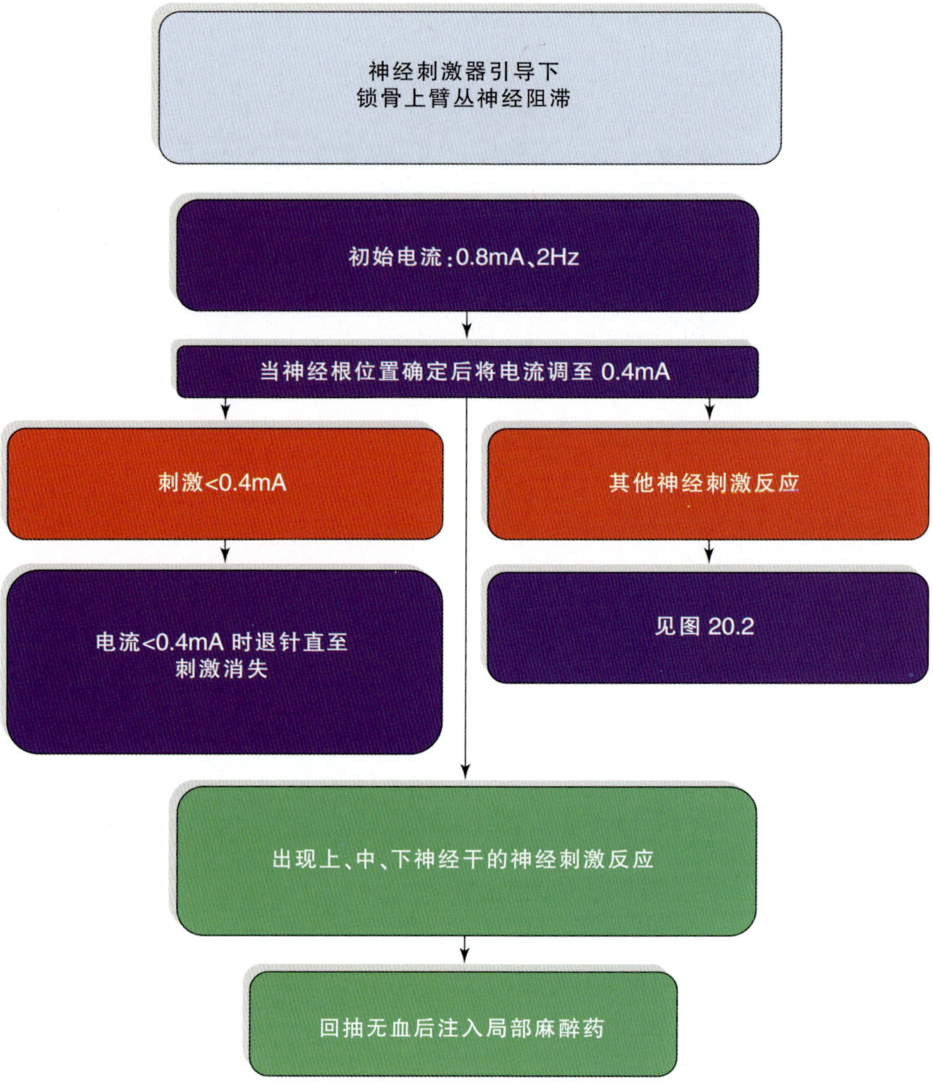

图 20.2 神经刺激器进行锁骨上臂丛神经阻滞操作流程图。

次结构。

(3)一般而言,超声探头与神经结构呈 90°时神经结构最清晰。

(4)当探头与皮肤接触不良或探头与神经非 90°时可导致非均质性效应，并使神经丛超声显像改变(见第 3 章)。

(5)开始时探头在冠状面置于锁骨上缘外侧终点,然后向内侧滑行直至屏幕中出现锁骨下动脉。锁骨下动脉可通过动脉搏动和超声多普勒进行确认(图 20.5b)。必要时向背侧或腹侧旋转探头会使超声图像更加清晰。该技术详见图 20.6。

(6)锁骨下动脉位于屏幕中心,在第一肋骨上、动脉外上方可看到臂丛神经。

20.4.2 超声影像

图 20.5b 为一小儿超声解剖图像,表 20.3 总结了小儿超声成像要点。

(1)锁骨下动脉是无回声、低密度、搏动性圆形管腔,彩色多普勒可确认。

(2)超声平面内可见臂丛神经干/股位于锁骨下动脉外上方,表现为至少 3 个低回声“葡萄串珠样”结构(若探头向远端移动可看到更多)。

(3)臂丛神经在神经鞘内呈高回声,轮廓为“葡萄串珠样”结构。

(4)第一肋骨位于锁骨下动脉深面,呈现为高回声线性结构,下方为骨性低回声声窗。

(5)脏层胸膜为高回声线性结构,由于其下方为

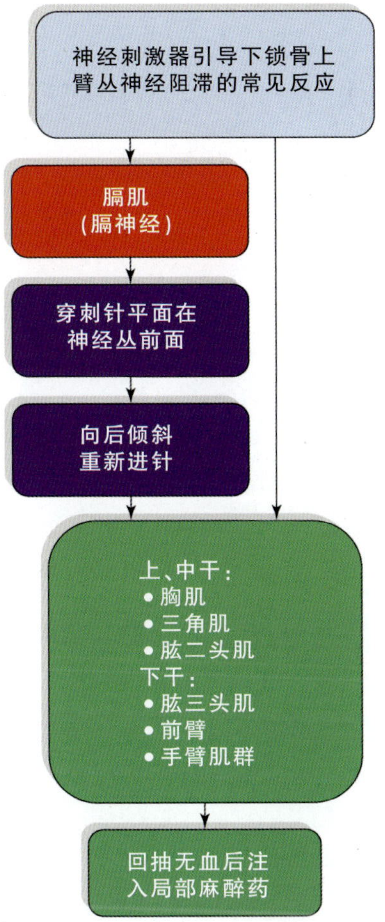

图 20.3 神经刺激器引导下锁骨上臂丛神经阻滞不适反应时调整策略流程图。

气体,伴有高回声阴影区。

(6)锁骨下动脉内下方,有无回声、椭圆形锁骨下静脉伴行,前斜角肌位于动静脉之间。

20.4.3 穿刺方法

(1)皮肤局部浸润麻醉。

(2)21G~23G、30mm 绝缘穿刺针用于神经阻滞。

(3)由于平面外技术阻滞臂丛神经具有一定危险性,因此笔者不建议使用该方法。

(4)使用小型曲面(图 20.7)或曲棍球探头,采取平面内进针技术:

• 在锁骨上方由外向内进针,并稍向头侧倾斜,避免胸膜和肺损伤。笔者发现由内向外进针常由于空间原因穿刺受限。

• 平面内进针时刻保持针尖在视野内,可最大程度减少气胸和穿刺入血的发生。平面内由外向内进针可确保在锁骨下动脉前即可到达神经,减少穿刺入血的风险。

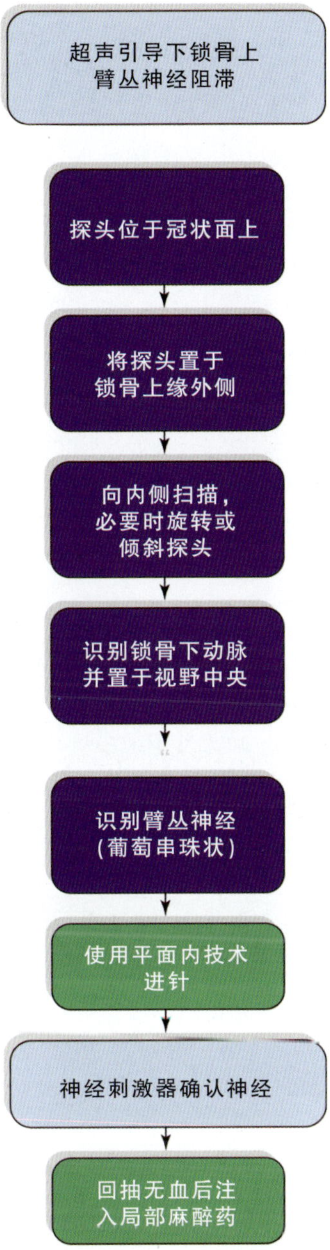

图 20.4 超声引导下锁骨上臂丛神经阻滞流程图。

• 穿刺针进针方向朝向胸腔时会增加刺破胸膜的风险,穿刺过程中要时刻警惕,识别并确认胸膜位置,同时始终保持针尖在视野内。

20.5 局部麻醉药的应用

可使用低至 0.15~0.2mL/kg 的局部麻醉药实施神经阻滞,建议使用 0.25%布比卡因、0.5%布比卡因、0.2%罗哌卡因或 2%利多卡因。

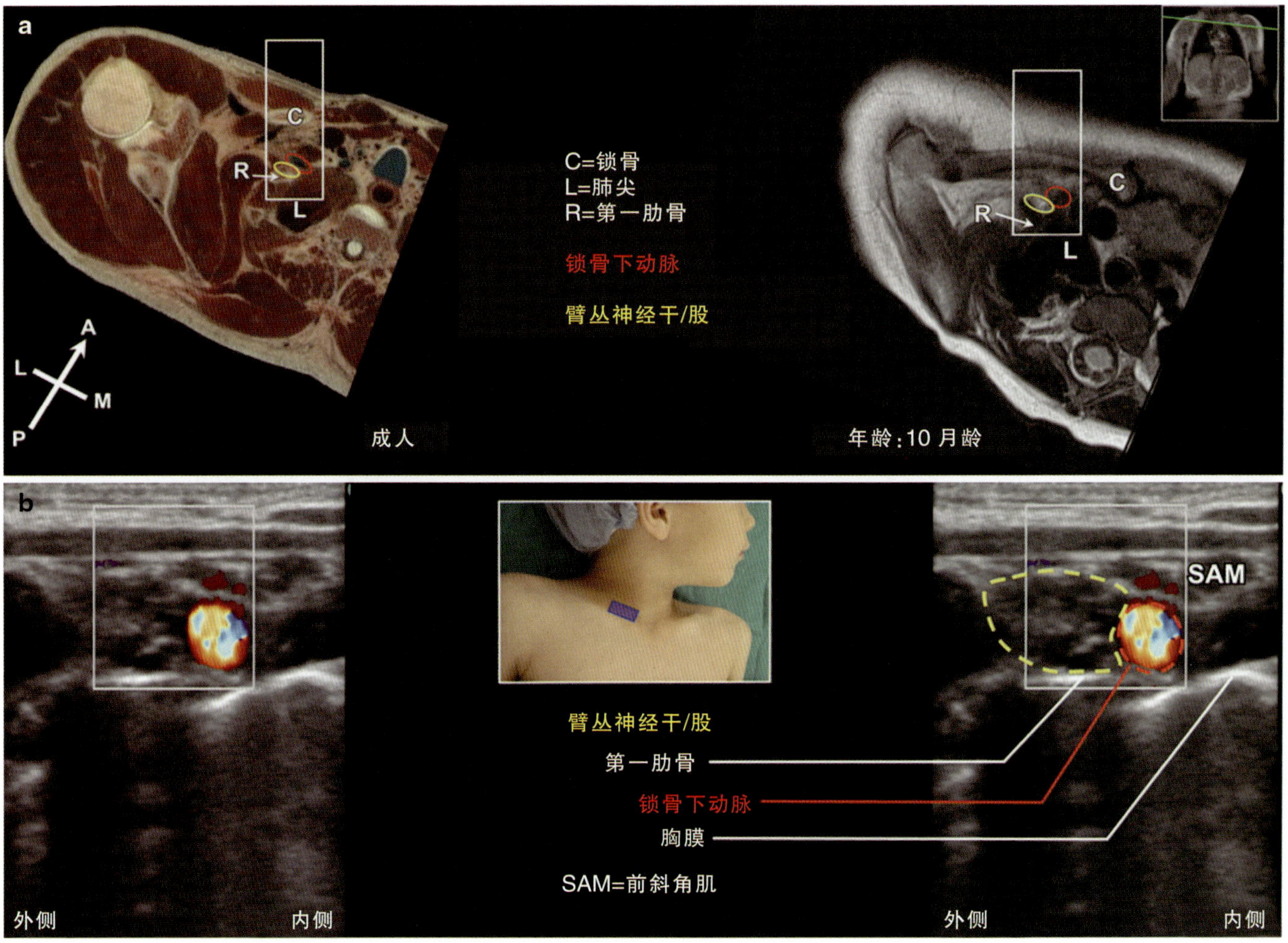

图 20.5 (a)锁骨上臂丛神经解剖结构 VHVS 和 MRI 图像;(b)锁骨上臂丛神经超声影像。

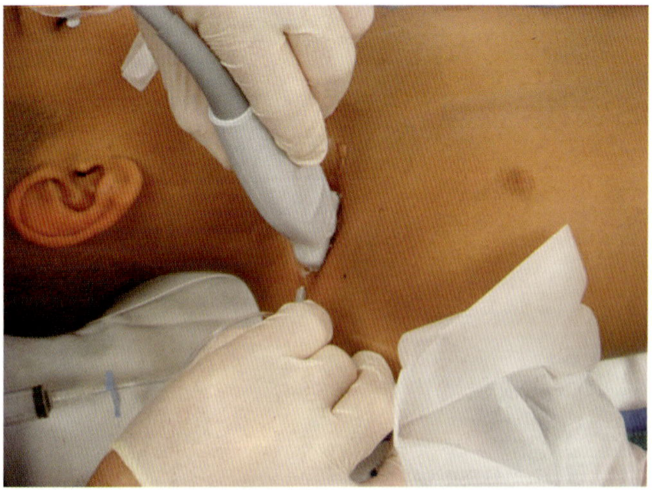

图 20.6 锁骨上臂丛神经阻滞超声扫描技术。

表 20.3 锁骨上臂丛神经阻滞的解剖和成像要点

儿童	成人
• 锁骨水平臂丛神经干发出分支,空间狭小增加超声成像和穿刺难度 • 锁骨上臂丛神经位置表浅,靠近胸膜,增加穿破胸膜和气胸的风险	• 锁骨水平臂丛神经干发出分支,空间较大,允许超声清晰显示神经结构 • 臂丛神经根位置相对较深,神经根与胸膜之间距离较大

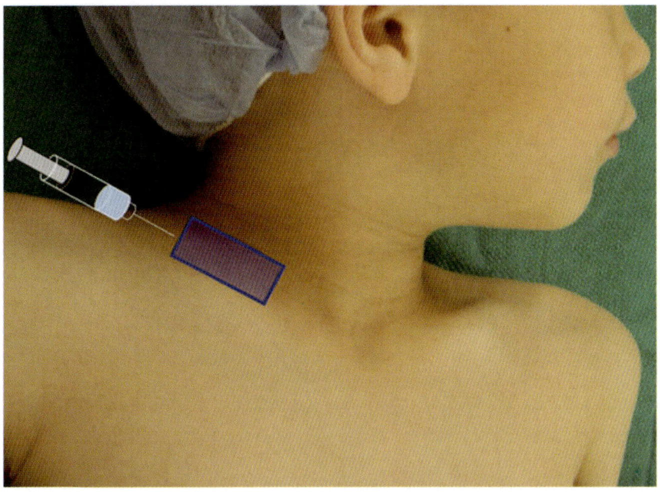

图 20.7　锁骨上臂丛神经阻滞平面内穿刺技术。蓝色矩形范围为超声探头接触区。

超声使用注意事项如下：

• 注射局部麻醉药之前推荐 D5W 作为试验剂量，观察药液扩散并确认神经位置。

• 我们的经验为，最好是将局部麻醉药注入至第一肋骨上、锁骨下动脉旁、靠近神经结构的位置。注射到这个位置通常会使神经抬高，远离第一肋骨和锁骨下动脉。

• 超声屏幕上局部麻醉药呈低回声区域包绕神经。

• 如果局部麻醉药未能包绕整个神经丛，再次注射前需重新调整针尖位置。

20.6 超声引导技术的最新文献

尽管有关于小儿超声引导下锁骨上臂丛神经阻滞的报道，但目前文献主要集中于成人。De Jose Maria 等采取与成人类似的方法，随机选取了 80 例小儿接受锁骨上或锁骨下臂丛神经阻滞[1]。在冠状面使用高频探头及 22G~25G，35~50mm 的穿刺针实施锁骨上神经阻滞，采取平面内方法，贴近第一肋骨（高回声曲线）后方、锁骨下动脉旁，可见分叉的神经干/股（超声下可见一串高回声结节）处注入局部麻醉药。从外向内进针靠近动脉外侧的神经丛，避免直接穿刺到神经。该研究使用 35mm 的线性探头，但其他更小或曲面探头由于接触面积小可能更适于部分患儿[2]。

De Jose Maria 等[1]在上述研究中比较了拟行上肢手术臂丛神经阻滞的成功率、并发症和阻滞时间。所有患儿均采取浅全身麻醉，同时记录锁骨上臂丛神经阻滞 0.5%罗哌卡因的容量及阻滞持续时间。两种方法均有效（阻滞失败标准：手术中或术后前 4 小时内需要追加镇痛药），无相关并发症。术中要求使用镇痛药的患者中，一例为桡神经阻滞失败（锁骨下神经阻滞），4 例为尺神经阻滞失败（锁骨上和锁骨下臂丛神经阻滞各 2 例）。2 例行锁骨下臂丛神经阻滞患者意外穿刺到腋动脉。锁骨上臂丛神经阻滞起效更快（9 分钟比 13 分钟，这种差异的 95%置信区间为 2~6 分钟，具有统计学意义）。使用罗哌卡因 6mL 进行锁骨上臂丛神经阻滞，感觉和运动阻滞时间分别为 6.5 小时和 5 小时。

Steinfeldt 等[3]描述了一例在超声引导下锁骨上臂丛神经穿刺并留置 Angiocath™ 导管（BD Medical，Sandy，UT，USA）的病例。7 岁患儿拟行全身麻醉肱骨切开内固定术，术前通过神经阻滞给予局部麻醉药（0.25%布比卡因 5mL）用于术后镇痛，其利于术后检测外周神经功能。

Vermeylen 等[4]将锁骨上臂丛神经阻滞联合骶管麻醉用于 2 岁男孩，由于肺炎球菌引起脓毒血症需要做四肢截肢术。骶管麻醉后，超声引导下行双侧锁骨上神经阻滞，每侧给予罗哌卡因（5mg/mL）2.5mL。可观察到局部麻醉药扩散，因此使用最低剂量的局部麻醉药，避免局部麻醉药中毒。术后镇痛效果完善。

Yang 等[5]报道了 4 例患儿在锁骨上臂丛神经阻滞麻醉下行上肢手术。所有病例神经阻滞成功，且麻醉和镇痛效果理想。其中有两例行外周神经置管用于术后镇痛，未发生导管相关的不良事件。

保持针尖及其与神经位置关系的全程可视化，可减少相关并发症，增加锁骨上臂丛神经阻滞的应用。事实上，锁骨上臂丛神经阻滞快速起效，并提供最可靠的阻滞效果，满足上肢手术麻醉和镇痛需要。从某种角度来说锁骨上臂丛神经是“上肢的精髓”。

临床经验：锁骨上臂丛神经阻滞

- 如果手部手术需要麻醉臂丛下干，最明智的选择是将局部麻醉药注射到第一肋骨附近的神经束后方。
- 部分专家建议操作者熟练掌握其他部位的神经阻滞后，再尝试这一部分的神经阻滞。实践中我们发现，阻滞时更易出现低位肌间沟阻滞，而非真正意义的锁骨上臂丛神经阻滞。
- 避免肺过度通气或暂时减少气管插管患者的正压通气有利于降低气胸发生的风险。

20.7 病例分析

锁骨上臂丛神经阻滞(S. Suresh 提供)

5岁女性患儿，体重20.4kg，准备行经皮左肘闭合复位术。全身麻醉诱导后，患儿在手术室接受肘部X线及X线荧光透视检查。使用20G针在超声引导下行锁骨上臂丛神经阻滞(图20.8)，注入0.25%布比卡因3.5mL(含1:200 000肾上腺素)用于术后镇痛。手术时间为2小时8分钟，阻滞持续时间为6~12小时。术后的PACU疼痛评分为0/10(FLACC评分)，出院时PACU时评分为0/10(FLACC评分)。

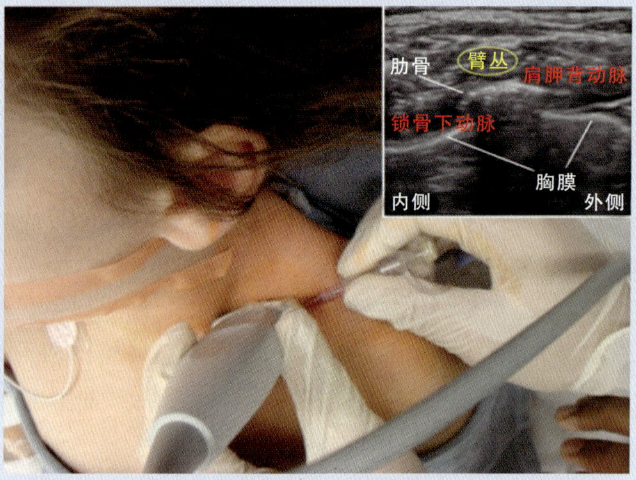

图20.8 超声引导下锁骨上臂丛神经阻滞。BP，臂丛神经；DSA，肩胛背动脉；ScA，锁骨下动脉(详见"病例分析")。

(赵博 占丽芳 译 吕锐 张鸿飞 校)

参考文献

1. De Jose MB, Banus E, Navarro EM, et al. Ultrasound-guided supraclavicular vs infraclavicular brachial plexus blocks in children. Pediatr Anesth. 2008;18:838–44.
2. Tsui BC, Twomey C, Finucane BT. Visualization of the brachial plexus in the supraclavicular region using a curved ultrasound probe with a sterile transparent dressing. Reg Anesth Pain Med. 2006;31:182–4.
3. Steinfeldt J, Robison T, Przybylo HJ. Placement of an US-guided supraclavicular block postoperatively in children: can we make this easy? Pediatr Anesth. 2010;20:780–1.
4. Vermeylen K, Berghmans J, Van de Velde M. Ultrasound as guidance for a combined bilateral supraclavicular and caudal block, in order to reduce the total anaesthetic dose in a two year old child after a pneumococcal sepsis. Acta Anaesthesiol Belg. 2011;62:151–5.
5. Yang CW, Cho CK, Kwon HU, et al. Ultrasound-guided supraclavicular brachial plexus block in pediatric patients -a report of four cases. Korean J Anesthesiol. 2010;59(Suppl):S90–4.

推荐读物

Karmakar MK, Kwok WH. Ultrasound-guided regional anesthesia. In: Cote CJ, Lerman J, Todres ID, editors. A practice of anesthesia for infants and children. 4th ed. Philadelphia: WB Saunders; 2009. p. 924.

Neal JM, Gerancher JC, Hebl JR, Ilfeld BM, McCartney CJ, Franco CD, Hogan QH. Upper extremity regional anesthesia: essentials of our current understanding. Reg Anesth Pain Med. 2009;34:134–70.

Tsui BC. Supraclavicular block. In: Tsui BC, editor. Atlas of ultrasound and nerve stimulation-guided regional anesthesia. New York: Springer; 2007. p. 75–85.

第6部分

锁骨下神经阻滞

第 21 章

锁骨下臂丛神经阻滞

Ban C. H. Tsui

21.1 适应证

锁骨下神经阻滞的目标神经是包绕腋动脉的臂丛神经(图 10.1)。该方法适用于上臂、肘部、前臂及手部的手术。虽然已有患儿于清醒或轻度镇静下实施阻滞的报道,但在麻醉状态下实施更为常见。

适应证

上肢手术,包括肱骨近端、肘部、前臂和手部。

21.2 体表解剖(图 21.1)

患者最好取仰卧位,肩下垫枕。上肢内收,肘部屈曲成 90°,手置于腹部。患者若为清醒状态,上肢可放于其身旁,以避免不适。体表标志包括:

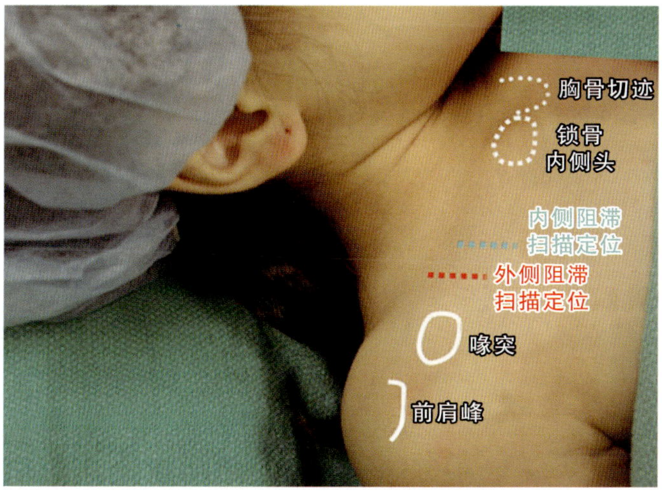

图 21.1　锁骨下臂丛神经阻滞时患儿体位及体表标志。

- 头端

—锁骨。

- 内侧

—胸骨切迹和胸锁关节。

—锁骨内侧末端。

- 外侧

—肩峰前端:可触及锁骨,向外侧移动时可达肩锁关节。通过被动运动上肢,可区分肩峰和肱骨。

—喙突:肩锁关节的前内侧,可触及肱骨头的内侧。

21.3 神经刺激器技术(表 14.1)

21.3.1 穿刺方法(图 21.2 和图 21.3)

(1)消毒皮肤,铺盖无菌巾。

(2)进行皮肤局部浸润麻醉(例如 1%利多卡因 0.5mL)。

(3)穿刺点的位置取决于患儿年龄,一般位于喙突下 0.5~1 cm 处。

(4)神经刺激器引导下,垂直刺入长度为 30~50mm 的 21G~24G 绝缘针。

(5)若针尖触及骨性物(肋骨),则穿刺过深。退针至皮下,重新穿刺。使用神经刺激行锁骨下臂丛神经阻滞出现反应时,穿刺针调整的推荐方法见表 21.1。

(6)回抽有血提示穿刺针进入腋动脉/静脉,此时应完全退针后重新仔细穿刺。

(7)对于锁骨下臂丛神经,初始电流设置为 0.8mA (频率 2Hz,脉冲宽度 0.1ms)即可。在维持适当的运动反应情况下,将电流调整至 0.4mA 的目标阈值。

(8)出现远端手或腕部的屈曲或伸展运动较为理

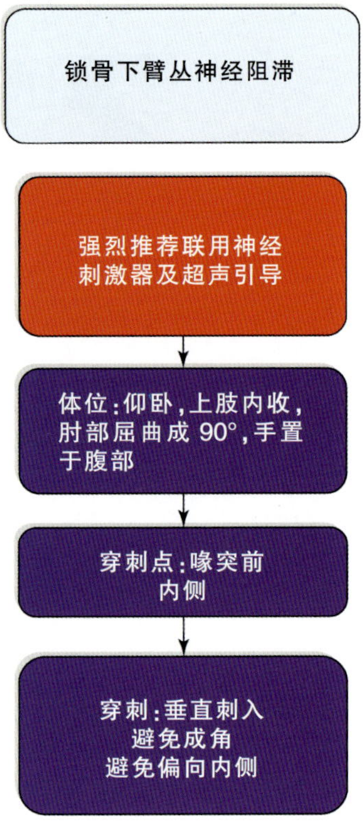

图 21.2 锁骨下臂丛神经阻滞流程图和穿刺点。

想。

(9)超声引导有助于减少穿刺时触及骨头和刺入血管的概率。

21.3.2 不良反应时的调整

见图 21.4。

21.4 超声引导技术(图 21.5)

锁骨下臂丛神经阻滞时，通常将患者肘部屈曲，置于腹部或将上肢置于患者一侧。但如果在超声引导下实施阻滞，患者肘部屈曲，上臂外展外旋则效果更佳。这样可使患者神经束拉紧，神经更加表浅，从而使超声成像更清晰。拉伸神经同时可以使神经束支聚集在腋动脉周围，有利于局部麻醉药向神经周围扩散。

定位穿刺时要充分显露出臂丛神经束、腋窝血管与胸膜。为更好地判断腋动脉的横断面，可微调探头(即上–下或内–外调整)。锁骨下阻滞存在并发症(表 21.2)，因此熟知此区域的解剖细节对于正确阻滞、避免不良事件至关重要(图 21.6a)。与神经刺激技术相似，虽然内侧入路可获得更高分辨率的组织结构，但外侧入路可降低胸膜穿刺的风险(图 21.6b)。如果采

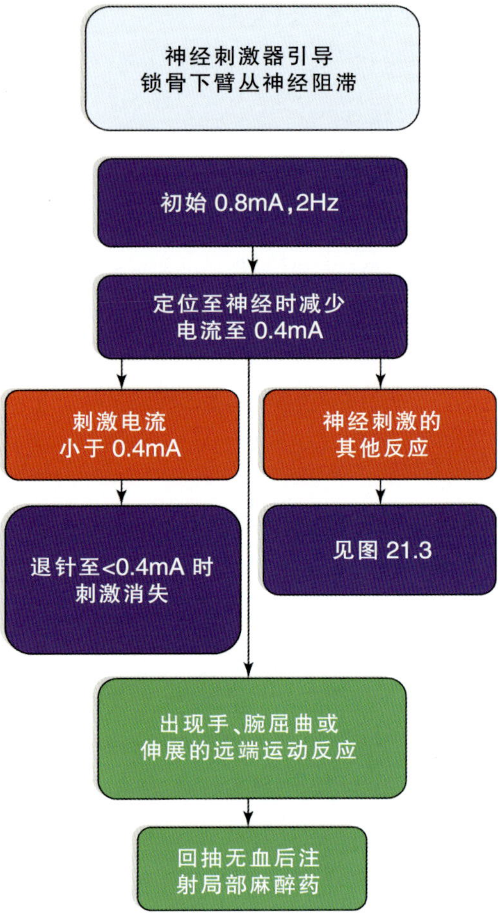

图 21.3 使用神经刺激技术实施锁骨下臂丛神经阻滞流程图。

用内侧入路，应确保穿刺全过程均可在超声屏幕上观察到胸膜和针尖的影像。

21.4.1 穿刺部位的准备

穿刺点皮肤准备并消毒。穿刺前以无菌敷贴黏附超声探头。

21.4.2 扫描技术(图 21.5)

在年幼儿，小的足迹线阵换能器(频率 7~13MHz)可提供良好的可视效果。在年长或更大患儿，当神经丛的深度>4cm 时，弧形阵列换能器(频率 4~7MHz)可提供更广的视野和更高的分辨率，使得神经血管结构图像更容易区分。

喙突下外侧穿刺时，所需的穿透深度通常为 2~3cm，深浅取决于胸肌厚度。

喙突下稍偏内侧穿刺时，纵向放置探头，向内外横向移动探头，以获取神经及腋部血管的最佳短轴成像。动脉通常为最易识别的结构。

表 21.1 **使用神经刺激技术行锁骨下臂丛神经定位时的反应和推荐的穿刺针调整方法**

神经刺激时的正常反应
远端反应(手或腕部屈曲或伸展)最适于肘部及以下部位的手术
其他常见反应和穿刺针的调整
电刺激后肌肉抽搐
胸肌(上肢内收)
分析:针尖过浅
穿刺针调整:向更深部进针
三角肌(腋神经刺激)
分析:针尖过低
穿刺针调整:退针至皮下组织,重新向上调整方向后轻轻刺入
肱二头肌(肌皮神经)
分析:针尖太靠上
穿刺针调整:退针至皮下组织,重新向下调整方向后轻轻刺入
刺入血管
头静脉(当穿刺针比较表浅时回抽见血)
分析:相较于锁骨下臂丛神经、锁骨下动脉及静脉,头静脉更为表浅
穿刺针调整:退针后,重新调整方向,采用平面内技术,必须始终可看到针尖位置
锁骨下或腋动脉/静脉穿刺(回抽见血)[a]
分析:动脉和静脉紧随锁骨下臂丛神经
穿刺针调整:完全退针后,压迫处理。然后重新穿刺,采用平面内技术,必须始终可看到针尖位置;如为静脉,则针尖可能太靠近尾端
触及骨面
穿刺针抵住肋骨
分析:针刺入太深且已越过锁骨下臂丛神经和锁骨下动脉。然而,在超声引导下很少出现
穿刺针调整:退针至皮下组织,重新穿刺
胸膜–当内侧进针时风险更高
可见穿刺针越过白线(肋骨),形成囊袋
分析:进针过深,已越过锁骨下臂丛神经和锁骨下动脉,且正进入胸膜腔。然而,在超声引导下很少出现
穿刺针调整:退针至皮下组织,重新穿刺

[a] 当穿刺针偏内侧时为锁骨下血管;当穿刺针偏外侧时为腋静脉。

当神经血管结构显示不清时,探头指向锁骨中点的内侧,可发现位于锁骨下动脉后外侧的神经束。值得注意的是,穿刺时辨别胸膜腔并在操作全程可见至关重要,特别是神经阻滞靠近内侧时。

该阻滞方法最可能的并发症为误穿血管和气胸,建议使用彩色多普勒以区分腋动静脉及头静脉,尤其是神经结构不确切时。

21.4.3 超声影像

在喙突的锁骨下区域外侧(紧邻喙突内下侧),采用线阵探头矢状面扫描(图 21.6b):

(1)喙突是最靠近头端的结构,由于骨性阴影而呈现低回声。

(2)胸大肌和胸小肌群可通过肌筋膜的高回声线区分。

(3)胸小肌位于腋窝神经血管束的表面。该神经血管束中,粗大的腋静脉位于动脉内侧偏尾端,神经束包绕腋动脉(外侧束向头端,后侧束较深,内侧束向尾端)。

(4)外侧束和后束在超声下容易显露,为高回声的椭圆形结构。

(5)内侧束由于其位于腋动、静脉之间,且有时位于腋动脉后侧甚至稍向头端,因此超声下往往不易识别。

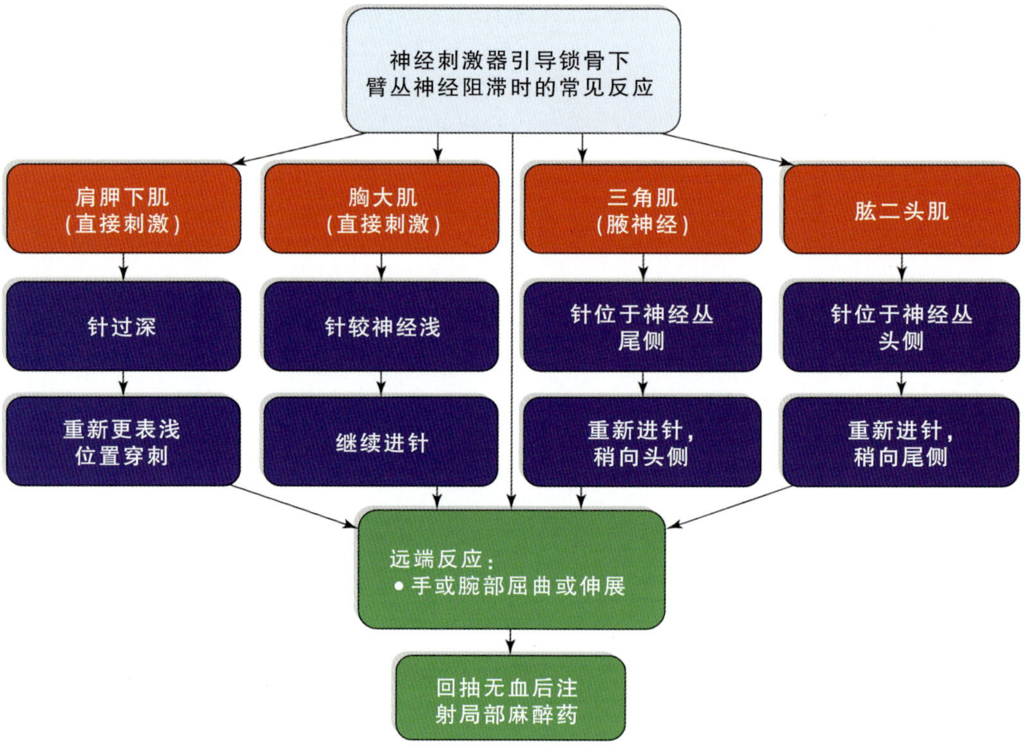

图 21.4 锁骨下臂丛神经阻滞穿刺时出现不良反应时处理的流程图。

(6)胸膜腔呈现为低回声，可通过倾斜的高回声线区分，靠近神经血管结构。

(7)图像深部可显示第二或第三肋骨。

在纵切面的更内侧位置-前肩峰和颈静脉切迹连线的中点(图 21.6c)：

(1)神经束呈现为低回声结节，位于锁骨下动脉的头端外侧区域。

(2)锁骨下静脉位于锁骨下动脉前内侧，头静脉位于锁骨下动脉的表面。与动脉相比，静脉可能更难观察，或呈现不规则形态且回声更低。

(3)胸膜腔位于高回声的第一肋下后方。由于空气的作用，胸膜腔可能呈现高回声。

(4)由于神经束和血管紧邻胸膜的前表面，因此在操作过程中，始终保持胸膜和穿刺针尖的可视化至关重要。

21.4.4 穿刺方法

(1)如果在神经刺激器引导下操作，应使用长度为 30~50mm、21G~24G 型号的绝缘穿刺针。如果在超声引导下实施锁骨下阻滞，平面内(IP)和平面外(OOP)进针的方法均可使用。如果阻滞位置更靠近内侧，最好选择平面内技术，可持续追踪针尖位置以避免刺破胸膜。反之，如果在患儿清醒状态下实施阻滞，平面外进针可以减少进针深度，从而降低穿刺引起的不适。

(2)使用 IP 穿刺方法时(图 21.7)，阻滞针朝向探头并且针尾与皮肤呈 45°~60°角进入。于侧部阻滞时，通过胸肌后，穿刺针首先到达侧束。最好继续进针至腋动脉后方以到达臂丛神经后束。在该点注射局部麻醉药，通常在腋动脉周围形成 U 型扩散。退回针尖至腋动脉前部，再次注射，可确保局部麻醉药在臂丛神经三条束支周围分布更佳。

(3)使用 OOP 方法(图 21.8)，于探头中点进针，从内侧向外侧方向穿刺。从探头至穿刺点的距离取决于进针角度和探头到目标结构的距离。我们推荐使用 45°角进针，以便穿刺点至探头的距离与神经丛的深度相当，采取该方法时神经丛、探头和穿刺点形成一个直角三角形。此外，应用诸如“walk down”方法的逐渐进针技术便于追踪针尖的位置。

21.5 局部麻醉药的应用

我们推荐在注射局部麻醉药之前应用神经刺激

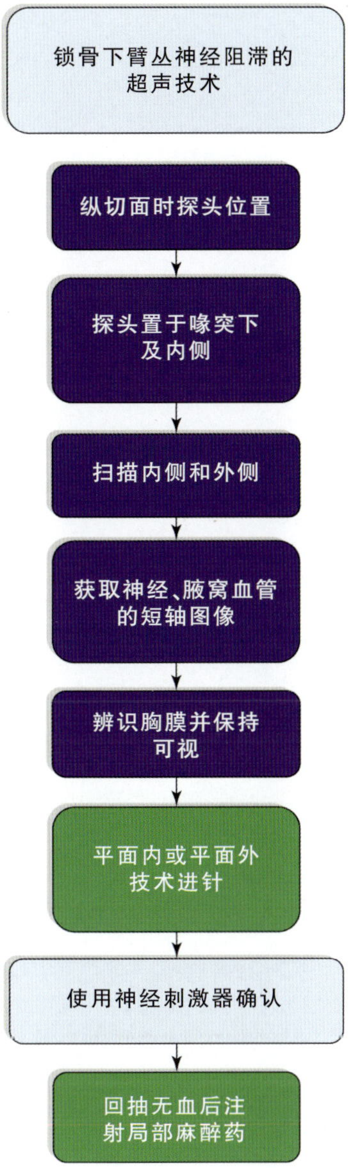

图 21.5 锁骨下臂丛神经阻滞的超声引导技术流程图。

器确认位置。在局部麻醉药给药前，推荐注射试验剂量的 D5W，观察其扩散以确认神经位置。

锁骨下臂丛神经阻滞时，可使用浓度为 0.2%~0.5% 罗哌卡因或 0.25%~0.5% 布比卡因 0.5mL/kg，但对幼小患儿，需要调整浓度以获得足够的容量以充分阻滞（至少 5mL）。

通常可见一低回声液性暗区，使相邻的神经结构成像更加明显。

局部麻醉药液积聚于腋动脉后侧并向其头侧和尾侧的扩散，所产生的麻醉效果与在外侧束阻滞时行手部手术麻醉的效果一致。如果局部麻醉药液未能环绕所有神经束，应停止注射，重新定位后再次注射。重

表 21.2 锁骨下臂丛神经阻滞并发症

1. 血肿
血管内注射：动脉或静脉
避免多次穿刺
退针后按压穿刺点
2. 气胸
针过于偏内侧，靠近肺尖
注意穿刺点位置和进针角度
如果使用超声，应始终显露肺部以避免损伤胸膜
3. 神经损伤
神经束内注射
使用神经刺激器以确定穿刺针位置。当刺激电流<0.4 mA 时仍出现神经刺激表现，回退穿刺针以避免神经束内注射
避免注射器给药时的高压力，详见第 1 章中压缩空气注射技术

新定位后，若仍未能环绕扩散，则应退针，再完成如上所述的腋动脉前的注射。

21.6 超声引导技术的当代文献

Marhofer 等[1]报道了超声引导行锁骨下臂丛神经外侧束阻滞在小儿外科麻醉中的应用。患儿取仰卧位，手臂内收，屈肘，前臂置于腹部。将线阵探头横向置于锁骨下方以获取臂丛神经图像。作者在 40 例患儿中均成功观察到神经丛。穿刺针从距离探头下方 1cm 处以 OOP 方法穿刺，方向稍向上朝向神经丛外侧缘。可见局部麻醉药环绕神经丛扩散。相比于传统的神经刺激器技术，作者发现以下各项超声优势明显：①阻滞效果的视觉模拟评分（VAS）；②感觉起效时间（平均起效时间为 9 分钟比 15 分钟）；③更长的感觉阻滞持续时间（384 分钟比 310 分钟）；④阻滞后 10 分钟对患儿进行评估，感觉和运动阻滞评分更优。超声引导也提高了患儿锁骨下臂丛神经阻滞的成功率，与最近的一次临床试验报道结果一致，该研究对患者接受超声或神经刺激器引导阻滞情况进行了对比[2]。

超声有助于更准确地使局部麻醉醉药作用于臂丛神经，从而起效更快，阻滞时间更长。超声与神经刺激器技术引导下的神经阻滞，所有患儿的 30 分钟麻醉效果满意，无需全身麻醉。阻滞后 30 分钟或手术期间患儿的 VAS 评分无统计学差异。

De Jose Maria 等[3]近期对比了超声引导锁骨下和

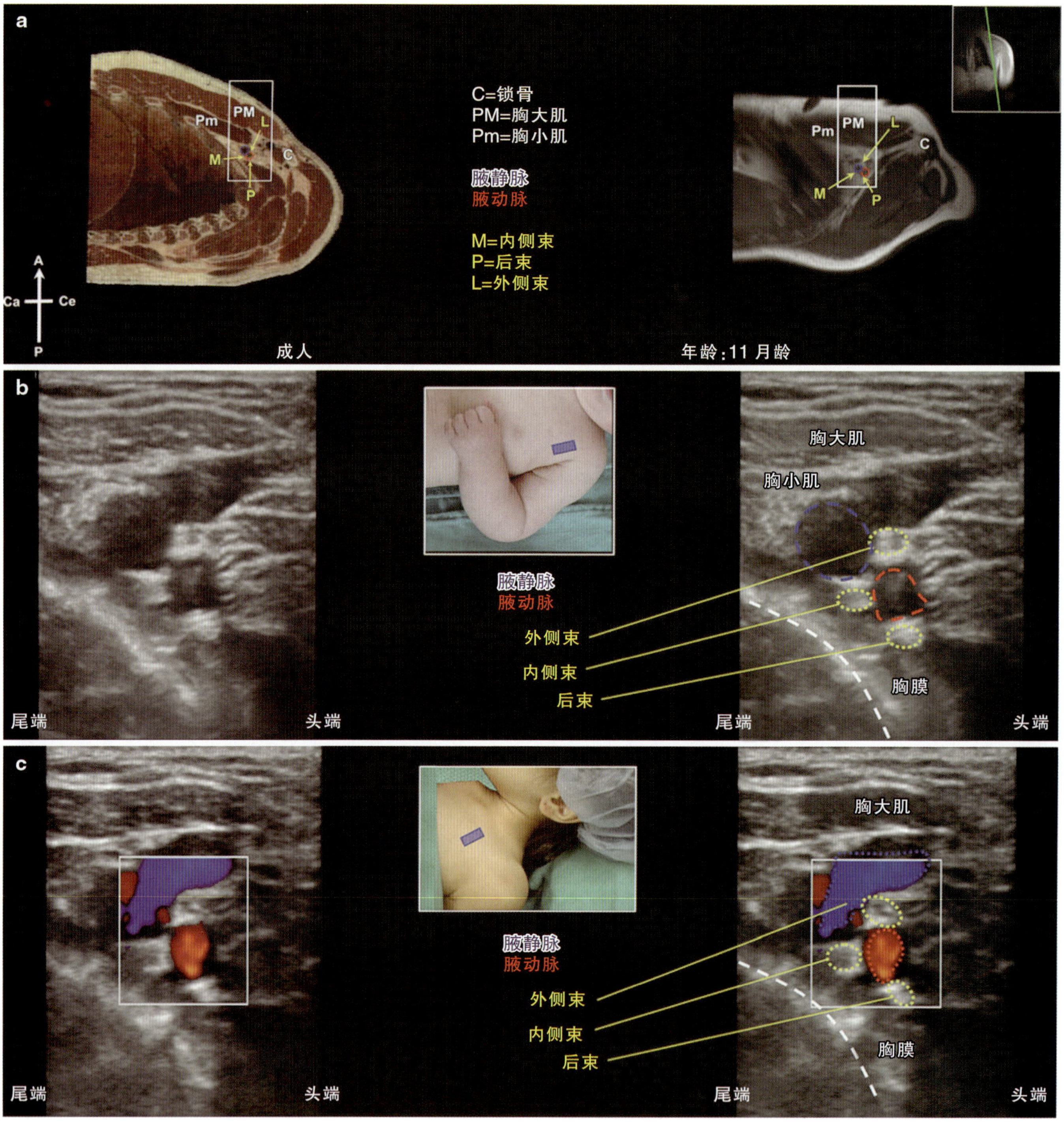

图 21.6 (a)臂丛神经锁骨部位解剖结构的 VHVS 及 MRI 成像;(b)臂丛神经锁骨部位从外侧位置扫描的超声成像;(c)臂丛神经锁骨部位从内侧位置扫描的超声成像。

锁骨上臂丛神经阻滞的效果。在锁骨下阻滞中,作者放置探头于锁骨下方,根据神经丛的可见度使探头平行于锁骨或稍成矢状平面。中频探头(对深层结构的可视化效果更佳)用于年龄较大的儿童,以提高胸膜和血管的观察效果。与 Marhofer 等的研究相比[1],穿刺针置于探头头侧端,探头取横切面,可有效实施 OOP 法。两组均采用了较大进针角度。为确保局部麻醉药液充分包绕神经束, 大多需再次调整穿刺针方向,且在阻滞过程中持续监控局部麻醉药液的扩散。

值得注意的是,动脉周围的臂丛神经束存在较大

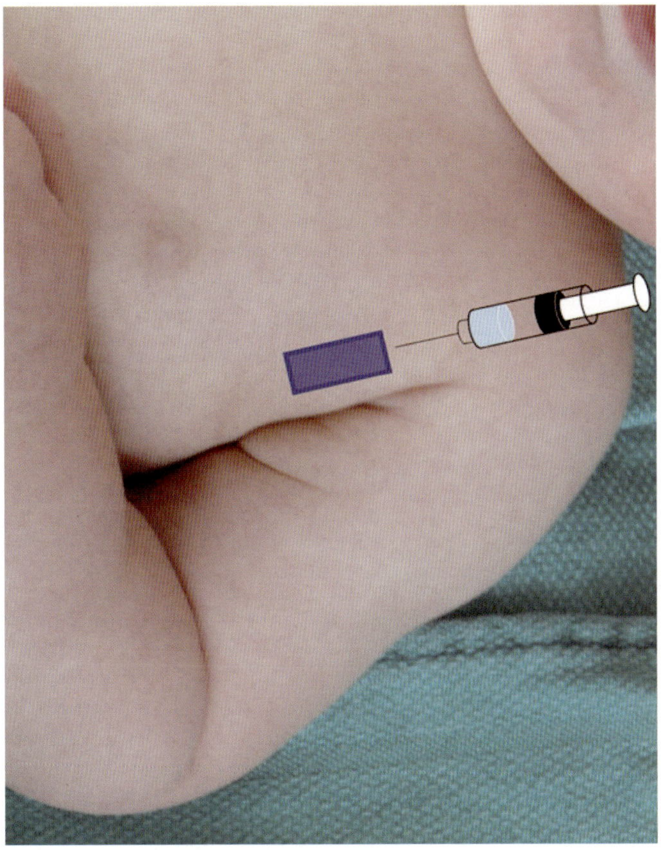

图 21.7　超声引导下锁骨下臂丛神经阻滞的平面内进针技术。蓝色矩形提示探头所在。

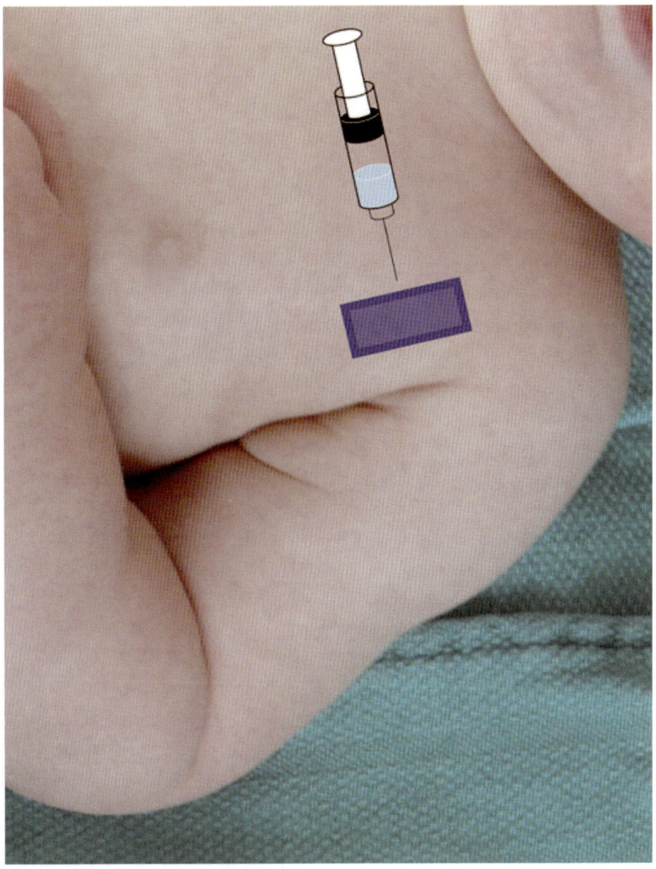

图 21.8　超声引导下锁骨下臂丛神经阻滞的平面外进针技术。蓝色矩形提示探头所在。

的个体解剖变异。该位置的神经结构为高回声，而近头端处为低回声，可能与近头端处束状物和高回声结缔组织数量增多有关。颈部胸膜靠近锁骨下窝内侧位置的臂丛神经；因此，对儿童进行锁骨下臂丛神经阻滞时，更推荐靠近外侧穿刺。超声成像可提供相关解剖和穿刺针的视窗。这对儿童而言非常有用，可避免多次穿刺；因部分解剖标志（如喙突）尚未发育完善，使儿童的解剖标志定位技术较难实施。与锁骨上方法相似，IP 进针阻滞效果更佳，持续保持针尖和针轴可视化有助于避免刺破血管和胸膜。

锁骨下和锁骨上入路持续输注用于儿童和成人的优点均有文献报道。优点包括：易于放置，稳定且可通过胸大肌和胸小肌固定导管[4,5]。

Loland 等[6]报道了臂丛神经周围输注成功用于优势手近端截肢术的患儿。重建手术后，在恢复室于超声引导行锁骨下臂丛神经置管，持续输注浓度为 0.2% 的罗哌卡因长达 24 天。作者认为在儿童上肢肢体残端保留手术中，神经周围输注局部麻醉药可将臂丛神经阻滞的优点延长至手术后。

临床经验：锁骨下臂丛神经阻滞

- 将线阵探头置于喙突内侧和锁骨下方。
- 识别腋动脉后，寻找动脉周围的臂丛神经。
- 应用 IP 进针技术，使针尖朝向目标神经后束。
- 在较小儿童，因锁骨和探头之间往往没有足够的空间，很难从超声探头上方应用平面内技术。该情况下，使用平面外技术或如 Marhofer 等[1]所述方法，适于从超声探头的尾侧进针。
- 由于靠近胸膜，应避免在超声探头内侧定位和穿刺。

21.7 病例分析

锁骨下臂丛神经阻滞(S.Suresh 提供)

8 岁女性患者,50.3kg,无家族遗传病史,术前 4 天手指 X 线提示右小指近节指骨远端关节内骨折,拟行右小指切开复位内固定术。在超声引导下行锁骨下臂丛神经阻滞,选用 22G 穿刺针,给予含 1:200 000 肾上腺素的 0.25%布比卡因 10mL(图 21.9)。阻滞持续时间为 6~12 小时;手术时间为 1 小时 42 分钟。术后疼痛评分分别为:术后 10 分钟为 5/10 (FACES);术后 1 小时为 0/10(FACES)。术后镇痛包括酮咯酸 24mg 和吗啡 (硫酸吗啡)1mg 注射,总共注射 3 次。

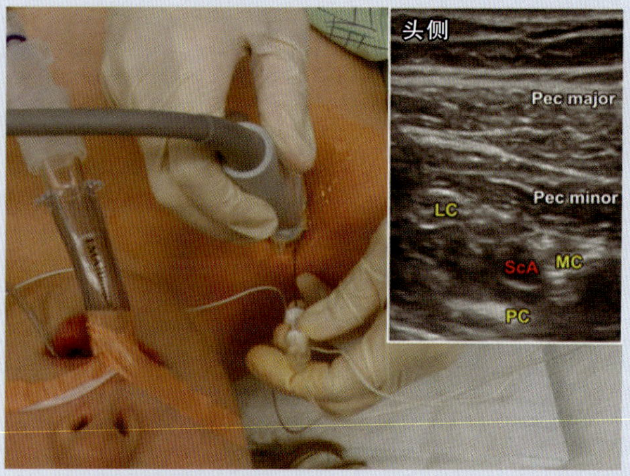

图 21.9 超声引导锁骨下臂丛神经阻滞。Pec major,胸大肌;Pec minor,胸小肌;LC 臂丛神经外侧束;MC,正中束;PC,后侧束;ScA,锁骨下动脉。详见"病例分析"。

(李国才 邹平 译 郑俊奕 张鸿飞校)

参考文献

1. Marhofer P, Sitzwohl C, Greher M, Kapral S. Ultrasound guidance for infraclavicular brachial plexus anesthesia in children. Anaesthesia. 2004;59:642–6.
2. Ponde VC, Diwan S. Does ultrasound guidance improve the success rate of infraclavicular brachial plexus block when compared with nerve stimulation in children with radial club hands? Anesth Analg. 2009;108:1967–70.
3. De Jose MB, Banus E, Navarro EM, et al. Ultrasound-guided supraclavicular vs infraclavicular brachial plexus blocks in children. Pediatr Anesth. 2008;18:838–44.
4. Dadure C, Raux O, Troncin R, et al. Continuous infraclavicular brachial plexus block for acute pain management in children. Anesth Analg. 2003;97:691–3.
5. Ponde VC. Continuous infraclavicular brachial plexus block: a modified technique to better secure catheter position in infants and children. Anesth Analg. 2008;106:94–6, table.
6. Loland VJ, Ilfeld BM, Abrams RA, Mariano ER. Ultrasound-guided perineural catheter and local anesthetic infusion in the perioperative management of pediatric limb salvage: a case report. Pediatr Anesth. 2009;19:905–7.

推荐读物

Karmakar MK, Kwok WH. Ultrasound-guided regional anesthesia. In: Cote CJ, Lerman J, Todres ID, editors. A practice of anesthesia for infants and children. 4th ed. Philadelphia: WB Saunders; 2009. p. 924–5.

Neal J, Gerancher JC, Hebl J, Ilfeld B, McCartney C, Franco C, Hogan Q. Upper extremity regional anesthesia: essentials of our current understanding. Reg Anesth Pain Med. 2009;34:134–70.

Tsui BC. Infraclavicular block. In: Tsui BC, editor. Atlas of ultrasound and nerve stimulation-guided regional anesthesia. New York: Springer; 2007. p. 87–98.

第 22 章

腋路臂丛神经阻滞

Ban C.H.Tsui

22.1 适应证

尺神经、正中神经、桡神经和肌皮神经是腋窝臂丛神经阻滞的主要目标。尺神经、正中神经和桡神经环绕并伴随腋动脉,从腋窝顶点沿着肱骨走行。肌皮神经常通过外侧束离开神经丛, 最接近腋路顶点,需要单独阻滞。

适应证

肘、前臂、腕或手的手术。

22.2 体表解剖(图 22.1)

患儿取仰卧位,手臂外展 70°~80°并外旋,肘关节屈曲 90°,手背朝向床面。体表标志包括如下:

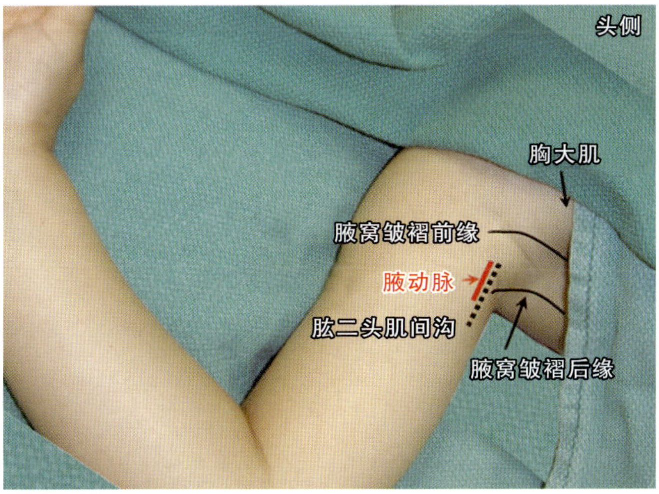

图 22.1 腋路臂丛神经阻滞时的患者体位及体表标志。

- 腋前襞

—由胸大肌组成。

—若试图阻滞肌皮神经,则触诊腋动脉波动(位于穿刺部位肌肉的深面)可确定最准确的进针位置。

- 腋后襞

—由背阔肌和大圆肌肌肉组成。

—在较低部位可触及腋动脉波动,位于手臂内侧腋后襞的前面;该脉搏有助于定位,可获得所有神经最佳阻滞的近似位点。

- 肱二头肌间沟或槽

—肱二头肌和肱三头肌肌腱之间的凹槽。

22.3 神经刺激器技术 (图 22.2 和图 22.3;表 14.1 和表 22.1)

(1)通常选取 30~50mm、22G~24G 的绝缘针,经腋动脉上缘进针,指向锁骨中点方向,与皮肤约呈 45°,朝向内侧、背部和尾部方向穿刺。也可使针呈垂直方向,朝向动脉和肱骨的上缘进针。

(2)听到"砰"的声音提示阻力消失,提示穿刺针进入包绕神经的腋鞘。

(3)应用 0.8~1.0mA(2Hz,0.1ms)的初始电流刺激神经丛,调整阈值电流为 0.4mA(0.1ms)获得运动神经反应时即可。

(4)前臂肌肉收缩可用来判断,但出现手的远端运动神经反应较为理想。

(5)穿刺针碰到骨质表明针已到达肱骨,此时应退针。

(6)注射器中发现动脉血表示穿刺到腋动脉,应稍退针;见静脉血(腋静脉)也应退针并重新定位,使

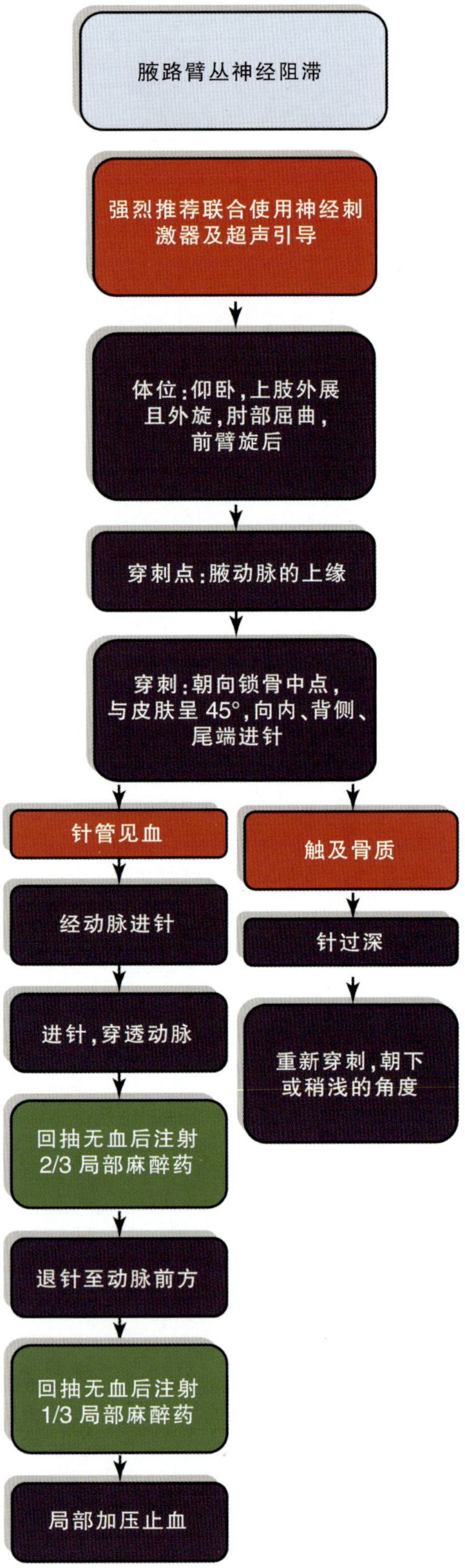

图 22.2 腋路臂丛神经阻滞操作流程图及穿刺点。

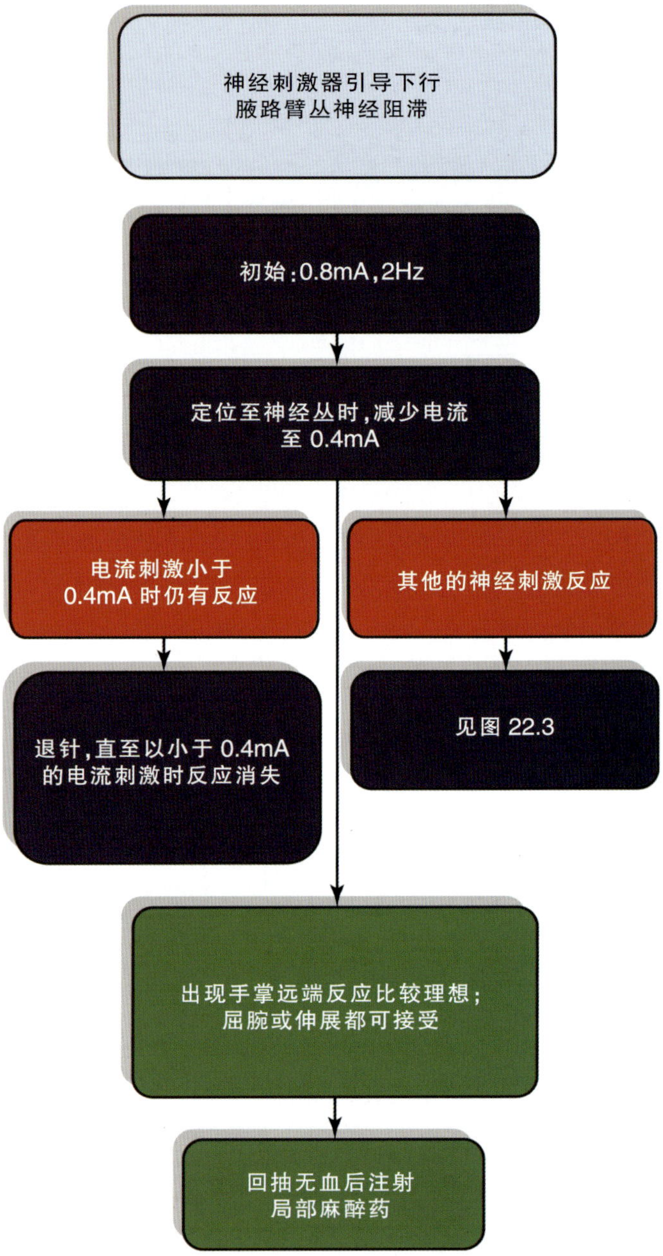

图 22.3 神经刺激器引导下腋路臂丛神经阻滞技术流程图。

针更向外侧或上方。

(7)单独阻滞肌皮神经时，肘关节屈曲是较理想的运动神经反应。

(8)肌皮神经通常位于肱二头肌和喙肱肌之间(图 22.6a)。穿刺针进入喙肱肌腹即可阻滞该神经。找到肌腹后，使用同一进针位置行腋路阻滞，进针朝向肌肉内侧。

(9)若术中需使用止血带，应在上臂行小范围的环形局部麻醉以阻滞肋间臂神经。也可于退针过程中注射小剂量局部麻醉药。

表 22.1　神经刺激器引导下腋路臂丛神经阻滞的反应和穿刺针调整建议

正确的神经刺激反应
约 0.4mA 时手部抽动(正中神经、桡神经或尺神经支配部位)
为提高成功率，推荐对每一神经行多次注射：
正中神经(C5–C8,T1；中指、示指和拇指屈曲，手掌向下并屈腕)；尺神经(C7–C8,T1；无名指和小指屈曲及手腕尺偏)；桡神经(C5–C8,T1；手指和腕外展)
其他常见反应和穿刺针的调整方法
电刺激后肌肉收缩
上臂(肱二头肌或肱三头肌的局部肌肉收缩)
说明：穿刺针角度偏上或偏下
穿刺针的调整：完全退出并重新定位
穿入血管
注射器针管回抽见腋动脉血
说明：穿刺针进入腋动脉
穿刺针的调整：在动脉后方注射 2/3 局部麻醉药，动脉前方注射 1/3
注射器针管回抽见腋静脉血
说明：穿刺针进入腋静脉
穿刺针的调整：稍向外或向上调整穿刺方向
感觉异常，但没有运动反应
穿刺针碰到臂丛神经
说明：刺激器、穿刺针或电极故障
穿刺针的调整：如果注射时出现典型的感觉异常，无需调整；如果出现非典型性感觉异常，则重新穿刺
穿刺针接触到骨面
肱骨(2~3cm 深)
说明：穿刺针已经越过神经丛，进针过深
穿刺针的调整：穿刺针退回至皮下组织并向上或向下倾斜 20°~30°角重新穿刺

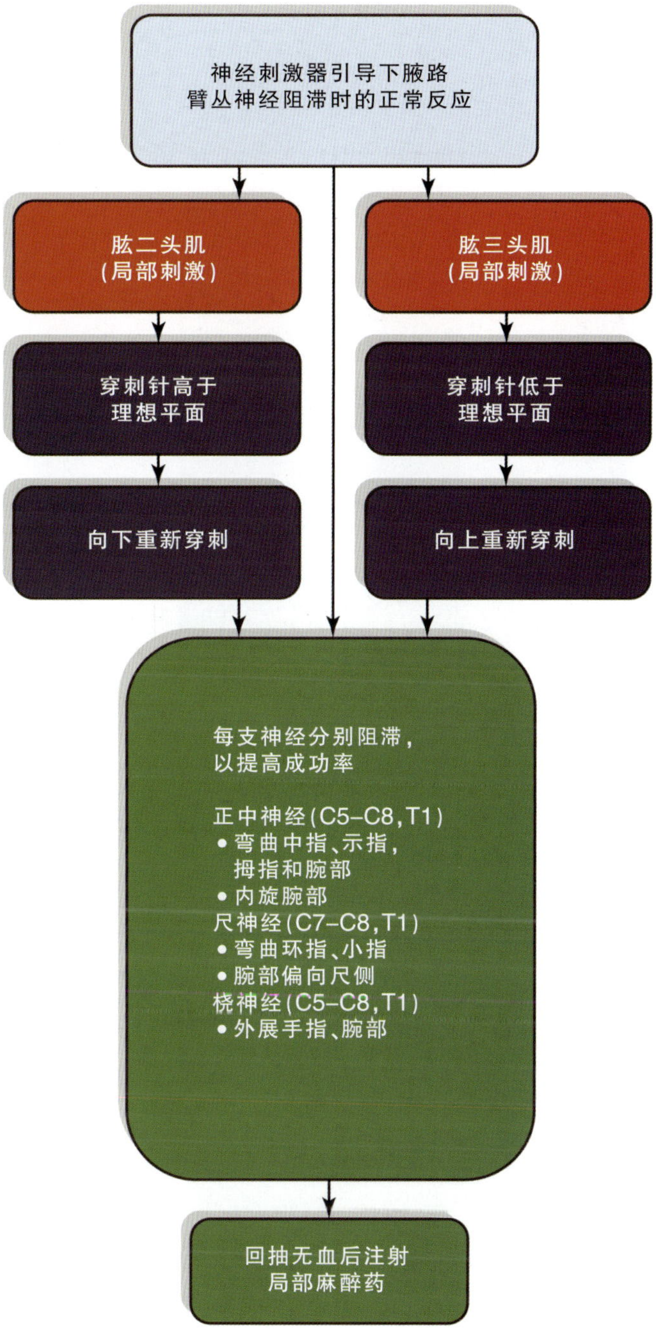

图 22.4　神经刺激器引导下腋路臂丛神经阻滞时出现不良反应的调整流程图。

22.3.1 不良反应的调整方法

见图 22.4。

22.4 超声引导技术(图 22.5)

MRI 和超声成像中显示的腋路臂丛神经末梢神经(图 22.6)。

22.4.1 穿刺点皮肤准备

(1)穿刺点皮肤准备并消毒。

(2)穿刺前用无菌敷料包裹超声探头。

22.4.2 扫描技术

(1)患者手臂外展 80°~90°，前臂外旋并肘部屈曲。

(2)由于神经表浅(皮下 1~2cm)，一般使用高频线阵探头(10~15MHz)获取图像。

(3)年幼儿多使用小尺寸探头。

(4)探头横放，与肱骨长轴垂直，并置于肱二头肌

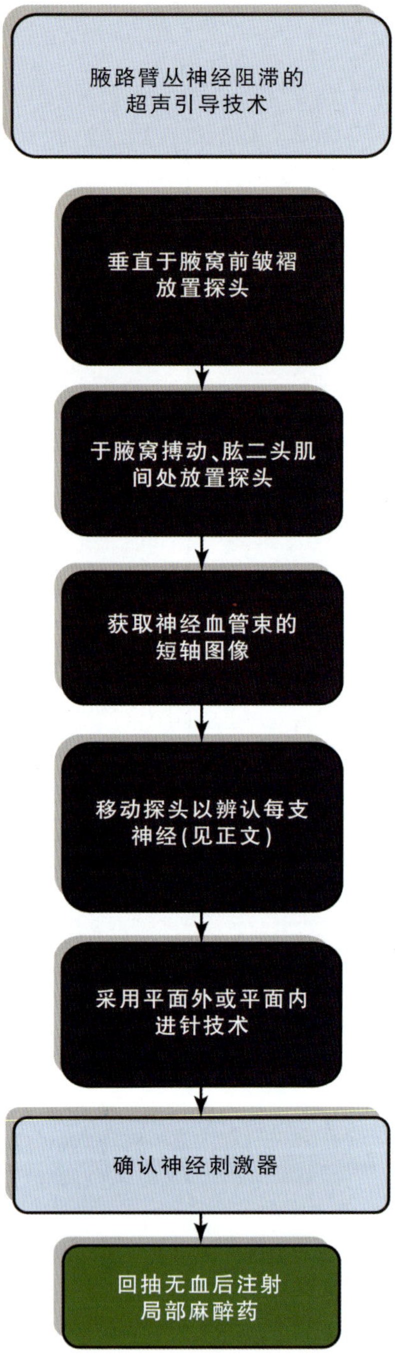

图 22.5 超声引导腋路臂丛神经阻滞技术流程图。

沟腋动脉搏动明显处。可获得神经血管鞘的横向短轴切面(图 22.6b)。

(5)开始扫描时需识别腋动脉和腋静脉,随后调整探头,显像所有的终末神经分支。

(6)建议追踪神经的走行向远端扫描,确认每条终末神经分支:

- 桡神经起始于腋动脉后方,沿肱骨后深部向桡神经沟(邻近三角肌结节)走行。
- 正中神经在腋窝处位于腋动脉上方(超声图像的外侧),沿肱骨中部下行至肘窝,与腋/肱动脉伴行。
- 尺神经在腋窝处位于腋动脉的内下方(超声图像的内上方),沿着上臂内侧下行,到达肱骨内上髁背面的尺神经沟。

(7)彩色多普勒可用于确认动脉的位置。超声下可见动脉搏动,从而与小的神经进行区分。

(8)腋窝顶部是观察臂丛所有终末分支的最佳位置。

22.4.3 超声影像

(1)使用高频小尺寸探头(曲棍球探头)获得横剖面图像(图 22.6b),可见喙肱肌位于右上方。大圆肌位于神经血管鞘下方。

(2)腋动脉位于正中,呈圆形低回声,并与肱二头肌及喙肱肌相邻。

(3)腋静脉(可出现 2 条)呈低回声,并可压缩,介于正中神经和尺神经的上方(可存在许多解剖变异)。

(4)腋动脉走行于腋静脉深面,被神经包绕。

(5)神经在短轴切面上呈圆形或椭圆形的蜂窝状低回声外观,其边缘由高回声的结缔组织(神经外膜)包绕。

(6)正中神经多位于腋动脉上方,介于腋动脉与肱二头肌之间。

(7)尺神经通常位于腋动脉下方,并靠近动脉的表面。

(8)桡神经相对居中,位于腋动脉的深面/后部。

(9)正中神经、尺神经及桡神经按顺时针方向包绕腋动脉,但个体差异较大。

(10)肌皮神经一般位于肱二头肌与喙肱肌之间的高回声平面内(见上所述),其外观差别较大。神经近端,可呈椭圆形;神经远端,则呈三角形;偶尔可呈扁平状。

22.4.4 穿刺方法

神经阻滞的单次注射技术已被成功用于小儿(也可能与小儿神经血管鞘内纤维分隔极少有关), 而在超声引导下将穿刺针靠近神经分支,此时实施注射能提高阻滞成功率。超声技术的应用取决于患者的状态(镇静水平和舒适性),以及神经显像的清晰度。

(1)应用神经刺激技术时,需使用 30~50mm、22G~24G 绝缘针。

(2)平面内(IP)和平面外(OOP)进针方法均适用

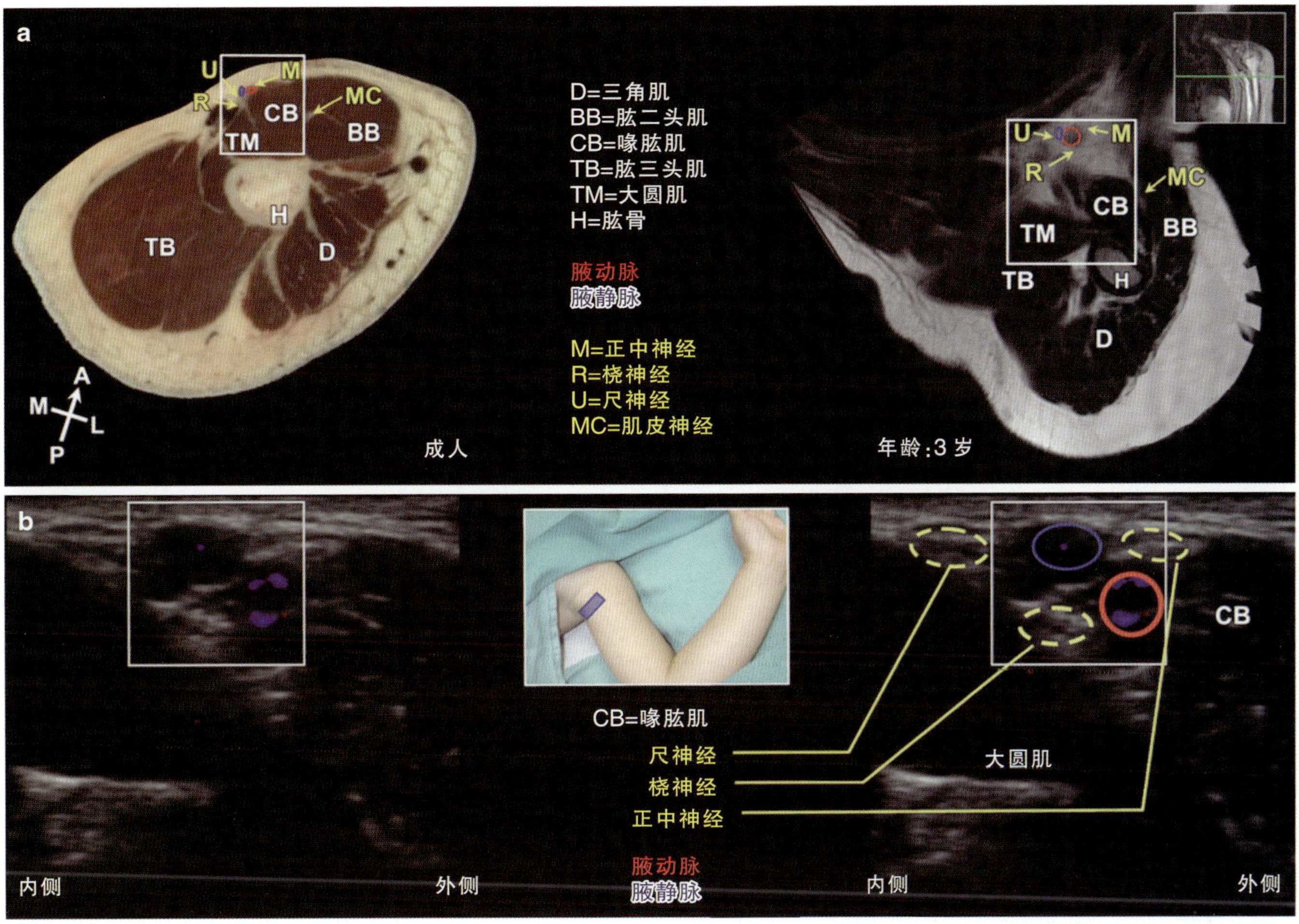

图 22.6　(a)腋窝处的臂丛神经解剖结构 VHVS 及 MRI 成像。(b)腋窝处臂丛神经的超声成像。

于腋路臂丛神经阻滞。

(3)平面外方法与传统盲穿方法相似,超声探头置于神经横轴面上,穿刺针尾端与探头垂直(图 22.7)。穿刺针距离探头 1cm,与皮肤呈 30°~45°角,并平行于神经血管鞘刺入。

(4)平面内方法则是将穿刺针与皮肤呈一锐角(20°~30°),自上向下进针(图 22.8)。首先,向正中神经和腋动脉的后面和深部进针,确定桡神经定位。我们建议首先在这个位置(桡神经所在位置)注射局部麻醉药,以尽量降低局部麻醉药溶液扩散造成的低回声对图像扭曲失真的影响。其次,退针至正中神经附近注射局部麻醉药,最后阻滞最表浅的尺神经。值得注意的是,这些神经的相对位置变异较大。

(5)肋间臂和臂内侧皮神经阻滞,需在上臂内侧肱二头肌至肱三头肌之间实施皮下注射。

(6)臂丛神经阻滞锁骨下入路通常能获得肌皮神经阻滞的最佳效果,腋路阻滞时则需要单独阻滞该神经。此时,可在腋动脉进入喙肱肌位置的上方(神经刺激可引出屈肘反应),或在肱骨中段实施肌皮神经阻滞。

22.5 局部麻醉药的应用

(1)沿已知的神经走行向远端或近端追踪,有利于识别神经的分支(见扫描技术所述)。为了提高阻滞效果,推荐使用神经刺激技术识别每条神经分支。

(2)建议给予局部麻醉药前,使用 5%葡萄糖溶液作为试验剂量,超声直视下观察药液扩散,确认神经定位。

(3)局部麻醉药的剂量为 0.25%~0.5%布比卡因、罗哌卡因或左旋布比卡因 0.2~0.3mL/kg。至于肌皮神经阻滞,在其所在筋膜的深部注射局部麻醉药 0.5~1mL 即可。

(4)超声显示局部麻醉药液完全扩散并包绕神经

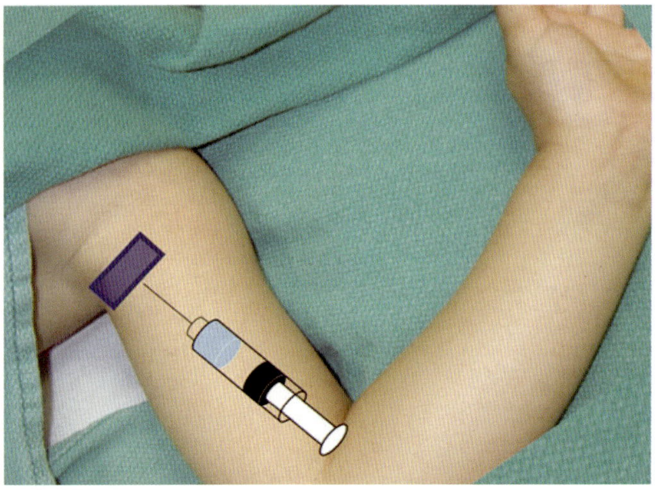

图 22.7 超声引导下腋路臂丛神经阻滞平面外进针技术。蓝色矩形表示探头所在。

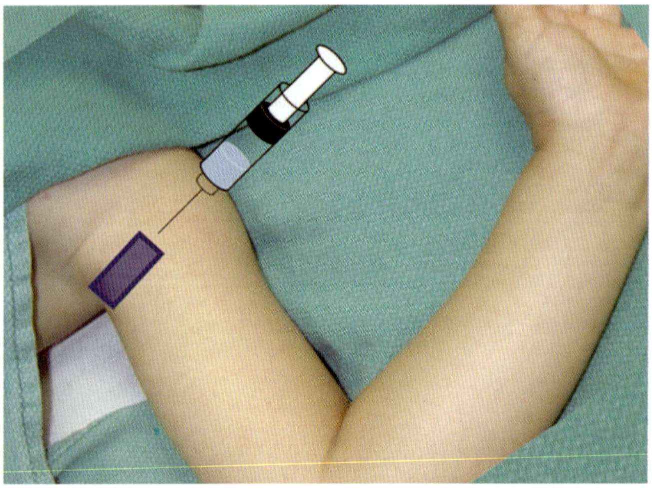

图 22.8 超声引导下腋路臂丛神经阻滞平面内进针技术。蓝色矩形表示探头所在。

结构，以及神经远离穿刺针尖，即提示注射位置恰当。反之，局部麻醉药溶液非对称地扩散(比如血管神经鞘外注射)，且注射后没有立即包绕神经结构，则提示注射位置不当。

(5)局部麻醉药注射后，神经显像通常更为困难。

22.6 超声引导技术的当代文献

与成人多次注射技术优于单次或两次注射相比，儿童腋路阻滞应用单次注射技术与多次注射的成功率相当。然而，这种阻滞成功率始终为 70%~80%[1]，为确保局部麻醉药充分地扩散到每根神经周围，通常仍需要多次注射并调整穿刺针方向。尽管有各种策略可提高阻滞成功率[例如，压迫远端和(或)穿透动脉以更有效的阻滞臂丛后束]，但是这些策略似乎在儿童神经阻滞的优势并不明显。

两个病例报道描述了隐性遗传型营养不良性大疱表皮松解症患者在腋路臂丛神经阻滞下接受并指修复术。Englbrecht 等[2]采用超声引导下腋路臂丛神经阻滞，使用 24G 穿刺针(SonoPlex Nanoline 针)，依次使用 1%甲哌卡因 3mL 及 0.18%布比卡因 2mL，分别阻滞尺神经、正中神经、桡神经及肌皮神经。未复合应用全身麻醉，术中及术后镇痛效果良好。

Boschin 等[3]报道了一名 3 岁患儿在双侧腋路臂丛神经阻滞下接受全手并指修复术的病例。每侧手术开始前应用超声引导技术实施同侧阻滞，使用 24G 穿刺针，采取平面内技术穿刺，两侧分别注射 0.25%罗哌卡因 7.5mL。患儿术后疼痛控制满意。

最近 Elnour 等[4]对比了超声引导和神经刺激方法在腋路臂丛神经阻滞下实施前臂和手掌手术的效果。与神经刺激引导方法相比，超声组阻滞成功率更高(但差异并不显著)，实施阻滞操作时间更短，且阻滞持续时间更长。

近期 3 篇由不同作者发表的综述分别对腋路臂丛神经阻滞进行了回顾研究[5-7]。研究显示，儿童腋路阻滞应使用与成人相似的技术，其中包括：将高频探头横放于肱骨上，使用平面内穿刺技术，并且多点注射局部麻醉药以阻滞臂丛的所有终末神经分支。多点注射对阻滞手术相关的所有神经必不可少(例如臂皮神经、前臂内侧皮神经及肌皮神经需单独阻滞)。

临床经验：腋路臂丛神经阻滞

- 尽量靠近腋窝处放置曲棍球探头或小尺寸探头。
- 使用平面内技术，由上向下进针。
- 腋路臂丛神经结构表浅，且易于识别。桡神经偶有定位困难。
- 彩色多普勒有助于识别血管结构。
- 注射局部麻醉药应包绕每根终末神经。

22.7 病例分析

腋路臂丛神经阻滞(S.Suresh 提供)

患儿,女,15 月龄,体重 11.9kg,诊断为 Apert 综合征,行右手拇指-示指、中指-环指复杂性并指重建及右肘窝取皮移植术,同时还施行内镜下双侧冠状缝及眶上松解、额面部重建术。通过双手正侧位平片(两个视图)及双上肢 CT/CTA 造影剂对照获得临床诊断。实施并指修复手术时,应用超声引导平面内腋路臂丛神经阻滞技术,使用 22G 穿刺针,0.25%布比卡因 6mL(图 22.9)。阻滞时间持续达 6~12 小时,手术后 5 小时给予氢可酮-对乙酰氨基酚溶液(Lortab)1.2mg(2.5mg/167mg)/5mL 镇痛。

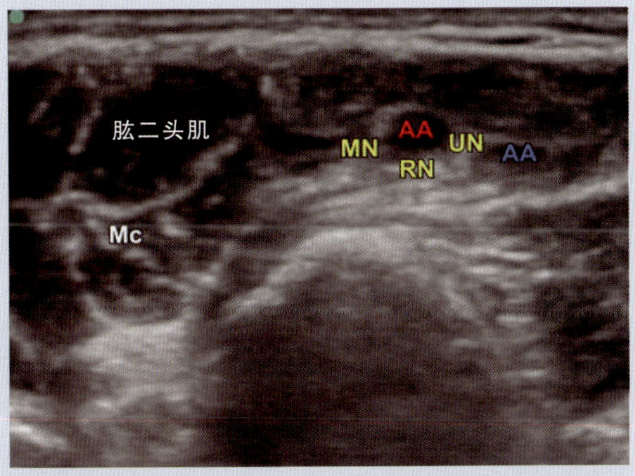

图 22.9 超声引导的腋路臂丛神经阻滞。Mc,肌皮神经;MN,正中神经;RN,桡神经;UN,尺神经;AA,腋动脉;AV,腋静脉。详见“病例分析”。

(李国才 占丽芳 译 郑俊奕 张鸿飞 校)

参考文献

1. Carre P, Joly A, Cluzel FB, et al. Axillary block in children: single or multiple injection? Pediatr Anesth. 2000;10:35–9.
2. Englbrecht JS, Langer M, Hahnenkamp K, Ellger B. Ultrasound-guided axillary plexus block in a child with dystrophic epidermolysis bullosa. Anaesth Intensive Care. 2010;38:1101–5.
3. Boschin M, Ellger B, van den Heuvel I, et al. Bilateral ultrasound-guided axillary plexus anesthesia in a child with dystrophic epidermolysis bullosa. Pediatr Anesth. 2012;22:504–6.
4. Elnour HA, Hana MG, Rizk SN, Soaaida S. Ultrasound guided axillary brachial plexus block in pediatric surgical patients. Egypt J Anesth. 2009;25:281–90.
5. Marhofer P. Upper extremity peripheral blocks. Tech Reg Anesth Pain Manag. 2007;11:215–21.
6. Rapp H, Grau T. Ultrasound-guided regional anesthesia in pediatric patients. Tech Reg Anesth Pain Manag. 2004;8:179–98.
7. Roberts S. Ultrasonographic guidance in pediatric regional anesthesia. Part 2: techniques. Pediatr Anesth. 2006;16:1112–24.

推荐读物

Dalens B. Infraclavicular brachial plexus blocks. In: Dalens BJ, editor. Pediatric regional anesthesia. Boca Raton: CRC Press; 1990. p. 247–51.

Karmakar MK, Kwok WH. Ultrasound-Guided Regional Anesthesia. In: Cote CJ, Lerman J, Anderson BJ, Eds. 5th ed. Philadelphia: WB Saunders; 2013. p. 880–908.

Mather SJ. Upper limb blocks. In: Peutrell JM, Mather SJ, editors. Regional anaesthesia for babies and children. Oxford: Oxford University Press; 1997. p. 101–5.

Tsui BC. Axillary block. In: Tsui BC, editor. Atlas of ultrasound and nerve stimulation-guided regional anesthesia. New York: Springer; 2007. p. 99–107.

第 23 章

上肢末梢神经阻滞

Ban C. H. Tsui

23.1 正中神经阻滞

正中神经支配的肌肉运动包括拇指、示指和中指屈曲和伸直，以及前臂旋前和屈腕，其神经纤维来源于臂丛神经的根和干。

在腋窝水平，正中神经最初位于腋动脉上方，然后沿上臂内侧、于肱动脉（腋动脉的延续）外侧下行，随后跨过肱动脉（通常神经位于动脉前方），于肱骨中点处进入喙肱肌。

正中神经跨过肘部走行于肱肌上，位于肱动脉和静脉的内侧（这些结构均位于肱二头肌腱内侧）。图10.8为肘窝横断面示意图，阐明了神经与动脉、静脉及其邻近肌肉的关系。

正中神经走行于肱二头肌腱膜和肘正中静脉的深面，穿过旋前圆肌两头之间后，发出骨间前神经，支配拇长屈肌、旋前方肌，以及指深屈肌桡侧半。

肘窝远端，正中神经发出感觉支并支配掌面皮肤，包括拇指、示指、中指及无名指桡侧半（其尺侧一个半指的神经支配可能出现变异，与尺神经的神经支配重叠）。

最远端腕部皮肤皱褶部位，正中神经位置居中并走行于屈肌韧带的深面，并发出内外两个分支。

正中神经支配第1、2蚓状肌，使示指、中指的近端指节屈曲和远端指节伸直。

正中神经支配鱼际肌，第1、2蚓状肌以及除由尺神经支配的尺侧腕屈肌和指深屈肌尺侧半以外的所有前臂屈肌。

23.1.1 体表解剖（图23.1）

患者取仰卧位，手臂稍外展，肘部屈曲约30°，前臂放置在托手架上。体表标志包括：

- 尺侧

肱骨内上髁。

- 桡侧

—肱动脉搏动：紧贴肱二头肌腱内侧。

—肱二头肌腱：位于肱动脉和正中神经的外侧，轻微屈肘时非常容易触及。

23.1.2 神经刺激器技术（见表14.1）

（1）正中神经位于肘部表浅位置，应使用短斜面的短穿刺针（不超过3~4cm）实施阻滞。

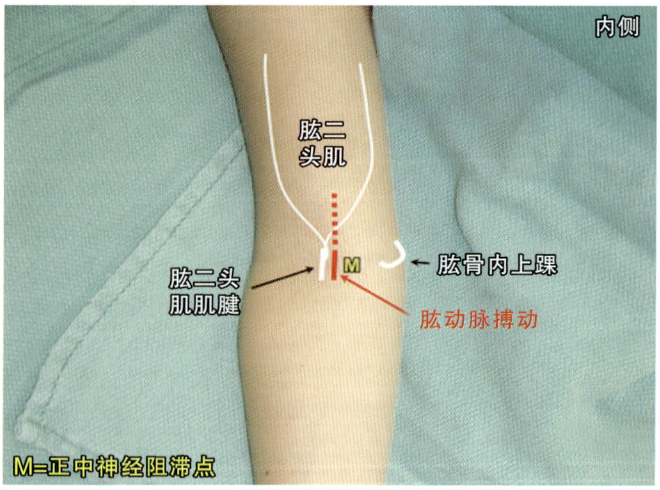

图 23.1 正中神经阻滞的体表解剖及标志。

(2)尽量避免肘部过度伸展,减少穿透肘关节的风险。

(3)紧贴肱动脉内侧,垂直皮肤穿刺进针。

(4)通过神经刺激可见外侧三根手指收缩(拇指、示指或中指屈曲),屈腕或前臂旋前也提示神经定位准确。

23.1.3 超声引导技术

参考 VHVS 和超声的相关解剖图(图 23.3)。

23.1.3.1 扫描技术

(1)应用高频(10+MHz)探头观察儿童的正中神经。

(2)取短轴平面放置探头,探头中点位于肱二头肌腱内侧,获得正中神经(内侧)和肱动脉(外侧)的横断面图像。

(3)神经和动脉位置均较表浅,且在该位置正中神经可能比肱动脉更粗大。

(4)应用彩色多普勒可鉴别肱动脉及其内侧的正中神经。

23.1.3.2 超声影像

正中神经呈椭圆形或花生粒状,位于肱动脉内侧。肱动脉往往呈圆形,并且比神经细小(图 23.2b)。

23.1.3.3 穿刺方法

(1)在肘窝水平,平面内(IP)和平面外(OOP)方法均可用于正中神经阻滞。

(2)平面内技术(图 23.3),靠内侧进针到达正中神经,避开肱动脉。穿刺针垂直于正中神经,并在神经周围注射局部麻醉药。与平面外技术相比,平面内技术进针路径较长,清醒患者可能产生不适。

(3)平面外技术(图 23.4),探头横向放置,使正中神经位于超声视野中央,穿刺针朝头侧方向进针。

(4)进针点与探头相距较小距离(例如 1cm),一旦穿刺针到达神经所在位置,即可观察到针尖。

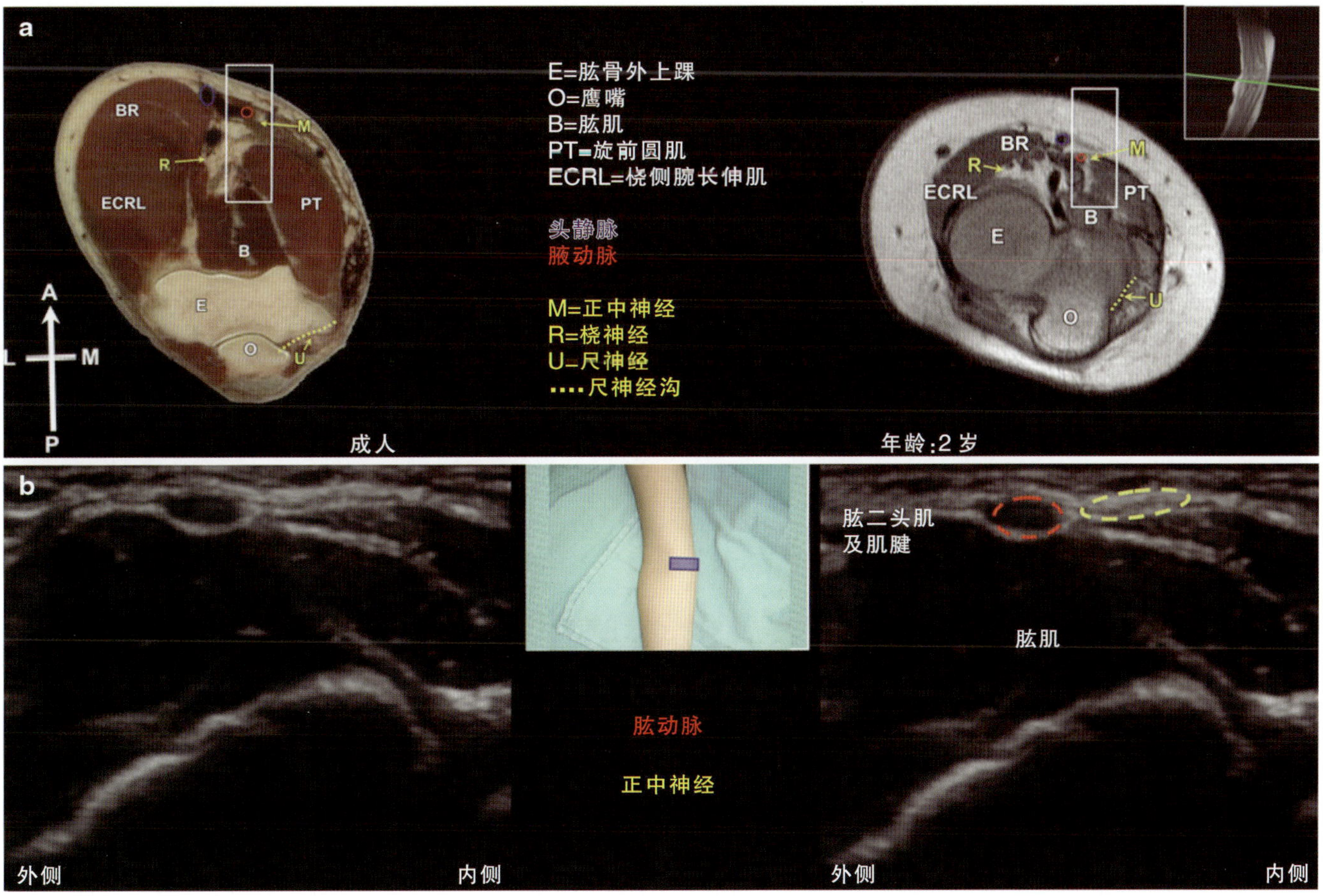

图 23.2　(a)肘窝处的 VHVS 及 MRI 成像。(b)肘窝处正中神经超声成像。

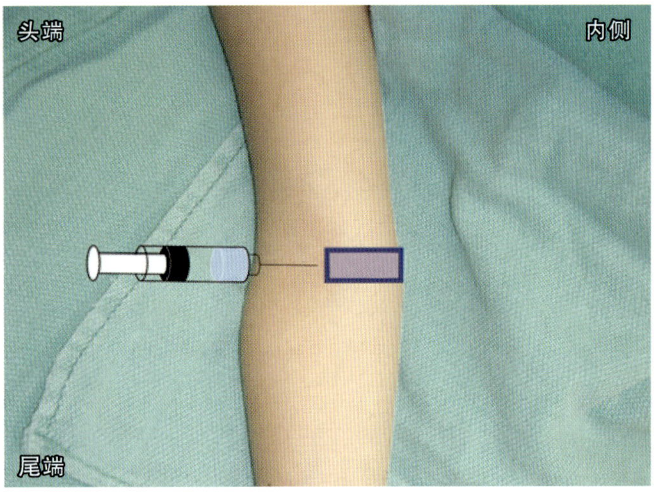

图 23.3 超声引导正中神经阻滞平面内进针方法。蓝色矩形表示探头所在。

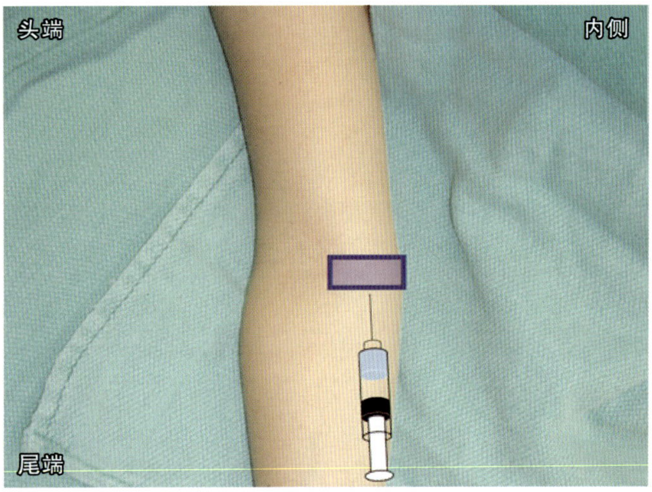

图 23.4 超声引导正中神经阻滞平面外进针方法。蓝色矩形表示探头所在。

23.1.4 局部麻醉药给药

(1)应用神经刺激器时使用3~4cm的绝缘穿刺针,0.25%~0.5%罗哌卡因2~3mL阻滞正中神经。

(2)建议在局部麻醉药使用前,给予5%葡萄糖溶液作为试验剂量,超声直视下观察溶液扩散,确认神经定位。

(3)在神经周围注射1~3mL局部麻醉药,呈圆形包绕,避免穿刺针与神经直接接触,获得完善的阻滞效果。

(4)注射局部麻醉药后神经周围出现低回声的液性扩散。

23.1.5 病例分析

肘部正中神经阻滞(A.Spencer 提供)

患儿女,12岁,体重44kg,行手外科手术。X线显示其左手拇指近节指骨末端关节骨折伴轻度移位,而骨骺板未受影响。患儿在全身麻醉复合超声引导下实施肘部正中神经和桡神经阻滞,接受近节指骨切开复位内固定术。使用40mm的22G穿刺针进行神经阻滞,应用平面内技术进针(图23.5和图23.10)。每个神经部位使用0.5%布比卡因4mL阻滞;正中神经和桡神经的阻滞持续时间分别为6~12小时和8~12小时。手术时间为1小时10分钟。术后30分钟和60分钟正中神经和桡神经感觉阻滞区域的疼痛评分均为0分(总分为10分)。术后镇痛包括每4小时口服对乙酰氨基酚500mg和每6小时口服布洛芬400mg。

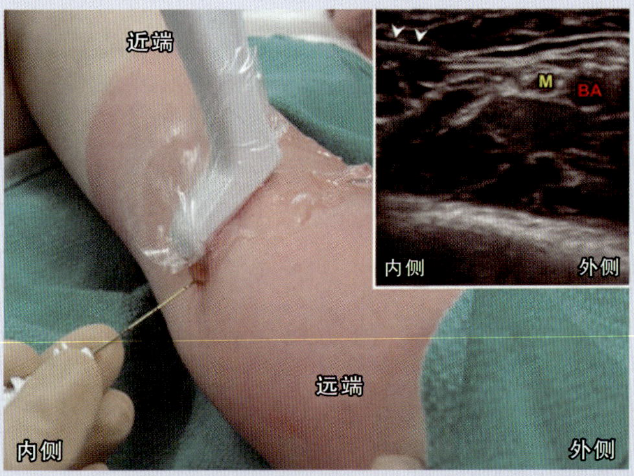

图 23.5 超声引导正中神经阻滞。M,正中神经;BA,肱动脉;箭头所指为穿刺针位置(详见"病例分析")。

23.2 桡神经阻滞

(1)桡神经支配的肌肉运动包括手腕和手指的伸展(背屈),其神经纤维来自臂丛的上中干、后股、后束,并从神经丛的后方发出。

(2)桡神经位于第二、第三段腋动脉的后方,经肩胛下肌、大圆肌以及背阔肌下行进入腋窝(神经穿行于背阔肌内)。

(3)然后桡神经穿行于肱三头肌内侧头与外侧头之间，在三角肌水平，沿桡神经沟在肱骨后部斜向下走行(图 10.11)。该位置桡神经行走于肱动脉深部的后内侧。

(4)桡神经到达肘部上方的肱骨外侧缘，然后穿过外上髁，并进入介于近端的肱肌、肱桡肌与远端的桡侧腕长伸肌之间的臂前间隙内。

(5)在肱骨外上髁前方，桡神经分支并延续为浅支(感觉)和深支(运动)，深支又称为骨间后神经。

(6)桡神经支配手臂和前臂后部的皮肤和皮下组织，还支配包括靠近拇指根部的桡侧手背皮肤、示指背面及无名指桡侧半至远端指间皱褶。

23.2.1 体表解剖(图 23.6)

患者取仰卧位，手臂稍外展，肘部屈曲约 30°，前臂放置在托手架上。体表标志包括：

• 三角肌粗隆：手臂内旋突出后部的三角肌范围，能较容易地追踪找到三角肌粗隆上的进针点。桡神经沟刚好落在三角肌粗隆的远端。

• 肱骨外上髁：沿着肱骨外侧向肘部(由近及远)触摸，可触及突出的肱骨外上髁。

• 肱二头肌：触摸远端肌腹的外侧缘，桡神经位于此处肌肉的深面外侧。

23.2.2 神经刺激器技术

(1)桡神经位于肘关节浅部，应使用带有短斜面的短穿刺针(3~4cm)进行阻滞。

(2)应避免肘关节完全伸展，以减少穿透肘关节的风险。

(3)穿刺点位于肱二头肌短头与肱桡肌之间的髁上位置，向头侧穿刺进针，与水平呈 30°~60°角。

(4)若穿刺针触及肱骨，提示进针过深；若穿刺针越过上臂前方、肱骨外侧，而未触及肱骨及桡神经，亦提示进针过深。

(5)桡侧肌肉抽搐，而手腕和手指的伸(屈)是特征性的运动反应。

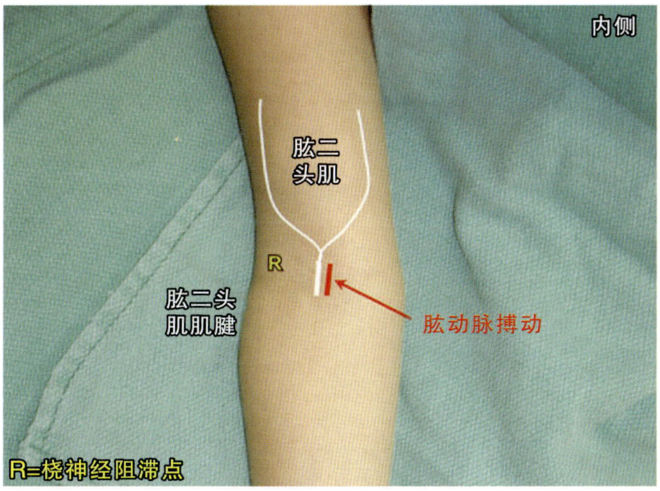

图 23.6 桡神经阻滞的体表解剖及标记。

23.2.3 超声引导技术

23.2.3.1 扫描技术

(1)因儿童皮肤至神经的距离较短，故应使用高频超声(10~15MHz)。

(2)将超声探头以轴面置于上臂远端的外侧(肘关节上肱骨髁上嵴水平 1~2cm)，肱二头肌长头的外侧，肱桡肌上方偏中间的位置。可找到圆形的桡神经，此后其分为深浅两支。若为证实桡神经，可以向远端追踪并跨越肘关节，在此可看到两条分支呈高回声的“气泡”状。

(3)此外，也可从肱骨的近端追踪桡神经，此处桡神经在肱骨后方三角肌水平沿着桡神经沟向斜下方走行。桡神经位于肱骨后方深部的肱动脉内后侧，彩色多普勒超声有助于识别(图 23.7)。

(4)首先可在肱骨后方定位桡神经，随后向肘关节的外侧和前方追踪。

23.2.3.2 超声影像

(1)桡神经位于肱肌和肱桡肌之间，靠近以直角曲度成像的肱骨外侧。

(2)肘关节上方，桡神经通常显像为椭圆形，分支后，则显像为两个扁平的低回声区域。

(3)肱骨后方，深部的肱动脉(与桡神经大小相当)位于呈椭圆形的桡神经前外侧，两者均出现在椭圆形肱骨的上方(图 23.7b)。

(4)提示：多数专家倾向于在远端进行阻滞(如肘前部位)(图 23.7c 和图 23.7d)。

23.2.3.3 穿刺方法

(1)由于桡神经比较表浅(图 23.8)，所以平面外进针是较好的选择。平面内进针，通常采用从前向后进针法(见下文)，可全程观察到针体和针尖的走向，避免损伤邻近的肱动脉。但平面内进针常会给清醒患

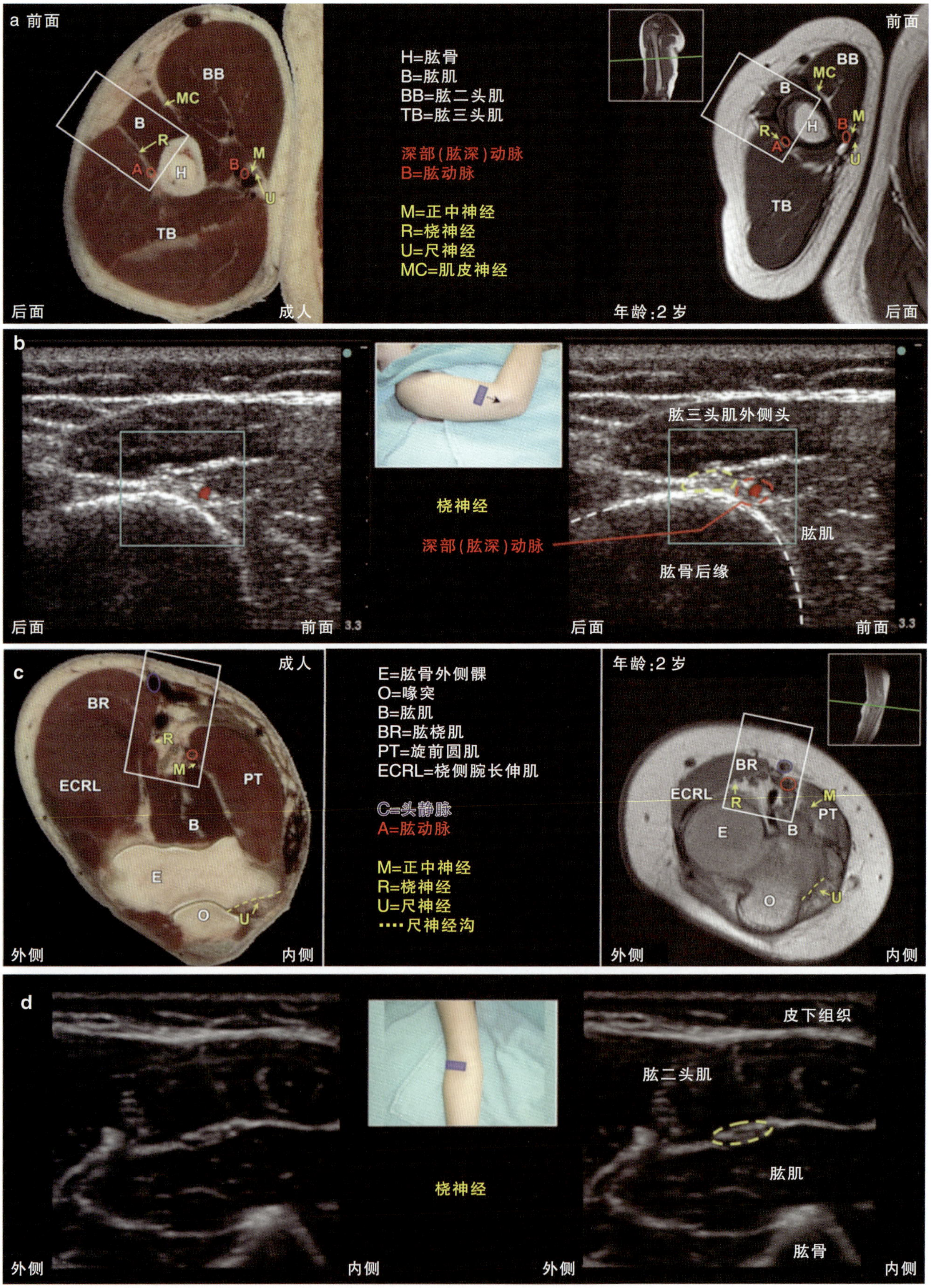
a 前面
BB
MC
B
R
A
H
B
M
U
TB
后面
成人
H=肱骨
B=肱肌
BB=肱二头肌
TB=肱三头肌
深部(肱深)动脉
B=肱动脉
M=正中神经
R=桡神经
U=尺神经
MC=肌皮神经
前面
年龄:2 岁
后面
b
桡神经
深部(肱深)动脉
肱三头肌外侧头
肱肌
肱骨后缘
后面
前面
3.3
c
成人
BR
R
M
ECRL
PT
B
E
O
U
外侧
内侧
E=肱骨外侧髁
O=喙突
B=肱肌
BR=肱桡肌
PT=旋前圆肌
ECRL=桡侧腕长伸肌
C=头静脉
A=肱动脉
M=正中神经
R=桡神经
U=尺神经
···· 尺神经沟
年龄:2 岁
d
皮下组织
肱二头肌
桡神经
肱肌
肱骨
外侧
内侧

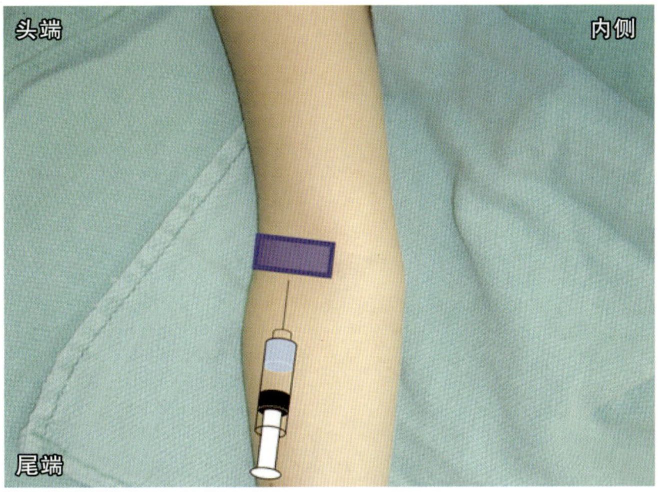

图 23.8 超声引导桡神经阻滞,平面外进针技术。蓝色矩形表示探头所在。

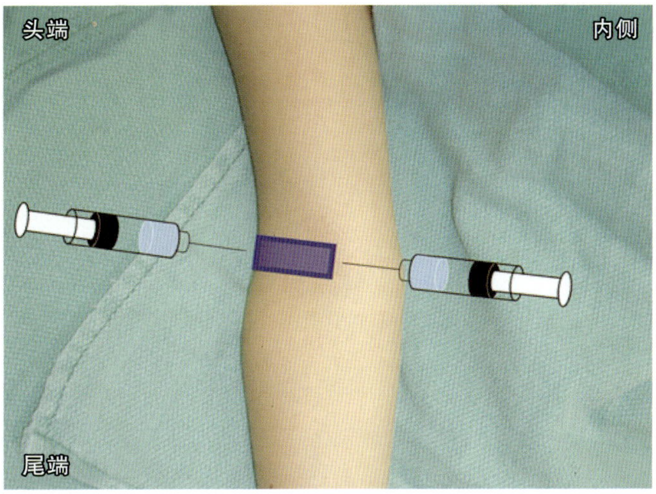

图 23.9 超声引导桡神经阻滞,平面内进针技术。蓝色矩形表示探头所在。

者带来不适感。

(2)平面外进针法,将桡神经显像于超声屏幕的中央, 然后将穿刺针置于横向放置的探头中央位置,向头侧刺入。穿刺针与探头之间需有一小段距离(例如 1cm),以便到达桡神经时可看到穿刺针尖。

(3)平面内进针法,在上臂中段后方,将探头向尾部滑动寻找高回声的桡神经,神经沿肱骨下行,最终走向肱骨远端的前方。平面内技术穿刺过程中,应尽量将神经的图像放置在屏幕的边缘。超声引导下,平面内进针可由外侧向内侧或从内侧向外侧穿刺(如图 23.9)。在向桡神经靠近的过程中,针体与针尖须全程实时显影。局部麻醉药需要注射在神经的前部与后部方可充分包绕神经。

23.2.4 局部麻醉药的应用

(1)使用神经刺激器阻滞桡神经时,常选用 30~40mm 的绝缘穿刺针,0.5%罗哌卡因 2~3mL。

(2)注射局部麻醉药之前,推荐使用 5%葡萄糖溶液作为试验剂量, 以观察溶液扩散并确定桡神经位置。但平面内技术并不一定需要试验剂量,因为其可全程显示针尖位置(见第 4 章的中框内容,局部麻醉药注射前使用 5%葡萄糖溶液作为试验剂量)。

(3)使用 2~3mL 局部麻醉药(如 0.25%~0.5%罗哌卡因)均匀扩散至桡神经周围并包绕神经,避免穿刺针的直接损伤,获得完善的阻滞效果。

(4)包绕在桡神经周围的局部麻醉药会出现低回声显影。

23.2.5 病例分析

神经阻滞的步骤详见 23.1.5 节, 图 23.10 为由内向外进针的桡神经阻滞方法(平面内进针)。

23.3 尺神经阻滞

(1)在前臂,尺神经支配无名指(第四)和小指(第五)的屈曲运动,以及尺侧腕屈肌(向尺侧屈腕)。尺神经是臂丛下干前支内侧束的延续。

(2)起初尺神经在腋动、静脉之间出自腋窝,然后沿肱二头肌内侧缘伴肱动脉下行至肱骨中点,随后绕到肱骨后方,沿肱三头肌内侧头表面继续下行(图 10.6)。

(3)此后尺神经行至肱骨内上髁的后方(尺神经沟位置),再向下穿尺侧腕屈肌至前臂掌面内侧。

(4)尺神经下行至前臂前方,向深部走行于尺侧腕屈肌和指浅屈肌之间, 与尺动脉伴行至上臂中点(图 10.9)。神经和动脉直接在尺骨前的前臂下 1/3 和上 2/3 的交点处。

图 23.7 (a)肱骨水平桡神经的 VHVS 及 MRI 成像。(b)肱骨水平桡神经的超声成像。虚线箭头所指为探头由此位置向远端的肘窝移动。(c)肘窝水平桡神经的 VHVS 及 MRI 成像。(d)桡神经阻滞部位的超声成像(肘窝)。

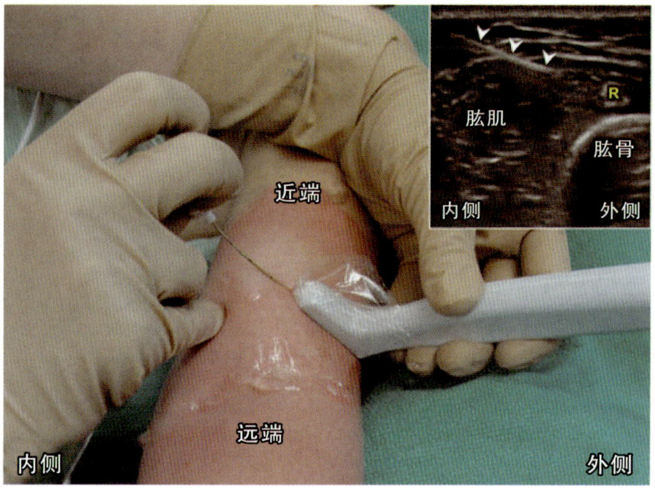

图 23.10 超声引导桡神经阻滞(参见 23.1.5 节,正中神经阻滞病例分析)。

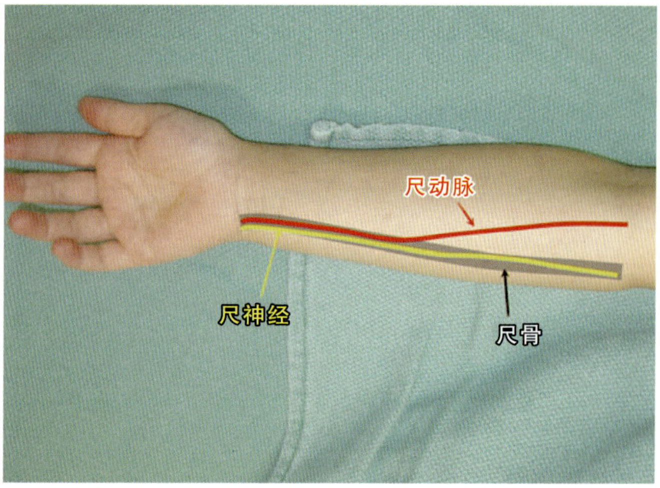

图 23.11 尺神经阻滞的体表解剖及标志。

(5)在腕部,尺神经于腕骨的外侧穿屈肌韧带(对钩骨钩内侧)的浅面和掌腱膜的深面进入手掌,分为深浅两支;尺动脉在腕部位于尺神经的前外侧。

(6)尺神经支配除正中神经以外的所有手内肌群(如所有骨间肌、内侧蚓状肌、小鱼际肌、拇内收肌、拇短屈肌的深支)。

(7)尺神经通过骨间肌和内侧蚓状肌,调节掌指关节的屈曲和四、五指间关节的伸展。

(8)尺神经在距腕关节 5~10cm 处分为掌侧和背侧分支,支配第 4 手指的内半侧及第 5 指(可能存在变异,与正中神经的皮支支配区域重叠,即外侧三个半指区域)。

23.3.1 体表解剖(图 23.11)

患者手臂肘部屈曲,肩部外旋,前臂旋转掌心向上,置于托手架上。体表标志包括:

• 尺骨:可以触到前臂中下 1/3 连接处的骨面。

• 尺动脉搏动:许多患者很难触诊到尺动脉搏动。

若使用神经刺激技术:

• 进针点为尺骨沟,尺骨沟位于肱骨内上髁与尺骨鹰嘴之间。

23.3.2 神经刺激器技术

(1)尺神经穿过髁突沟,在肘部走行表浅。

(2)前臂于肘部屈曲时,应使用短斜型穿刺针(3~5cm),穿刺点位于髁突线远端 1~3cm 处。或者在髁突沟近端 2~3cm 进行神经阻滞。

(3)穿刺针呈 45°角沿着尺神经沟近端靠近内侧的位置穿刺。

(4)手掌尺神经支配区域出现肌肉收缩-运动反射为环指与小指屈曲,腕关节向尺侧倾斜。

(5)穿刺针回抽见血表明进入尺动脉。在此情况下需局部加压后重新穿刺;若触及尺骨说明进针过深。

23.3.3 超声引导技术

该区域在 VHVS 与超声下的影像结构,参见图 23.12。

23.3.3.1 扫描技术

尺神经靠近尺动脉,可通过超声短轴平面内扫描识别。

(1)将超声探头置于尺骨与尺侧腕屈肌肌腹上方,前臂前方,而非朝向内侧靠近尺骨的部位。向下方缓慢扫描直至看到搏动的动脉,与神经彼此贴近(多普勒可能有效)。

(2)通过远近移动探头,动态扫描以确认神经,明确神经与动脉在近端分离,于前臂中段的远端再次与动脉汇聚(图 23.12b)。

(3)阻滞时应能同时显现尺神经与尺动脉,但需使两者保持足够距离,以免穿刺到动脉。

23.3.3.2 超声影像

(1)近端尺神经短轴切片呈蜂窝、椭圆状结构,包

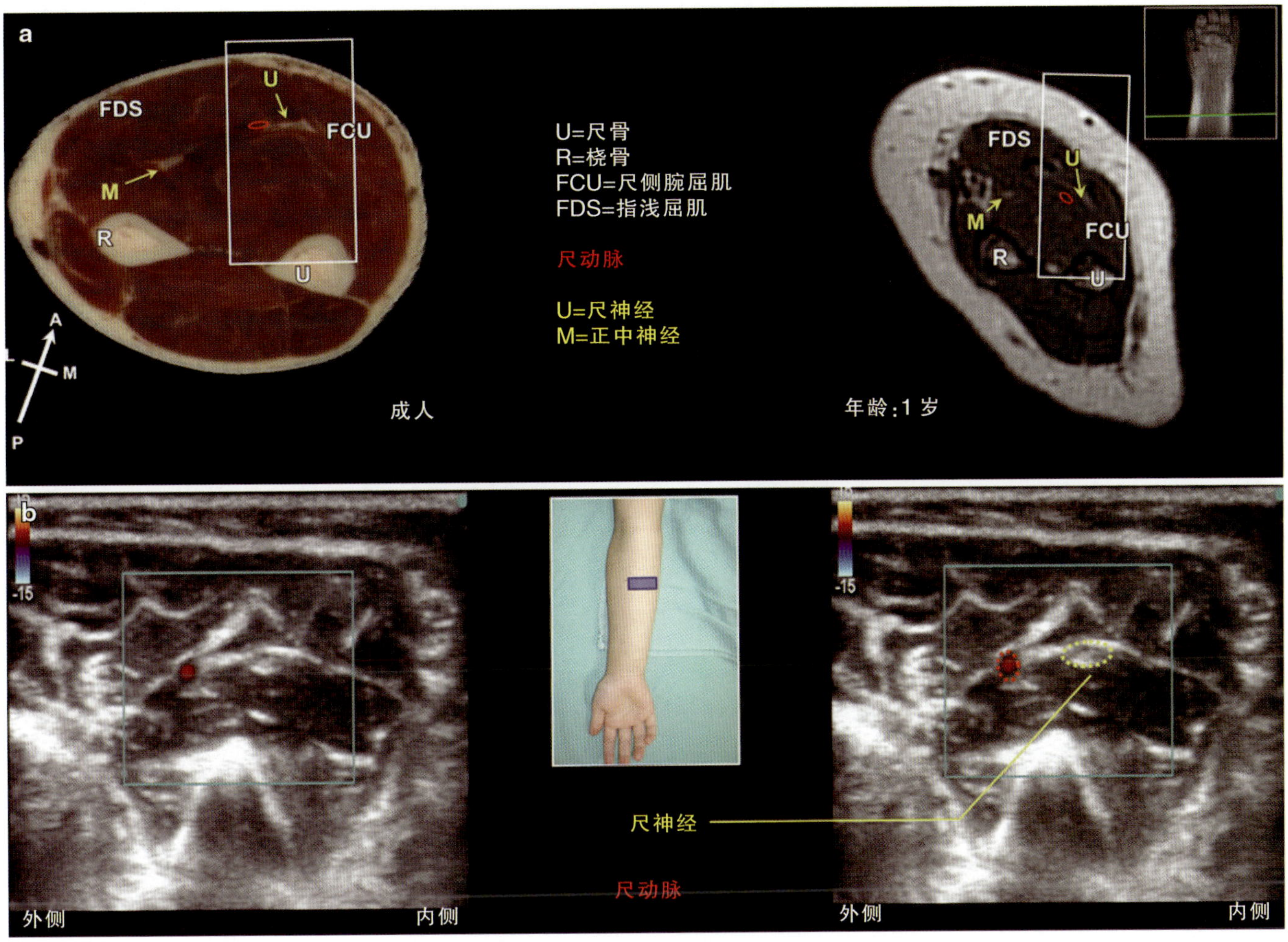

图 23.12 (a)前臂尺神经的 VHVS 及 MRI 成像。(b)前臂尺神经的超声成像。

括由高回声组织包绕的低回声束状结构。

(2)远端尺神经呈圆形,伴行的尺动脉呈无回声且大小与尺神经类似,并在尺神经外侧。

(3)可对肌肉划分界限:尺侧腕屈肌位于皮肤与皮下浅表层且呈独特的线形筋膜平面;指深屈肌位于尺神经与动脉的内侧与深侧(见图 10.9)。

(4)可看到高回声情况下,尺骨下方会有一骨性声影;在图像外侧缘可能看到大小、形状与尺神经类似的正中神经。

23.3.3.3 穿刺方法

(1)推荐使用平面内技术在前臂中段阻滞尺神经。

(2)平面内穿刺时尽量使神经图像位于屏幕最外侧缘,以便更好地追踪穿刺针的移动轨迹。于尺骨上方、探头下方 0.5~1cm 进针,穿刺针与探头中轴在一条直线(图 23.13)。

(3)也可应用平面外穿刺技术,进针点与探头旁开较小距离,于尾侧进针;神经应在穿刺前置于图像中央(图 23.14)。

23.3.3.4 局部麻醉药的应用

(1)使用神经刺激器行尺神经阻滞,可使用 3~5cm 的绝缘穿刺针,注射 0.25%~0.5%的罗哌卡因或布比卡因 1~3mL。

(2)局部麻醉药注射前推荐使用 5%葡萄糖注射液作为试验剂量,观察药液扩散情况,确认神经位置。

(3)要达到的效果是,注射 1~3mL 局部麻醉药包绕在神经周围,避免穿刺到神经,且阻滞效果满意。

(4)局部麻醉药注射后呈现为包绕神经的低回声区域。

23.3.5 病例分析

成人尺神经阻滞常用于麻醉效果不完善时的补

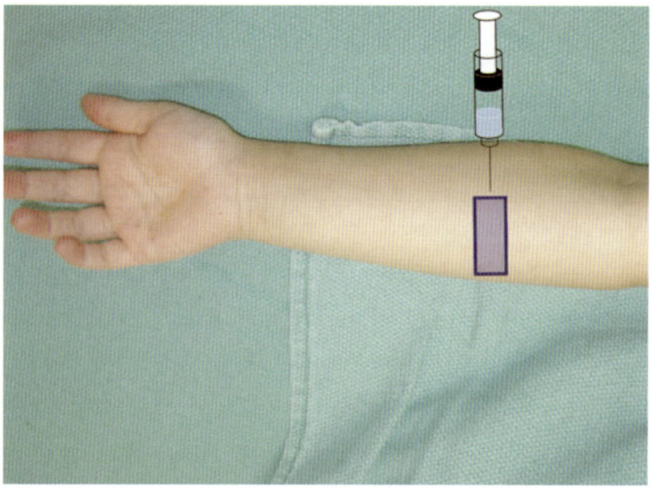

图 23.13 超声引导尺神经阻滞平面内进针技术。蓝色矩形表示探头所在。

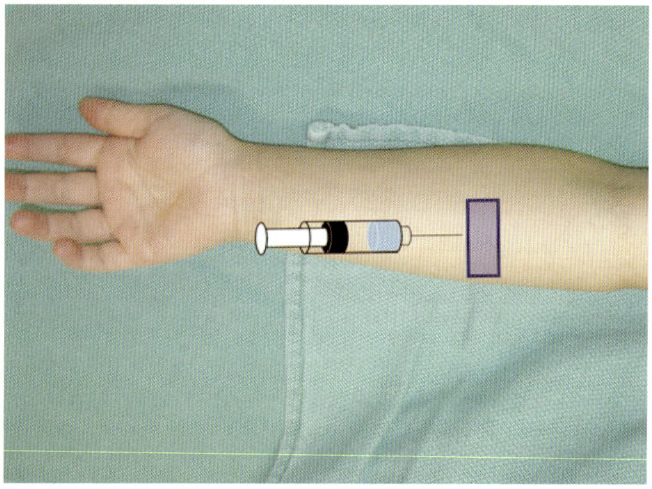

图 23.14 超声引导尺神经阻滞平面外进针技术。蓝色矩形表示探头所在。

救措施；儿童患者很少单独应用尺神经阻滞。

23.4 超声引导的最新文献

最近文献报道，超声引导正中神经与尺神经阻滞用于 6~20 月龄患儿的并趾修复术[1]。术前超声扫描在同一图像界面同时显示两条神经。于超声及神经刺激器双重引导下，每条神经注射 0.25%左旋布比卡因 0.2mL/kg。术后镇痛效果充分，无需辅助阿片类药物。

（李国才 占丽芳 译 郑俊奕 张鸿飞 校）

参考文献

1. Mottard N, James I, Duflo F. Interest of ultrasound guidance for ulnar and median nerve block in the mid forearm in children. Ann Fr Anesth Reanim. 2010;29:406–7.

推荐读物

Dalens BJ. Distal conduction blocks. In: Dalens BJ, editor. Pediatric regional anesthesia. Boca Raton: CRC Press; 1990. p. 261–5.

Karmakar MK, Kwok WH. Ultrasound-guided regional anesthesia. In: Cote CJ, Lerman J, Todres ID, editors. A practice of anesthesia for infants and children. 4th ed. Philadelphia: WB Saunders; 2009. p. 926–8.

Mather SJ. Upper limb blocks. In: Peutrell JM, Mather SJ, editors. Regional anaesthesia for babies and children. Oxford: Oxford University Press; 1997. p. 105–8.

Suresh S, Polaner DM, Cote CJ. Regional Anesthesia. In: Cote CJ, Lerman J, Anderson BJ, Eds. 5th ed. Philadelphia: WB Saunders; 2013. p. 835–879.

Tsui BC. Selective terminal nerve blocks of the upper extremity. In: Tsui BC, editor. Atlas of ultrasound and nerve stimulation-guided regional anesthesia. New York: Springer; 2007. p. 109–36.

第 7 部分

腰丛神经阻滞

第 24 章

腰神经丛后路阻滞

Karen R. Boretsky, Ban C. H. Tsui

24.1 适应证

(1)单侧腹股沟区、髋关节和下肢前上方的手术(如股骨截骨术)。

(2)联合坐骨神经阻滞可完全满足下肢手术的麻醉要求。

(3)患者禁忌行椎管内麻醉。

24.2 体表解剖(图 24.1)

全身麻醉诱导后患者取侧卧位,术侧向上,髋关节、膝关节屈曲。体表标志包括:

- 水平线

— 髂嵴间线–髂嵴最高点的连线, 对应 L4/L5 椎间隙水平。

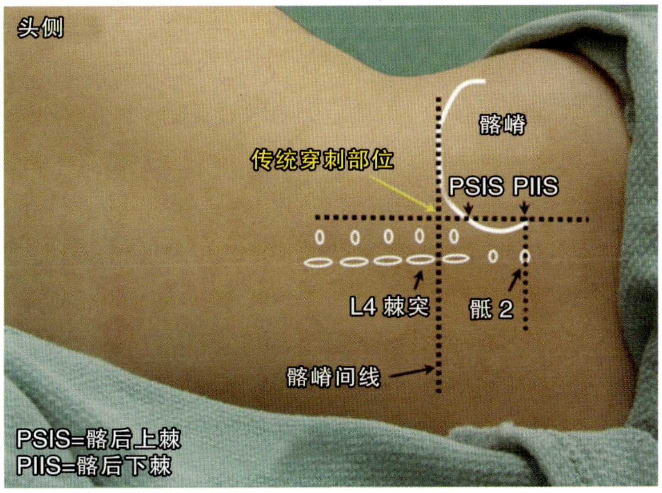

图 24.1 腰神经丛后路阻滞的表面解剖与体表标志。

- 垂直线

— 垂直于髂嵴间线,平行于棘突、穿过同侧髂后上棘(PSIS)的线。

使用 Winnie 技术,穿刺部位大约在上述两条线相交处;然而,使用超声成像,穿刺部位可能略有不同。

> **临床经验:Chayen 技术**
>
> - 对 Chayen 等[1]的穿刺技术进行校正,穿刺点靠内侧、尾侧(L5 或以下),在 L5 棘突和患侧 PSIS 中间进行穿刺。
> - 患者往往表现为像硬膜外扩散一样的双侧阻滞现象。对于禁忌行硬膜外麻醉(如脊柱侧弯)的患者,这种阻滞方法可能具有优势。
> - 穿刺针碰到骨性组织(髂骨或椎体)需要重新定位。
> - 与使用 Winnie 技术相比, 需要进针更深以到达神经丛所在部位。
> - 神经刺激可引起大腿和小腿(踝和足部)的运动反应。
> - 局部麻醉药剂量应该低于硬膜外注射推荐用量。

24.3 神经刺激器技术

由于神经根/丛很难显现,尤其是年长儿童,作者推荐将神经刺激器技术与超声引导技术联合用于腰丛神经阻滞。

24.3.1 穿刺方法

穿刺位置及操作流程图如图 24.2 所示。

(1)以 22G~25G 短斜面绝缘穿刺针垂直皮肤进

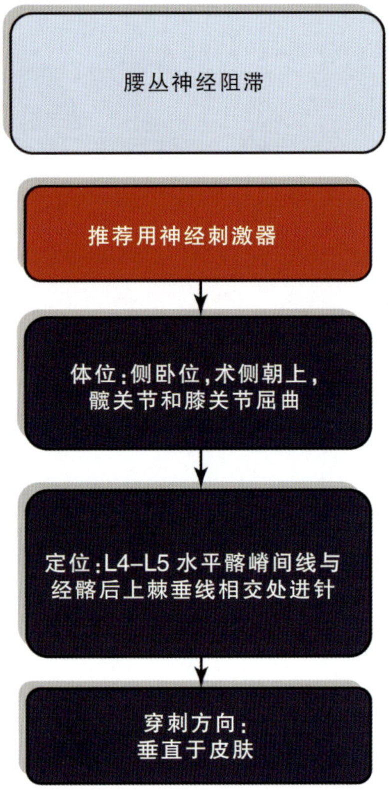

图 24.2 腰丛阻滞穿刺路径及流程图。

针。

(2)穿刺针依次经过腰方肌、腰大肌，最后到达腰丛。一项针对年龄为 3~12 岁儿童所做的研究表明，皮肤至神经丛的距离与儿童体重，而非年龄和身高密切相关，深度为 1.24~1.74 mm/kg，取决于儿童年龄及腰丛神经超声显像的节段(表 24.1)[2]。

(3)当穿刺针深入触及骨性结构(横突)时，穿刺方向略向头侧或尾侧调整进针。如果应用 Chayen 等[1]的穿刺方法，这种情况发生率更高(见上文“临床经验”)。

24.3.2 应用电流及相应反应

图 24.3 为神经刺激器技术阻滞腰丛神经流程图。首先，将神经刺激器电流设置为 1~2mA(2Hz)，目标为电流降至 0.5mA 阈值强度时引起股四头肌收缩。表 14.3 是神经刺激预期的运动反射。

表 24.1 不同年龄段 L3/L4 及 L4/L5 水平皮肤至腰神经丛的深度

腰丛水平	> 3~5 岁	> 5 ~8 岁	> 8~12 岁
L3/4	1.68mm/kg	1.55mm/kg	1.24mm/kg
L4/5	1.74mm/kg	1.6mm/kg	1.31mm/kg

Based on data from Ref. [2]

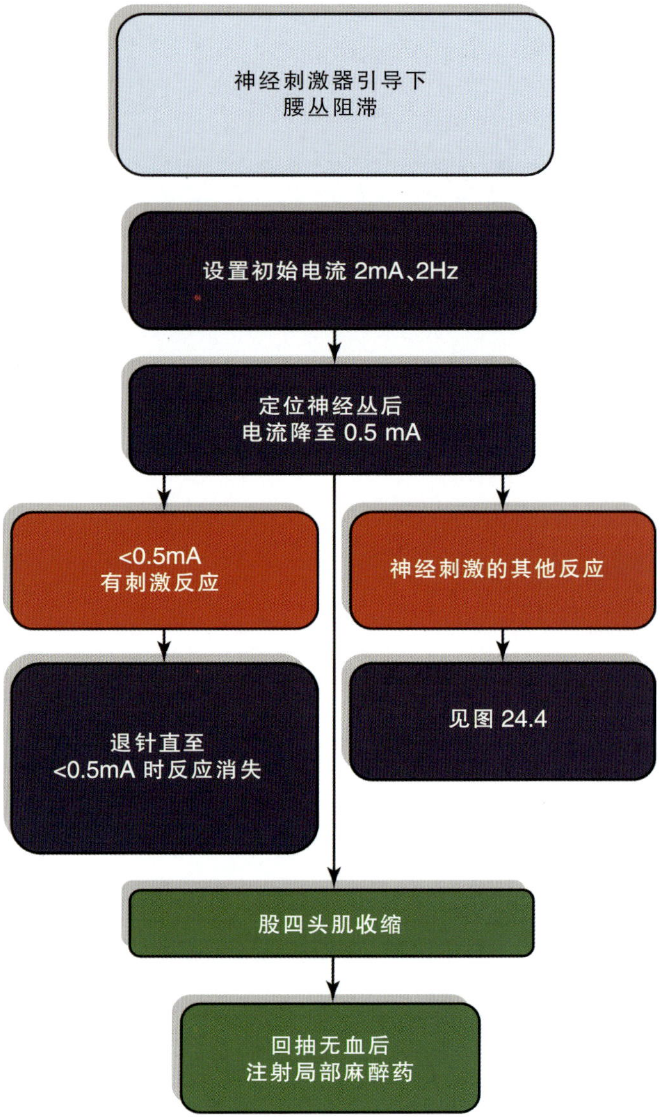

图 24.3 神经刺激器引导腰丛阻滞流程图。

24.3.3 异常反应的校正(表 24.2)

神经刺激异常反应的校正方法见图 24.4。

24.4 超声引导技术

超声引导腰丛神经阻滞技术要点，见图 24.5。

图 24.6 为腰丛主要解剖结构 MRI 和 VHVS 图像与相应的超声图像。

穿刺部位皮肤行表面消毒，穿刺前用无菌耦合剂覆盖于超声探头表面(见第 4 章所述)。

表 24.2　使用神经刺激器行腰丛神经阻滞时的反应及穿刺调整建议

神经刺激器正常反应
0.5~1.0mA 电流强度下，股四头肌收缩（触诊或视诊）
其他常见的反应及穿刺针的调整
电刺激肌肉颤搐
椎旁（直接电刺激引起局部颤搐）
解释：穿刺针尖过浅
穿刺针的调整：继续进针
腘绳肌（坐骨神经根）
解释：穿刺针进针偏尾侧
穿刺针的调整：完全退出穿刺针，重新向头侧进针 3~5cm
大腿屈曲（过深；刺激腰大肌）
解释：针尖过深（接近腹膜腔）
穿刺针的调整：退针，按操作流程重新穿刺
触及骨性结构
横突
解释：接近注射部位；角度偏离
穿刺针的调整：穿刺针退至皮下，略向头侧或尾侧 5°重新进针
进针较深但刺激无反应
越过横突和腰丛
原因：针尖刺入太深
穿刺针的调整：针完全退出，按操作流程重新穿刺

24.4.1 扫描技术

传统上，腰神经丛阻滞在 L4–L5 水平穿刺，避免在肾脏水平（L2–L3）操作，以免发生肾脏血肿或其他并发症。这种低位阻滞往往造成髂腹股沟/髂腹下神经镇痛不全，偶尔股外侧皮神经阻滞不全。未来，肾脏和血管结构的超声可视化技术允许探针偏向头侧水平穿刺（L1–L4），以提供更完善的阻滞效果。必须注意，婴幼儿肾脏下极下移甚至达 L4–L5 水平（图 24.6a）。

婴幼儿

• 把 6~13MHz 的曲棍球探头传感器放在棘突外侧后纵平面（旁矢状面），先在尾端扫描，从骶骨头侧可看到强回声线和相应的骨阴影。

• 识别第一横突（L5），将探头放置于 L4/L5 间隙，部分小儿在 L3/L4 间隙更容易分辨。

• 旋转探头 90°观察横切面影像（图 24.7）以便看到（从内到外）棘突、竖脊肌和腰方肌。用这些标志识别腰大肌深处的神经丛。

• 横轴和纵轴交替扫描识别神经丛。

青少年和皮下组织较多的儿童

• 把 5~8MHz 凸阵探头（曲线）置于 L4 或 L5 棘

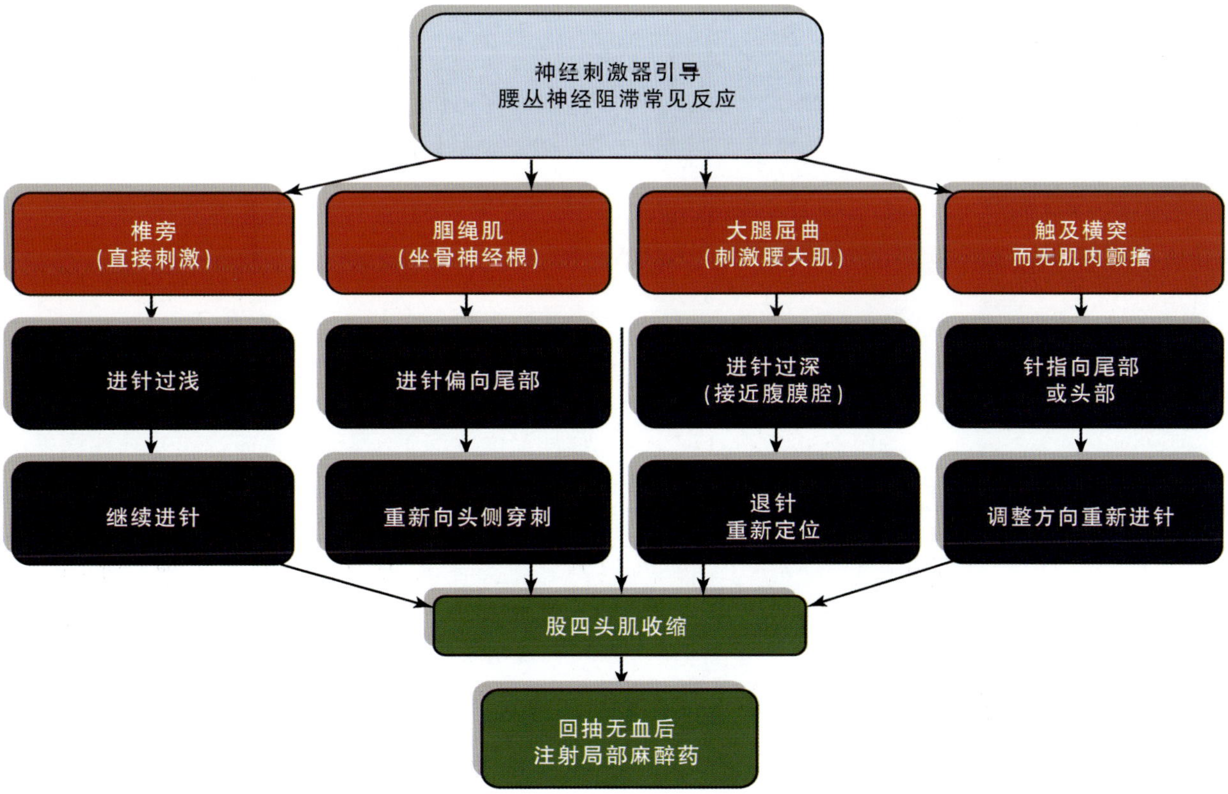

图 24.4　神经刺激器引导腰丛神经阻滞中异常反应调整流程图。

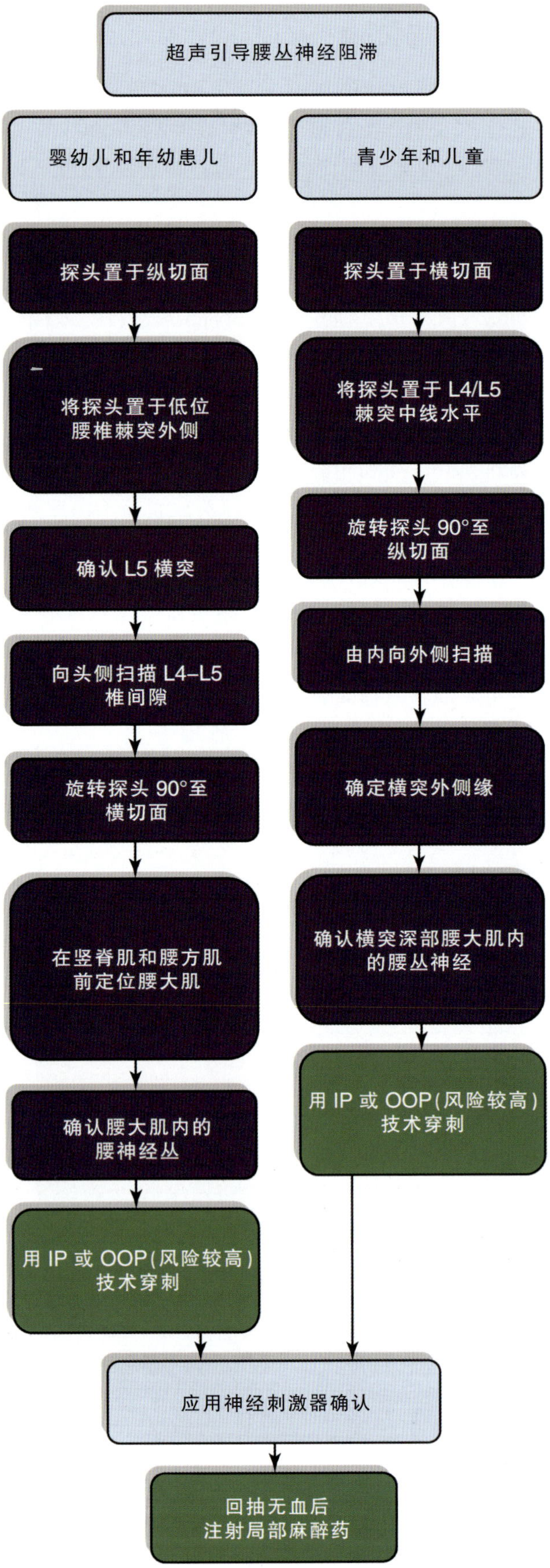

图 24.5 超声引导腰丛神经阻滞技术流程图。

突横切面(后者位于髂嵴间线正上方)探测椎体影像。在 L3/L4 间隙较浅位置可更好的分辨组织结构。

• 旋转探头至纵切面，从内向外，依次可扫描椎板、关节突，当探头移至外侧可扫描到横突。

• 探头平行于脊柱纵轴，在头侧会探及 L2 或 L3 横突尖(根据操作者的经验和判断)，分别探查 L2/3/4 或 L3/4/5 横突。通过横突间的回声窗，可看到腰大肌之间的横突和回声阴影。

婴儿、儿童和青少年：替代方案

• 使用体表标志定位技术或超声预扫描技术，识别并标记 L3 棘突。

• 将 2~6MHz 凸阵探头(曲线)置于腋中线 L3 水平横切面；头侧即为髂嵴。由于曲线探头视角广泛，可探及深层重要的解剖结构，即使是小婴儿，也优先考虑使用。

• 探头垂直于脊柱扫描，可对横突进行连续观察，并使腰大肌正好暴露于横突前(解剖位)。(腰大肌不再隐藏于横突回声阴影之间。)

• 其他可被确认和识别的标志，包括椎体、肾脏、竖脊肌和腰方肌。见图 24.8。

24.4.2 超声影像

婴幼儿(5~10 MHz 曲棍球探头)

• 横切面上，探头位于棘突外侧(图 24.7)，腰神经丛或神经束位于腰大肌内和椎体浅层(后界)；腰神经丛和腰大肌均表现为低回声。

• 可见肌肉为“星夜”样影像，强回声区为腱膜间隔；腰方肌和竖脊肌较为表浅，腰方肌在深部，竖脊肌在外侧。

• 神经束表现为低回声“点”状结构，周围为强回声结缔组织。

• 纵切面上，神经丛表现为低回声束状平行带，边界为高回声条纹结构，位于低回声腰大肌的后 1/3，腰椎横突尖深部，超声扫描通过相邻脊柱水平的横突低回声骨阴影之间可看到神经丛。

• 表浅的竖脊肌表现为明显的条状低回声。

青少年或皮下组织较丰富的儿童(5~8 MHz 凸阵探头)

• 年长儿童的神经丛较深，可能不易看到。事实上，横突(主要标志)可能比较模糊。因此，在棘突和横突尖周围横切面和纵切面移动扫描非常重要。

• 横切面/短轴扫描：

— 即使个别肌肉显像不佳，带有强回声间隔的肌

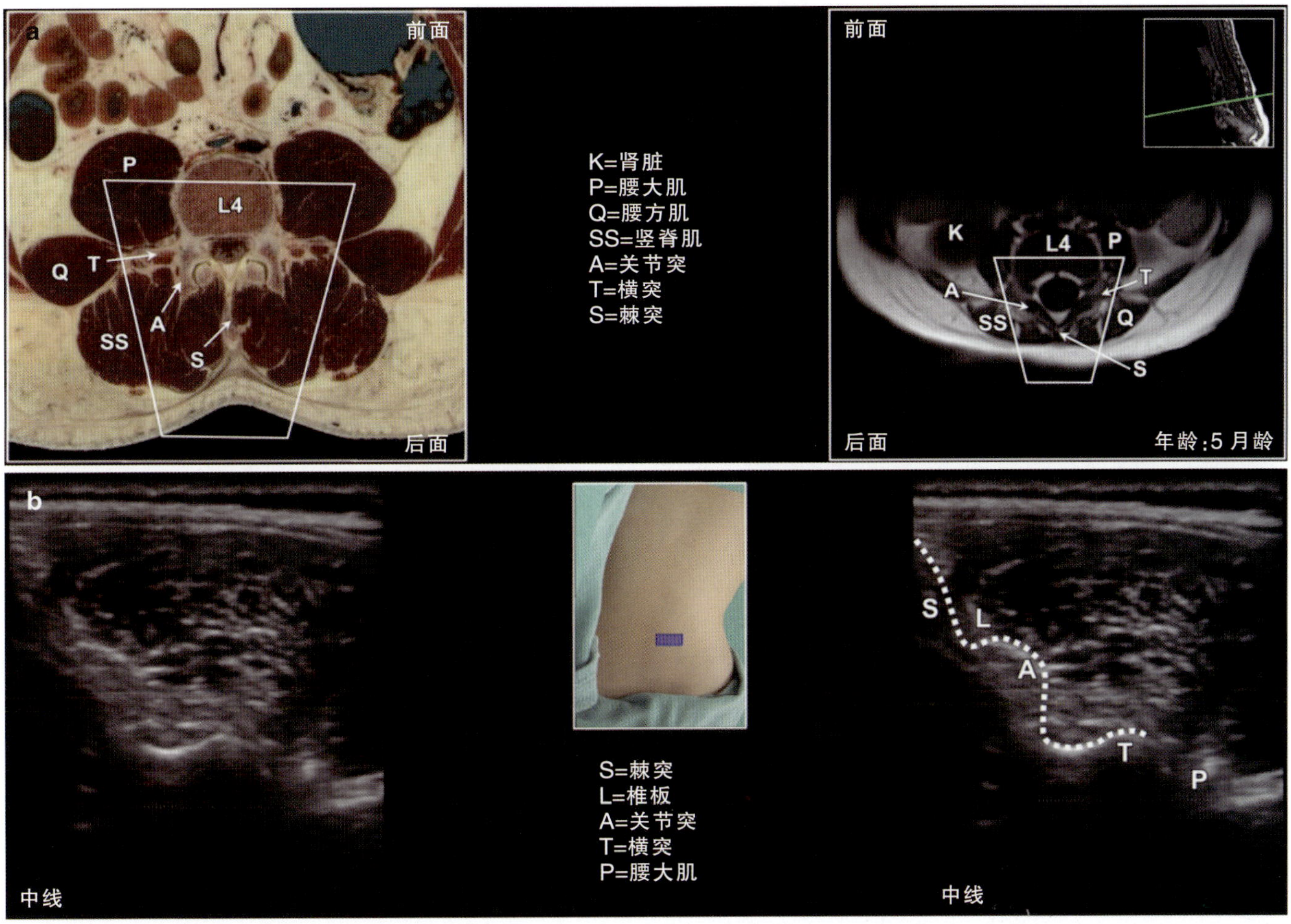

图 24.6 (a)腰丛神经主要解剖结构 VHVS 和 MRI 影像。(b)腰丛神经主要解剖结构超声影像。蓝色矩形为超声探头所在位置。

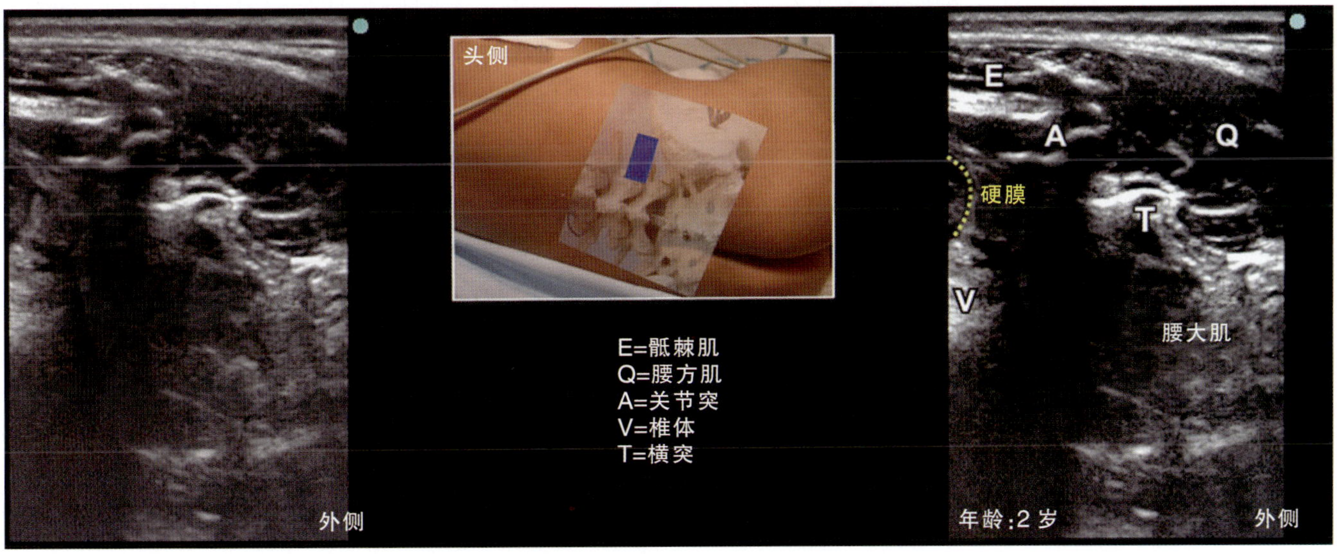

图 24.7 婴幼儿棘突、竖脊肌和腰方肌横断面超声影像(从内而外)。蓝色矩形为超声探头所在位置。

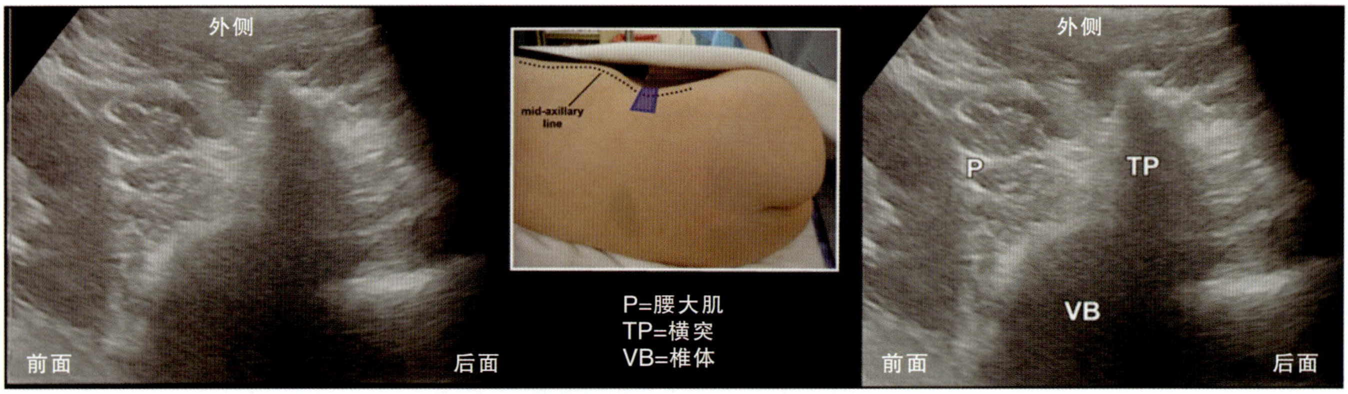

图 24.8 L3 水平皮下标志的横切面超声影像。蓝色矩形为超声探头所在位置。

肉“星夜”样显像仍然清晰。

— 关节和横突位于竖脊肌深部。

— 棘突表现为低回声(可能是由于背部阴影效应所致),且在体表延伸。

— 如果可看见椎体,一般位于影像最深处,而且由于周围骨性结构阴影较大呈黑色。

— 如果可辨别,腰大肌位于椎体表面外侧。腰大肌位置也较深,位于其他肌肉(腰方肌和竖脊肌)相交处,表现为伴少量强回声斑片影的大片低回声影。

— 神经丛或神经束与腰大肌及椎体相邻,但儿童人群未必能看到。

• 纵/长轴扫描:

— 条纹状显像的竖脊肌位于腰椎横突间 “纤维样”腰大肌最表层。

— 横突位于竖脊肌深部,表现为高回声纤细管状及周围黑色(低回声)骨阴影相间,间距大致相等(图 24.9)

— 横突内侧是带骨阴影的“山峰样”强回声边缘的关节突(图 24.10)。这些声影散在分布于腰大肌之间。棘突在超声下可显影,范围较广;跟其他的骨性结构一样, 棘突在骨边缘投射阴影时看不见其他结构(图 24.11)。

各年龄段的备选方案:腋中线横切面扫描(图 24.12)

• 即使个别肌肉可能不显影,也能识别带有强回声间隔和“星夜”征的肌肉。

• 在屏幕中间横突呈指状突,解剖学上位于竖脊肌前(不一定能看到)。

• 圆形椎体位于图像底部,强回声轮廓下有一黑色回声影。

• 清晰的腰大肌位于椎体外侧及突起的横突前方,呈“星夜”征。

• 肾位于腰大肌前,显示为更均匀的低回声影。

• 腰丛神经有时可能会表现为薄片状。如果没有,可将腰大肌分为四部分;穿刺目标是腰大肌内后 1/4(解剖上)。

24.4.3 穿刺方法

平面内(IP)(图 24.13)和平面外(OOP)(图 24.14)实时超声成像技术均可应用。在幼儿,可显现神经丛,并可较好地控制穿刺轨迹。但在年长儿童,我们发现在神经阻滞前使用超声成像更有助于探测区域、确定重要骨性标志和肌肉解剖标志的位置及深度。这是一种“支持”或“离线”扫描方法,常用于超声引导下硬膜外麻醉操作前(详见第 1 章超声部分)。

神经阻滞时利用实时超声图像技术可控制向腰丛的穿刺方向。

• 探头纵切面或横切面放置时采取 IP 技术及探头横切面放置时采取 OOP 技术均为实时超声引导穿刺的推荐方法。可选择线性短足迹探头或曲面探头。选择穿刺方法的首要原则是穿刺针接近神经丛时实时超声能看到针尖。

• IP 技术, 穿刺针从尾端或探头前末端进针,刺入腰大肌后部。这种穿刺方法可实时看到针头及针体。也是笔者首选的方法。

• OOP 技术 (高级方法), 探头横向放置在 L4/5 平面,可见神经丛横切面。

— 距探头尾端约 1cm 处, 用 25G、35mm 绝缘穿刺针,与皮肤呈 45°~60°进行穿刺。

— 穿过腰大肌接近神经丛时可看见针尖,目标为将穿刺针置入腰大肌间隔即可。

— 纵切面和横切面扫描判断针尖可能的位置。

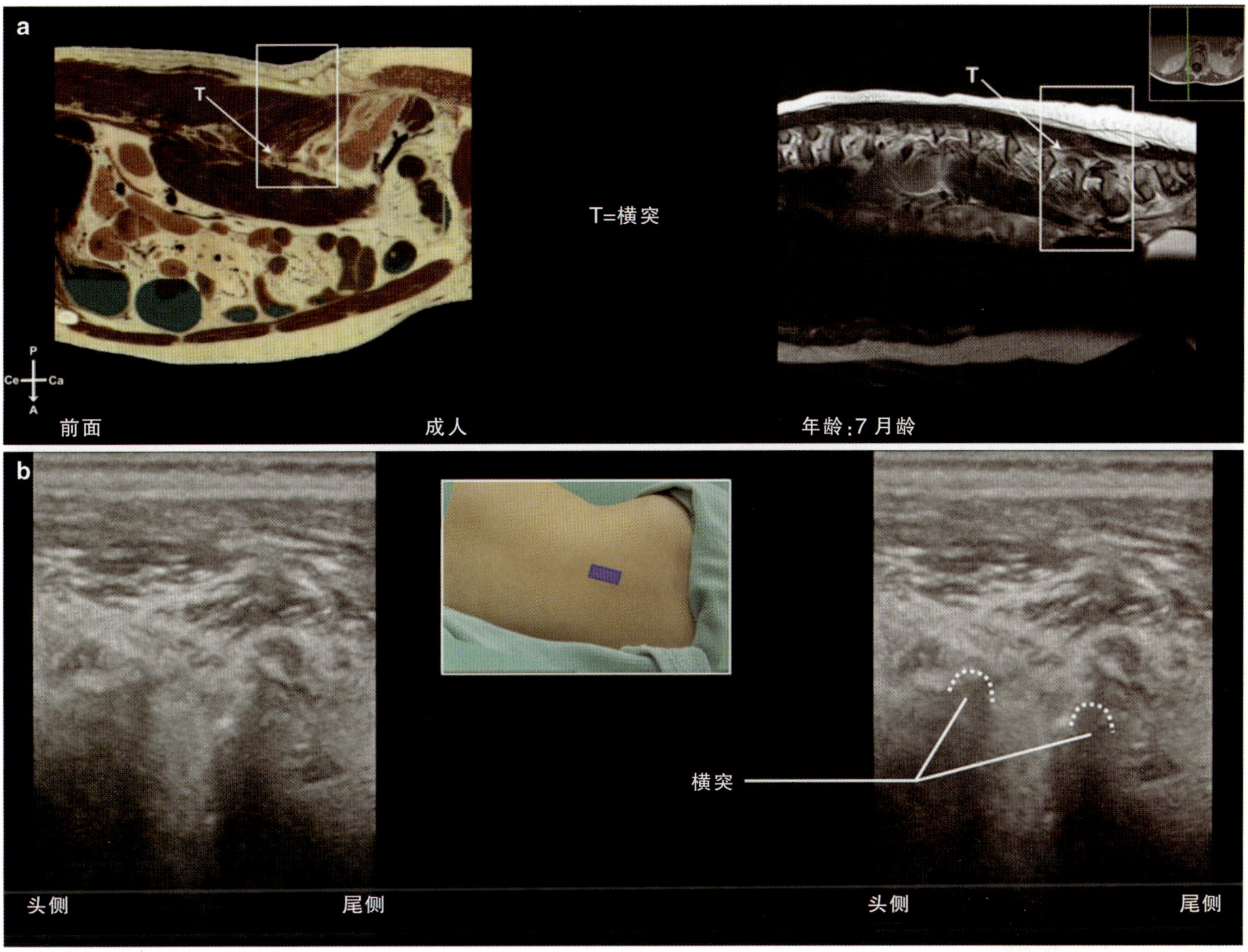

图 24.9　(a)腰椎横突 VIIVS 和 MRI 图像。(b)腰椎横突超声图像。蓝色矩形为超声探头所在位置。

• 纵向放置探头 OOP 技术或横置探头 IP 技术，损伤邻近组织的风险较高。由于超声难以定位针尖，进针角度易偏内侧(如接近椎间孔或脊髓)或偏外侧(如进入腹腔,偏头侧时甚至进入胸腔)。

• 推荐通过神经刺激器确认神经丛位置。

通过“支持”或“离线”扫描方法实施术前标志定位:

• 在“离线”超声成像中通过横切面及纵切面扫描确定及定位组织结构至关重要:

— 腰丛神经阻滞区域的内侧缘是 L4 和 L5 的横突尖,外侧缘是同侧髂嵴。

— 进针可更偏向于头端:但一定要显现出肾脏,操作者要有丰富经验。

• 标记横突外侧缘,记录皮肤到横突的距离。

• 用超声评估位置,确定标志后进针。

• 垂直于皮肤进针(如 25G、35mm 绝缘针),没有明显的向内侧或外侧成角,越过术前超声扫描记录的横突深度约 1cm。

• 强烈建议使用神经刺激器定位神经丛。

• 若针尖触及横突,向尾侧调整方向,继续进针直至进入腰大肌间隙时出现突破感或神经刺激器显示到达所需位置;向尾侧进针常用来避免意外损伤肾脏。

临床经验

• 神经丛的超声可视化通常限于年轻患者;因此实时技术在这类人群中应用受限。在大龄患者,神经阻滞前扫描确定骨性标志的位置及深度(主要是横突)更有实践意义。
• 在棘突和横突边缘之间扫描定位时,横切面和纵切面扫描转换非常重要。
• 应该向头端或尾端方向穿刺进针,而不是向椎管内侧穿刺。

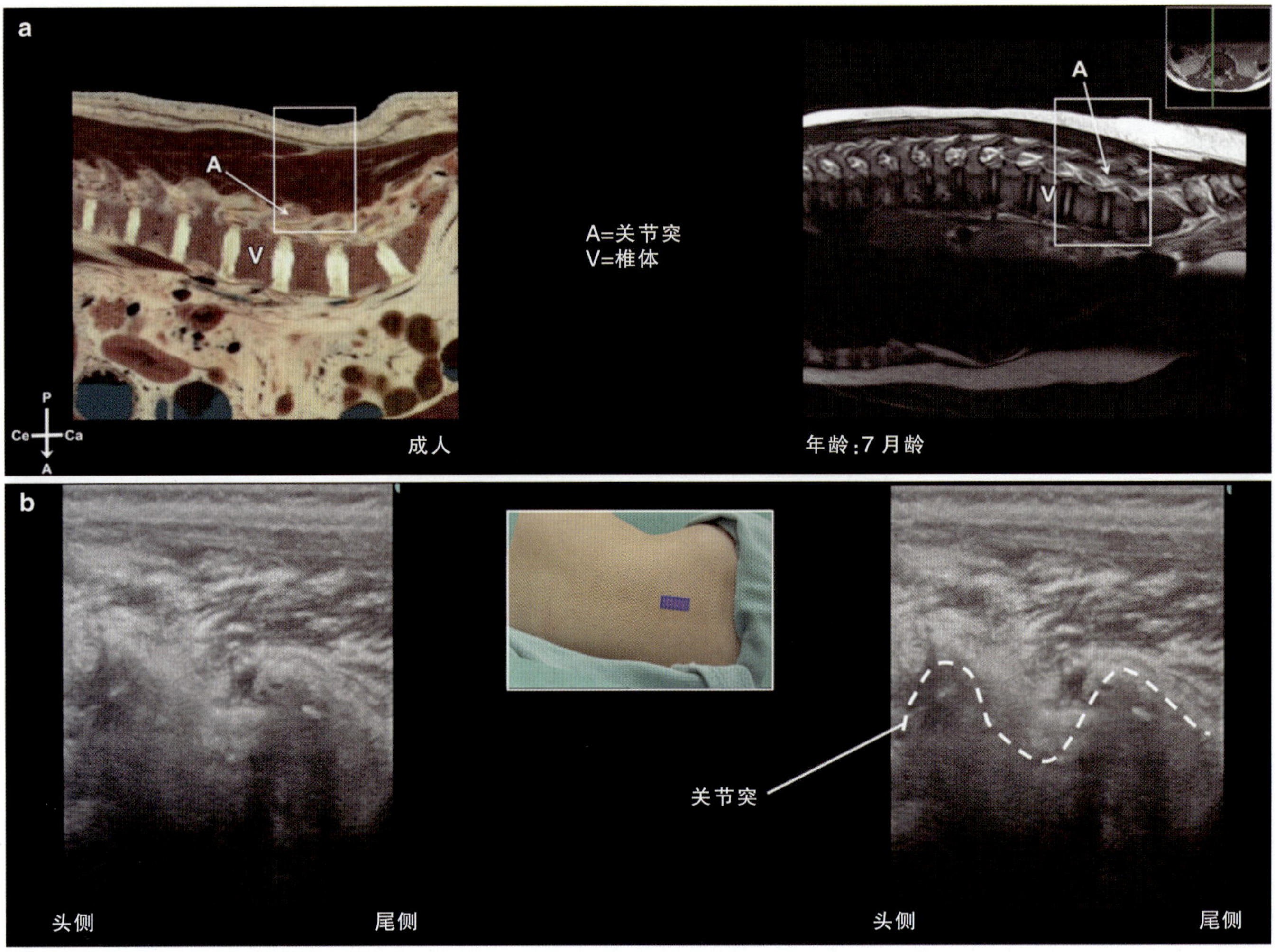

图 24.10 (a)腰椎关节突 VHVS 和 MRI 图像。(b)腰椎关节突超声图像。蓝色矩形为超声探头所在位置。

24.5 局部麻醉药的应用

局部麻醉药的种类和剂量取决于阻滞持续时间及患者年龄/体重。

Kirchmair 等[2]对 3~12 岁患儿行超声引导下腰丛神经阻滞的研究中，给予 0.33%罗哌卡因 0.3mL/kg，术中和术后均获得良好的镇痛效果。

一般情况下使用 0.25%布比卡因或 0.2%罗哌卡因 0.2~0.5mL/kg。局部麻醉药剂量不应超过最大中毒剂量。

超声引导注意事项

(1)可看到局部麻醉药在腰大肌后方呈低回声扩散。Kirchmair 等[2]报道了在腰大肌间可见“流水状”回声图。

(2)由于分辨率低，较大患儿很难观察到局部麻醉药扩散。

临床经验

- 腰丛置管持续阻滞可为实施髋臼周围截骨术、tripe Bernese 截骨术、髋关节切开复位内固定术、股骨截骨术提供充分镇痛，同时也可为 8 月龄患儿实施高位截肢术提供良好镇痛。

24.6 超声引导技术的最新文献

对 8 岁以上患儿使用超声引导技术的研究发现，腰丛神经大多可在 L3/L4 水平探查到，另有一小部分在 L4/L5 水平[3]。2 岁以下患儿腰丛神经位置表浅，可使用高频曲棍球探头在 L4/L5 探及。

有多篇关于儿童腰椎椎旁超声可视化研究的报

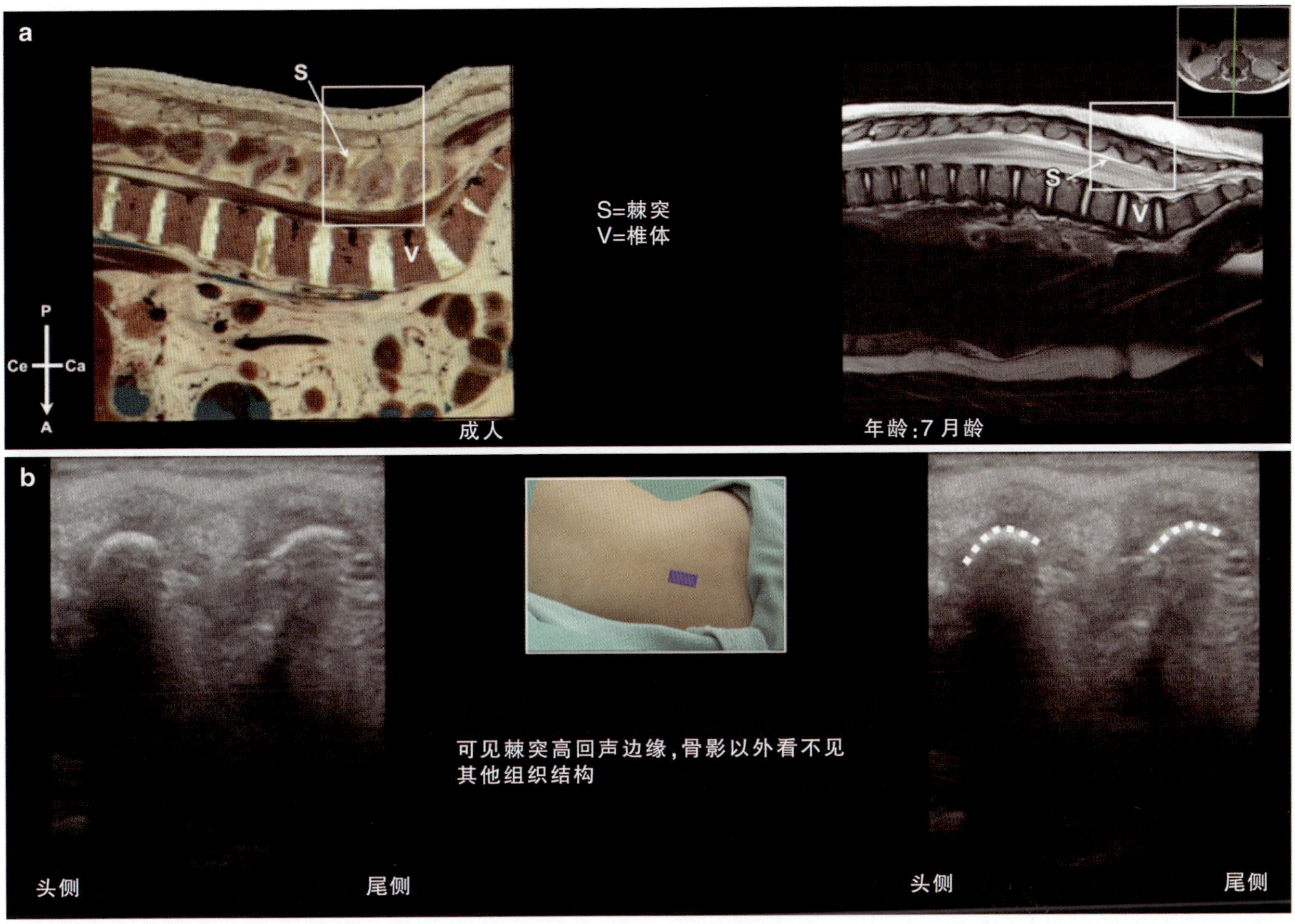

图 24.11　(a)腰椎棘突 VHVS 和 MRI 图像。(b)腰椎棘突超声图像。蓝色矩形为超声探头所在位置。

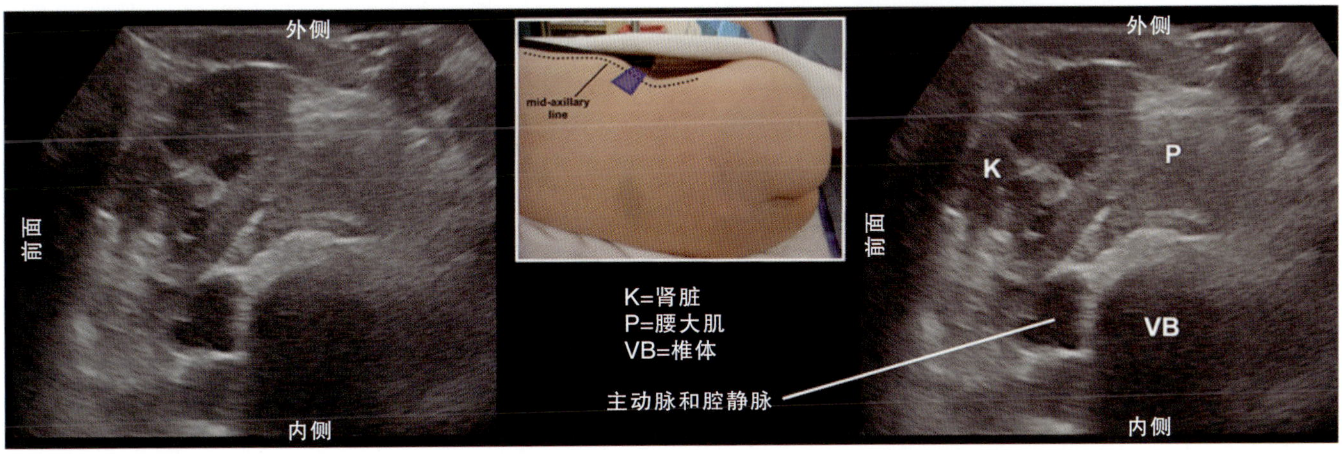

图 24.12　腋中线水平体表标志的超声横切面。蓝色矩形为超声探头所在位置。

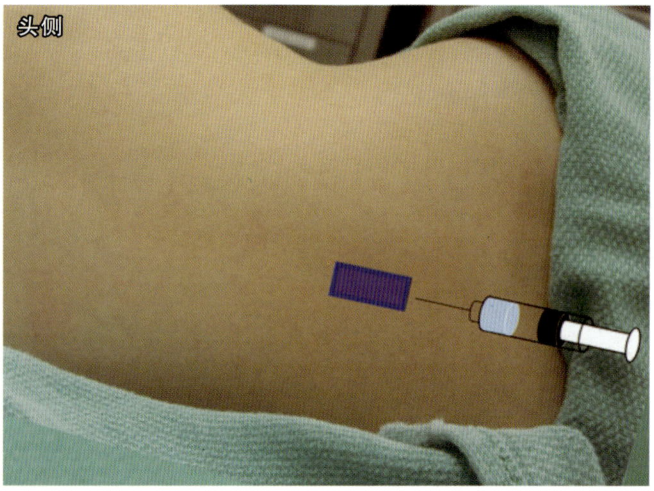

图 24.13 超声引导腰神经丛阻滞平面内技术。蓝色矩形表示探头所在位置。

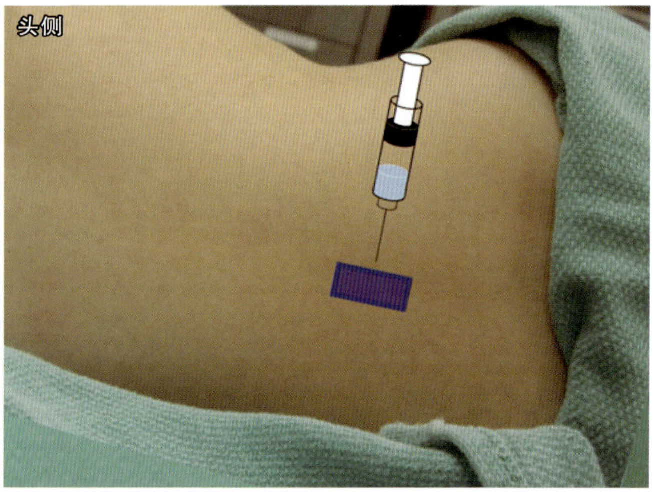

图 24.14 超声引导腰神经丛阻滞平面外技术。蓝色矩形表示探头所在位置。

道。Kirchmair 等[2]使用 HDI 5000 超声系统(ATL/ Philips, Bothell, WA)的凸阵探头(5~8MHz, ATL/Philips),把探头放置在纵切面和横切面显现腰丛,测量皮肤至腰丛距离,与儿童体重密切相关(L3/4, r=0.68; L4/5, r=0.64)(表 24.1)。另一项研究[4]发现,350 例年龄从 1 月龄~24 岁(平均年龄 10.4±5.2 年)的患者中,PSIS-髂嵴间线距离和腰丛深度密切相关。这一研究结果对随着年龄变化判断腰丛深度具有重要意义。

临床经验

- 腰丛位于腰大肌深部,幼儿更易看见。这是因为与年长儿童和成人相比,幼儿神经结构的高回声结缔组织和低回声肌肉组织之间对比更明显[2]。
- 即使在幼儿,阻滞腰丛神经时,完全看到穿刺针尖和局部麻醉药扩散难度较大。
- 使用神经刺激器,穿刺方向(略向外侧和头侧[5,6])、注射过程中反复回抽均会提高腰丛阻滞的安全性。
- 实施腰丛阻滞时必须权衡利弊;尽管这是实现完全阻滞腰丛最合适的方法,但根据手术不同,在外周不同部位分别实施神经阻滞或骶管阻滞可能更合适。

24.7 病例分析

腰丛神经阻滞(K.Boretsky 供稿):

6 岁女性患儿,22kg,以"进行性髋部疼痛"诊断为髋关节发育不良入院,拟行左股骨转子截骨术。全身麻醉诱导后,患儿右侧卧位置入左腰丛神经导管。在髂嵴间线定位并标记 L3–L4 棘突。把凸阵探头(2~6MHz)置于腋中线横切面、髂嵴最高点,确定 L3 横突,表现为明显的高回声指状突起(见图 24.8)。超声探头引导下以平面内技术将一 18G、10cm 绝缘穿刺针于中线外侧 4cm 刺入,继续进针直至针尖位于腰大肌后内侧象限。神经刺激出现股四头肌反应,确认针尖已接近腰丛附近。通过穿刺针将 0.2% 罗哌卡因 11mL (0.5mL/kg, 最大剂量 30mL) 以每 5mL 递增的方式注入,同时置入一支 20G 单孔导管,深度超过针尖 3cm。以 5.5mL/h(0.25mL/kg)的速度持续输注 0.1% 罗哌卡因。术毕给予酮咯酸 11mg 静脉注射,在 PACU 给予对乙酰氨基酚 330mg 口服。连续输注罗哌卡因、给予酮咯酸和乙酰氨基酚直至术后第 2 天改为口服羟考酮。NRS 最高为 3/10,患者在整个住院期间感觉舒适。

(张冰 周祥勇 译 陈汉文 张鸿飞 校)

参考文献

1. Chayen D, Nathan H, Chayen M. The psoas compartment block. Anesthesiology. 1976;45:95–9.
2. Kirchmair L, Enna B, Mitterschiffthaler G, et al. Lumbar plexus in children. A sonographic study and its relevance to pediatric regional anesthesia. Anesthesiology. 2004;101:445–50.
3. Bosenberg AT. Lower limb nerve blocks in children using unsheathed needles and a nerve stimulator. Anaesthesia. 1995;50:206–10.
4. Walker BJ, Flack SH, Bosenberg AT. Predicting lumbar plexus depth in children and adolescents. Anesth Analg. 2011;112:661–5.
5. Johr M. The right thing in the right place: lumbar plexus block in children. Anesthesiology. 2005;102:865–6.
6. Schuepfer G, Johr M. Psoas compartment block in children: part I–description of the technique. Pediatr Anesth. 2005;15:461–4.

推荐读物

Dalens B. Lumbar plexus blocks. In: Dalens B, editor. Regional anesthesia in infants, children, and adolescents. Philadelphia: Lippincott Williams & Wilkins; 1995. p. 313–20.

Karmakar MK, Kwok WH. Ultrasound-Guided Regional Anesthesia. In: Cote CJ, Lerman J, Anderson BJ, Eds. 5th ed. Philadelphia: WB Saunders; 2013. p. 880–908.

Tsui BC. Lumbar plexus/psoas compartment block. In: Tsui BC, editor. Atlas of ultrasound and nerve stimulation-guided regional anesthesia. New York: Springer; 2007. p. 147–60.

第 25 章

下肢外周神经阻滞

Ban C. H. Tsui

25.1 股神经阻滞

25.1.1 适应证

股神经阻滞可用于外科手术的麻醉，更主要是能为大腿前侧和膝部手术提供术后镇痛。联合坐骨神经阻滞，可实现大腿中段以下区域的完全阻滞。

适应证

(1)使股骨骨折患者疼痛缓解和肌肉松弛，利于转运、体格检查和与骨折相关的临床及影像学检查。

(2)股骨干中段骨折，是单纯股神经阻滞的最佳适应证。股骨干上段和下段骨折，分别联合坐骨神经阻滞和闭孔神经阻滞效果更好。

(3)股四头肌肌腱修复术。

(4)膝部手术(联合坐骨神经阻滞)。

(5)肌肉活检及皮肤移植手术的麻醉。如果手术区域覆盖大腿外侧，则需要同时阻滞股外侧皮神经。

25.1.2 体表解剖(图 25.1)

全身麻醉诱导后患者取仰卧位，腿外展，髋关节略微外旋。体表标志包括：

• 腹股沟韧带

— 附着于耻骨结节内侧(根据儿童年龄和身高不同，距离耻骨上界中线 0.5~1cm)和髂前上棘(ASIS)的外侧。

• 股/腹股沟褶皱

— 自然倾斜并平行于腹股沟韧带的皮肤褶皱，距腹股沟韧带 0.5~1cm(取决于儿童年龄和身高)；股动脉在此处位置最表浅。

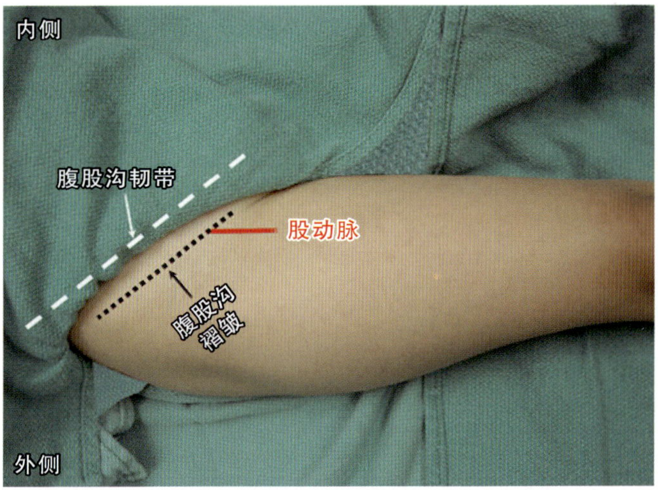

图 25.1 股神经阻滞的体表解剖和体表标志。

• 股动脉搏动

— 股动脉位于"腹股沟中点"，腹股沟韧带内侧 1/3 与外侧 2/3 交点处，腹股沟褶皱处最表浅的位置。

— 位于股神经内侧。

在腹股沟褶皱处进针：距股动脉外侧 0.5~1cm，腹股沟韧带下方 0.5~1cm 处，具体位置受儿童年龄和体重影响。超声引导可明确最佳穿刺位置。

25.1.3 神经刺激器技术

25.1.3.1 穿刺方法

穿刺方法及流程图见图 25.2。

(1)使用 35~50mm、22G 短斜面绝缘针以 30°~45°角度向头端进针。

(2)由于股动脉与股神经位置接近，进针过程中应反复回抽。

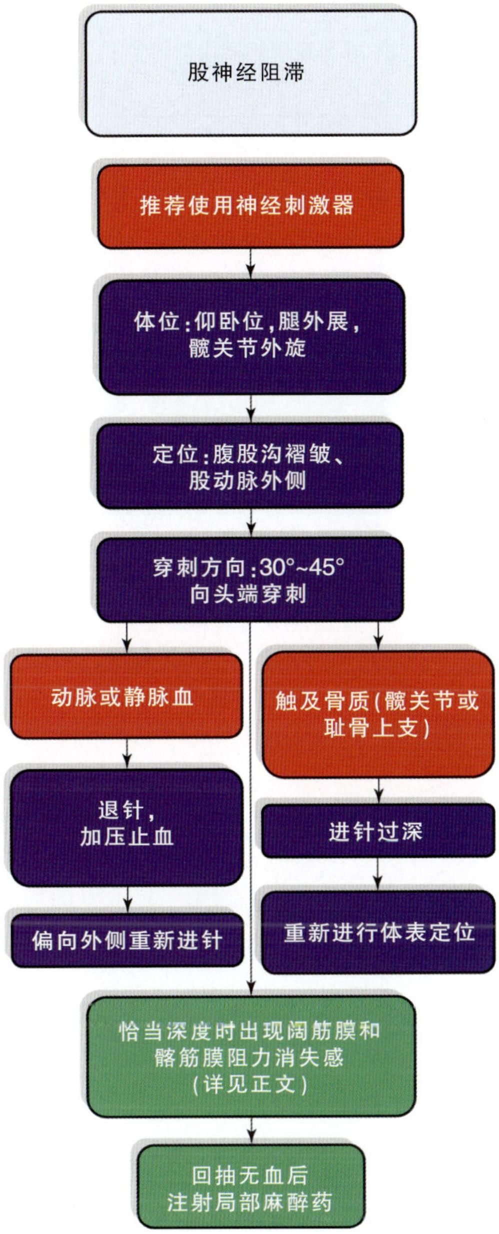

图 25.2　股神经阻滞穿刺方法及流程图。

（3）尽管髂筋膜的突破感有时很难感觉，但随着穿刺针深入，针尖突破阔筋膜与髂筋膜，阻力消失，出现“扑”的落空感。如果所用的穿刺点靠外侧，突破感更明显（见下述“临床经验”）。

（4）如果穿破股动脉，按压 5~10 分钟以防血肿形成。重新穿刺时方向应偏向外侧，仔细操作。

25.1.3.2 应用电流和相应反应

图 25.3 示出神经刺激技术阻滞股神经的步骤。神经刺激预期的运动反射参见表 14.3。

设置神经刺激器初始电流为 0.8~1mA（1Hz，0.1~

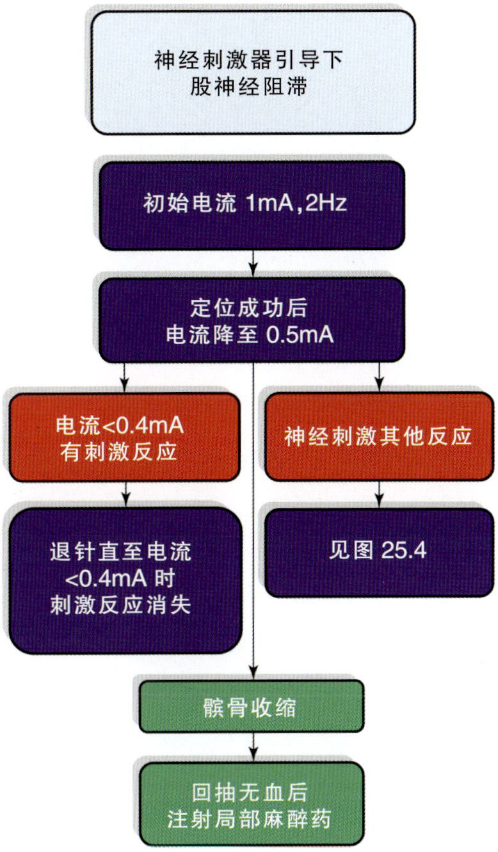

图 25.3　神经刺激器引导股神经阻滞流程图。

0.2ms），可诱发股四头肌运动反应（“膝腱反射”）。用 0.5mA 阈电流精确定位。

25.1.3.3 异常反应的校正

神经刺激异常反应的调整策略见图 25.4。

> **临床经验**
>
> 对于髂筋膜阻滞，由于穿刺针远离神经，阻力消失试验可能比神经刺激更有效。穿刺点位于腹股沟韧带下 0.5~1cm（取决于儿童的年龄和身高）、腹股沟韧带外 1/3 与内 2/3 交点处（耻骨结节–髂前上棘）。垂直皮肤进针。穿刺针穿过阔筋膜和髂筋膜，进入髂腰肌，可有两次落空感。

25.1.4 超声引导技术

超声引导股神经阻滞技术要点见图 25.5。图 25.6 为股神经周围主要解剖结构 MRI 与 VHVS 图像及相应的超声图像。

穿刺部位皮肤准备并消毒，穿刺前用无菌耦合剂

表 25.1 使用神经刺激器行股神经阻滞时的反应及穿刺调整建议

神经刺激器正常反应

最可靠的反应是在 0.3~0.5mA 电流刺激下，看见或触及同侧大腿肌肉收缩(髌骨抽动)，提示电流刺激股神经后支。如果出现缝匠肌收缩，提示针尖可能位于神经鞘外或刺激了支配缝匠肌的股神经近侧支

其他常见反应及穿刺针的调整

电刺激肌肉收缩

髂腰肌或耻骨肌(直接刺激肌肉)

解释：针尖位置过浅或过深

穿刺针的调整：全部退出穿刺针，重新穿刺

缝匠肌(股神经缝匠肌分支)

解释：针尖过于偏向股神经主干的前内侧

穿刺针的调整：穿刺针向外侧调整方向，并进针 1~3mm

触及骨性结构

髋关节或耻骨上支

解释：针尖位置过深

穿刺针的调整：针尖退至皮下，重新穿刺

刺激无反应

解释：针尖偏内侧或外侧

穿刺针的调整：完全退针，检查体表标志后重新穿刺

误入血管

股动脉或股静脉

解释：针尖偏内侧

穿刺针的调整：完全退针，向外侧重新进针

覆盖于超声探头表面(参见第4章)。

25.1.4.1 扫描技术

(1)5~10MHz 的曲棍球探头可用于多数儿童，且神经纵向分辨率较好，容易与周围结构(血管和肌肉)区分。

(2)将探头置于腹股沟褶皱、腹股沟韧带下方 0.5~1cm 处，与大腿近端神经成横切面。神经深度 0.5~1cm (取决于儿童体型和年龄)，位于股动脉外侧。

(3)彩色多普勒可用于定位股动脉和股静脉。

(4)如果神经识别困难，如肥胖儿童，股深动脉(大腿深部)有助于识别(图 25.7a)。从远端扫描定位股深动脉从股动脉深处分叉的位置(图 25.7b)。沿着股深动脉扫描至和股动脉汇合的部位；股神经位于股动脉外侧。

(5)将垂直的探头倾斜，通常有助于更清楚地显示股神经(见下述“临床经验”)。

(6)彩色多普勒可用于定位股深动脉(图 25.7b)。

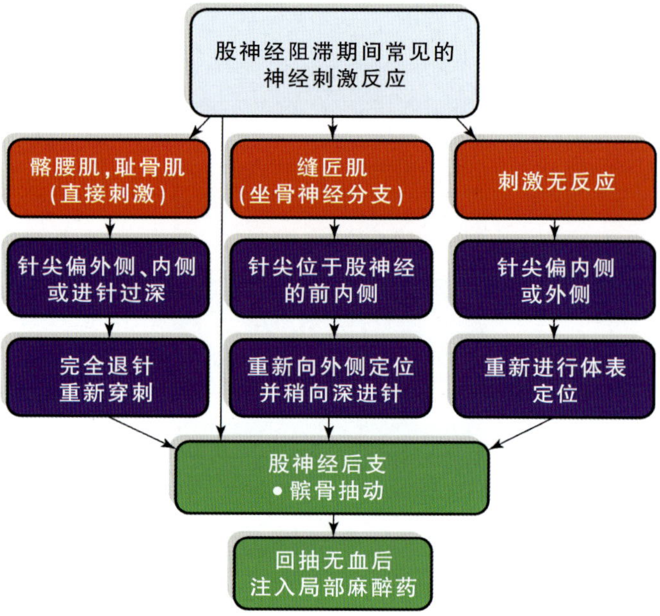

图 25.4 神经刺激器引导股神经阻滞中出现异常反应调整流程图。

25.1.4.2 超声影像

腹股沟褶皱下方短轴切面(图 25.6b)：

• 股神经走行于粗大、圆形、无回声的股动脉外侧深部。

• 阔筋膜(最表浅)和髂筋膜(紧邻神经，将神经与动脉隔开)均较股神经表浅，常为强回声且纵向成角。注药后，与低回声的注射液体形成对照，更容易识别筋膜。

• 股神经通常为椭圆形，然而也可能因为走行过程中直径的不一致性而呈现三角形和多种形状。例如，腹股沟韧带上方分叉较早处，神经横切面直径可能增大。

• 股神经深处可能看见髂腰肌。

25.1.4.3 穿刺方法

(1)超声引导下，使用 35~50mm、22G~25G 穿刺针，平面内(IP)(图 25.8)或平面外(OOP)(图 25.9)从横向放置的探头定位点进针(大约在腹股沟褶皱处)。

(2)IP 技术入路，从探头外侧缘由外向内进针。可确保穿刺针在碰到动静脉前即可接近神经。

(3)OOP 技术入路，穿刺针可采取以下方式从探头尾侧进针：

• 识别神经后，将穿刺目标置于屏幕中心(正好在神经外侧)。使探头距此区域与目标深度相等，从探

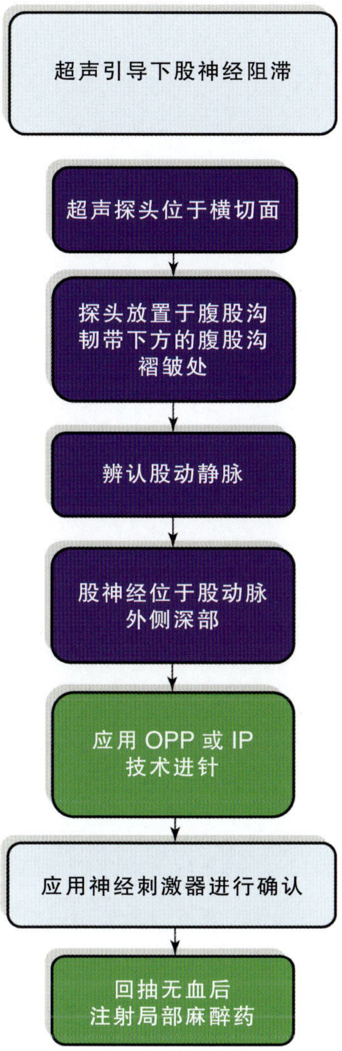

图 25.5 超声引导股神经阻滞技术流程图。

头尾侧与皮肤呈 45°进针，直至针尖出现在目标位置。D5W 试验剂量产生的低回声扩散区域有助于定位针尖。

• OPP 递增阶梯式成角方法进针，通过针尖高回声点实时定位，由针尖引导到达所需深度。

(4)尝试在髂筋膜下方定位针尖。

临床经验

超声引导过程中，要保证超声束与神经横切面垂直，使组织回声特性的非均质效应降至最低，这一点至关重要。传感器向头侧或尾侧倾斜 10°，可使神经与下方的髂腰肌成为等回声(显像相似)。

25.1.5 局部麻醉药的应用

(1)给予 0.25%布比卡因或 0.2%罗哌卡因 0.2~0.5mL/kg(不加肾上腺素时布比卡因为 2mg/kg，罗哌卡因为 3~4mg/kg)，不超过局部麻醉药中毒剂量。

(2)Oberndorfer 等[1]对 1~8 岁患儿研究发现，与使用神经刺激器相比，应用超声引导技术的局部麻醉药使用容量较低(0.5%左旋布比卡因 0.2mL/kg 比 0.3mL/kg)。

(3)Farid 等[2]在 8~16 岁患者中，使用 0.2%罗哌卡因 0.5mL/kg，最大容量 40mL(未使用超声引导)。

(4)Sethuraman 等[3]对<10 岁行肌肉活检的患儿，给予 0.5%布比卡因 0.2mL/kg，最大用量小于 1~1.5mg/kg(未使用超声引导)。

(5)注射局部麻醉药时应定期回抽观察是否有血。

(6)坐骨神经阻滞联合股神经阻滞时，应减少局部麻醉药用量(如 2/3 剂量)，以免发生局部麻醉药毒性反应。

超声技术注意事项

• 注射局部麻醉药前建议给予试验剂量的 D5W，以观察药液低回声扩散，确定神经位置。

• 可看到局部麻醉药在髂筋膜下包绕神经，呈低回声区域扩散。

• 根据进针方法不同，药液将神经向动脉内侧或外侧方向推移。

25.1.6 超声引导技术的最新文献

Oberndorfer 等[1]对行坐骨神经和股神经阻滞的 46 名患儿进行超声引导技术和神经刺激技术比较的随机对照研究。该研究的主要结果是神经阻滞持续时间。研究发现，与使用神经刺激技术相比，使用超声引导技术神经阻滞持续时间更长(508 分钟比 335 分钟)，充分镇痛所需的局部麻醉药量较低(0.5%左旋布比卡因 0.2mL/kg 比 0.3mL/kg)。

Gurnane 等[4]报道了一例解剖变异患儿，在超声引导联合神经刺激技术下行股神经周围导管置入术。一位 15 岁患儿拟在手术室内行关节镜下膝关节内、外髁及膝关节松解手术。全身麻醉诱导后，使用线性探头显示神经样结构位于股动脉外侧，刺激后出现缝匠肌运动反应。刺激髂肌后的另一个高回声结构，引出股四头肌收缩，随后通过神经刺激导管注射 0.2%罗哌

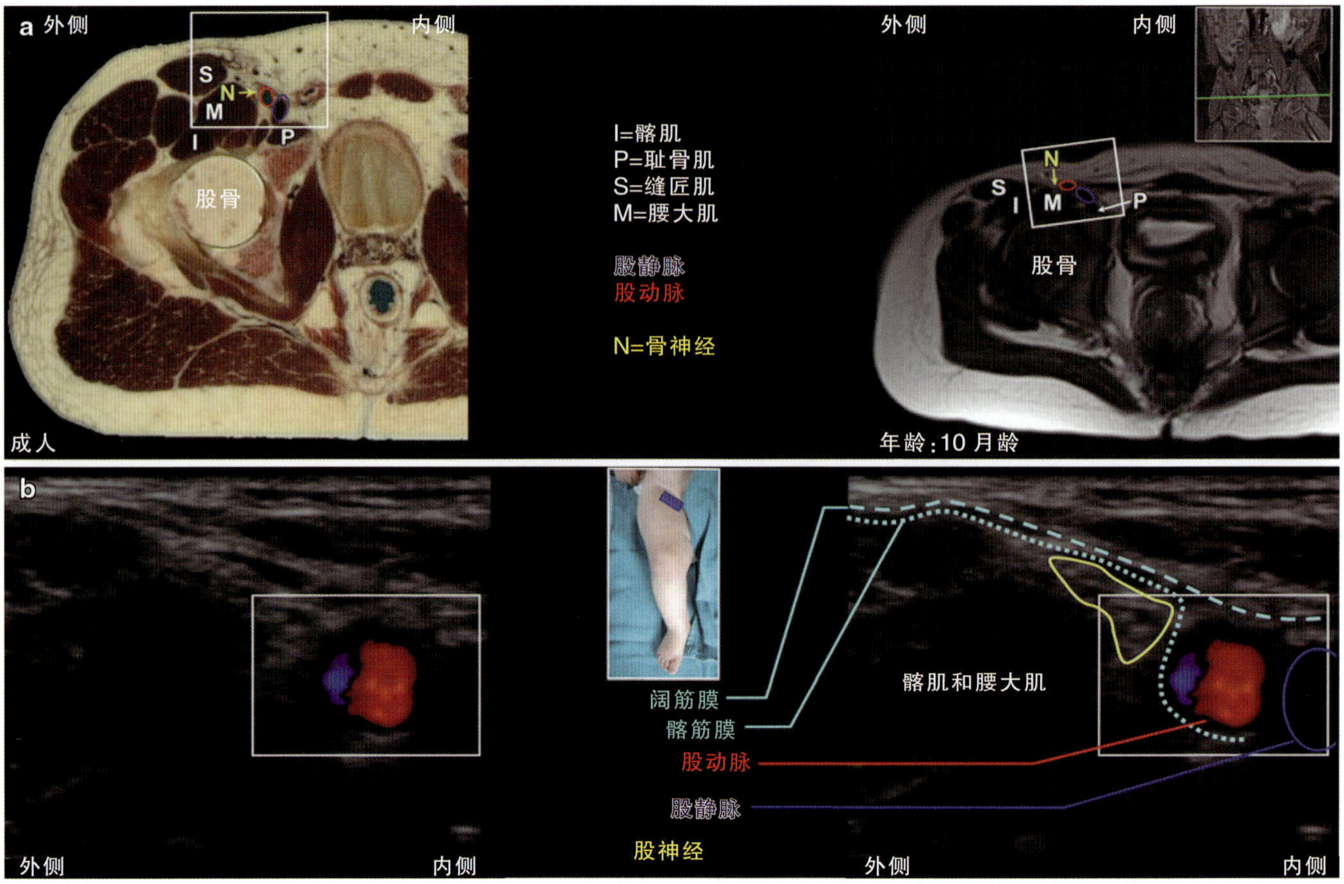

图 25.6 (a)股神经周围主要解剖结构 VHVS 和 MRI 影像。(b)股神经周围主要解剖结构超声图像。

卡因 20mL。

最近有病例研究[5]证实,股神经阻滞在急诊室快速镇痛的价值:一例 3 月龄婴儿受虐待后发生股骨粗隆下股骨颈骨折。神经阻滞前,已给予该患儿单剂量吗啡和两个剂量的芬太尼。将超声探头放在患肢腹股沟韧带远端 1cm 处,以看清股神经和周围结构。超声引导下使用 27G 穿刺针平面内穿刺,股神经周围注射 0.25%布比卡因(1.25mg/kg)2mL。15 分钟后,疼痛完全缓解,患儿安置 Pavlik 护具。在股神经阻滞后 18 小时内只使用了单剂量的镇痛药。

Miller[6]在最近一篇通讯中使用超声技术引导对拟行股骨骨折切开复位术患儿进行股神经和股外侧皮神经联合阻滞技术。首先阻滞股神经, 用 55mm、22G 穿刺针,采取平面内技术由外向内进针,注入 0.2%罗哌卡因(0.2~0.5mL/kg,最大剂量 20mL)。退针,将超声探头沿腹股沟韧带向外侧移动,直至超声探头外侧缘接触到 ASIS。这时可看见股外侧皮神经及之前注射的局部麻醉药。使用同一个穿刺针,平面内技术下使针尖置于阔筋膜和髂筋膜之间, 注入 0.2%罗哌卡因(0.05~0.2mL/kg,最大剂量 6mL),可观察到药液在股外侧皮神经周围扩散。

Miller 也首次报道对儿童患者实行超声引导下髂筋膜间隙阻滞技术[7]。将超声探头置于腹股沟韧带长轴方向中点处,向腹股沟韧带中外 1/3 的外侧缘移动,可看到髂骨、髂肌和髂筋膜。100mm、21G 或 50mm、22G 穿刺针使用平面内技术在腹股沟韧带下 1~2cm 处向头侧进针,直至针尖位于髂筋膜下方、髂肌之间,注入一定量 0.2%罗哌卡因以阻滞股神经、闭孔神经和股外侧皮神经。报道的三例患者镇痛效果完善,在恢复室也不需要追加使用麻醉性镇痛药。

Ponde 等[8]通过临床随机病例研究,对先天性多关节挛缩症做足部手术的患儿行股神经和坐骨神经联合阻滞,比较成功率。结果显示,超声引导技术的阻滞成功率明显高于神经刺激器。有趣的是,超声引导组术后镇痛持续时间较神经刺激器组延长 1 小时,尽管其临床意义不大。

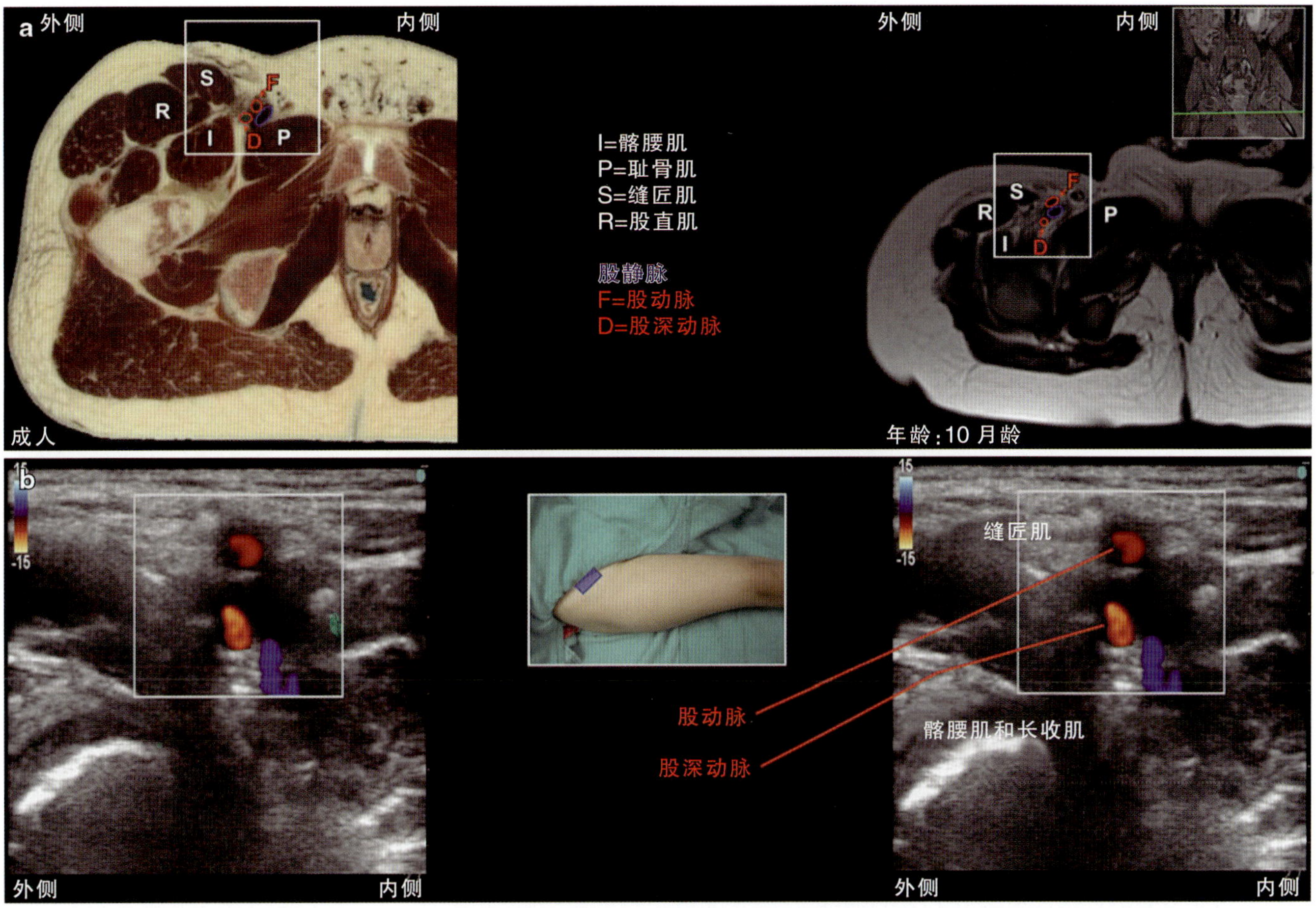

图 25.7　(a)股深动脉 VHVS 和 MRI 影像。(b)股深动脉彩色多普勒影像。

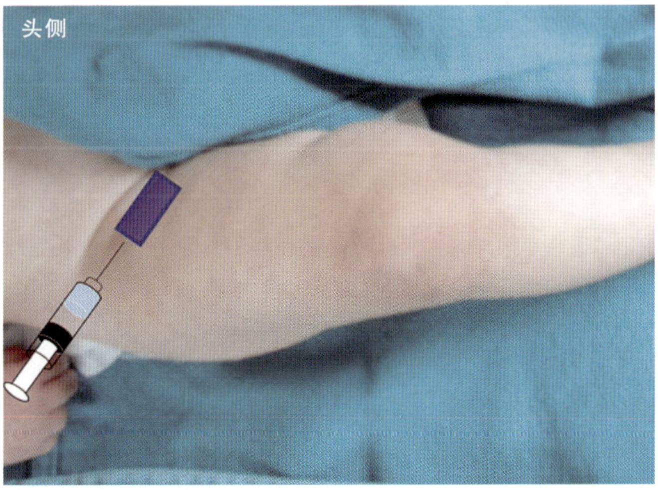

图 25.8　超声引导股神经阻滞平面内进针技术。蓝色矩形表示探头所在位置。

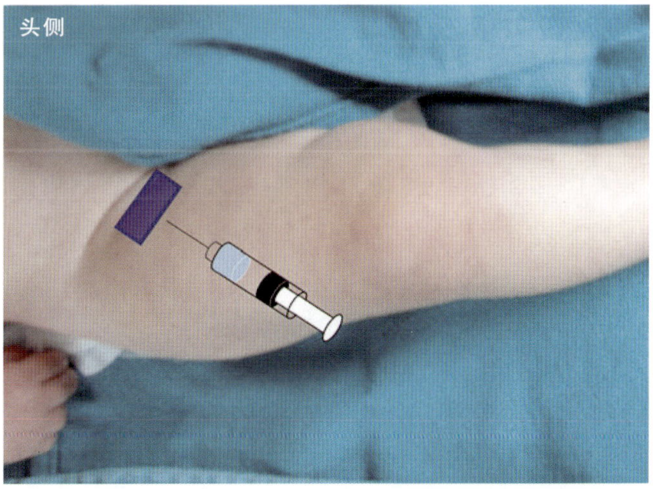

图 25.9　超声引导股神经阻滞平面外进针技术。蓝色矩形表示探头所在位置。

临床经验

- 尽管缺乏直接证据证实超声引导下神经阻滞能减少血管穿刺的风险，但我们既往的经验确实如此。通过超声引导，并不能完全避免神经内注射局部麻醉药或血管穿刺（如看不清针尖和看不到神经的情况）。然而，超声成像使局部麻醉药精准定位，减少注射大剂量局部麻醉药的概率，这在盲穿操作时为保证足够扩散范围而经常使用。
- 我们首选IP技术，穿刺针向髂筋膜下推进时可看到针尖位置和穿刺轨迹。

25.1.7 病例分析

股神经阻滞（S. Suresh 提供）

8岁男性患儿，34.2kg，既往无就医史和相关家族史，根据左膝关节MRI平扫结果，使用自体髂胫束韧带行保留骨骺的前交叉韧带重建术和外侧半月板修补术。用50mm、20G穿刺针在超声引导平面内技术下对患者行股神经阻滞（0.25%布比卡因10mL）（图25.10），然后放置外周神经导管。手术时间为2小时53分钟。术毕即刻疼痛评分为0/10（口述），术后30分钟疼痛评分为7/10（口述）。术后给予该患者吗啡2mg静脉注射及0.1%布比卡因溶液持续输注。

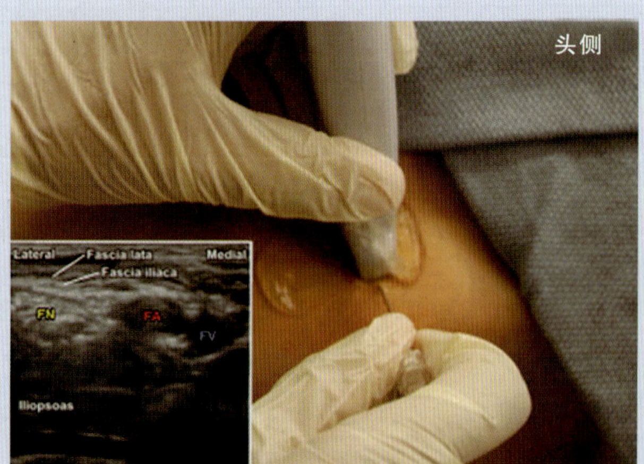

图25.10 超声引导股神经阻滞。FN，股神经；FA，股动脉；FV，股静脉。详见“病例分析”。

25.2 股外侧皮神经阻滞

25.2.1 适应证

大腿外侧皮神经（L2–L3）是支配大腿外侧范围的较小皮下感觉神经。

适应证

（1）镇痛

- 大腿外侧皮肤移植。
- 肌肉活检。
- 股骨颈固定。
- 放置或取除钢板。

（2）使用止血带或手术切口位于大腿上部外侧区域时，作为股神经和坐骨神经阻滞的补充。

（3）诊断感觉异常性股痛。

25.2.2 体表解剖

全身麻醉诱导后，患者取仰卧位，下肢轻度外展外旋。

尽管股外侧皮神经是一支细小神经，但其与阔筋膜和髂筋膜之间的关系，使其在判断特定神经位置方面发挥关键作用。

- 腹股沟韧带：附着于耻骨结节内侧（根据儿童年龄和体型不同，距离耻骨上界中线0.5~1cm）和髂前上棘外侧。
- ASIS：沿着髂棘至其最前缘可触及骨性标志。

穿刺点位于ASIS内侧、腹股沟韧带尾侧0.5~1cm处。穿刺深度取决于患儿体型和年龄。

25.2.3 神经刺激器技术

股外侧皮神经是纯感觉神经，因此一般很少使用神经刺激器引导阻滞该神经，因为神经刺激引出感觉异常比较困难且患儿不适。

25.2.3.1 穿刺方法

（1）使用35mm、22G~25G绝缘穿刺针（钝针）垂直刺入穿刺点。

（2）穿刺针穿破阔筋膜时，有“扑”的突破感。

25.2.4 超声引导技术

图25.11a为股外侧皮神经周围主要解剖结构的MRI和VHVS图像及相应的超声图像。

穿刺部位皮肤准备并消毒，穿刺前用无菌耦合剂覆盖于超声探头表面（见第 4 章所述）。

25.2.4.1 扫描技术

（1）5~10MHz 曲棍球探头可用于多数儿童，且神经纵向分辨率较好。

（2）放置探头在腹股沟褶皱附近扫描，直至探头外侧到达 ASIS。

（3）神经位于 ASIS 内下方 0.5~1cm 处，取决于患儿年龄和体型。

（4）该神经细小，位于阔筋膜和髂筋膜之间，很难辨别。

（5）神经位于皮肤表浅处。

25.2.4.2 超声影像（图 25.11b）

（1）阔筋膜（最表浅）和髂筋膜（紧邻神经）位于缝匠肌表面，常表现为强回声且纵向成角。

（2）股外侧皮神常呈椭圆形、高回声，注射 D5W 或局部麻醉药后更易于分辨，低回声注射液包绕在高回声神经周围。

25.2.4.3 穿刺方法

使用 35mm、22G~25G 穿刺针，超声引导下用采取 IP（图 25.12）或 OOP 方法（图 25.13）于横向探头定位处进针。

平面内技术（IP 方法）：

- 由外向内或由内向外方向穿刺。
- 在阔筋膜下或 ASIS 内下方定位针尖。

平面外技术（OPP 方法）：

其距离探头尾侧约 1cm，与皮肤表面呈 45°角穿刺。

- 尽可能使神经位于屏幕中央，或看到阔筋膜和髂筋膜在 ASIS 内侧、腹股沟韧带下方。使穿刺针置于两筋膜之间、ASIS 内下方。

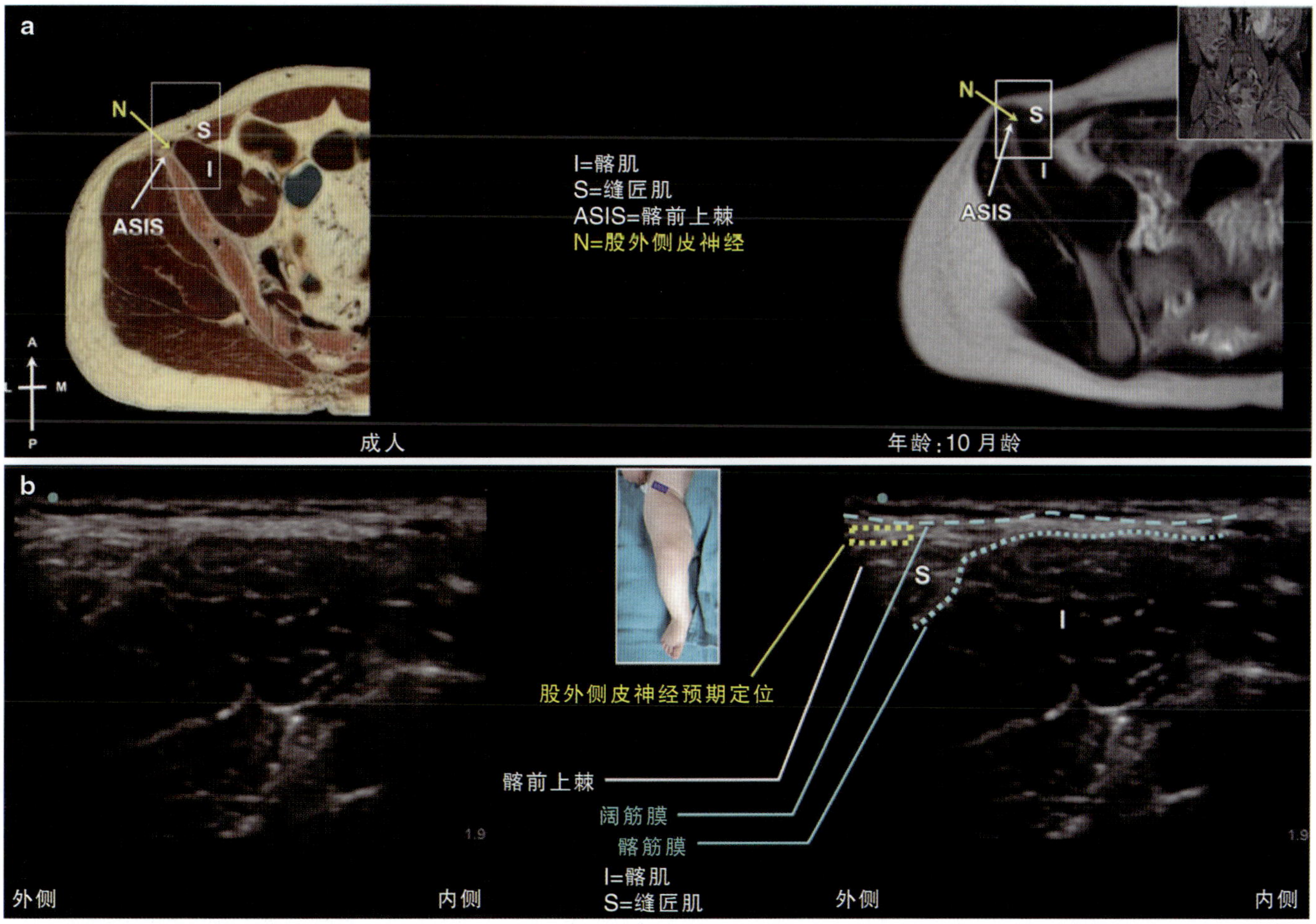

图 25.11 （a）股外侧皮神经周围主要解剖结构 VHVS 和 MRI 图像。（b）股外侧皮神经周围主要解剖结构超声图像。

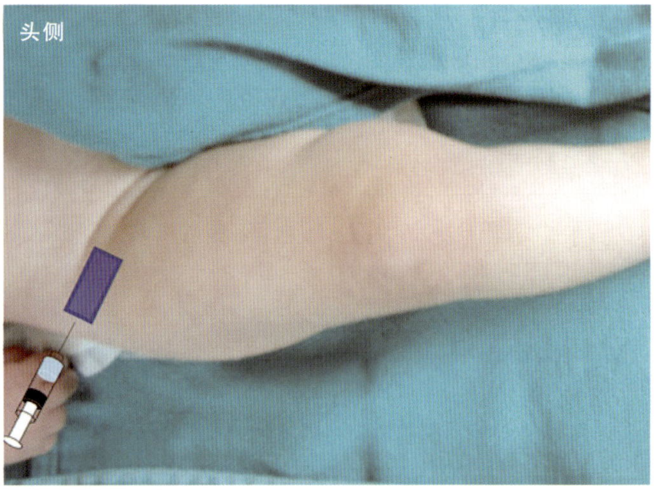

图 25.12 超声引导股外侧皮神经阻滞平面内进针技术。蓝色矩形表示探头所在位置。

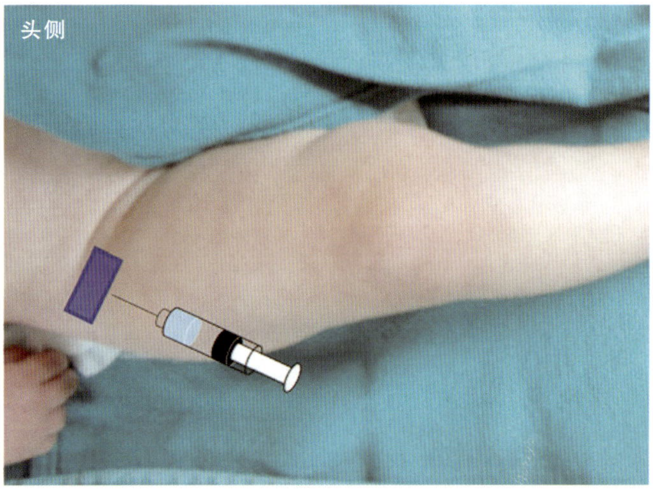

图 25.13 超声引导股外侧皮神经阻滞平面外进针技术。蓝色矩形表示探头所在位置。

• 平面外递增阶梯式成角方法进针，针尖高回声点可实时定位，沿着针尖到达所需深度。

25.2.5 局部麻醉药的应用

如果超声下看到股外侧皮神经，在阔筋膜和髂筋膜之间注入 0.25%布比卡因或 0.2%罗哌卡因 1~3mL（取决于患儿年龄和体型）。

在超声引导股外侧皮神经阻滞方法开展以前，Maccani 等[9]推荐盲穿技术，在 ASIS 内下方呈扇形注射利多卡因 6~8mg/kg，这种方法可为接受大腿前部手术（如肌肉活检术）的患儿提供麻醉（联合股神经阻滞和镇静）。

超声技术注意事项

• 注射局部麻醉药前建议使用 D5W 作为试验剂量，看到药物扩散，确认神经定位。

• 局部麻醉药在筋膜间（阔筋膜和髂筋膜）神经周围扩散。

• 低回声局部麻醉药环绕神经呈“炸面圈”状，在筋膜平面扩散。

临床经验

- 儿童股外侧皮神经很难辨别。局部麻醉药可积存于阔筋膜和髂筋膜之间，高回声神经位于缝匠肌表面，易于辨别。
- 股外侧皮神经阻滞联合股神经阻滞时，完成股神经阻滞后，缓慢退针的同时注射药液，阔筋膜和髂筋膜之间的空间易于定位。

25.2.6 超声引导技术的最新文献

超声引导股外侧皮神经阻滞相关文献较少，但超声引导在股外侧皮神经阻滞中的应用及三合一阻滞方法，可看到局部麻醉药在筋膜层间实时扩散[10]。这有助于预测看不见神经的情况下阻滞是否成功，同时也减少为阻滞所有相关神经而使用超出需要量的局部麻醉药。

Miller 发表了关于股神经和股外侧皮神经联合阻滞的个案报道（详见 25.1 部分）[6]。

临床经验

尽管超声引导股外侧皮神经阻滞的数据较少，但超声可提高目标神经的定位或平面内穿刺时追踪穿刺轨迹。无法看见神经的情况下，直视局部麻醉药在正确的筋膜平面内扩散也可提供有价值信息。因此，超声可用较小的麻醉药量达到有效的神经阻滞。

25.2.7 病例分析

股外侧皮神经阻滞(S. Suresh 提供)

4 岁女性患儿,19.7kg,拟择期行肌肉皮肤组织活检及静脉港植入术。患儿先前已行双下肢的 MRI 平扫及正位透视摄片。入院前口服药物包括叶酸(1mg 片剂),苯海拉明 6.25mg 和奥美拉唑缓释剂 10mg。超声引导下使用 27G 穿刺针行股外侧皮神经阻滞,给予 0.25%布比卡因 3mL(图 25.14)。手术时间为 1 小时 38 分钟,阻滞持续时间为 12 小时。

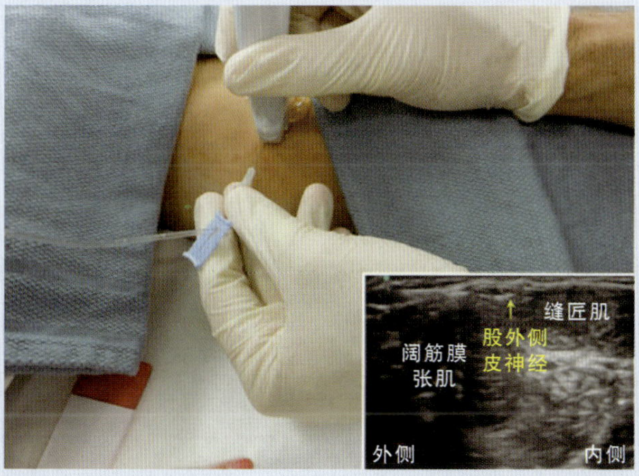

图 25.14　超声引导股外侧皮神经(LFCN)阻滞。详见"病例分析"。

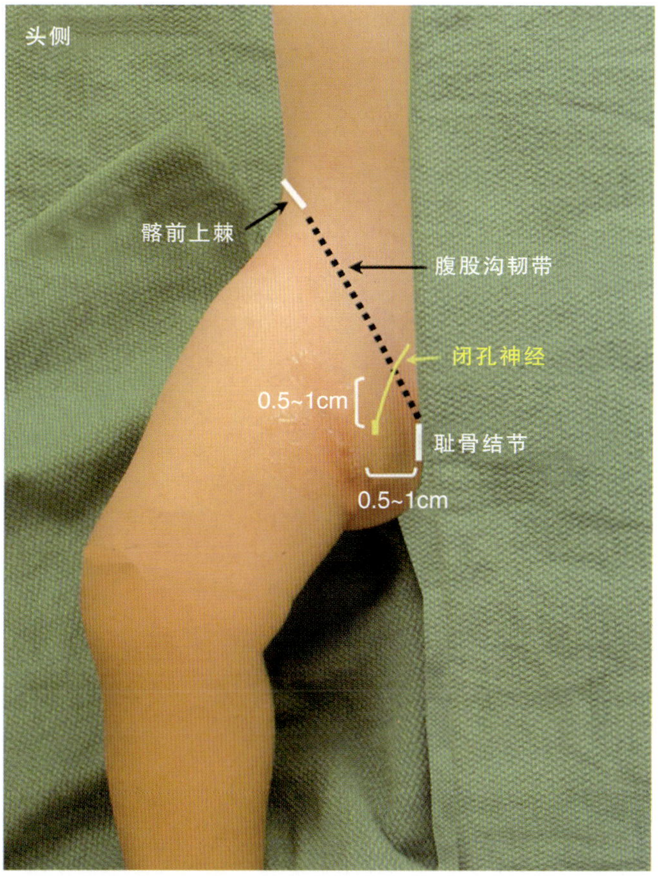

图 25.15　闭孔神经体表解剖标志。

25.3 闭孔神经阻滞

25.3.1 适应证

(1)在经尿道膀胱肿瘤切除术中预防闭孔神经反射。

(2)髋部疼痛治疗。

(3)治疗内收肌痉挛(常见于多发性硬化症患者)。

(4)用于检查髋关节活动度。

(5)膝关节手术:除股神经阻滞外,闭孔神经阻滞也可改善疼痛[11]。

25.3.2 体表解剖(图 25.15)

患者髋部外旋、膝关节轻度屈曲,最大程度显露大腿内侧。

闭孔神经穿过腹股沟韧带内侧,位于耻骨结节外侧 0.5~1cm,腹股沟韧带下方 0.5~1cm 处(取决于患儿年龄和体型)。

- 耻骨结节:位于人体正中线外侧约 1cm 处。
- ASIS:沿髂嵴触诊至其最前端。
- 腹股沟韧带:腹股沟韧带内侧与耻骨结节相连,外侧与髂前上棘相连。
- 体表标志包括

— 股/腹股沟褶皱:自然倾斜并与腹股沟韧带平行的皮肤褶皱,位于腹股沟韧带下方 0.5~1cm。

— 长收肌:大腿上部内侧缘由长收肌肌腱形成。闭孔神经前支走行于长收肌深面。

穿刺点位于腹股沟韧带下方 0.5~1cm 处(取决于患儿年龄和体型),与耻骨结节外侧距离相等。

25.3.3 神经刺激器技术

由于闭孔神经从闭膜管下行时较早发出分支,因此常在耻骨上支旁的闭膜管内闭孔神经分支前通过盲探法阻滞。尽管如此，仍有小部分儿童的闭孔神经，在闭膜管之前或远离闭膜管后才发出分支。

25.3.3.1 穿刺方法

（1）选择 35~50mm、22G~25G 绝缘穿刺针，距离腹股沟韧带尾侧 0.5~1cm 与耻骨联合外侧 0.5~1cm 处，垂直于皮肤，稍偏向外侧约 15°进针。

（2）如果穿刺针触及耻骨支，向尾侧绕开耻骨支后继续进针。

25.3.3.2 应用电流及相应反应

设置初始电流 0.8~1mA（1Hz，0.1~0.2ms），目的是使用 0.5mA 电流引出内收肌群收缩。神经刺激期间预期的运动反应见表 14.3。

25.3.3.3 异常反应的校正

（1）当穿刺深度达大腿前后径的 1/3 还未引出运动反应，说明进针方向错误，应再次评估体表标志后重新穿刺。

（2）刺激电流达 1mA 对肌肉直接刺激可引起内收肌群的内收反应，将电流强度降至 0.5mA 有助于定位神经。

临床经验

由于闭孔动脉与闭孔神经相邻，在闭孔神经主干周围注射时必须回抽。闭孔动脉出血可能致命[12]。

25.3.4 超声引导技术

图 25.16 为闭孔神经周围主要解剖结构 MRI 和 VHVS 图像及相应的超声图像。

25.3.4.1 扫描技术

（1）线阵探头（6~15MHz）横向放置在大腿近端前

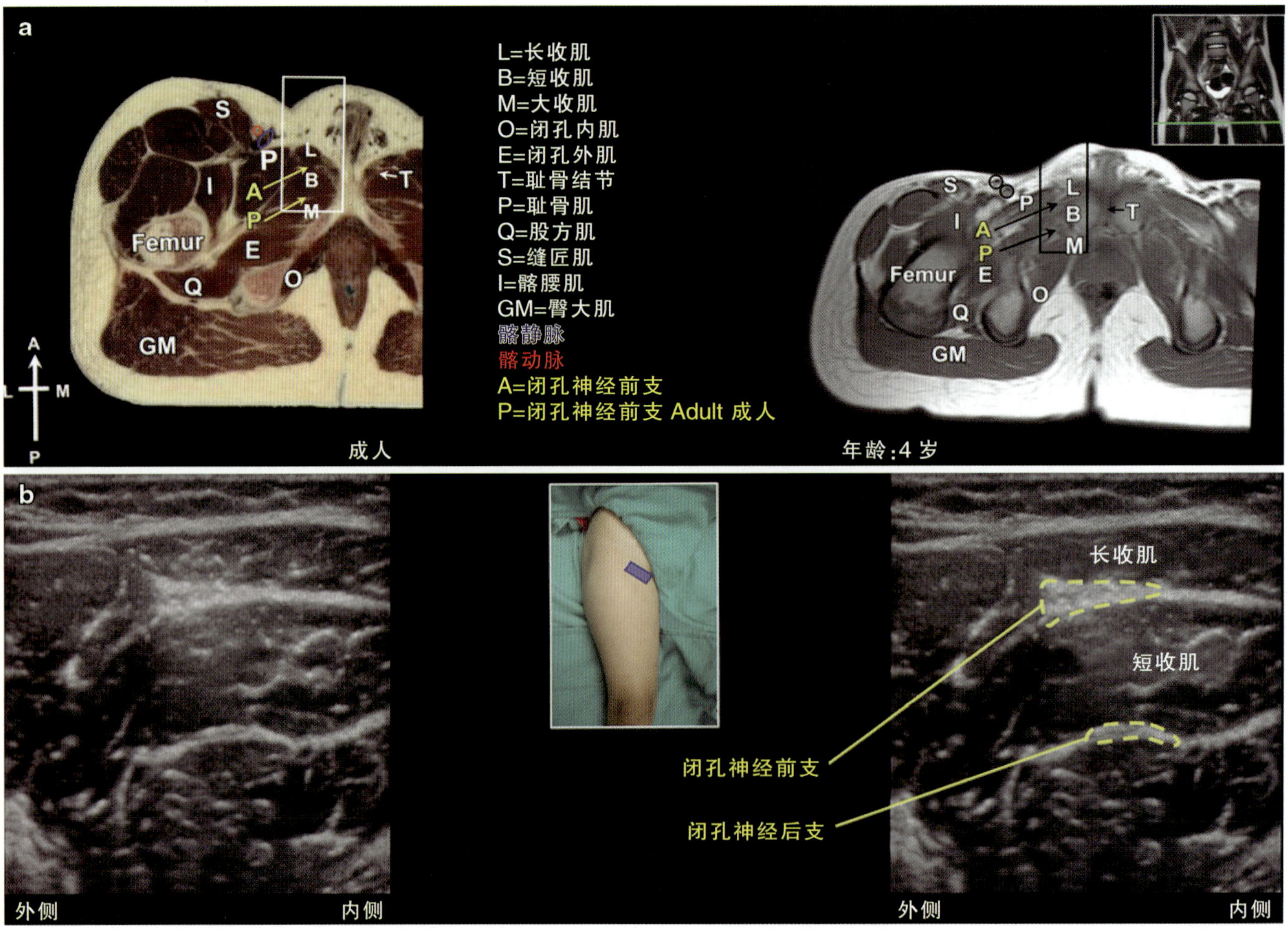

图 25.16 （a）闭孔神经前、后支周围主要解剖结构 VHVS 和 MRI 图像。（b）闭孔神经前、后支周围主要解剖结构超声图像。

方，沿腹股沟褶皱、腹股沟韧带下 0.5~2cm。

（2）扫描深度距体表 1~4cm。

（3）必要时多普勒超声定位股血管，股静脉位于股动脉内侧。

（4）股血管内侧可发现耻骨肌，探头沿腹股沟褶皱向内侧移动，可探及长收肌、短收肌和大收肌。在这个位置，闭孔神经前支位于长收肌和短收肌间的筋膜平面，后支位于短收肌与大收肌之间。

（5）如果探头朝腹股沟韧带头侧移动至耻骨上支，就可见到从闭孔外肌被筋膜分开的耻骨肌。在这个位置，闭孔神经前支走行于闭孔外肌和耻骨肌之间，而闭孔神经后支则穿入闭孔外肌。

25.3.4.2 超声影像

（1）该神经也许探测不到。这种情况下，注射点则是神经横向走行的肌肉间筋膜平面。

（2）内收肌群（长收肌、短收肌、大收肌）由浅至深垂直排列，耻骨肌位于内收肌群外侧（图 25.16b）。

（3）高回声的筋膜平面将内收肌群彼此分隔。

（4）闭孔神经前支超声影像为位于长收肌与短收肌间的长椭圆形高回声影，闭孔神经后支为位于短收肌和大收肌间的长椭圆形高回声影。

25.3.4.3 穿刺方法

（1）用 35~50mm、22G~25G 绝缘穿刺针。

（2）应用超声引导平面内穿刺技术进行闭孔神经阻滞（图 25.17）。

（3）穿侧针由外向内进针，使用该方法要注意避免穿刺到股血管。另外，旋股内侧动、静脉（由股深血管发出）可能横向走行于闭孔外肌、大收肌和短收肌之间[3]。穿刺针首先穿刺至长收肌与短收肌间的筋膜平面。在该处注射局部麻醉药物后，穿刺针进针至更深部的短收肌与大收肌间的筋膜平面。

25.3.4.4 局部麻醉药的应用

（1）注射局部麻醉药之前，建议注射 D5W 作为试验剂量，以观察药液扩散并确定针尖位置。

（2）每筋膜间平面注射 0.25%布比卡因或 0.2%罗派卡因 0.25mL/kg（最多 10mL）。

（3）注药后，在筋膜间平面可观察到纵向扩散呈低回声显像的局部麻醉药。

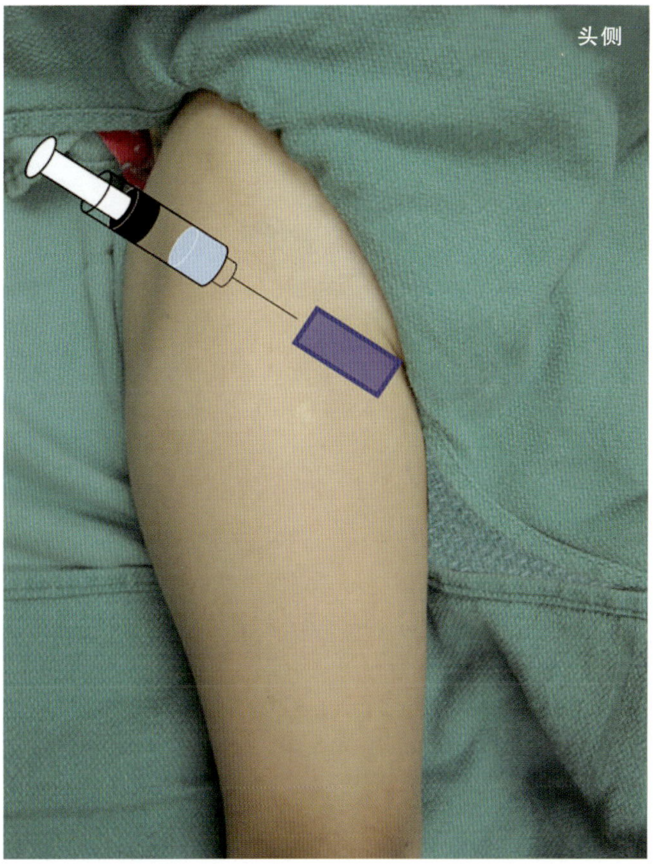

图 25.17　超声引导平面内进针技术行闭孔神经阻滞。蓝色矩形为探头所在位置。

临床经验

- 注射局部麻醉药之前，建议注射 D5W 作为试验剂量，以观察药液扩散并确定神经位置。
- 在肌肉筋膜间平面内，局部麻醉药围绕神经呈低回声扩散。
- 首先定位股动脉，再向内扫描定位股静脉，股静脉内侧可见耻骨肌，最后，在耻骨肌内侧定位内收肌群。

25.3.5 超声引导技术的最新文献

目前为止，尚没有儿童超声引导闭孔神经阻滞的临床报道。

25.3.6 病例分析

闭孔神经阻滞(A. Spencer 提供)

8 岁男性患儿,25kg,拟行多处矫形外科手术,包括经皮髋关节内收肌松解术、肉毒素注射、双腿内侧松解术及胫骨前肌腱延长术,接受闭孔神经阻滞。患儿病史复杂,包括混合性脑瘫伴麻痹、运动障碍。患者系早产儿,智力缺陷,坐轮椅。临床表现为内收肌挛缩,需要反复行苯酚闭孔神经阻滞。其他病史还包括中枢性睡眠紊乱性呼吸障碍和轻度阻塞性睡眠呼吸暂停。患儿入院前用药包括巴氯芬(baclofen)、信尼麦(Sinemet)和兰索拉唑(Prevacid)。

患儿接受气管内插管全身麻醉,应用低位硬膜外镇痛。择期矫形手术前行苯酚阻滞术,大腿及腹股沟区以氯己定溶液消毒,腿部外旋、轻度屈曲,以便为超声扫描提供良好视野。80mm、22G 穿刺针以平面内技术进行阻滞(图 25.18)。6%苯酚溶液 1.5mL 注射于含有闭孔神经前支的筋膜两侧。手术历时 4 小时。患者在恢复室硬膜外镇痛下舒适苏醒,术后镇痛方案包括:硬膜外持续输注 0.08%布比卡因 5mL/h,持续 48 小时;口服对乙酰氨基酚 375mg,每 6 小时 1 次和酮咯酸 8mg 静脉注射,每 8 小时 1 次,持续 48 小时。

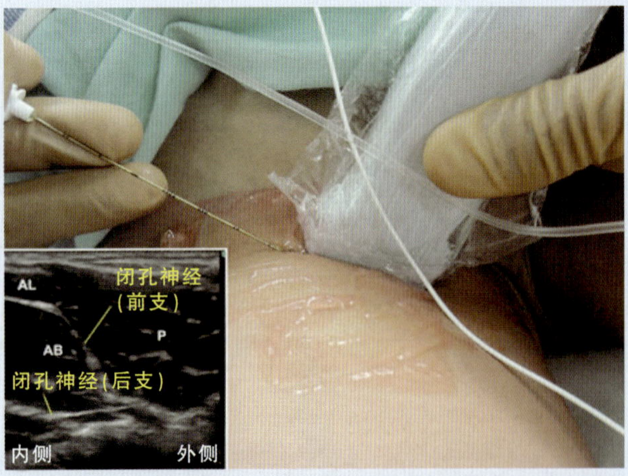

图 25.18 超声引导闭孔神经阻滞。AL,长收肌;AB,短收肌;P,耻骨肌。详见“病例分析”。

25.4 隐神经阻滞

25.4.1 适应证

隐神经是支配大腿及足部内侧皮肤的感觉神经。在小腿及足部需要完全阻滞感觉神经时,隐神经阻滞是坐骨神经阻滞的有效辅助手段(如足踝部手术)。

适应证

小腿及踝部内侧的手术(联合坐骨神经阻滞)

25.4.2 体表标志(图 25.19)

全身麻醉诱导后,患者仰卧位,髋关节轻度外旋,膝关节稍屈曲。体表标志包括:

- 股三角

— 上界为腹股沟韧带,外侧为缝匠肌,内侧为长收肌。

- 股内侧(群)肌

— 股四头肌肌群的一部分。于大腿内侧下半部分的主要肌肉。

- 胫骨粗隆

— 膝关节下胫骨前内侧区的骨性突起。为常用的体表阻滞标志。

穿刺针位点大致为,膝内侧面之上、大腿远端 1/3 处。

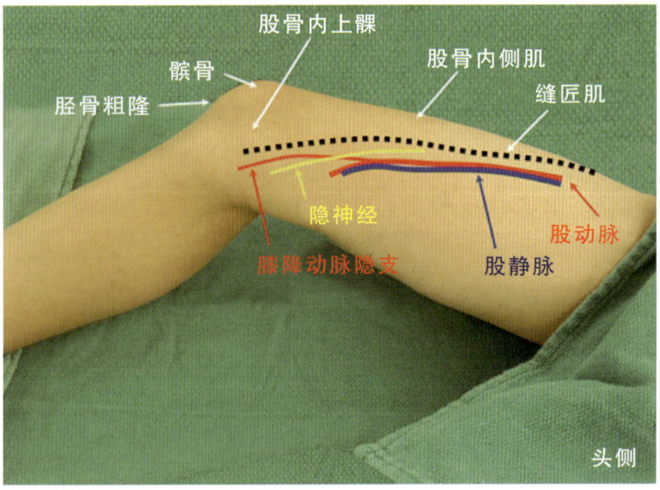

图 25.19 隐神经阻滞的体表解剖。

临床经验：体表标志技术（经缝匠肌入路）

- 于髌骨上一横指水平，缝匠肌上以局部麻醉药注射皮丘。以 45°向尾侧刺入 20G Tuohy 儿童硬膜外穿刺针，轻轻向后进入大腿下段内侧缝匠肌。
- 穿刺针穿透缝匠肌下的脂肪层时可有阻力消失感（取决于患儿年龄和体型，1~2cm）。
- 这种经缝匠肌入路盲探法最早由 van der Wal 等[13]提出。比其他用于足内侧麻醉的方法更有效。由于神经一旦穿过膝部，分支增多，所以该方法在膝关节下穿刺可能导致阻滞不全（如内踝阻滞效果不全）[14]。

25.4.3 神经刺激器技术

隐神经是纯感觉神经，通常在儿童身上引出异感比较困难同时会引发不适，但这一技术仍是确认注射部位的唯一方法。因此，定位儿童隐神经，神经刺激器并不常用。

25.4.4 超声引导技术

图 25.20a 为大腿主要解剖结构 MRI 和 VHVS 影像及其相应超声影像。

超声引导技术已成功用于不同的神经定位，取决于神经周围体表标志是否可视。两种技术（经缝匠肌入路和股动脉旁入路）将穿刺针置入收肌管旁，还有一种为静脉旁（隐静脉）入路。每种入路均可能有效，静脉旁入路的缺点是远端神经可视性受限，实际上神经可能在这个位置已经明显分支[15]。经缝匠肌、股动脉旁入路是在大腿中下段（收肌管）水平，以粗大的股动脉而不是更远端的膝降动脉隐支[16]作为主要的可视化体表标志（通过彩色多普勒超声），阻滞时该方法首

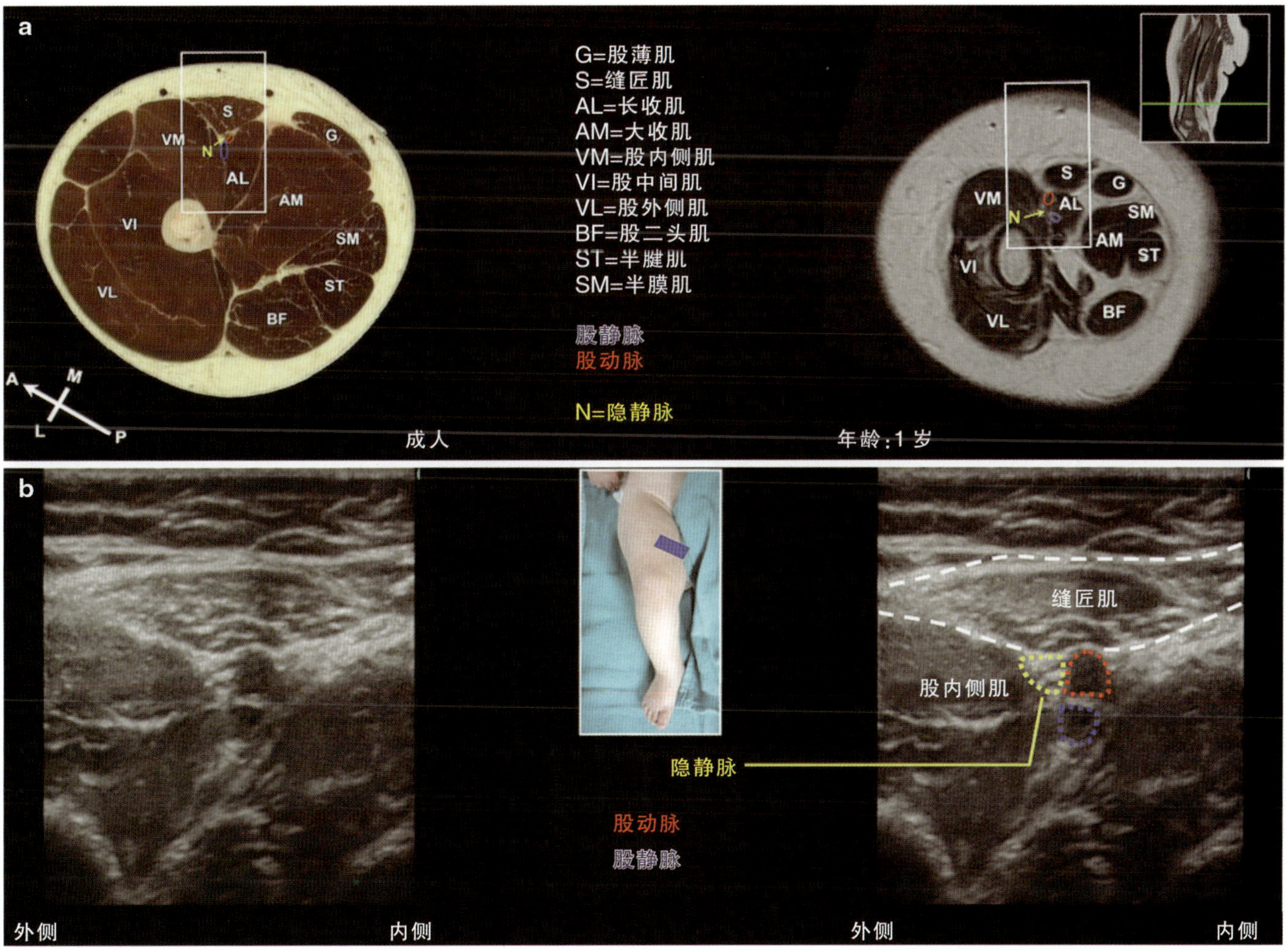

图 25.20 （a）髌骨内上方隐神经 VHVS 和 MRI 影像。（b）髌骨内上方隐神经超声影像。

选,下文将进行阐述。

25.4.4.1 扫描技术(图 25.20b)

(1)线阵超声探头(6~15MHz)横向置于大腿中段前内侧面。

(2)在此处沿着缝匠肌表面识别与之伴行的股动脉,缝匠肌前外侧为股内侧肌。

(3)探头向远端扫描至股动脉开始向后移行(股动脉穿过收肌腱裂孔出收肌管,移行为腘动脉)。

(4)此处,隐神经伴随股动脉在收肌管内由前外侧向前内侧走行。

25.4.4.2 超声影像

(1)隐神经有时太细小而观察不到(图 25.20b)。

(2)横切面超声图像中可观察到缝匠肌、股内侧肌和大收肌及覆盖其上的皮下脂肪。

(3)股动脉位于缝匠肌深面,表现为无回声。

(4)股静脉位于股动脉深面,可压缩。

25.4.4.3 穿刺方法

(1)使用 5cm、22G 穿刺针。因隐神经是纯感觉神经,不必要使用神经刺激器。

(2)使用平面内技术进针,直至股动脉内侧、股动脉与缝匠肌之间(图 25.21)。

(3)当穿刺针穿过内收肌筋膜(位于大收肌和股内侧肌之间)时,会有明显的落空感。

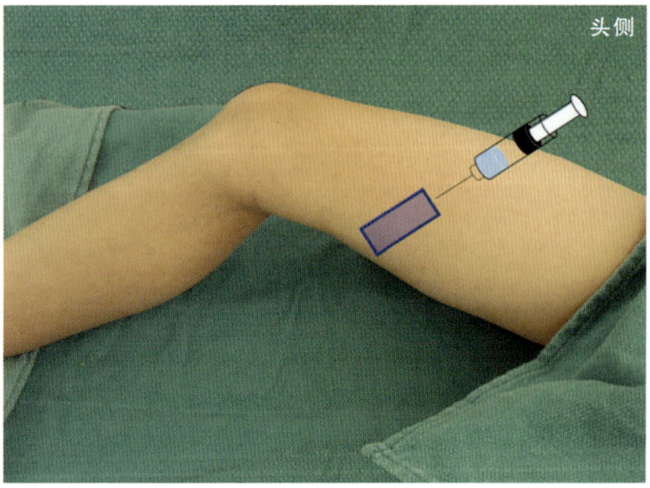

图 25.21 超声引导平面内穿刺技术行大腿下方隐神经阻滞。

临床经验

- 少量局部麻醉药即能有效阻滞隐神经,局部麻醉药过多会使筋膜腔压力增加,导致继发性神经损伤。
- 隐神经比较细小,即使使用超声扫描也很难定位。尽管如此,隐神经常走行于缝匠肌和股内侧肌之间的筋膜平面内。局部麻醉药可在该平面内扩散。
- 沿着缝匠肌及其下方的股动脉进行定位。

25.4.4.4 局部麻醉药的应用

(1)注射局部麻醉药之前建议使用 D5W 作为试验剂量,观察药物扩散,确认针尖位置。

(2)注射 0.25%布比卡因或 0.2%罗哌卡因 0.15~0.25mL/kg(最大剂量 10mL)。

临床经验

注射过程中,可观察到低回声药液在缝匠肌与股内侧肌之间的筋膜平面内扩散。

25.4.5 超声引导技术的最新文献

描述或评价隐神经阻滞有效性和各种入路的文献数量有限。最近有文献报道了超声引导下静脉旁入路的儿童隐神经阻滞方法[17]。在胫骨近端水平,隐神经常位于隐静脉后内侧(该位置存在变异)。隐神经也可在踝关节水平被探及,此处隐神经紧邻隐静脉(静脉旁入路)。小腿系止血带可使靠近踝部的隐静脉扩张。多普勒彩超可用于帮助识别隐静脉。隐静脉在皮下组织与静脉比邻。

成人超声引导下经缝匠肌股动脉入路隐神经阻滞法已有报道[18],也可用于儿童。这种方法更靠近大腿中段,更易识别股动脉。5~10MHz 高频曲棍球探头置于大腿中部横向扫描,可识别位于缝匠肌深部的股动脉。通过扫描远端,可确定股动脉走行至深部变为腘动脉的位置,位于缝匠肌深部、股动脉内侧,注射局部麻醉药。

25.4.6 病例分析

隐神经阻滞(S. Suresh 提供)

8 岁男性患儿,23kg, 左足 X 线检查后拟择期行左足根骨截骨术。坐骨神经阻滞下完成左侧跟骨截骨延长术和骰骨闭合楔形截骨矫形术。超声引导下完成神经阻滞,使用 22G 穿刺针,注射 0.25%布比卡因 5mL 含 1:200 000 肾上腺素(见图 25.22)。手术历时 2 小时 18 分钟;阻滞持续时间 6~12 小时。术后 0.5 小时疼痛为 8/10,术后 1 小时为 0/10。术后镇痛:术毕 30 分钟注射吗啡(硫酸吗啡注射剂)1.2mg。

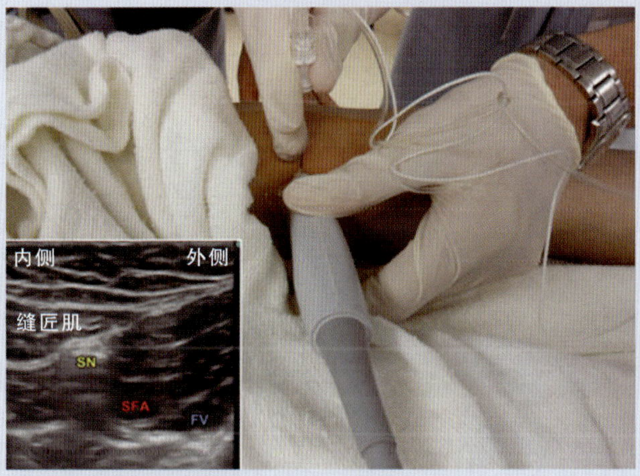

图 25.22 超声引导隐神经阻滞。SN,隐神经;SFA,股浅动脉;FV,股静脉。详见"病例分析"。

(张冰 陈汉文 译 周祥勇 张鸿飞 校)

参考文献

1. Oberndorfer U, Marhofer P, Bosenberg A, et al. Ultrasonographic guidance for sciatic and femoral nerve blocks in children. Br J Anaesth. 2007;98:797–801.
2. Farid IS, Heiner EJ, Fleissner PR. Comparison of femoral nerve block and fascia iliaca block for analgesia following reconstructive knee surgery in adolescents. J Clin Anesth. 2010;22:256–9.
3. Sethuraman M, Neema PK, Rathod RC. Combined monitored anesthesia care and femoral nerve block for muscle biopsy in children with myopathies. Paediatr Anaesth. 2008;18:691.
4. Gurnaney H, Kraemer F, Ganesh A. Ultrasound and nerve stimulation to identify an abnormal location of the femoral nerve. Reg Anesth Pain Med. 2009;34:615.
5. Frenkel O, Mansour K, Fischer JW. Ultrasound-guided femoral nerve block for pain control in an infant with a femur fracture due to nonaccidental trauma. Pediatr Emerg Care. 2012;28:183–4.
6. Miller BR. Combined ultrasound-guided femoral and lateral femoral cutaneous nerve blocks in pediatric patients requiring surgical repair of femur fractures. Paediatr Anaesth. 2011;21:1163–4.
7. Miller BR. Ultrasound-guided fascia iliaca compartment block in pediatric patients using a long-axis, in-plane needle technique: a report of three cases. Paediatr Anaesth. 2011;21:1261–4.
8. Ponde V, Desai AP, Shah D. Comparison of success rate of ultrasound-guided sciatic and femoral nerve block and neurostimulation in children with arthrogryposis multiplex congenita: a randomized clinical trial. Paediatr Anaesth. 2013;23:74–8.
9. Maccani RM, Wedel DJ, Melton A, Gronert GA. Femoral and lateral femoral cutaneous nerve block for muscle biopsies in children. Paediatr Anaesth. 1995;5:223–7.
10. Simion C, Suresh S. Lower extremity peripheral nerve blocks in children. Tech Reg Anesth Pain Manag. 2007;11:222–8.
11. Macalou D, Trueck S, Meuret P, et al. Postoperative analgesia after total knee replacement: the effect of an obturator nerve block added to the femoral 3-in-1 nerve block. Anesth Analg. 2004;99:251–4.
12. Akata T, Murakami J, Yoshinaga A. Life-threatening haemorrhage following obturator artery injury during transurethral bladder surgery: a sequel of an unsuccessful obturator nerve block. Acta Anaesthesiol Scand. 1999;43:784–8.
13. van der Wal M, Lang SA, Yip RW. Transsartorial approach for saphenous nerve block. Can J Anaesth. 1993;40:542–6.
14. Benzon HT, Sharma S, Calimaran A. Comparison of the different approaches to saphenous nerve block. Anesthesiology. 2005;102:633–8.
15. Krombach J, Gray AT. Sonography for saphenous nerve block near the adductor canal. Reg Anesth Pain Med. 2007;32:369–70.
16. Gray AT, Collins AB. Ultrasound-guided saphenous nerve block. Reg Anesth Pain Med. 2003;28:148.
17. Miller BR. Ultrasound-guided proximal tibial paravenous saphenous nerve block in pediatric patients. Paediatr Anaesth. 2010;20:1059–60.
18. Tsui BC, Ozelsel T. Ultrasound-guided transsartorial perifemoral artery approach for saphenous nerve block. Reg Anesth Pain Med. 2009;34:177–8.

推荐读物

Dalens BJ. Blocks of nerves of the lumbar plexus supplying the lower extremities. In: Dalens BJ, editor. Pediatric regional anesthesia. Boca Raton: CRC Press; 1990. p. 287–97.

Dalens B. Lumbar plexus blocks. In: Dalens B, editor. Regional anesthesia in infants, children, and adolescents. Philadelphia: Lippincott Williams & Wilkins; 1995. p. 321–33.

Karmakar MK, Kwok WH. Ultrasound-Guided Regional Anesthesia. In: Cote CJ, Lerman J, Anderson BJ, Eds. 5th ed. Philadelphia: WB Saunders; 2013. p. 880–908.

Suresh S, Polaner DM, Cote CJ. Regional Anesthesia. In: Cote CJ, Lerman J, Anderson BJ, Eds. 5th ed. Philadelphia: WB Saunders; 2013. p. 835–879.

Tsui BC. Femoral block. In: Tsui BC, editor. Atlas of ultrasound and nerve stimulation-guided regional anesthesia. New York: Springer; 2007. p. 161–70.

第 8 部分

骶丛神经阻滞

第 26 章

坐骨神经和腘窝神经阻滞

Heather Y. Z. Ting，Ban C. H. Tsui

26.1 适应证

适应证

- 坐骨神经分支前阻滞
  - — 膝部手术(联合股神经阻滞)。
  - — 下肢内固定取出术。
- 坐骨神经分支后阻滞(可能需要联合隐神经阻滞)
  - — 膝关节以下的下肢手术。
  - — 足和踝的手术。

26.2 后路经臀(Labat)坐骨神经阻滞

与本章后续内容描述的其他穿刺路径相比，该入路的坐骨神经位置较深，因此在技术操作上更具挑战性。

26.2.1 体表解剖(图 26.1 和图 26.2)

患者取侧卧位，屈髋屈膝。体表标志包括：

- 股骨大转子。
- 骶裂孔。
- 髂后上棘。

体表标志法的进针点为大转子和髂后上棘连线的垂直平分线，与大转子和骶裂孔连线的交点。

26.2.2 神经刺激器技术

这里所介绍的方法是对 Winnie 体表标志法[1]的改良，较外侧或前路法更易操作[2]。

由于坐骨神经位于臀部深处，因此推荐使用神经刺激器联合超声引导技术，以提高后路神经定位的准确性。

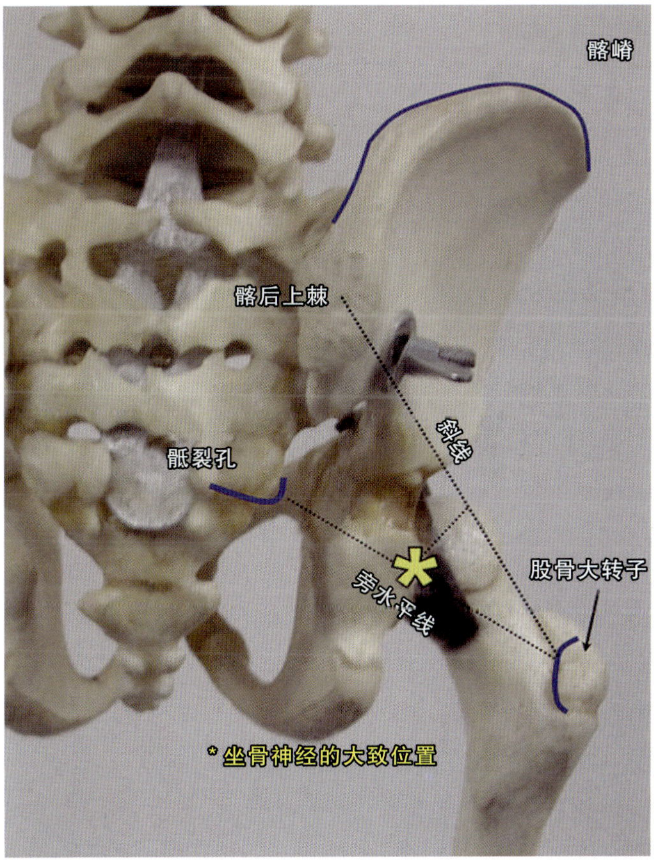

图 26.1 骨骼模型后路经臀坐骨神经阻滞解剖标志。

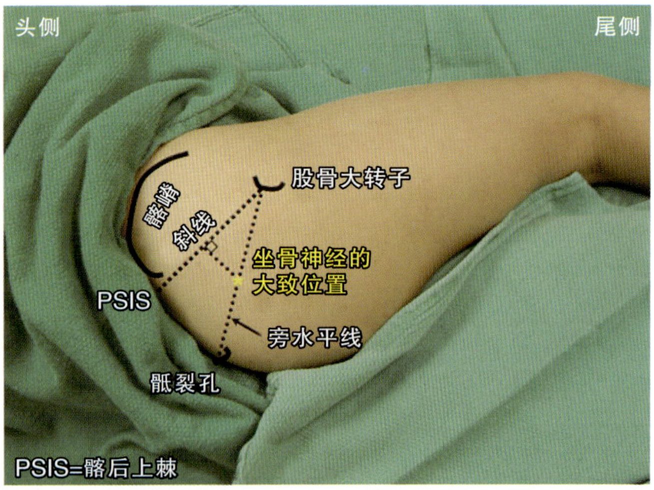

图 26.2　后路经臀坐骨神经阻滞的体表标志。

26.2.2.1 穿刺方法

穿刺点及流程图如图 26.3 所示。

(1)操作者面向患者背部，以上述体表标志为穿刺点，选取长度为 50~80mm、22G~25G 穿刺针(取决于患儿年龄和体型大小)垂直皮肤刺入，并朝坐骨方向推进。

(2)坐骨神经深度取决于患儿体型和肥胖程度，深度约为 1mm/kg(尤其是体重在 20~40kg)。年幼患儿相对较浅，年长患儿较深[2]。

(3)若针尖触及骨质，可能是髂骨或坐骨棘，考虑针尖过于偏向头侧或内侧，或进针过深。

(4)若进针过于偏向内侧，有刺入臀下及阴部内血管的风险。

26.2.2.2 应用电流和相应反应

图 26.4 示出使用神经刺激技术实施臀坐骨神经阻滞的流程。

(1)神经刺激器初始电流设置为 1~1.5mA(2Hz，0.1~0.2ms)，目标为定位至神经时 0.4mA(0.1~0.2ms)的电流阈值即可获得适当的运动反应。电流降至 0.2mA 以下时运动反应才停止，提示穿刺针可能位于神经内。

(2)看见或触及腘绳肌、腓肠肌、足或足趾收缩，

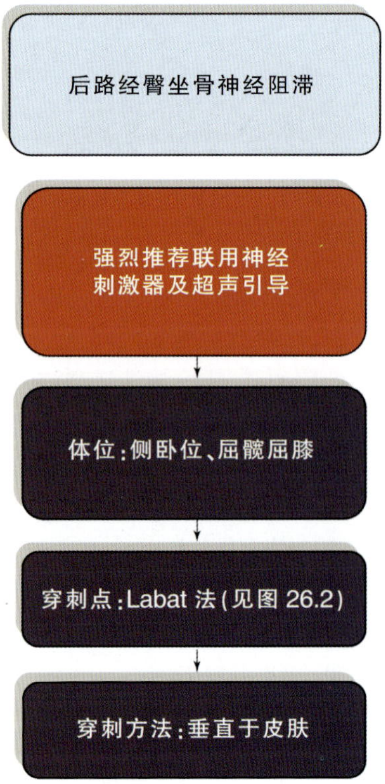

图 26.3　后路经臀坐骨神经阻滞流程图。

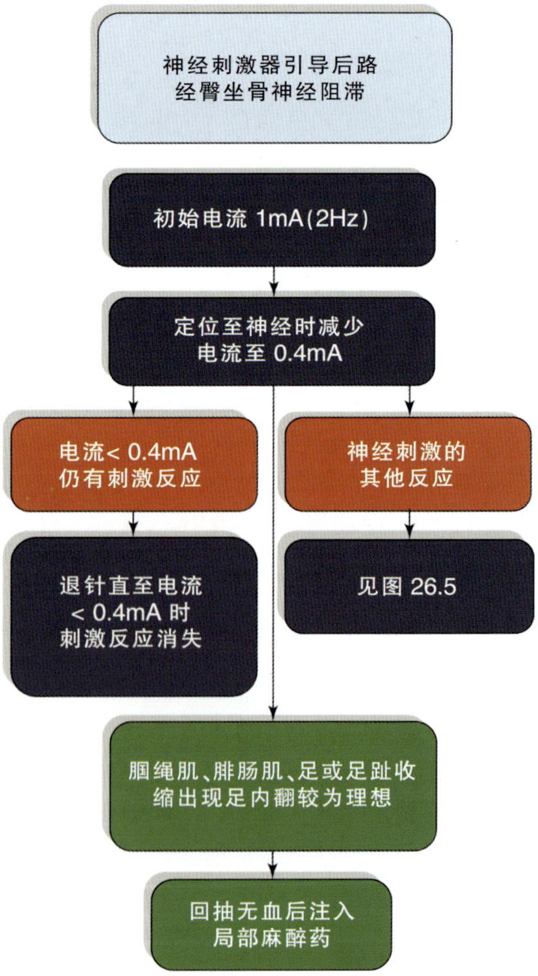

图 26.4　使用神经刺激器技术实施后路经臀坐骨神经阻滞的流程图。

证明已刺激坐骨神经。

(3)神经刺激后观察是否出现足内翻或跖屈，如果足内翻比跖屈更快出现，阻滞成功率增加。出现足外翻提示仅刺激腓浅神经，与不完全阻滞有关[3]。

(4)神经刺激后的预期运动反应见表 14.4。

临床经验

为准确阻滞坐骨神经的两部分，采用两点注射技术阻滞近端和腘窝坐骨神经，阻滞效果更完善(潜伏期更短)，局部麻醉药用量降低。然而，此方法可能增加针刺损伤的风险。

26.2.2.3 不适反应时的调整(表 26.1)

神经刺激出现不适反应时的调整方法见图 26.5。

26.2.3 超声引导技术

超声引导后路经臀坐骨神经阻滞技术流程见图 26.6。

臀部坐骨神经主要解剖结构的 MRI 和 VHVS 图像及相应的超声成像，见图 26.7a。

穿刺点皮肤准备并消毒，穿刺前以无菌敷贴黏附超声探头(如第 4 章所述)。

儿童的解剖标志及超声成像与成人之间存在差异。1 岁以下儿童坐骨结节非常薄，更难触诊或超声显像困难[4]。大转子内侧部分多为低回声显像，其大小与患儿年龄有关，直至 6~8 岁方可清楚辨识[5]。1~3 岁患儿股骨髁为软骨，7~9 岁开始骨化并形成可被超声识别的独特形态。因此，幼儿股骨边界不一定呈高回声。

26.2.3.1 扫描技术

(1)超声探头的选择取决于患者体型。年幼患儿选择高频线阵探头(5~10MHz)；年长或体型较大的患儿选择低频凸阵探头(2~5MHz)，其穿透力更强。

(2)探头在臀部向头侧和尾侧移动扫描寻找坐骨(高回声线伴骨性阴影)，定位坐骨的最宽部位，包括位于内侧的坐骨棘。

(3)可见臀大肌位于坐骨神经后方表浅位置。

表 26.1 使用神经刺激器技术行坐骨神经阻滞(后路经臀法)时的反应和穿刺针调整方法

神经刺激时的正常反应
0.2~0.5mA 电流强度下，看见或触及腘绳肌、腓肠肌、足或足趾收缩。部分患者(糖尿病、外周血管疾病、脓毒症)可能需要电流强度高达 1mA。
其他常见反应和穿刺针的调整
电刺激后肌肉收缩
臀大肌(直接刺激引发局部收缩)
解释：针尖过浅
穿刺针调整：向更深部进针
深肌层(下或上孖肌、闭孔内肌或股方肌局部收缩)
解释：针刺入过深，已越过神经
穿刺针调整：退针至皮下，重新稍向内侧或外侧调整方向后进针
刺入血管
臀下或阴部内血管穿刺
解释：针尖位置偏内侧
穿刺针调整：退针至皮下，重新向外侧调整方向后进针
触及骨质
髂骨(接近臀肌进针)
解释：针尖位置偏上
穿刺针调整：完全退针，按操作流程重新穿刺(检查体表标志)
坐骨棘
解释：穿刺点偏内侧或向内侧成角进针
穿刺针调整：完全退针，重新向外侧调整方向后进针

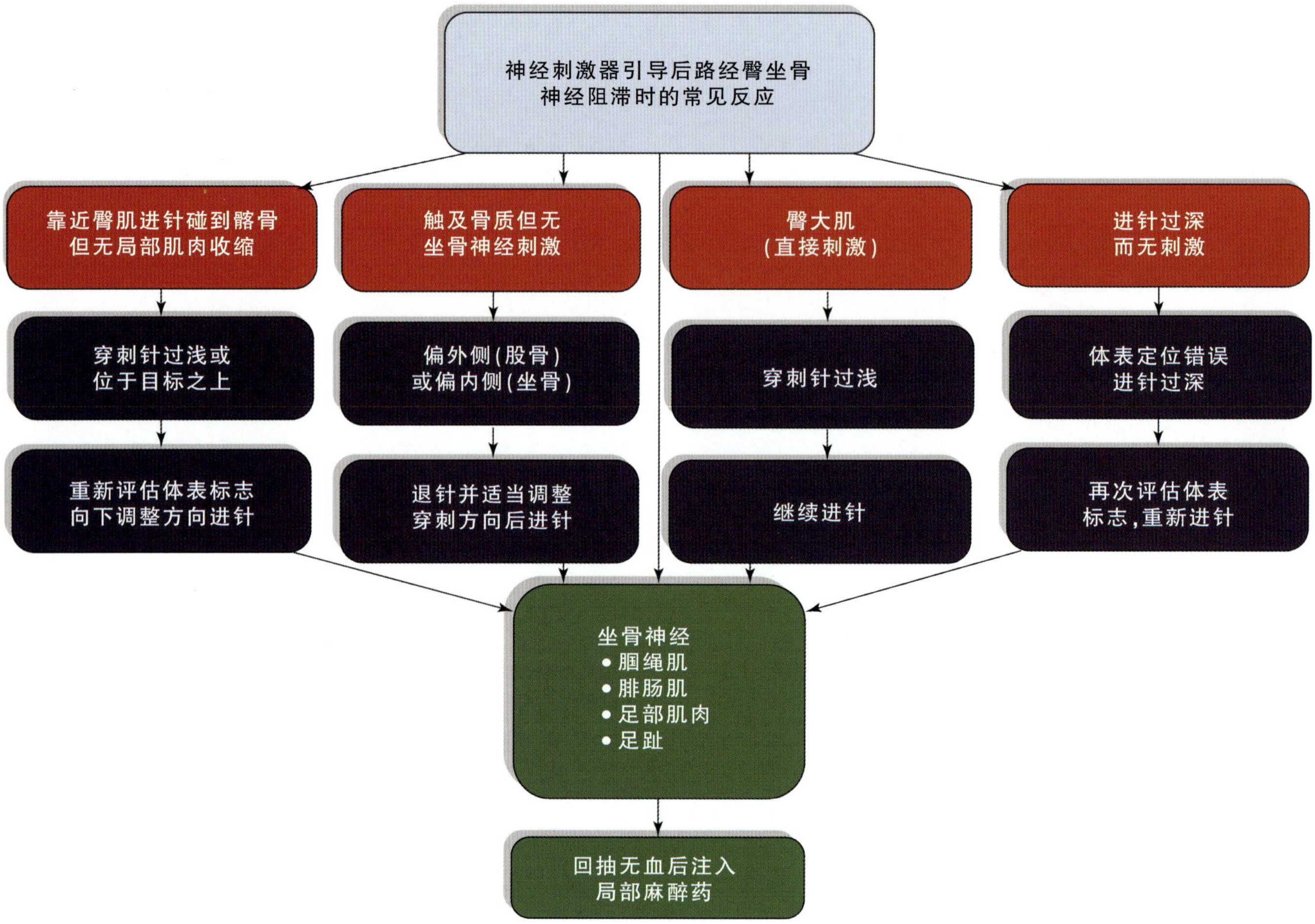

图 26.5 后路经臀坐骨神经阻滞出现不适神经刺激反应时的处理流程图。

（4）另外，也可在臀下区大转子与坐骨结节连线的中点附近寻找坐骨神经。

（5）彩色多普勒有助于识别坐骨棘旁的阴部内动、静脉和紧邻坐骨神经的臀下动脉。

26.2.3.2 超声影像

（1）坐骨神经为高回声，在短轴平面常表现为宽大扁平结构（图 26.7b）。

（2）上覆于坐骨神经的臀大肌，显像为“星夜”结构，而内肌层（上、下孖肌和股方肌）往往显示不清。

26.2.3.3 穿刺方法

（1）无论是平面内（IP）还是平面外（OOP）超声引导技术均适用于后路经臀坐骨神经阻滞。

（2）OOP 技术（图 26.8）：在探头下方朝头侧向前进针。由于坐骨神经在臀部位置较深，用更陡的角度紧贴探头进针，可增加针尖的可视性。

（3）IP 技术（图 26.9）：穿刺针从外向内侧推进，穿过臀大肌，到达坐骨上方的坐骨神经。

26.2.4 局部麻醉药的应用

（1）注射局部麻醉药前确保回抽无血。

（2）Dalens 等[2]描述了四种局部麻醉药的配制方案，均添加 1:200 000 肾上腺素（每组 15 例患者）：①1%利多卡因；②0.5%布比卡因；③0.5%布比卡因和1%利多卡因等容混合；④0.5%布比卡因和 1%依替卡因等容混合。根据体重计算给予局部麻醉药：患儿体重低于 20kg，使用 0.5mL/kg；体重超过 20kg，使用 10mL+0.25mL/kg（超过 20kg 的部分），最大注射剂量为 25mL。

（3）小剂量局部麻醉药（单侧肢体阻滞：0.5%布比卡因 0.3~0.5mL/kg。双侧肢体阻滞：每侧 0.25%布比卡因 0.3mL/kg）证明有效[6-8]。

（4）Ivani 等[9]建议单次注射 0.2%罗哌卡因 0.4~

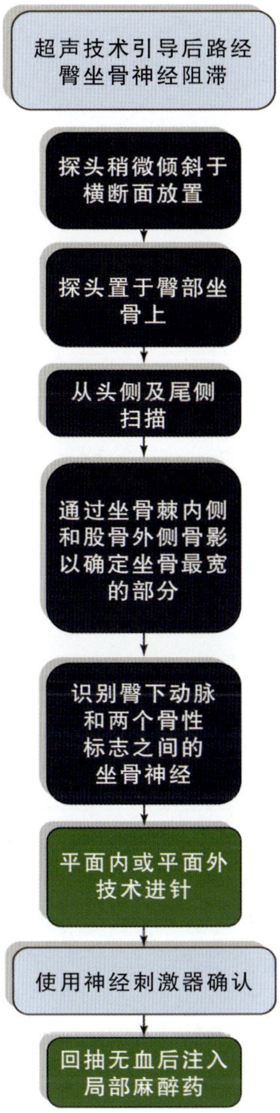

图 26.6　超声技术引导后路经臀坐骨神经阻滞流程图。

0.6mL/kg 用于术后镇痛，而术中镇痛可采用更高浓度 0.5%罗哌卡因，同时在局部麻醉药混合液中加入可乐定 2μg/kg。

(5)该研究组同时表明，罗哌卡因和左旋布比卡因可能是疼痛更强的长时间手术的最佳选择[10]。

(6)由于儿童的神经解剖特点（直径小，郎飞氏结之间距离短），大容量、低浓度的局部麻醉药是有效镇痛的关键[11]。

(7)我们建议使用 0.2%罗哌卡因、0.25%布比卡因或 0.25%左旋布比卡因 0.25~0.5mL/kg。

(8)指导原则：6 岁以下儿童应使用较低浓度的局部麻醉药。根据临床经验，预期镇痛时间可达 6~12 小时[12]。

(9)局部麻醉药不应超过中毒的最大剂量。

超声引导注意事项

局部麻醉药注射前，推荐给予试验剂量的 D5W，观察药液扩散并确定神经位置，在坐骨神经上方及周围注射局部麻醉药。

26.3 臀下坐骨神经阻滞

与 Labat 法/经臀坐骨神经阻滞相比较，臀下法可在更浅表的位置寻找到坐骨神经。

26.3.1 体表解剖（图 26.10）

患者取侧卧位，髋关节屈曲及膝关节稍伸展，或取俯卧位。体表标志包括：

- 坐骨结节。
- 大转子。

穿刺点为大转子和坐骨结节之间连线的中点，位于臀皱褶水平（图 26.10 和图 26.11）。

26.3.2 神经刺激器技术

作者推荐联合使用神经刺激器和超声引导行臀下坐骨神经阻滞。

26.3.2.1 穿刺方法

图 26.12 为臀下坐骨神经阻滞穿刺点及流程图。

(1)垂直皮肤刺入长度为 50~80mm、22G~25G 穿刺针（取决于患儿年龄与体型），直至阻力消失，即进入总鞘。

(2)坐骨神经的深度有所差异并与年龄相关。

(3)触及骨质的情况：

- 触及髂骨：针尖偏头侧。
- 触及髋关节：进针过深且偏外侧。
- 触及坐骨：进针过深且偏内侧。

26.3.2.2 应用电流和相应反应

图 26.13 为神经刺激器技术行臀下坐骨神经阻滞流程。

(1)初始刺激电流设置为 1~1.5mA（2Hz，0.1~0.2ms）足以刺激坐骨神经，获得正确的运动反应后，将阈值电流降至 0.4mA（0.1~0.2ms）。电流低于 0.2mA 时运动反应才停止，提示穿刺针可能位于神经内。

(2)看见或触及腘绳肌、腓肠肌、足或足趾肌肉收缩，提示已刺激坐骨神经。

(3)足部收缩提示已刺激胫神经和腓总神经，而

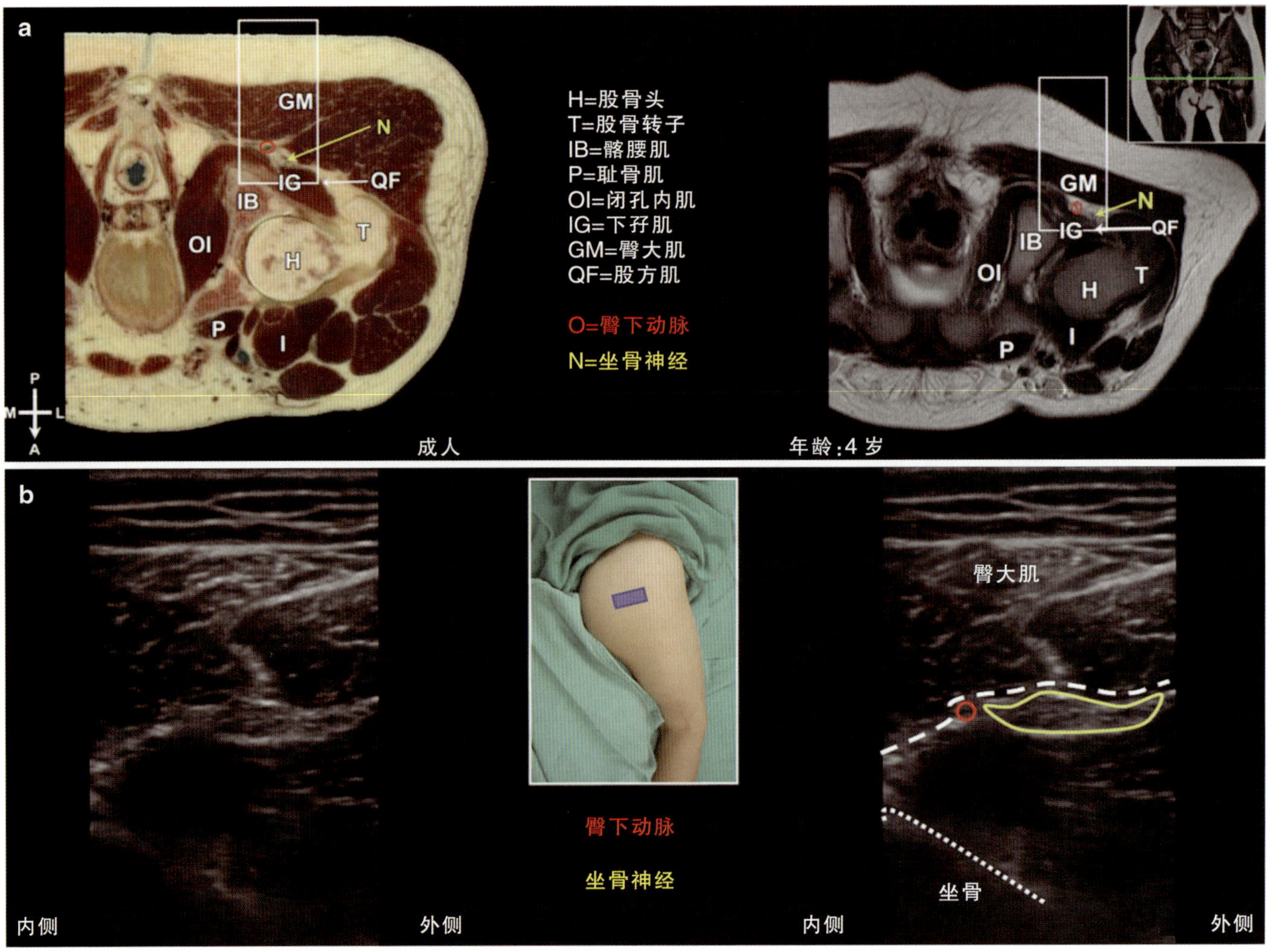

图 26.7 (a)后路经臀坐骨神经周围解剖结构的 VHVS 和 MRI 影像。(b)后路经臀坐骨神经阻滞定位的超声成像。

非坐骨神经的近端分支,表明针尖位置较佳。理想情况下,应出现足内翻,提示已刺激胫神经[3]。

(4)神经刺激下的预期运动反应,见表 14.4。

26.3.2.3 不适反应时的调整(表 26.2)

神经刺激不适反应的调整方法如图 26.14。

26.3.3 超声引导技术

臀下坐骨神经阻滞的超声引导技术要点, 见图 26.15。

包绕臀下坐骨神经的主要解剖结构 MRI 和 VHVS 图像与相应的超声成像,见图 26.16。

穿刺点皮肤准备并消毒,穿刺前以无菌敷贴黏附超声探头,如第 4 章所述。

26.3.3.1 超声扫描技术

(1)高频线阵探头(5~10MHz)适用于多数儿童,较大儿童和青少年可能需要使用低频凸阵探头(2~5MHz)。

(2)通常将探头置于坐骨结节和股骨大转子之间,获得坐骨神经的短轴视图。

(3)倾斜和(或)旋转探头以优化坐骨神经的超声成像。

(4)若在臀下无法定位坐骨神经,可将探头移至腘窝顶端或其附近,从神经分叉点向近端追踪坐骨神经。

26.3.3.2 超声影像

(1)外侧,大转子表现为圆形高回声边缘伴低回声骨性阴影。

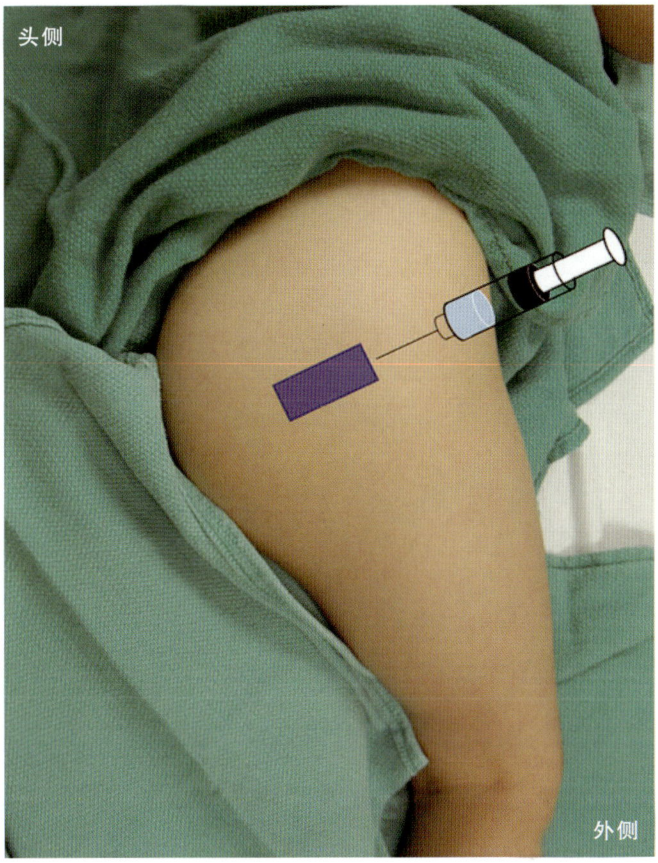

图 26.8　超声引导后路经臀坐骨神经阻滞的平面外进针技术。蓝色矩形提示探头所在。

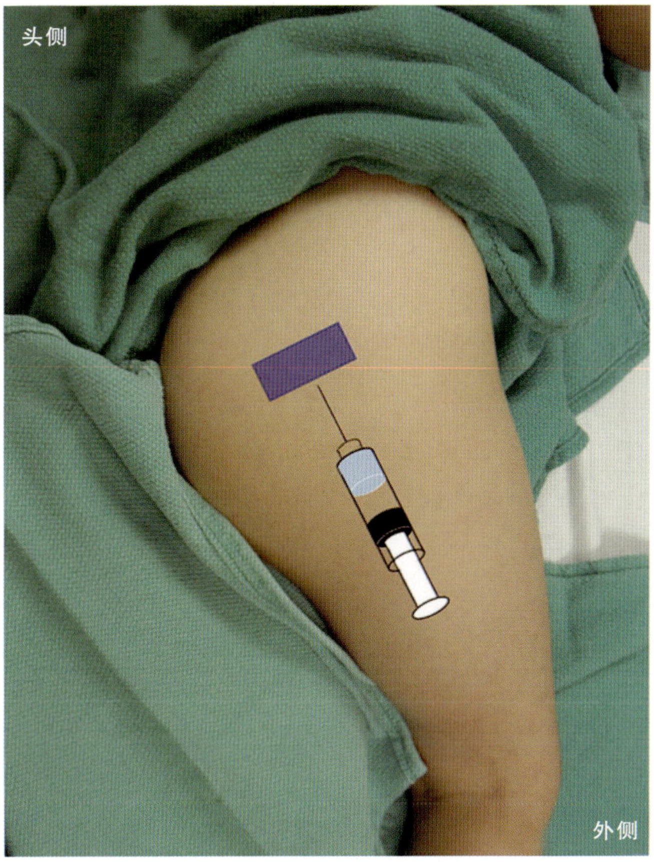

图 26.9　超声引导后路经臀坐骨神经阻滞的平面内进针技术。蓝色矩形提示探头所在。

(2)坐骨神经在臀下区域主要表现为高回声,短轴平面下多为椭圆形(图 26.16b)。

26.3.3.3 穿刺方法

(1)OOP 技术穿刺路径最短(图 26.17)。由于神经位置深,穿刺针贴近探头以陡峭角度刺入,更容易看到针尖。

(2)IP 技术(图 26.18)比 OOP 技术更易显示针体与针尖的超声图像。彩色多普勒技术可用于识别血管,调整进针轨迹以免刺入血管。

26.3.3.4 局部麻醉药的应用

参见 26.2.4 部分。

超声技术注意事项

- 与神经刺激器技术相比,超声引导技术需要较小容量的局部麻醉药。
- 注射局部麻醉药前先仔细回抽,并注射试验剂量 D5W,观察药液扩散并确定神经位置。
- 靠近臀下区坐骨神经注射局部麻醉药,而非直接注射于神经内。注射过程中可见低回声局部麻醉药液包绕在高回声坐骨神经周围。

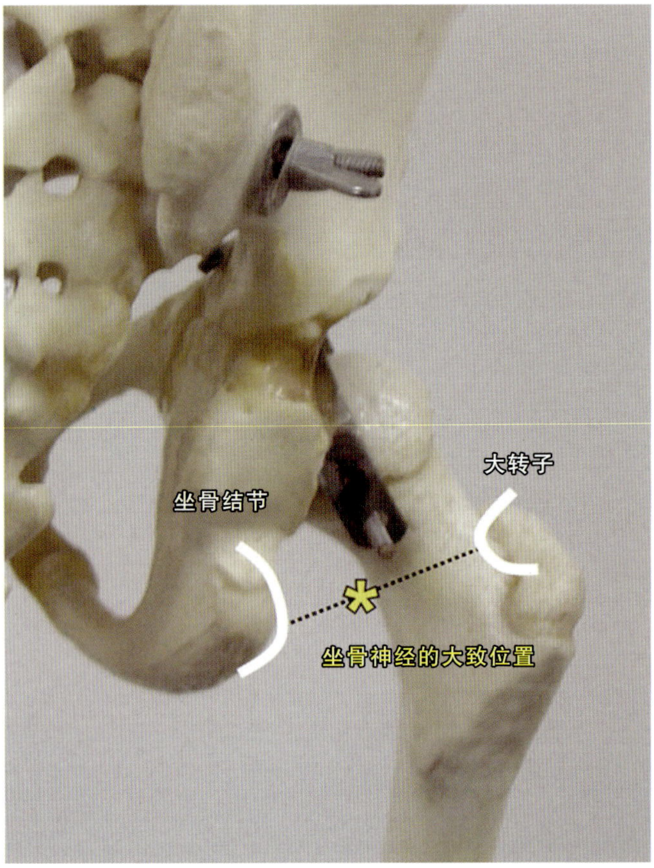

图 26.10 臀下坐骨神经阻滞在骨骼模型上的解剖标志。

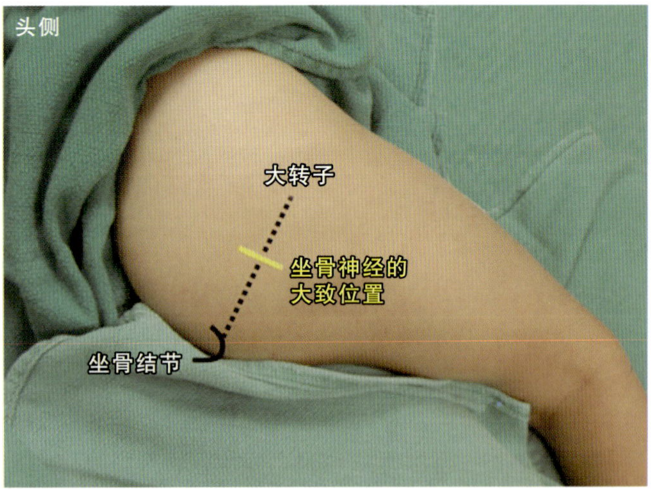

图 26.11 臀下坐骨神经阻滞的体表标志。

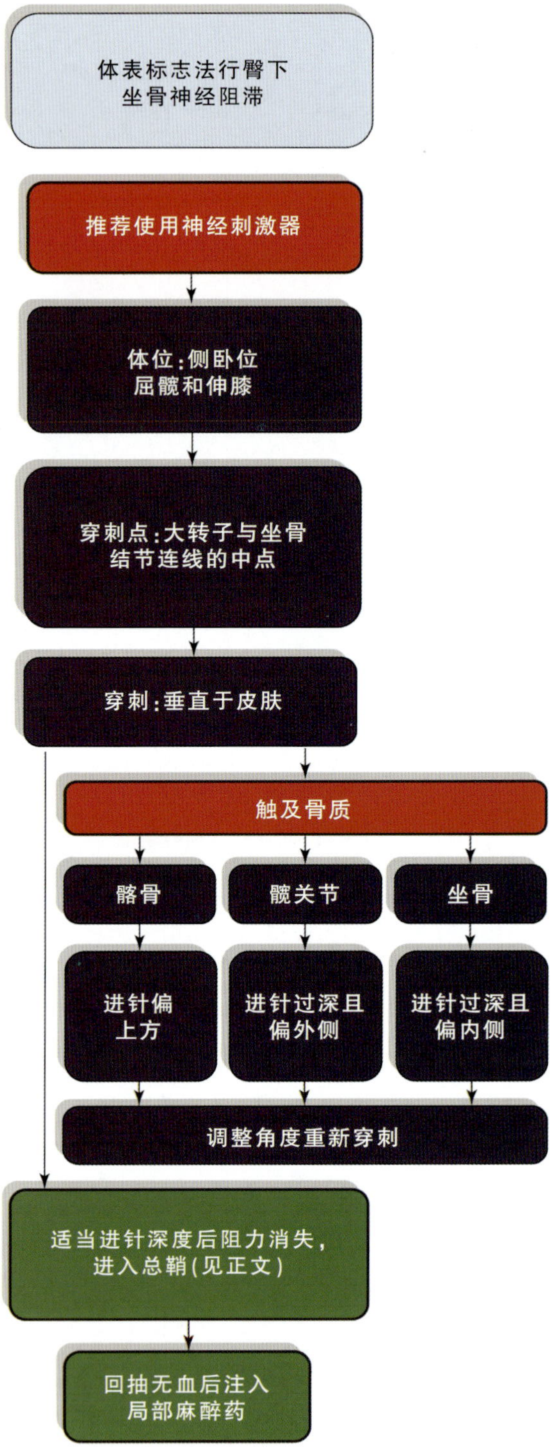

图 26.12 臀下坐骨神经阻滞流程图。

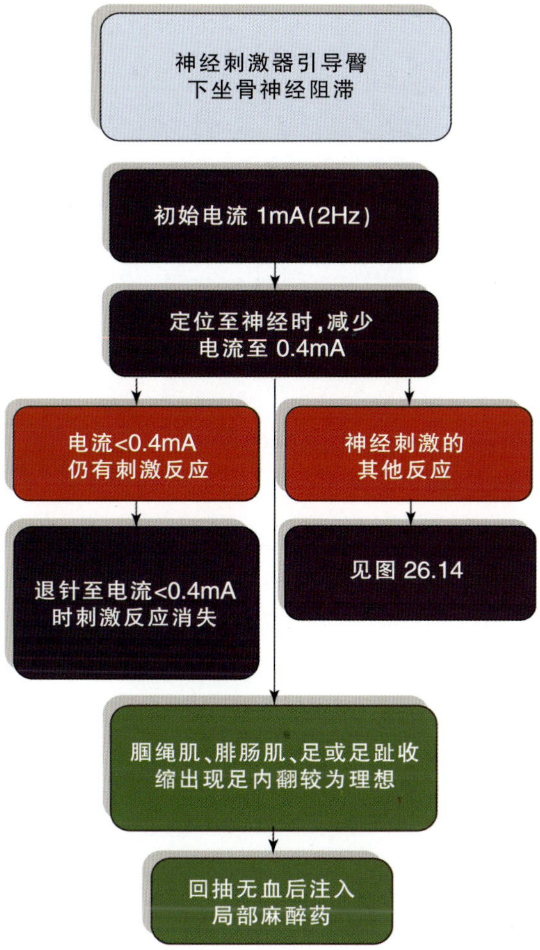

图 26.13　使用神经刺激器技术行臀下坐骨神经阻滞流程图。

表 26.2　使用神经刺激器技术行坐骨神经阻滞(臀下法)的反应和推荐穿刺针调整方法

神经刺激的正常反应

0.2~0.5mA 电流强度下，看见或触及腘绳肌、腓肠肌、足或足趾收缩。部分患者(糖尿病、外周血管疾病、脓毒症)可能需要高达 1mA 的电流强度。

其他常见反应和穿刺针调整方法

电刺激后肌肉收缩
- 臀大肌(直接刺激引起局部收缩)
  - 解释：针尖位置过浅
  - 穿刺针调整：向更深部进针

触及骨质
- 髂骨(靠近臀肌进针)
  - 解释：针尖位置偏上
  - 穿刺针调整：完全退针，根据操作流程重新穿刺(检查体表标志)
- 坐骨或髋关节
  - 解释：穿刺针越过坐骨神经平面，针尖过于偏内侧(坐骨)或偏外侧(髋关节)
  - 穿刺针调整：完全退针，以 5°~10°调整进针方向

进针较深但无运动反应
- 进针较深(10cm)仍无运动反应，穿刺针可能到达更大的坐骨切迹
  - 解释：针尖位置偏下及内侧
  - 穿刺针调整：完全退针，向上轻度调整方向重新进针

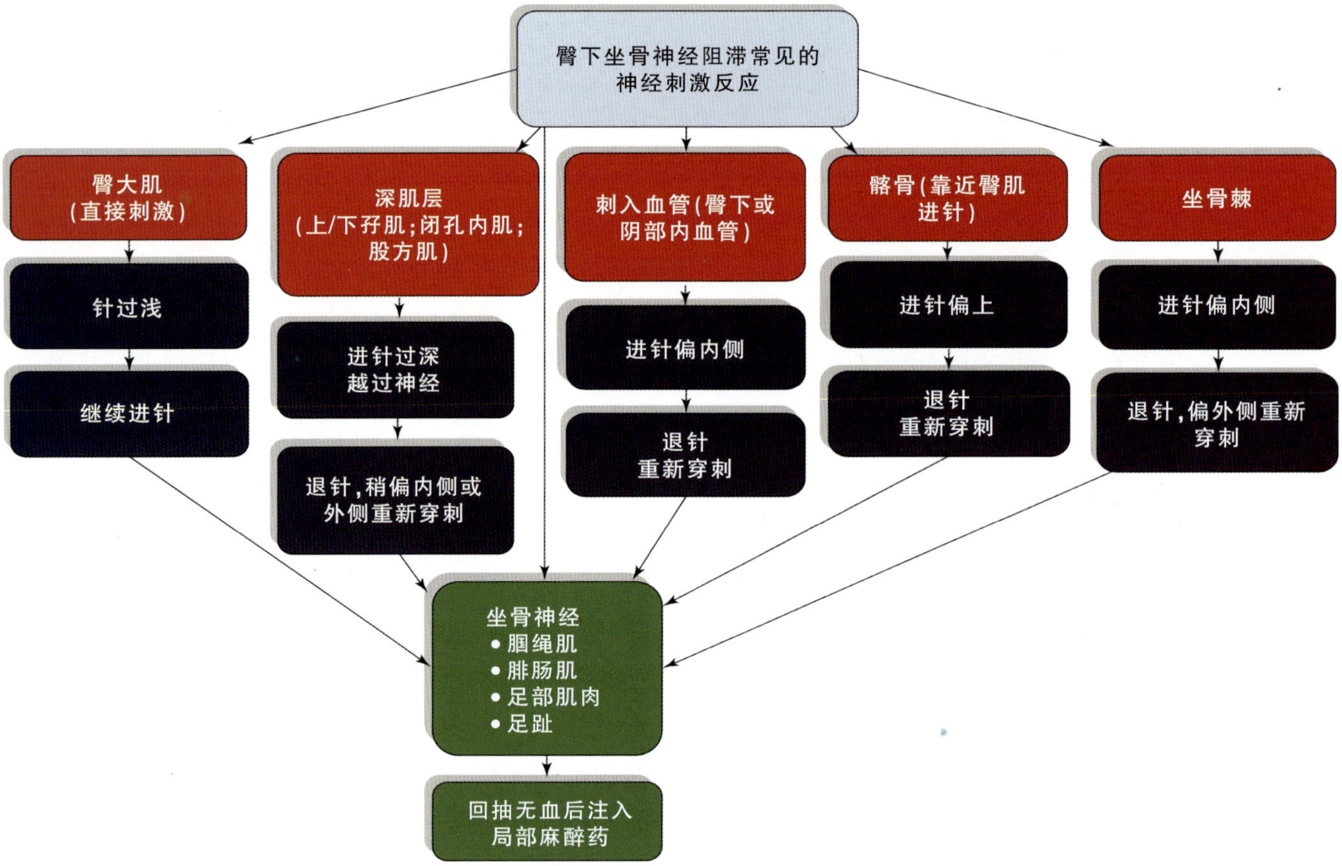

图 26.14　臀下坐骨神经阻滞出现不适神经刺激反应时的调整流程图。

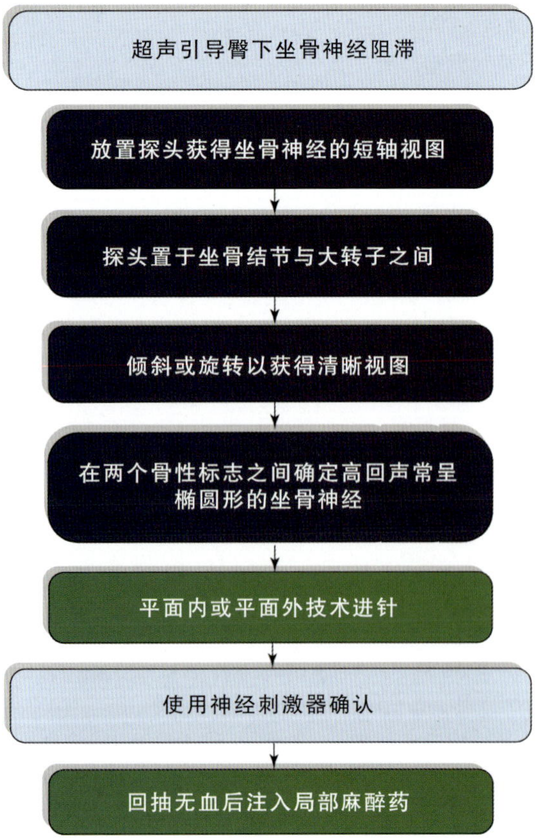

图 26.15　超声引导臀下坐骨神经阻滞流程图。

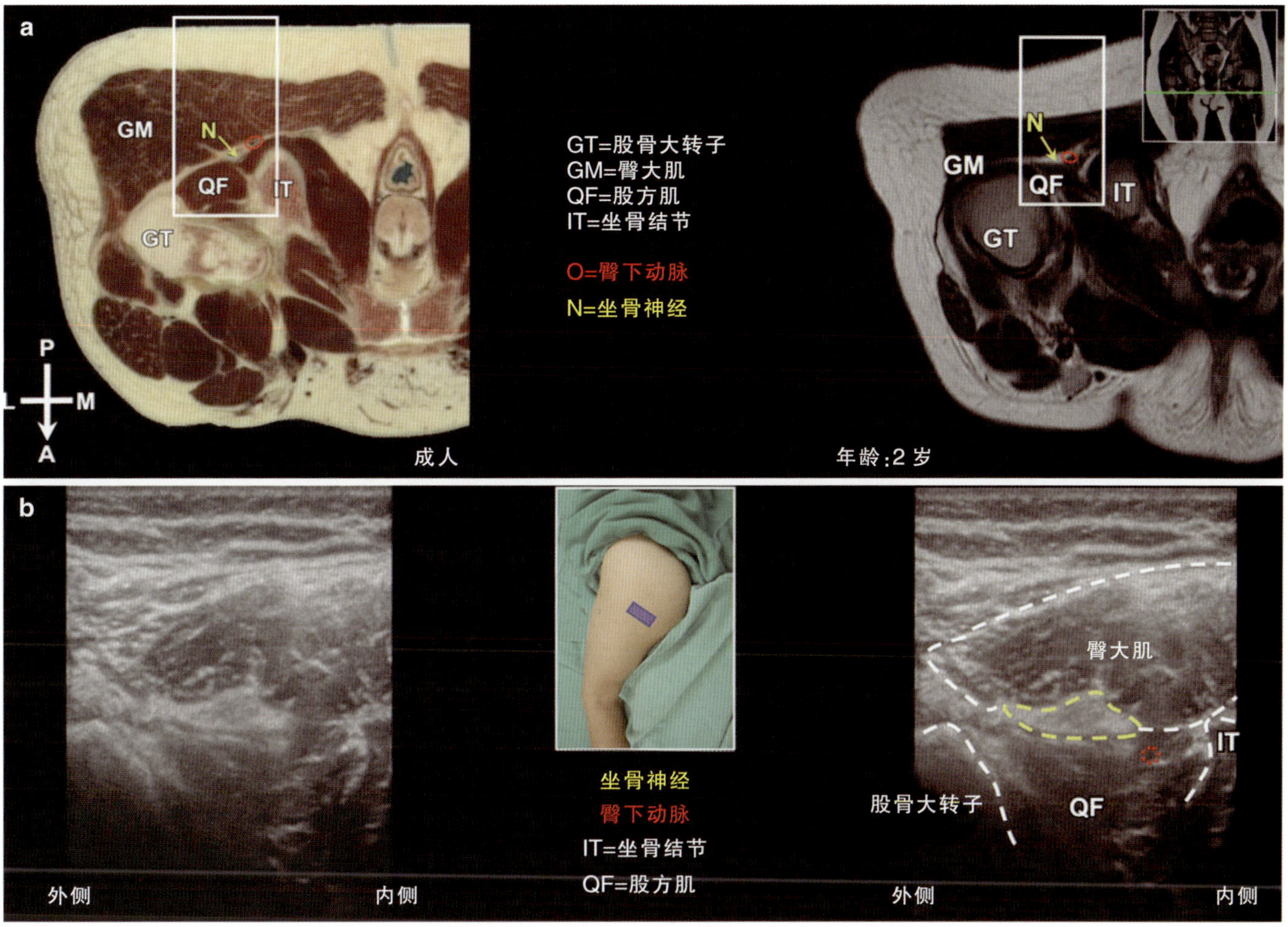

图 26.16 (a)臀下区域坐骨神经周围解剖结构的 VHVS 和 MRI 图像。(b)臀下坐骨神经阻滞的超声成像。

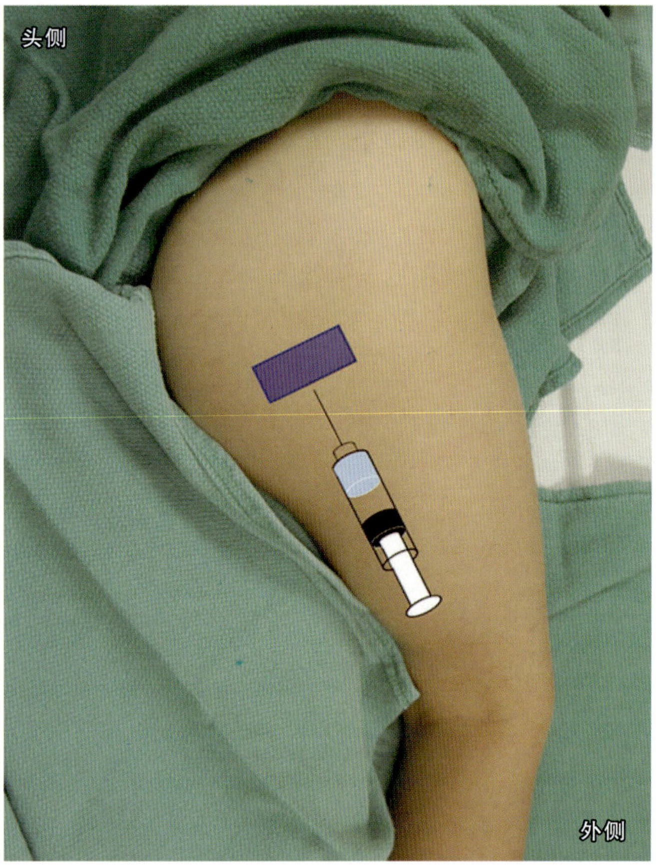

图 26.17 超声引导臀下坐骨神经阻滞的平面外进针技术。蓝色矩形提示探头所在位置。

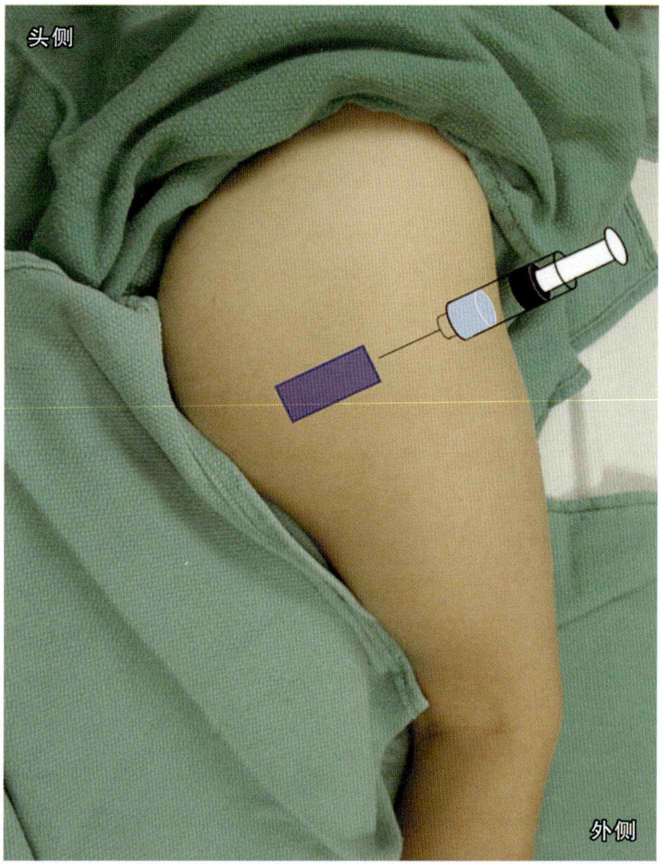

图 26.18 超声引导臀下坐骨神经阻滞的平面内进针技术。蓝色矩形提示探头所在位置。

26.3.4 病例分析

坐骨神经阻滞(臀下法)(A. Sawardekar 提供)

10 岁女性患儿,40kg,既往无诊疗史,打篮球时摔倒,X 线确诊“左踝部骨折”。拟在左侧坐骨神经阻滞下行踝关节切开复位内固定术。使用 80mm、22G 穿刺针和高频线阵探头(6~13MHz)行超声引导臀下坐骨神经阻滞。在臀下-股二头肌区、股骨内侧可见坐骨神经(图 26.19)。注射 0.25%布比卡因 10mL,阻滞效果持续 8 小时,手术时间为 120 分钟,在恢复室期间不需追加止痛药。恢复室观察 2 小时后出院回家。告知患者当手术肢体感觉恢复后,口服氢可酮止痛。

注意:如图所示,局部麻醉药疑似神经外膜内注射,药液包绕针尖后出现神经扩大。虽然此病例未出现神经后遗症,但这种做法值得商榷。部分医师更倾向于把局部麻醉药注射至神经外膜外面。

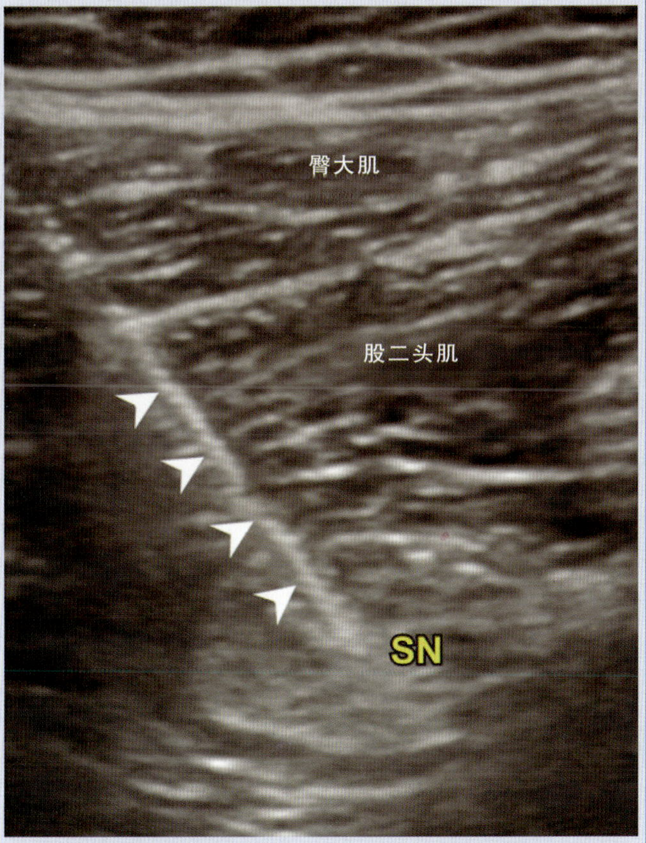

图 26.19　超声引导臀下坐骨神经阻滞。SN,坐骨神经;白色箭头表示穿刺针位置所在(详见“病例分析”)。

26.4 前路坐骨神经阻滞

由于需进针较深,前路法坐骨神经阻滞比后路法更难操作。对于只能保持仰卧位的成年患者,前路法是重要可行的替代方案。

26.4.1 体表解剖

患者取仰卧位,髋关节和膝关节稍屈曲,髋关节外旋;或腿伸直,稍内旋。这些体位可让小转子远离坐骨神经,有利于神经穿刺(图 26.20)。体表标志包括:

- 髂前上棘(ASIS)。
- 耻骨结节。
- 大转子。
- 小转子。
- 股骨皱褶。

画三条线:①ASIS 和耻骨结节(腹股沟韧带)之间画一条线;②从股骨大转子向大腿内侧,平行于腹股沟韧带画一条线;③在第一条线内 1/3 和外 2/3 交界处画一条垂直线。后两条线的交点即为穿刺点(图 26.21)。

26.4.2 神经刺激器技术

26.4.2.1 穿刺方法

图 26.22 为前路坐骨神经阻滞穿刺点及流程图。

(1)选用 50~100mm、22G~25G 绝缘穿刺针(取决于患儿年龄和体型),在上述穿刺点垂直于操作台进针,触及骨质(小转子)后,穿刺针从小转子内侧走行,并朝头侧进入内收肌。

(2) 当穿刺针穿过内收肌进入坐骨神经血管鞘时,可能会有阻力消失感。

(3)进针深度至少为后路法的两倍[2]。

26.4.2.2 应用电流及相应反应

图 26.23 为使用神经刺激器技术实施前路坐骨神经阻滞流程图。

(1)强度为 1~2mA(2Hz,0.1~0.2ms)的初始电流足以刺激坐骨神经。获得适当的运动反应后,将电流降至阈值目标 0.4mA(0.1~0.2ms)。电流降至 0.2mA 以下时运动反应才停止,提示穿刺针可能位于神经内。

(2)看见或触及腿、足或脚趾收缩,证实已刺激坐骨神经。

(3)神经刺激后的预期运动反应见表 14.4。

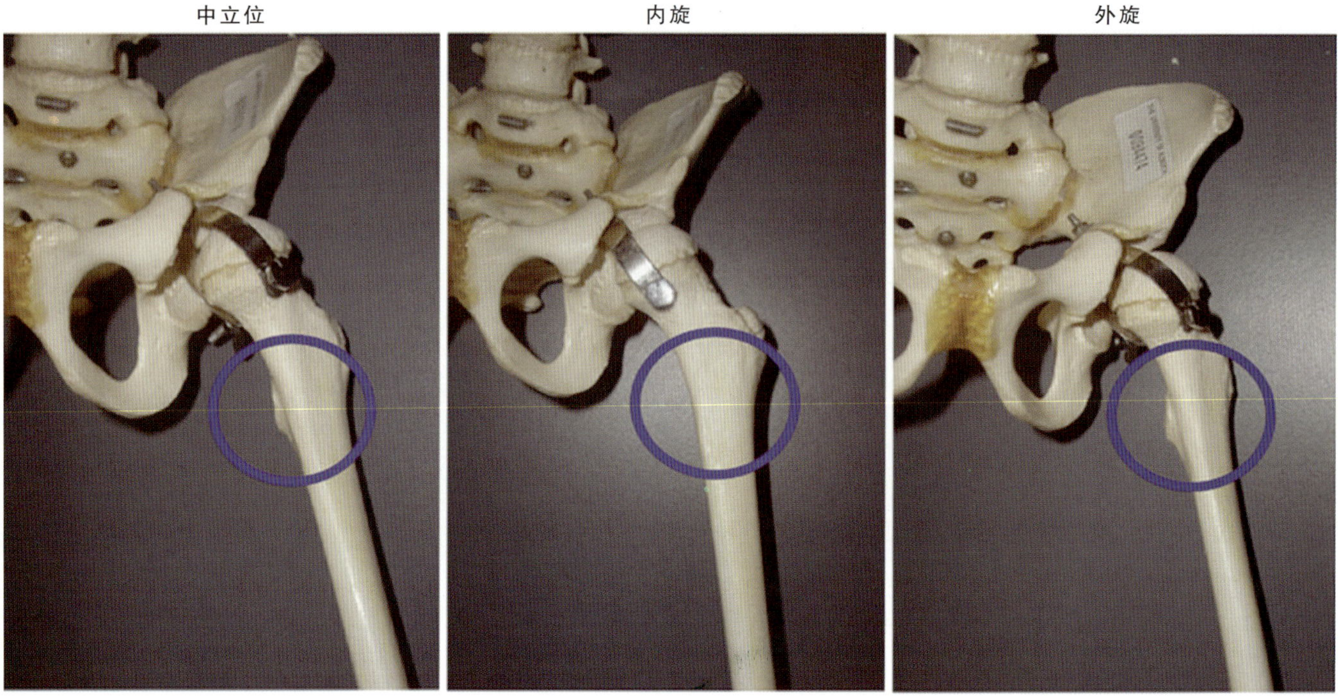

图 26.20 髋关节中立位、内旋和外旋时小转子骨骼模型图。

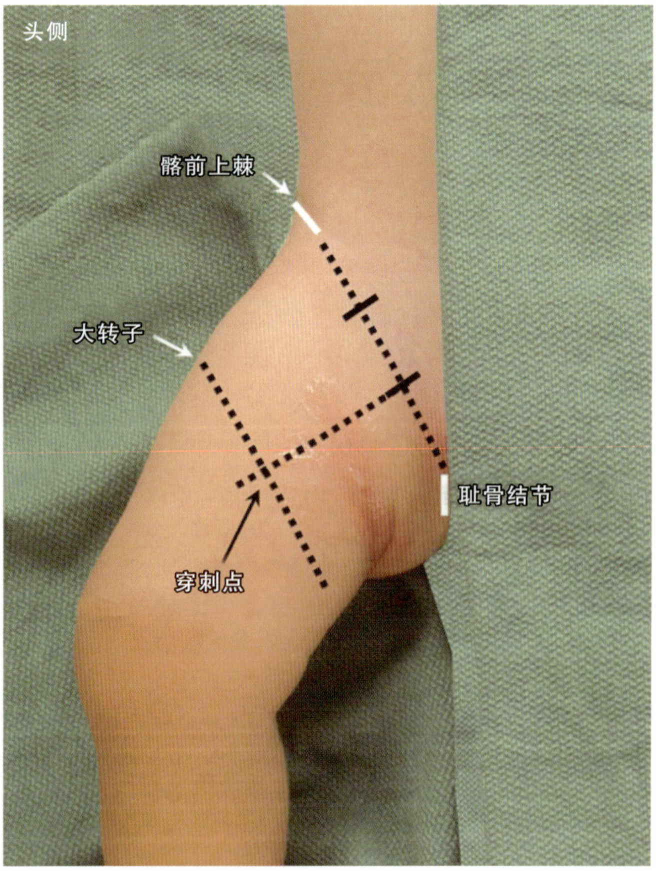

图 26.21 前路坐骨神经阻滞的体表标志。

26.4.2.3 不适反应的调整(表 26.3)

不适神经刺激反应时的调整方法如图 26.24 所示。

26.4.3 超声引导技术

图 26.25 为前路坐骨神经阻滞的超声引导技术要点。

图 26.26 为大腿上段前路坐骨神经解剖结构的 MRI 和 VHVS 图像及相应的超声成像。

穿刺点皮肤准备并消毒,穿刺前以无菌敷贴黏附超声探头,见第 4 章所述。

26.4.3.1 扫描技术

(1)采取低频凸阵探头(2~5MHz)在大腿近端扫描坐骨神经。

(2)探头置于大腿近 1/3 处。

(3)虽然旋转探头 90°最容易显示坐骨神经的纵切面,但横置探头扫描获得坐骨神经短轴面也很常用。纵切面下神经呈线状,有助于识别坐骨神经和判断穿刺针的位置[13]。

(4)探头在纵切面上由外向内移动也有助于获得

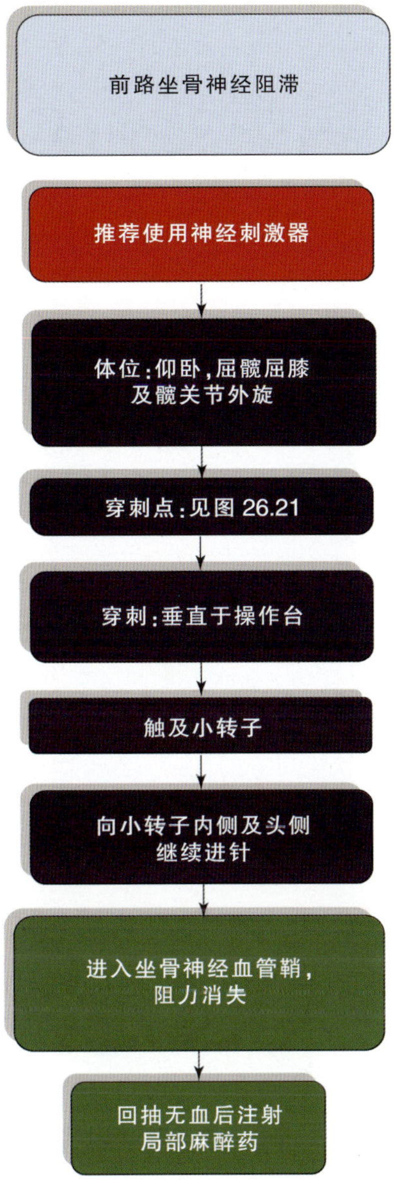

图 26.22　前路坐骨神经阻滞穿刺流程图。

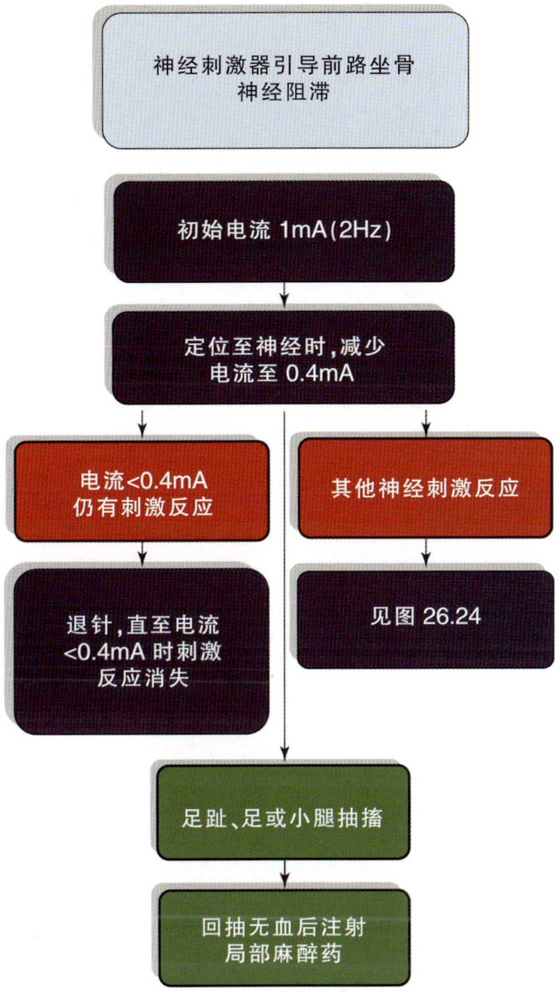

图 26.23　使用神经刺激器技术实施前路坐骨神经阻滞流程图。

神经显像。首先显示低回声骨影的股骨，当探头向内侧移动可看到长的、高回声线状结构。

26.4.3.2 声像图表现

由于坐骨神经沿大腿上部走行，前面观时多被股骨遮挡。该神经位于大腿后内侧，内收肌深部。

(1)坐骨神经位于小转子后内侧及内收肌深部，在横轴面常表现为高回声的圆形或椭圆形结构（图 26.26b）。

(2)多普勒可识别位于高回声筋膜组织浅层和坐骨神经外侧的股神经血管结构，且腿外旋时更易显现。纵切面超声成像，可见一处宽线性条索状高回声结构，有助于识别神经[13](图 26.26c)。

(3)使用彩色多普勒可识别毗邻坐骨神经或穿刺轨迹上的股动脉或臀下动脉所有分支。

26.4.3.3 穿刺方法

(1)横断面下扫描识别神经时，平面内技术(图 26.27)进针方向为由前内侧向后外侧，平面外技术(图 26.28)则沿探头中线，以陡峭角度，几乎垂直进针。由于神经位置深，使用陡峭角度更容易显示穿刺针。

(2)探头置于纵切面时(图 26.29)，坐骨神经表现为长线性结构，扩大了神经的可视面积。因可获得更宽的目标范围，采用平面内技术进针可提高穿刺成功率。

表 26.3 神经刺激器引导坐骨神经阻滞(前路法)的反应及穿刺针调整建议

正确的神经刺激反应
0.2~0.5mA 电流强度下,看见或触及小腿、足或足趾肌肉收缩。进针过程中可能出现股四头肌收缩。
其他常见反应和穿刺针的调整
电刺激后肌肉抽搐
股四头肌(髌骨抽搐)
解释:穿刺针位置过浅
穿刺针的调整:继续进针
髂腰肌或耻骨肌(股骨皱褶区域局部收缩)
解释:针尖位置偏上
穿刺针的调整:完全退针,重新向下调整方向后进针
腘绳肌(坐骨神经分支或肌肉直接刺激)
解释:该收缩多为非特异性,但可能进针偏下和尾侧
穿刺针的调整:完全退针,重新稍向内侧或外侧调整方向后进针(与横截面呈 5°~10°角度)
触及骨质
股骨(通常是小转子)
解释:针尖偏外侧或股骨过度外旋
穿刺针的调整:退针 2~3cm,腿部内旋后进针;如失败则退针至皮下,重新偏内侧调整方向后进针
进针较深但无刺激反应
进针较深且继续前进仍无刺激反应
解释:针尖多偏内侧
穿刺针的调整:完全退针,重新稍偏外侧调整方向后进针

26.4.4 局部麻醉药的应用

参见第 26.2.4 章节。

超声引导技术注意事项

仔细回抽后,注射试验剂量 D5W,观察药液扩散并确定神经位置,注射局部麻醉药使其包绕坐骨神经。

26.5 腘窝或大腿中段坐骨神经阻滞

腘窝阻滞坐骨神经操作相对简单,为膝关节及以下区域提供麻醉。由于坐骨神经近端分叉点常存在变异,基于体表标志的腘窝坐骨神经阻滞,可能仅阻滞了胫神经或腓总神经,而非坐骨神经主干。将穿刺针置于腘窝近心端有助于定位坐骨神经[14]。表 26.1 描述了使用体表标志/盲探法实施腘窝坐骨神经主干阻滞时的定位方法。采用超声引导技术,可定位坐骨神经的分叉点,从而可同时阻滞腘窝坐骨神经的两个分支。

适应证

- 足和踝的手术。
- 包括胫骨和腓骨的其他手术,例如膝关节以下的截肢术。

26.5.1 体表解剖

患者取侧卧位,膝关节充分伸展,或取俯卧位。仰卧位时可抬起患儿下肢,屈髋屈膝。如果使用神经刺激器,踝关节应伸至操作台外。体表标志包括如下。

- 腘窝上三角:由腘横纹(底线)、肱二头肌肌腱(外侧线)和半膜肌及半腱肌肌腱(内侧线)形成(图 26.30)。
- 腘窝下三角:位于腘横纹下方,毗邻腓肠肌,为上三角的倒置。

穿刺点通常位于腘窝上三角的下 1/3,紧贴股二头肌肌腱内侧,腘动脉外侧。屈膝可触及肌腱,使腘窝边界显现。如果肌腱难以分辨,可尝试触及三角顶点,即半腱肌(内侧)和股二头肌(外侧)肌腹结合处。另外,屈髋情况下使膝关节被动稍伸展可使大腿后部肌

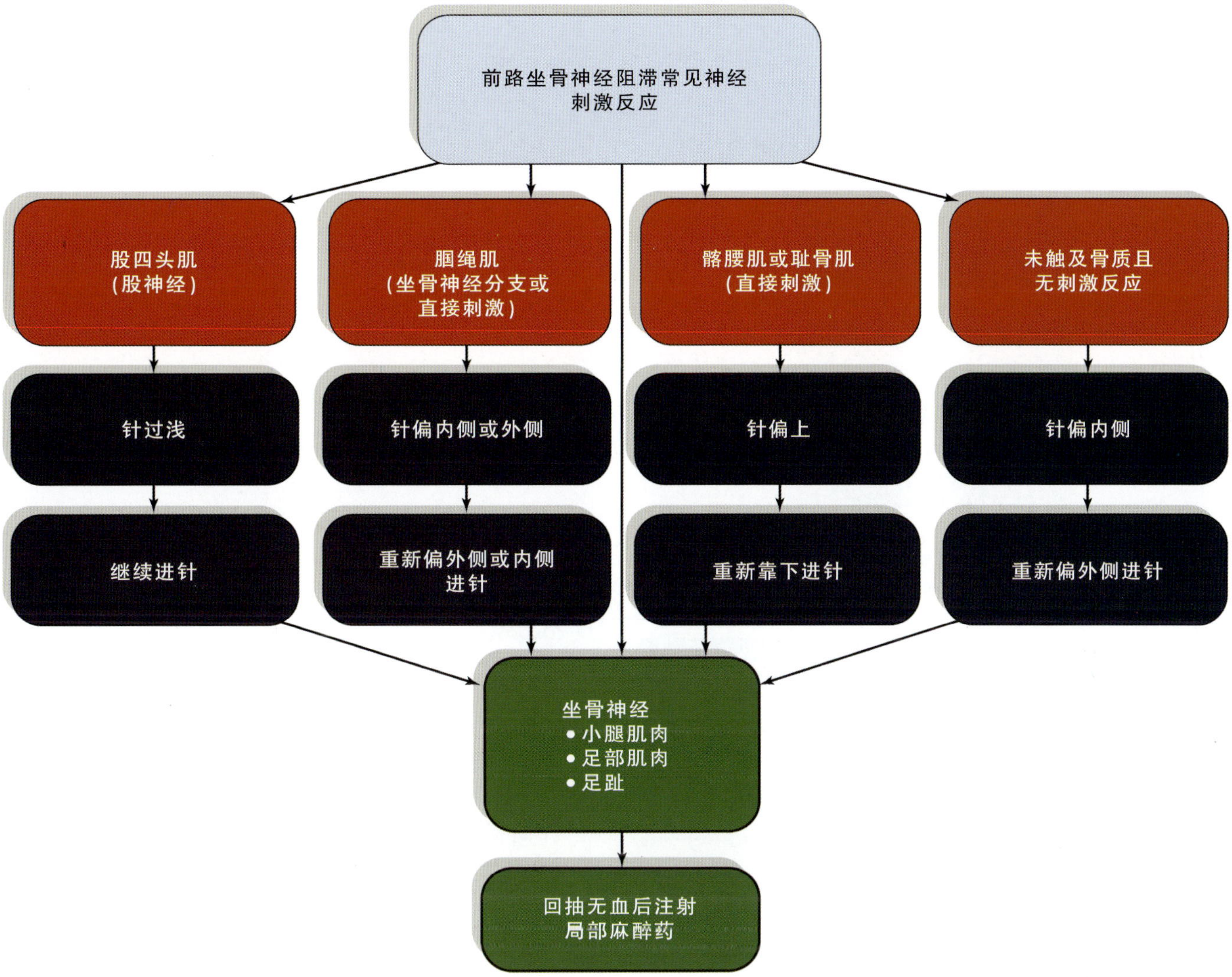

图 26.24　神经刺激器技术引导前路坐骨神经阻滞时出现不适反应的调整流程图。

肉组织收紧，有助于体表定位[15]。

腘横纹至进针点的距离，与患者体重相关。如果患者体重<10kg，距离为 1cm；体重为 10~20kg 时，距离为 2cm；20~30kg 时，距离为 3cm 等[7]。

临床经验

临床也可采用侧入路方法行腘窝坐骨神经阻滞。患者取仰卧位，不需要屈髋屈膝，穿刺针在股二头肌肌腱和股外侧肌肌腱结合处，向后方（与水平线呈 30°）进针。其缺点是可能需要注射两次，以阻滞坐骨神经的两个分支[16]。

26.5.2 神经刺激器技术

基于体表标志的定位技术，穿刺针进入腘筋膜时阻力消失，已成功用于腘窝坐骨神经阻滞[15,17]。然而，坐骨神经分叉位置变异较大，神经刺激器技术有利于神经定位，尤其是需要同时阻滞胫神经和腓总神经时。此外，作者推荐联合使用神经刺激器与超声引导，使穿刺针定位更精确，从而以较小量的局部麻醉药获得较高的阻滞成功率。神经刺激器技术所使用的体表标志、穿刺注意事项和局部麻醉药应用与体表标志定位技术相同。

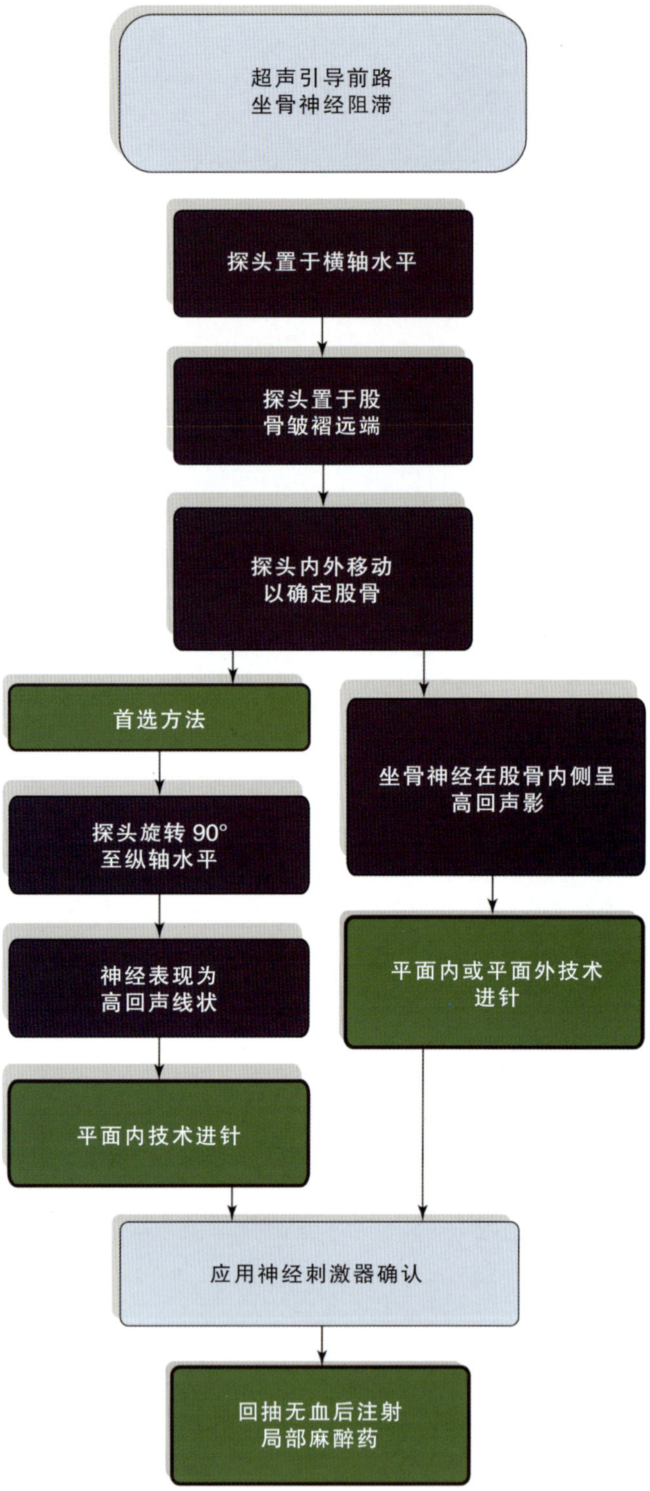

图 26.25 超声引导前路坐骨神经阻滞流程图。

26.5.2.1 穿刺方法

图 26.31 为腘窝坐骨神经阻滞的穿刺点和操作流程图。

(1)选用长度为 30~40mm、22G~25G(取决于患儿年龄和体型)短斜面或绝缘穿刺针,与皮肤呈 45°向头侧进针。

(2)小于 8 岁儿童,坐骨神经在腘窝上方的平均距离为 4.1±0.8cm;大于 8 岁儿童的平均距离为 5.8±1.3cm[18]。

(3)穿刺针进入腘筋膜会有明显突破感。

(4)若回抽有血,可能刺入腘血管,提示穿刺针可能偏内侧,应退针;重新穿刺前应局部加压止血 3 分钟。

26.5.2.2 应用电流和相应反应

图 26.32 为神经刺激技术实施坐骨神经阻滞流程图。

(1)初始电流强度为 1mA,进针直至诱发足或脚趾的运动反应。0.4mA 电流强度下调整穿刺针深度,获得最小运动反应,此为成功定位神经的标志。电流强度<0.2mA 时运动反应才停止,提示穿刺针可能位于神经内。

(2)尚未证实年龄与进针深度对诱发运动反应的影响[17]。腓总神经周围注射局部麻醉药时,可能无法到达胫神经,因此与腓总神经反应(足背屈或外翻)相比,获得胫神经反应(跖屈或足内翻)提示阻滞效果更佳。

(3)一项研究发现,足内翻是足部感觉神经完全阻滞的最佳预测指标[19]。

(4)神经刺激期间预期的运动反应见表 14.4。

26.5.2.3 不适反应的调整(表 26.4 和表 26.5)

神经刺激不适反应的调整方法如图 26.33 所示。

26.5.3 超声引导技术

腘窝坐骨神经阻滞的超声引导技术要点,见图 26.34。

图 26.35 为腘窝坐骨神经分支周围主要解剖结构的 MRI 和 VHVS 图像及相应的超声成像。图 26.36 为坐骨神经在大腿中段(分叉前)位置的后面观和相关体表标志示意图。

穿刺点皮肤准备并消毒,穿刺前以无菌敷贴黏附超声探头,见第 4 章所述。

坐骨神经的分叉点位置个体差异较大(表 26.6),因此超声成像用于准确定位神经非常有价值。穿刺针尽可能靠近神经,可最大程度地降低局部麻醉药剂量,获得最高的阻滞成功率。

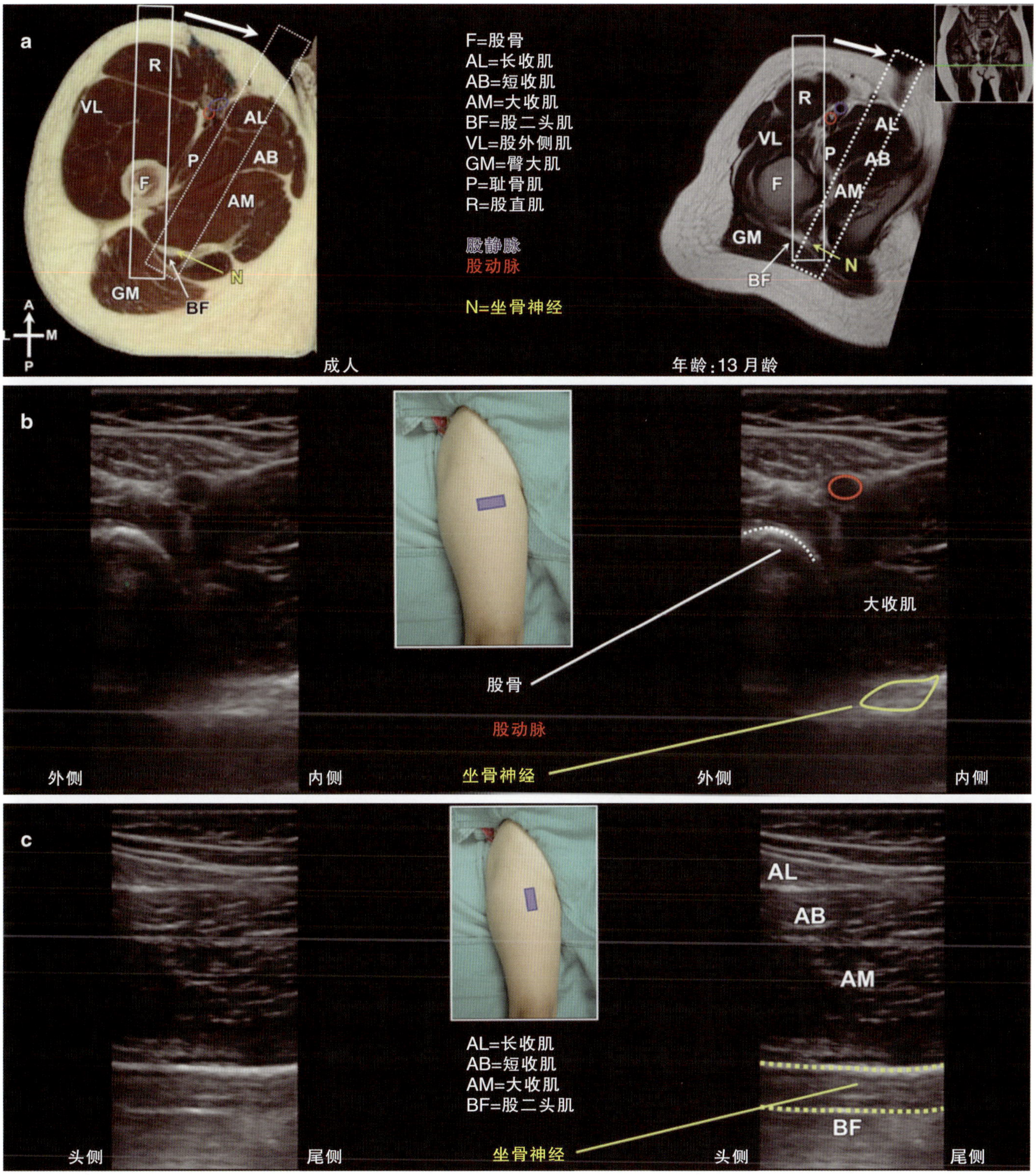

图 26.26　(a)大腿上段前路坐骨神经解剖结构的 VHVS 与 MRI 图像。白框为探头由外向内扫描获取坐骨神经的最佳超声成像。(b)前路坐骨神经阻滞定位时的超声成像。(c)前路坐骨神经阻滞纵切面超声成像。当探头从横断面旋转 90°时,神经表现为高回声线状。

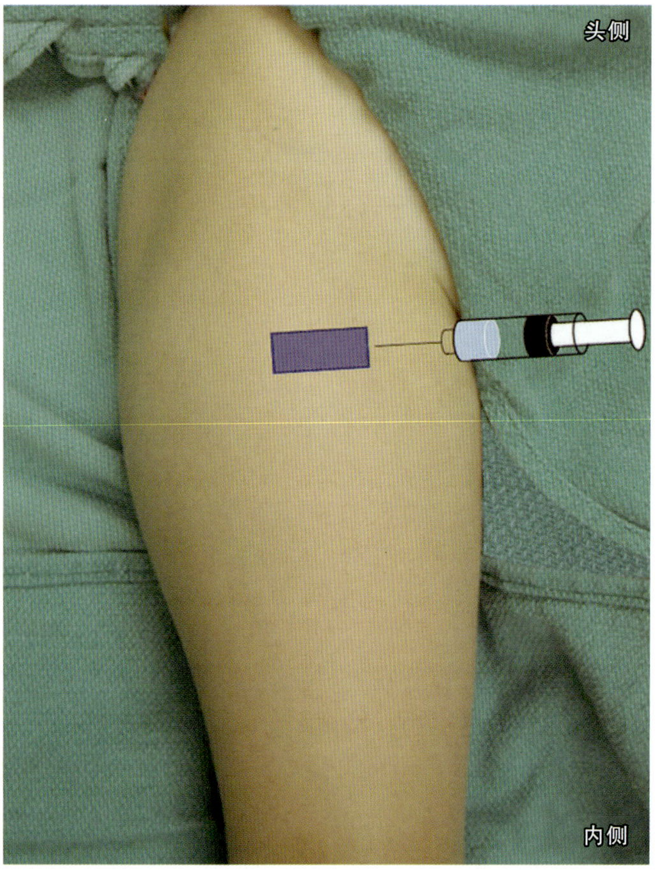

图 26.27　横断面下前路坐骨神经阻滞的平面内进针技术。蓝色矩形表示探头所在位置。

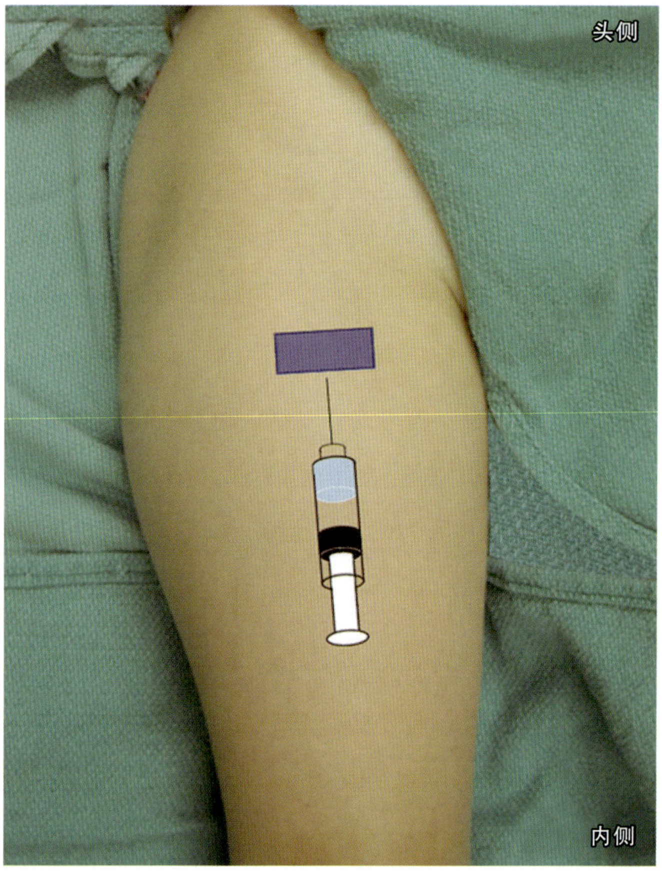

图 26.28　横断面下前路坐骨神经阻滞的超声平面外进针技术。蓝色矩形表示探头所在位置。

26.5.3.1 扫描技术

(1)一般使用高频(5~10MHz)线阵或凸阵探头在腘窝处横向扫描坐骨神经。由远及近追踪(图 26.37a)能有效定位后部腘窝坐骨神经的分叉点。

(2)在腘横纹处横置探头获得胫神经和腓总神经成像,两条神经均位于腘血管后方浅表处。多普勒有助于腘血管成像(图 26.37b)。

(3)随着探头从腘横纹向近端移动,胫神经与腓总神经的走行越来越近,最后汇合形成坐骨神经(图 26.37b)。

26.5.3.2 超声显影

(1)在腘横纹水平,胫神经和腓总神经位于腘血管外侧表浅处。两条神经均表现为圆形或椭圆形的高回声结构(图 26.37a)。

(2)可见股骨(髁)的高回声边界。

(3)随着探头向近端移动,腓总神经与胫神经更加靠近,汇合形成坐骨神经。

(4)更靠近大腿近端时,可见呈唇型低回声的股二头肌位于呈圆形高回声的坐骨神经的表浅处(图 26.37b)。

26.5.3.3 穿刺方法

(1)优先选择平面外技术阻滞坐骨神经的分叉点(图 26.38),也可用平面内技术(图 26.39)。

(2)平面外技术可看到穿刺针刺入坐骨神经两分支间分叉点处的神经外鞘,是一种有效的方法。此方法也可指导沿坐骨神经向头侧留置导管。

(3)使用平面外技术时,探头直接置于坐骨神经分叉点上方,使坐骨神经位于图像中央。穿刺针应在探头头侧或尾侧等距处(留置导管时在尾侧)45°进针,以便观察针尖接近神经。

26.5.4 局部麻醉药的应用

(1)确认注射局部麻醉药前回抽无血。

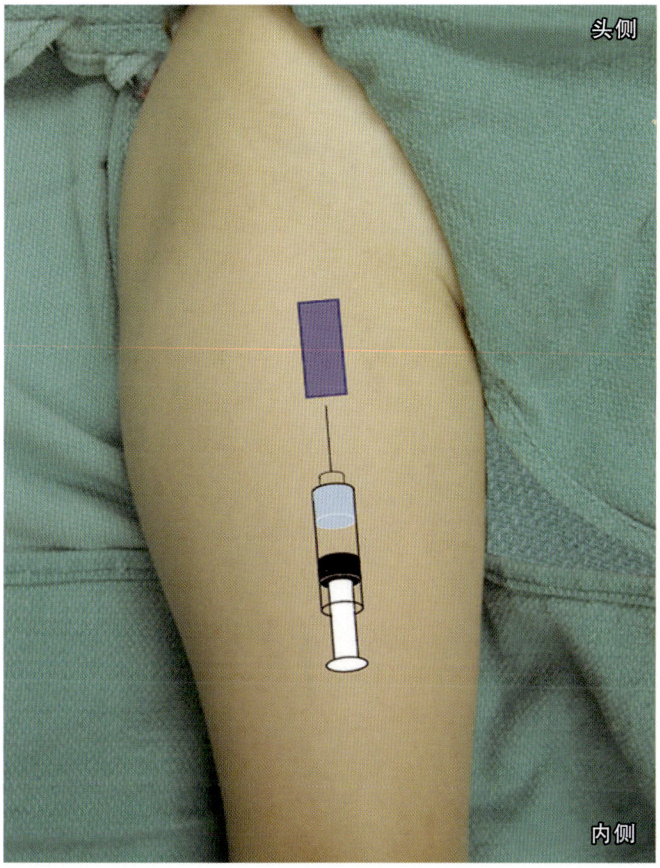

图 26.29 纵切面下前路坐骨神经阻滞的超声平面内进针技术。蓝色矩形表示探头所在位置。

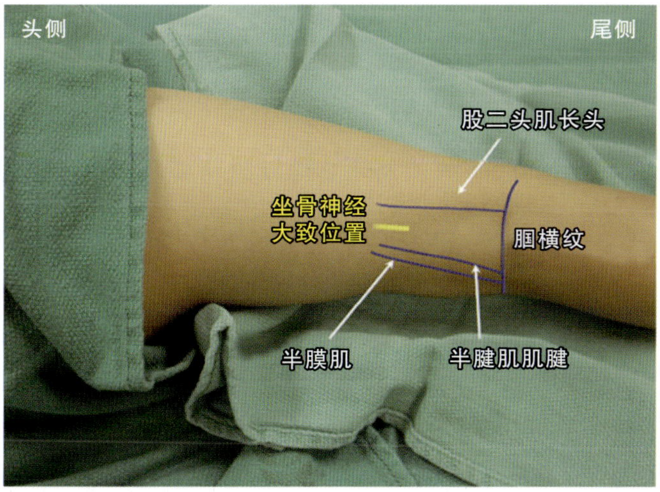

图 26.30 腘窝上三角的体表解剖。

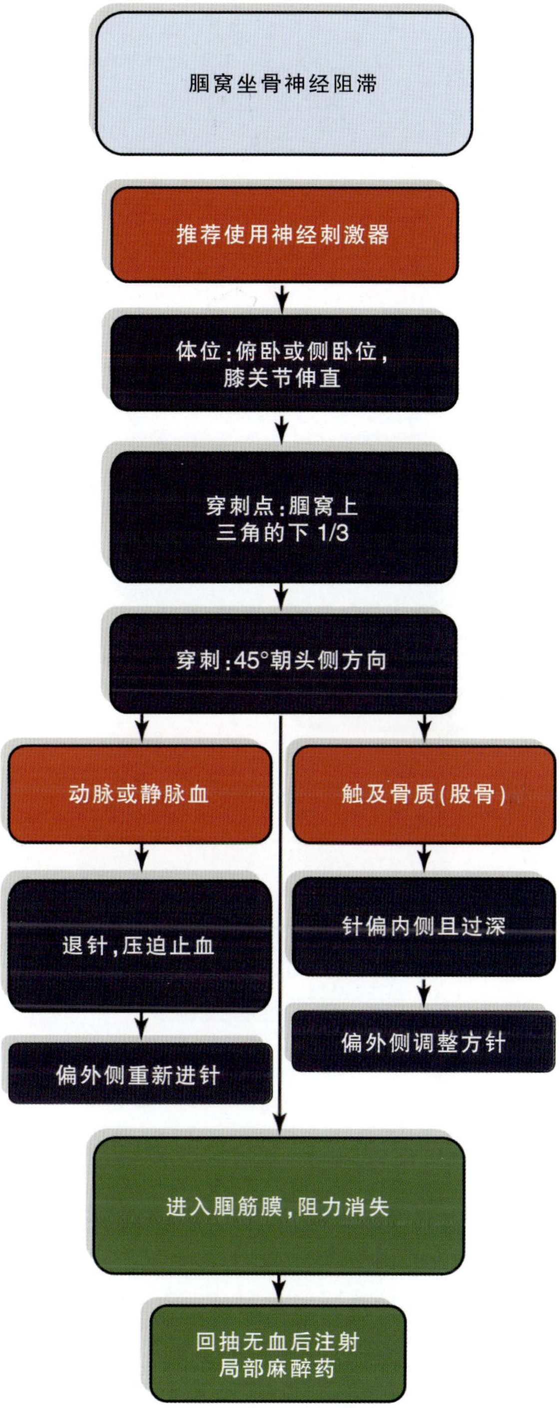

图 26.31 腘窝坐骨神经阻滞穿刺流程图。

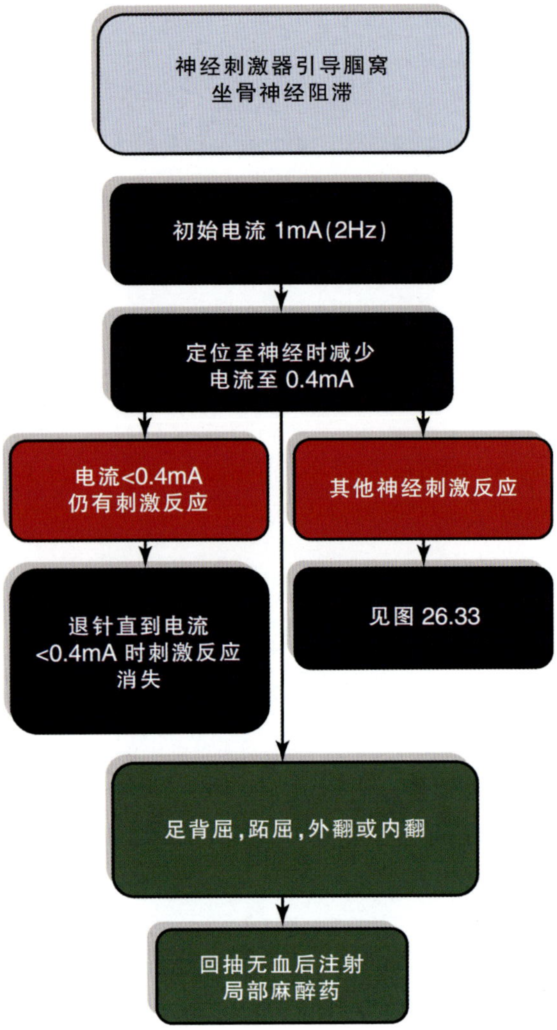

图 26.32 使用神经刺激器技术实施腘窝坐骨神经阻滞流程图。

表 26.4 神经刺激器引导坐骨神经阻滞(后入路腘窝法)的反应及穿刺针方向的调整建议

神经刺激时的正常反应
0.3~0.5mA 电流强度下，看见或触及足或脚趾收缩。无论出现腓总神经反应还是胫神经反应，均表明穿刺针定位正确，即使定位略低于坐骨神经分叉点，大剂量局部麻醉药也可在鞘内扩散。腓总神经反应是踝关节背屈、外翻，胫神经反应是踝关节跖屈和内翻。如果当前电流强度难以引出运动反应，可使用 0.7mA 电流强度诱发胫神经反应
其他常见反应和穿刺针的调整
电刺激后肌肉收缩
股二头肌(局部收缩)
解释：针尖位置偏外侧
穿刺针的调整：完全退针，稍偏内侧重新进针
半膜肌或半腱肌(局部收缩)
解释：针尖位置偏内侧
穿刺针的调整：完全退针，稍偏外侧重新进针
小腿肌肉收缩而无足或脚趾运动(坐骨神经肌支)
解释：针可能过浅
穿刺针的调整：继续进针
触及骨质
股骨
解释：针尖过深
穿刺针的调整：退针，在更浅位置寻求刺激反应，若无法引出则继续退针
刺入血管
腘动脉或静脉
解释：针尖偏内侧
穿刺针的调整：完全退针，偏外侧重新进针

(2)关于儿童超声引导下行腘窝坐骨神经阻滞的文献较少。Ivani 等[10]认为罗哌卡因和左旋布比卡因可能是疼痛剧烈且长时间手术麻醉的最佳选择。

(3)由于儿童的神经解剖特点(直径小、郎飞结间距离短)，使用大容量、低浓度局部麻醉药是获得有效镇痛的关键[11]。

(4)我们建议使用 0.2%罗哌卡因、0.25%布比卡因或 0.25%左旋布比卡因，剂量为 0.25~0.5mL/kg。

(5)局部麻醉药剂量不应超过最大毒性剂量，尤其是需要实施隐神经或股神经阻滞为小腿及足内侧提供麻醉或镇痛时。

超声引导注意事项

如果局部麻醉药在坐骨神经的两个分支周围浸润，麻醉起效更快。如要达到神经周围完全浸润，则需要在坐骨神经分叉点上注射或多点注射。

表 26.5 神经刺激器引导坐骨神经阻滞(侧入路腘窝法)的反应及穿刺针方向的调整建议

神经刺激的正常反应

0.3~0.5mA 电流强度下,看见或触及足或脚趾收缩抽搐

穿刺针在坐骨神经表浅位置时,常可引出股二头肌收缩。收缩停止后,继续缓慢进针约 2cm 即可引出坐骨神经反应

应用此种方法,通常首先刺激坐骨神经分支−腓总神经部分(即背屈)

其他常见反应和穿刺针的调整

电刺激后肌肉收缩

- 股二头肌(局部收缩)
  - 解释:针尖位置过浅
  - 穿刺针的调整:继续缓慢进针约 2cm
- 股外侧肌(局部收缩)
  - 解释:针尖位置靠前
  - 穿刺针的调整:完全退针,稍靠后方重新进针
- 小腿肌肉收缩但无足或脚趾运动(坐骨神经肌支)
  - 解释:针可能过浅
  - 穿刺针的调整:继续进针

刺入血管

- 腘动脉或静脉
  - 解释:针尖过深且靠前方
  - 穿刺针的调整:完全退针,重新靠后方进针并减少深度

触及骨质

- 股骨
  - 解释:针尖靠前方且过深
  - 穿刺针的调整:完全退针,稍靠后方重新进针

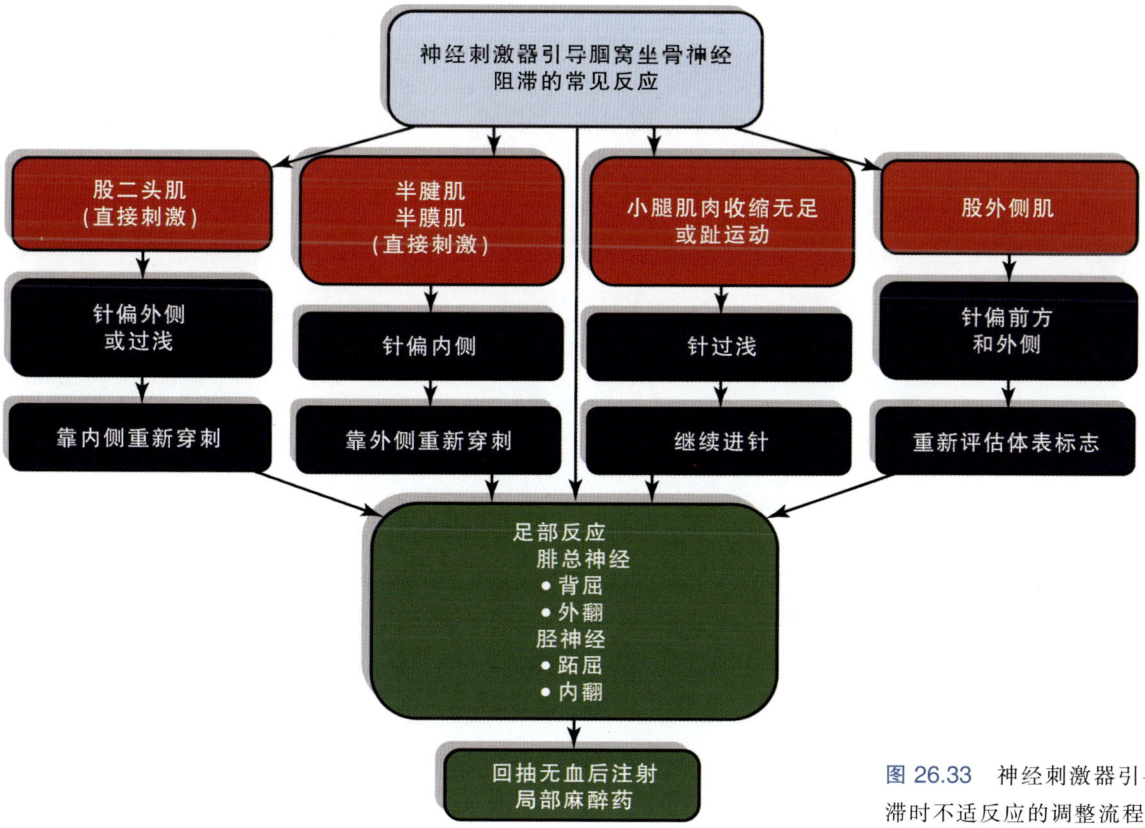

图 26.33 神经刺激器引导腘窝坐骨神经阻滞时不适反应的调整流程图。

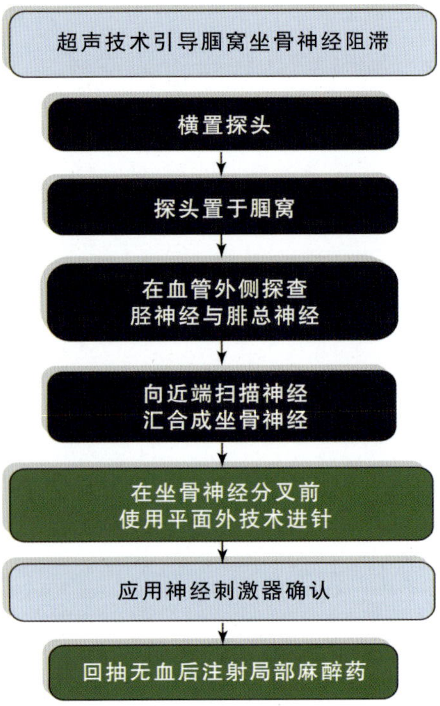

图 26.34 超声引导腘窝坐骨神经阻滞流程图。

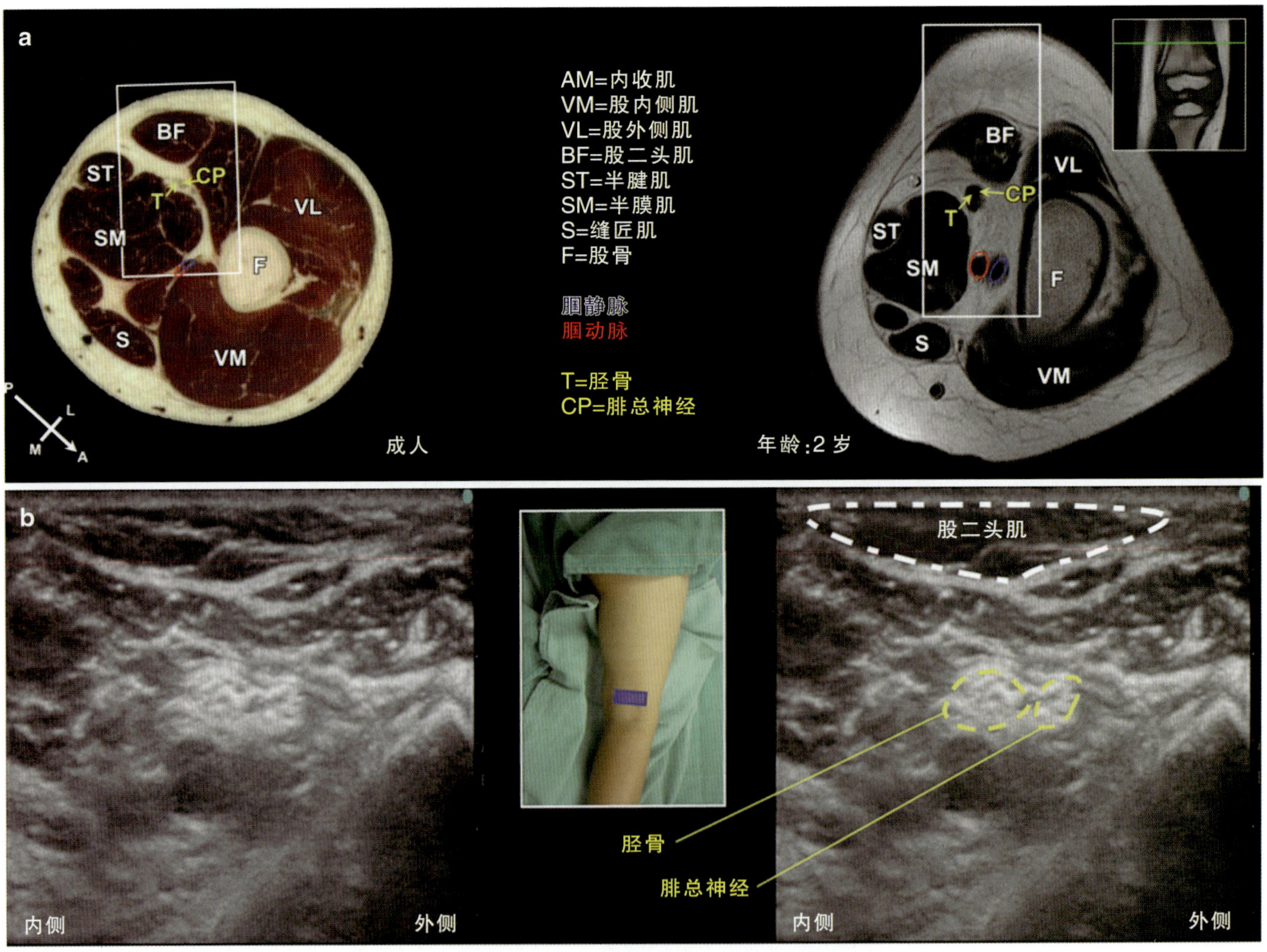

图 26.35 (a)腘窝坐骨神经分支周围解剖结构的 VHVS 与 MRI 图像。(b)腘窝坐骨神经阻滞神经定位的超声成像。

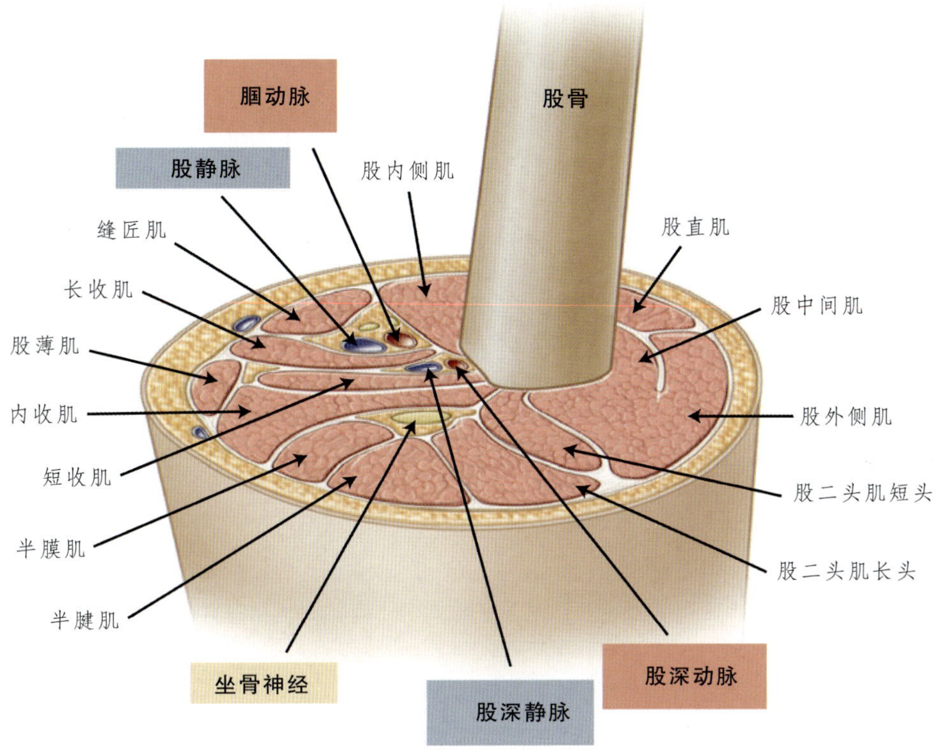

图 26.36 大腿处坐骨神经和主要肌肉血管位置的后面观。

表 26.6 腘窝坐骨神经阻滞的穿刺定位和坐骨神经分叉的位置

• 确定穿刺点的一般准则是，进针点至腘横纹的距离取决于患儿体重，1cm/10kg[7]
• 确定穿刺点至坐骨神经分叉前距离的另一种方法是，采用儿童（根据年龄）与成人间股骨干长度的比值。这种方法假设成人坐骨神经的分叉点位于腘横纹上方约 10cm 处，根据比值确定患儿进针位置[20]。虽然 Berniere 等使用该方法成功阻滞腘窝坐骨神经，但其采用阻滞成功与胫神经或腓总神经相关的运动反应作为终点目标。比值法尚未经影像学证实
• Suresh 等[21]通过 MRI 发现坐骨神经分叉位置与年龄相关（R^2 =0.73），并建立公式来确定患儿坐骨神经的分叉点：[27+4×年龄（岁）mm]
• 超声成像显示，大腿后方神经分叉位置差异性较大（32~76mm）[22]。这一发现提示，需要准确定位坐骨神经时，超声引导阻滞可能是较优的方法

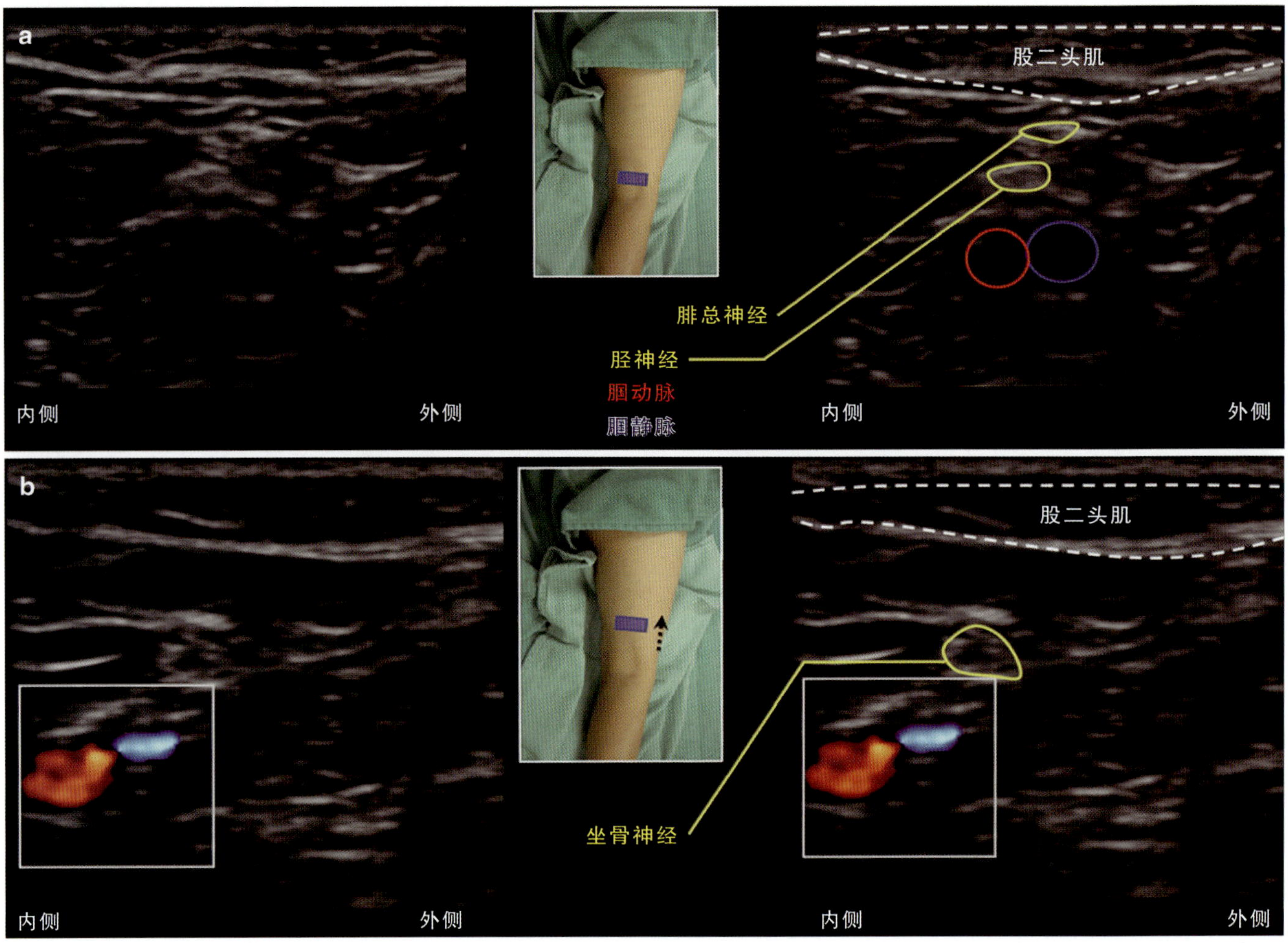

图 26.37 由远及近扫描定位腘窝坐骨神经分叉点的超声成像。(a)超声探头置于远端显示分开的腓总神经和胫神经。(b)超声探头移至近端显示坐骨神经。多普勒超声清晰显示腘血管。

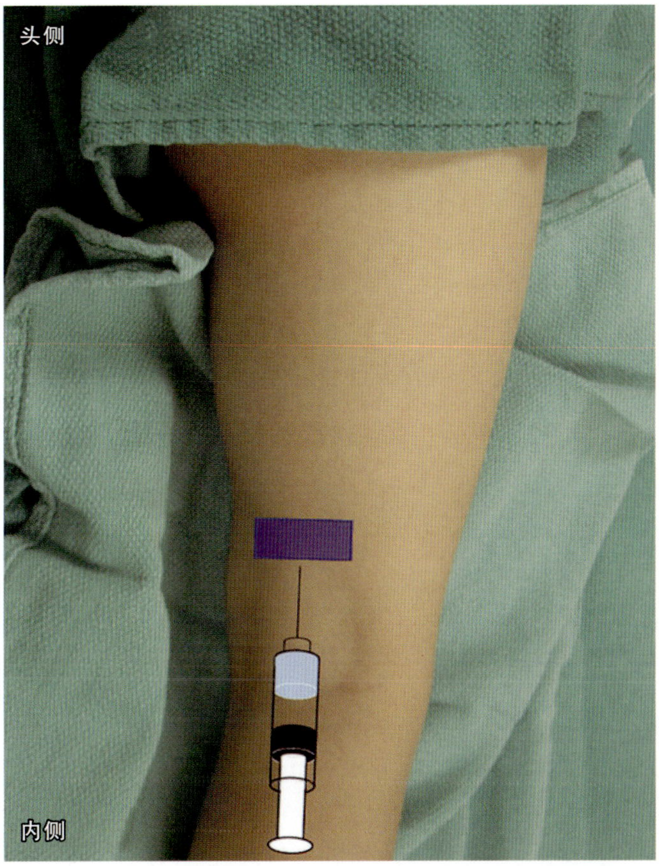

图 26.38 超声引导下腘窝坐骨神经阻滞的平面外进针技术。蓝色矩形表示探头所在位置。

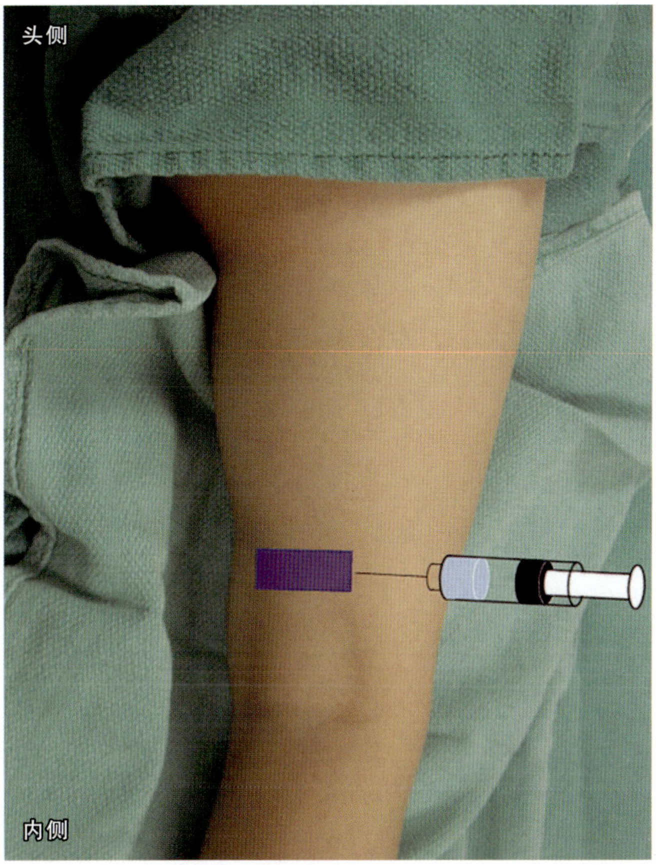

图 26.39 超声引导下腘窝坐骨神经阻滞的平面内进针技术。蓝色矩形表示探头所在位置。

26.5.5 病例分析

坐骨神经阻滞(侧入路腘窝法)(S. Suresh 提供)

16 岁男性患者，体重 81.8kg，膝关节 X 线和 MR 确诊为左膝前交叉韧带撕裂和左膝外侧半月板撕裂。入院前用药包括多库酯(Colace)100mg 及氨酚氢可酮 (Norco)5/325mg。手术持续 3 小时 28 分钟，包括自体髌韧带行前交叉韧带重建术和半月板部分切除术。超声引导下行腘窝胫神经阻滞，使用 0.25%布比卡因 20mL(图 26.40)。入恢复室疼痛评分为 0/10，出恢复室疼痛评分为 2/10。术后镇痛包括：吗啡 2mg 注射，对乙酰氨基酚片 650mg，氨酚氢可酮(Norco)10mg，同时采用 0.1%布比卡因给予连续神经阻滞 4mL/h。

注：此患者还接受了股神经阻滞和置管。

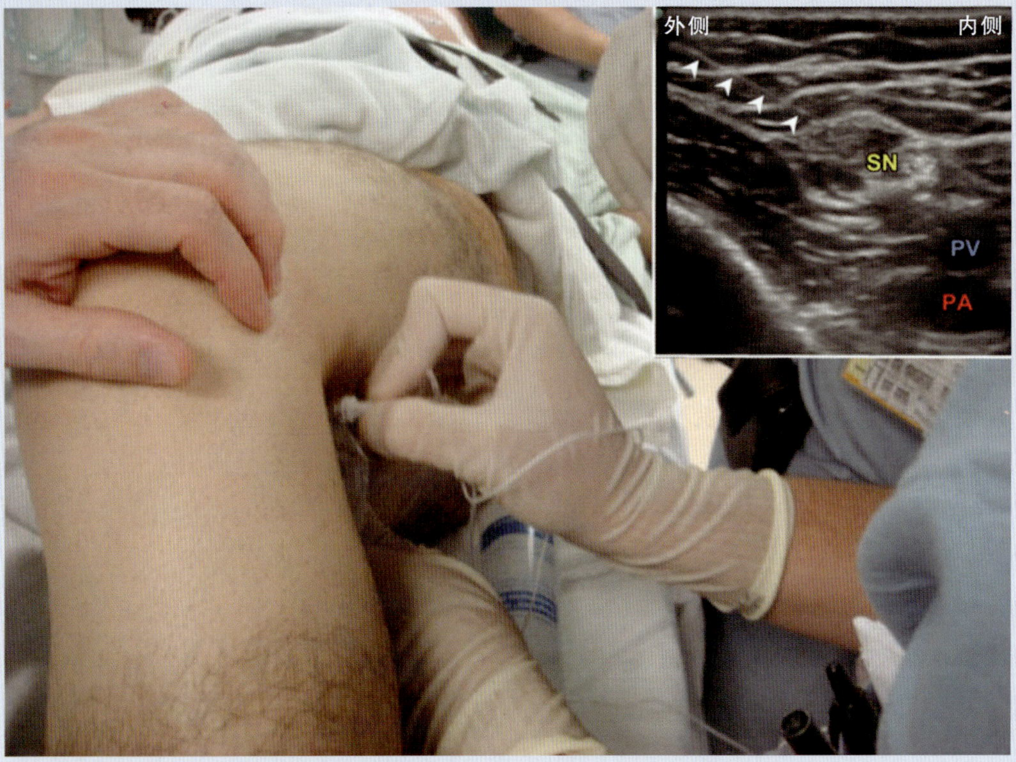

图 26.40 超声引导侧入路腘窝坐骨神经阻滞。SN，坐骨神经；PV，腘静脉；PA，腘动脉；白色箭头表示穿刺针的位置（详见“病例分析”）。

26.6 超声引导技术的最新文献

第一篇关于儿童超声引导坐骨神经阻滞的论文是由 Gray 等[23]发表于 2003 年。多篇病例报道儿童超声引导下连续坐骨/腘窝神经阻滞[18,24–26]。Ponde 等[27]发现，仅使用超声引导置管即可成功实施连续坐骨神经阻滞。关于儿童坐骨神经(臀下、腘窝)与股神经阻滞，Oberndorfer 等[7]发现，与神经刺激器技术相比，超声引导延长感觉阻滞的持续时间 (508 分钟比 335 分钟)，同时减少局部麻醉药用量。最近的一项随机对照研究，比较了先天性多发性关节挛缩患者分别行超声和神经刺激器引导股–坐骨神经阻滞的方法。结果表明，超声组阻滞成功率和镇痛持续时间显著增加。van Geffen 等比较了近端、臀下和远端法行坐骨神经阻滞，证实均可获得良好的镇痛和坐骨神经可视化效果。

骶旁坐骨神经阻滞已用于成人，有报道称可在坐骨大切迹处阻滞整个骶神经丛[28–31]。最近，Dillow 等[32]通过系列病例研究发现，儿童下肢手术使用骶旁阻滞法，同时运用超声和神经刺激技术注入 0.2%罗哌卡因

0.5mL/kg，所有病例均采用骶旁法，阻滞成功率为100%，且镇痛效果很好，平均阻滞时间为 17.3±5.4 小时。这些结果表明，骶旁法用于儿童及成人均有效。

由于患者可保持仰卧位，超声成像可能会增加前路法坐骨神经阻滞的临床应用。超声引导也有助于局部麻醉药准确浸润到坐骨神经(或其他神经)周围。这个概念已被应用于两项最新的研究中，单独使用超声技术为婴幼儿行坐骨神经阻滞[8,27]。

目前关于儿童超声引导下经腘窝坐骨神经阻滞的文献报道较少。然而，腘窝坐骨神经阻滞已成功应用于婴幼儿踝关节和足部手术[7,15,20,33,34]。阻力消失法或神经刺激(包括绘制体表神经[35])的盲法阻滞通常用于大腿后部坐骨神经定位。Schwemmer 等[22]通过影像研究发现儿童腘窝坐骨神经分叉点存在较大变异(32~76mm)。与年龄相关的公式相比，这些研究显示所选取的患者年龄和坐骨神经分叉距离之间并无相关性。这并不奇怪，因为当今儿童体型个体差异太大。按个体化原则，直接可视化可能是准确定位的关键。Miller[36]描述了超声引导下腘窝坐骨神经阻滞的另一种方法，使用股二头肌而非腘动脉作为体表标志。在坐骨神经分叉点远端，将超声探头侧面置于股二头肌内侧。腓总神经未必显示，然而，探头沿股二头肌内侧向头侧移动，可显示胫神经，沿其路径可追踪至坐骨神经分叉点。此方法可在患者俯卧位或接近俯卧位下进行。

使用神经刺激器引出足内翻是坐骨神经完全阻滞的最佳预测方法[19]；然而，Ponde 等[8]的病例系列研究表明，择期行先天性马蹄内翻足手术或距骨垂直修复手术的婴幼儿，超声引导下坐骨神经阻滞的成功率不受神经刺激是否引起运动反应的影响。即便如此，我们认为神经刺激结合超声成像不仅可进行神经定位，而且也是一种辅助监测手段，从而可预防神经损伤。因此，我们强烈建议尽可能同时使用超声和神经刺激器。

(陈汉文 张冰 译 陈惠群 张鸿飞 校)

参考文献

1. Winnie AP. Regional anesthesia. Surg Clin North Am. 1975;55:861–92.
2. Dalens B, Tanguy A, Vanneuville G. Sciatic nerve blocks in children: comparison of the posterior, anterior, and lateral approaches in 180 pediatric patients. Anesth Analg. 1990;70:131–7.
3. Sukhani R, Candido KD, Doty Jr R, et al. Infragluteal-parabiceps sciatic nerve block: an evaluation of a novel approach using a single-injection technique. Anesth Analg. 2003;96:868–73.
4. Scheuer L, Black S, Christie A. The pelvic girdle. In: Scheuer L, editor. Developmental juvenile osteology. London: Academic; 2000. p. 341–73.
5. Scheuer L. The lower extremity. In: Scheuer L, editor. Developmental juvenile osteology. London: Academic; 2000. p. 374–467.
6. Bosenberg AT. Lower limb nerve blocks in children using unsheathed needles and a nerve stimulator. Anaesthesia. 1995;50:206–10.
7. Oberndorfer U, Marhofer P, Bosenberg A, et al. Ultrasonographic guidance for sciatic and femoral nerve blocks in children. Br J Anaesth. 2007;98:797–801.
8. Ponde VC, Desai AP, Dhir S. Ultrasound-guided sciatic nerve block in infants and toddlers produces successful anesthesia regardless of the motor response. Pediatr Anesth. 2010;20:633–7.
9. Ivani G, Tonetti F. Postoperative analgesia in infants and children: new developments. Minerva Anestesiol. 2004;70:399–403.
10. Ivani G, DeNegri P, Conio A, et al. Comparison of racemic bupivacaine, ropivacaine, and levo-bupivacaine for pediatric caudal anesthesia: effects on postoperative analgesia and motor block. Reg Anesth Pain Med. 2002;27:157–61.
11. Bosenberg AT, Ivani G. Regional anaesthesia – children are different. Pediatr Anesth. 1998;8:447–50.
12. Eck JB, Ross AK. Paediatric regional anaesthesia – what makes a difference? Best Pract Res Clin Anaesthesiol. 2002;16:159–74.
13. Tsui BC, Ozelsel TJ. Ultrasound-guided anterior sciatic nerve block using a longitudinal approach: “expanding the view”. Reg Anesth Pain Med. 2008;33:275–6.
14. Singelyn FJ, Gouverneur JM, Gribomont BF. Popliteal sciatic nerve block aided by a nerve stimulator: a reliable technique for foot and ankle surgery. Reg Anesth. 1991;16:278–81.
15. Tobias JD, Mencio GA. Popliteal fossa block for postoperative analgesia after foot surgery in infants and children. J Pediatr Orthop. 1999;19:511–4.
16. Zetlaoui PJ, Bouaziz H. Lateral approach to the sciatic nerve in the popliteal fossa. Anesth Analg. 1998;87:79–82.
17. Kempthorne PM, Brown TC. Nerve blocks around the knee in children. Anaesth Intensive Care. 1984;12:14–7.
18. van Geffen GJ, Bruhn J, Gielen M. Ultrasound-guided continuous sciatic nerve blocks in two children with venous malformations in the lower limb. Can J Anesth. 2007;54:952–3.
19. Benzon HT, Kim C, Benzon HP, et al. Correlation between evoked motor response of the sciatic nerve and sensory blockade. Anesthesiology. 1997;87:547–52.
20. Berniere J, Schrayer S, Piana F, et al. A new formula of age-related anatomical landmarks for blockade of the sciatic nerve in the popliteal fossa in children using the posterior approach. Pediatr Anesth. 2008;18:602–5.
21. Suresh S, Simion C, Wyers M, et al. Anatomical location of the bifurcation of the sciatic nerve in the posterior thigh in infants and children: a formula derived from MRI imaging for nerve localization. Reg Anesth Pain Med. 2007;32:351–3.

22. Schwemmer U, Markus CK, Greim CA, et al. Sonographic imaging of the sciatic nerve and its division in the popliteal fossa in children. Pediatr Anesth. 2004;14:1005–8.
23. Gray AT, Collins AB, Schafhalter-Zoppoth I. Sciatic nerve block in a child: a sonographic approach. Anesth Analg. 2003;97:1300–2.
24. van Geffen GJ, Gielen M. Ultrasound-guided subgluteal sciatic nerve blocks with stimulating catheters in children: a descriptive study. Anesth Analg. 2006;103:328–33.
25. van Geffen GJ, Scheuer M, Muller A, et al. Ultrasound-guided bilateral continuous sciatic nerve blocks with stimulating catheters for postoperative pain relief after bilateral lower limb amputations. Anaesthesia. 2006;61:1204–7.
26. van Geffen GJ, McCartney CJ, Gielen M, Chan VW. Ultrasound as the only nerve localization technique for peripheral nerve block. J Clin Anesth. 2007;19:381–5.
27. Ponde VC, Desai AP, Shah DM, Johari AN. Feasibility and efficacy of placement of continuous sciatic perineural catheters solely under ultrasound guidance in children: a descriptive study. Pediatr Anesth. 2011;21:406–10.
28. Ben-Ari AY, Joshi R, Uskova A, Chelly JE. Ultrasound localization of the sacral plexus using a parasacral approach. Anesth Analg. 2009;108:1977–80.
29. Bendtsen TF, Lonnqvist PA, Jepsen KV, et al. Preliminary results of a new ultrasound-guided approach to block the sacral plexus: the parasacral parallel shift. Br J Anaesth. 2011;107:278–80.
30. Ripart J, Cuvillon P, Nouvellon E, et al. Parasacral approach to block the sciatic nerve: a 400-case survey. Reg Anesth Pain Med. 2005;30:193–7.
31. Taha AM. A simple and successful sonographic technique to identify the sciatic nerve in the parasacral area. Can J Anesth. 2012;59: 263–7.
32. Dillow JM, Rosett RL, Petersen TR, et al. Ultrasound-guided parasacral approach to the sciatic nerve block in children. Pediatr Anesth. 2013;23:1042–7.
33. Dadure C, Bringuier S, Nicolas F, et al. Continuous epidural block versus continuous popliteal nerve block for postoperative pain relief after major podiatric surgery in children: a prospective, comparative randomized study. Anesth Analg. 2006;102:744–9.
34. Konrad C, Johr M. Blockade of the sciatic nerve in the popliteal fossa: a system for standardization in children. Anesth Analg. 1998;87:1256–8.
35. Bosenberg AT, Raw R, Boezaart AP. Surface mapping of peripheral nerves in children with a nerve stimulator. Pediatr Anesth. 2002;12: 398–403.
36. Miller BR. The biceps femoris muscle as a landmark for performing the popliteal sciatic nerve block using ultrasound guidance in pediatric patients. Pediatr Anesth. 2010;20:960–1.

推荐读物

Karmakar MK, Kwok WH. Ultrasound-Guided Regional Anesthesia. In: Cote CJ, Lerman J, Anderson BJ, Eds. 5th ed. Philadelphia: WB Saunders; 2013. p. 880–908.

Suresh S, Polaner DM, Cote CJ. Regional Anesthesia. In: Cote CJ, Lerman J, Anderson BJ, Eds. 5th ed. Philadelphia: WB Saunders; 2013. p. 835–79.

Tsui BC. Sciatic and popliteal blocks. In: Tsui BC, editor. Atlas of ultrasound and nerve stimulation-guided regional anesthesia. New York: Springer; 2007. p. 171–203.

第 9 部分

踝部神经阻滞

第 27 章

踝部阻滞

Ban C. H. Tsui

27.1 适应证

- 马蹄足矫正。
- 重建手术(如多趾畸形)。
- 异物取出术。
- 踝部阻滞也是决定脑瘫患儿是否进行足部畸形矫正手术的一种诊断工具[1]。

27.2 体表解剖

患者仰卧,足放在操作台上或足背伸(腓深神经阻滞)。如果使用神经刺激器,须将足部放在操作台上或将腿伸出操作台外。

体表标志包括:

- 内踝。
- 外踝。
- 趾伸肌肌腱:嘱清醒患儿背伸大脚趾即可定位这个肌腱。
- 跟腱。
- 胫前动脉:踝关节前中线皮肤皱褶水平可触及动脉搏动。

为阻滞踝部5条神经,需要多点穿刺。阻滞浅表神经(腓浅神经和隐神经)时,在踝关节前方表面画一线条连接内、外踝。胫后神经阻滞的进针点为内踝和跟腱内侧缘中间,神经位于胫动脉后方(图27.1)。腓深神经位于踇长伸肌肌腱和趾长伸肌腱之间(图27.2)。腓深神经阻滞的进针点为踇长伸肌肌腱外侧或胫动脉前方。

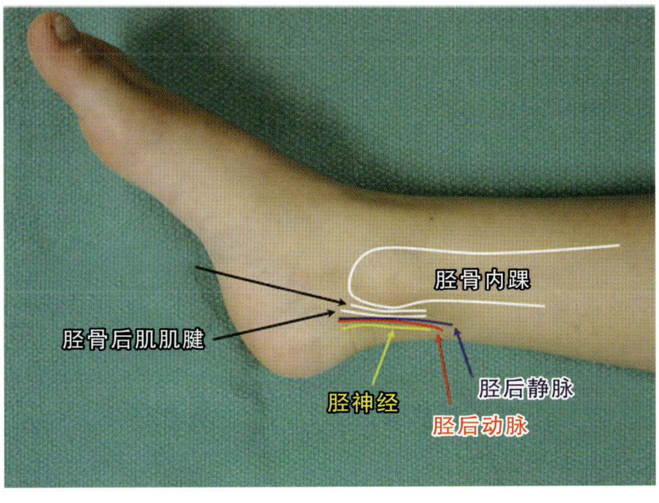

图 27.1 胫后神经阻滞的体表解剖和体表标志。

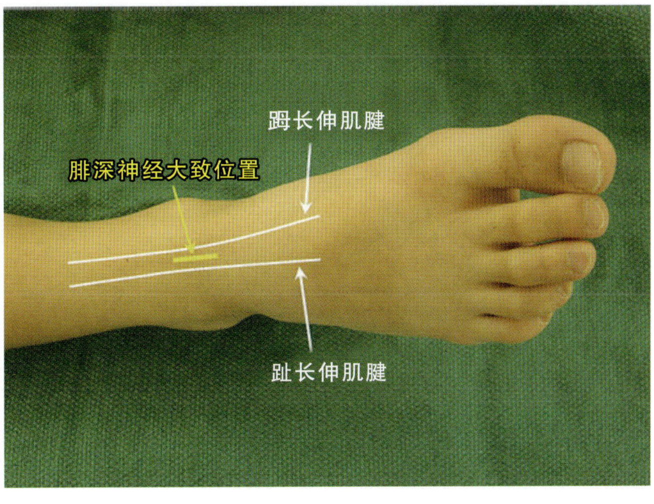

图 27.2 腓深神经阻滞的体表解剖和体表标志。

27.3 神经刺激器技术

胫后神经和腓神经是踝部仅有的运动神经。表 14.5 总结了神经刺激后相应的运动反应。

27.3.1 穿刺方法

(1)神经均位置表浅,选择短的(20~30mm)25G~27G 短斜面穿刺针(或皮下注射针)阻滞。

(2)浅表神经:沿内、外踝之间所画线条环形穿刺,局部麻醉药皮下浸润。

(3)单独的隐神经阻滞:内踝前上方区域浸润。

(4)胫后神经:在内踝与跟腱内侧缘之间垂直皮肤进针,向胫后动脉搏动方向行进。该神经位于胫后动脉的后方。

- 回抽无血是排除刺入血管的关键。

(5)腓深神经:垂直皮肤进针后,稍微朝踇长伸肌腱或胫前动脉外侧(两者均可)的前方倾斜,在筋膜深面注射局部麻醉药。

(6)腓肠神经:在外踝与跟骨之间垂直皮肤进针。

27.3.2 应用电流和相应反应

(1)初始电流强度为 0.8mA(2Hz,0.1~0.3ms),获得适当的运动反应后,电流调整至 0.4mA(0.1~0.2ms)的阈值目标后注射局部麻醉药。

(2)第一趾(足底内侧支)和第五趾收缩(足底外侧支)是神经刺激的典型反应。

(3)腓深神经刺激可见趾背伸反应。

27.3.3 不适反应的调整

一般情况下,因为这个区域主要由肌腱而非肌纤维组成,与直接肌肉刺激所引起的肌肉收缩反应不同,并不能引出运动反应。

27.4 超声引导技术

超声成像适合于显示深部神经(胫后神经和腓深神经)。踝关节内侧成像可在胫后神经分为足底内侧与外侧神经前对其定位阻滞。由于麻醉后患儿不能自主背伸脚趾以定位踇伸肌肌腱,超声成像有助于儿童腓深神经阻滞。

27.4.1 扫描技术

(1)踝部阻滞时,可选用扫描宽度较小的高频线阵探头(如 SLA 6~13MHz,25mm 曲棍球杆探头,MicroMaxx,SonoSite,Bothell,WA)。

(2)胫后神经:探头横向(短轴)放置在内踝后下方寻找神经。另外,也可在内踝以上小腿远端 1/4 处识别神经(图 27.3)。

- 因为胫后神经位于胫后动脉后方深部,彩色多普勒有助于定位(图 27.4)。应在神经分为足底内侧和外侧神经之前进行定位。

(3)腓深神经:探头横向(短轴)放置在踝关节前方表面寻找神经。另外,也可在踝关节以上、小腿远端 1/4 处发现神经(图 27.5)。然而,神经本身很难看到,只有通过动脉定位。

- 彩色多普勒可用于显示位于神经内侧的胫前动脉(图 27.4)。

27.4.2 超声影像

胫后神经:低回声的圆形胫后静脉紧邻于动脉后方,受压后可能在屏幕上无法显示。位于动脉后方的神经比周围组织回声稍高,形似一个压缩的"蜂窝样"结构[2](图 27.3b)。

腓深神经:如果可以看到,则神经表现为紧贴于动脉外侧的一小簇强回声纤维束,神经和动脉均紧邻边界清晰的胫骨远端(图 27.5b)。

27.4.3 穿刺方法

胫后神经:选用长度为 3.5~5cm 穿刺针,横置探头,在探头尾侧采用平面外进针技术(图 27.6)或在探头后侧采用平面内进针技术(图 27.7)。

腓深神经:虽然可选用平面内进针技术(图 27.9),但由于肌腱位于神经两侧,最适于选用平面外进针技术(图 27.8)。选用长度为 3.5~5cm 穿刺针在横置的小脚板探头,采用平面外技术尾侧进针。

27.5 局部麻醉药的应用

(1)局部麻醉药的用量取决于患儿体型,同时需监测总量。可给予 0.25%布比卡因或 0.2%罗哌卡因 0.1mL/kg,但一般来说,小容量如 1~3mL 足以完成阻

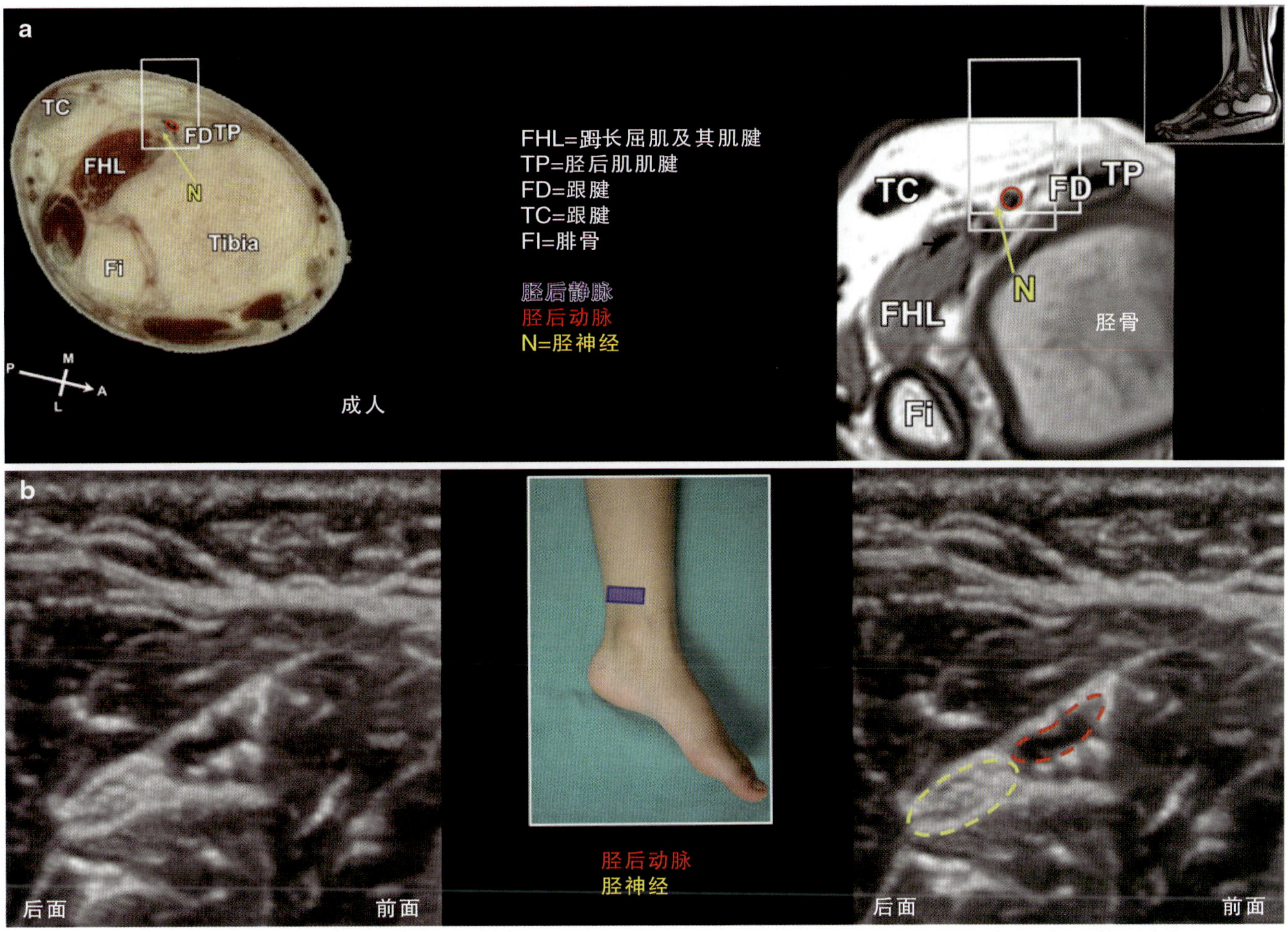

图 27.3 (a)胫神经周围主要解剖结构的 VHVS 和 MRI 图像。(b)胫神经周围主要解剖结构的超声成像。

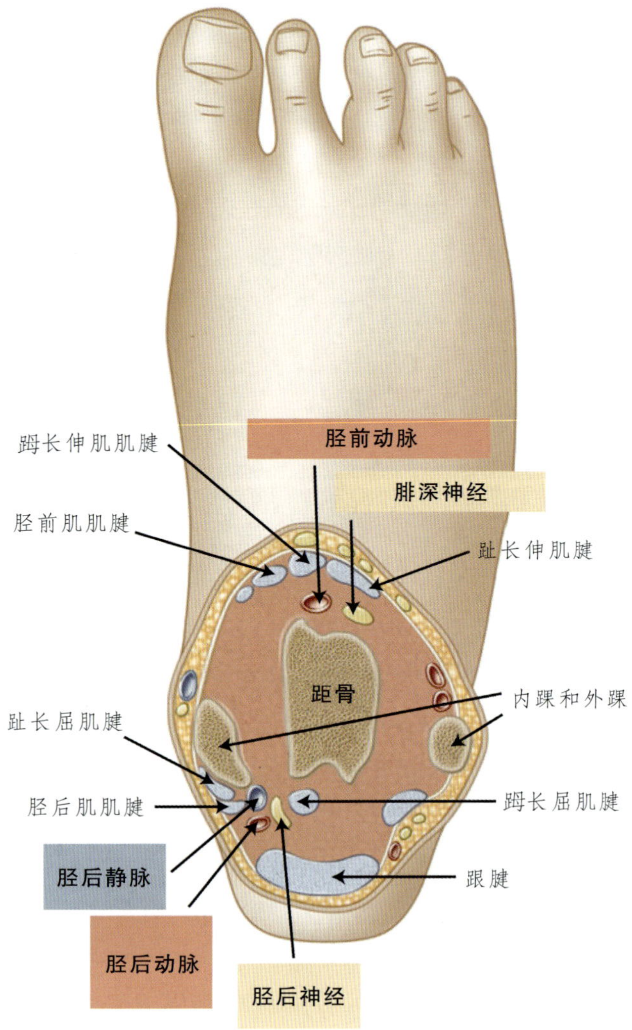

图 27.4 踝部横切面显示皮下结构的空间关系。

滞，且不会引起神经周围压力过大。

(2)单独隐神经阻滞使用 1~3mL 局部麻醉药即可。

(3)胫后神经阻滞时，在动脉、跟腱和胫骨形成的三角区扇形注射 1~3mL 局部麻醉药。

(4)局部麻醉药中禁忌添加肾上腺素。

临床经验

- 注射 1~3mL 局部麻醉药（根据患儿年龄和体型）至神经周围即可阻滞上述两条神经。注意避开邻近血管，注射前须回抽。
- 如果探头移至踝部头端 3~4cm 时，平面内技术和平面外技术均适用。但由于踝部空间小而有限，平面外技术比平面内技术更容易操作。
- 踝部阻滞刺激较大，因此需要足够的麻醉深度。
- 足部垫枕，便于踝部阻滞。

27.6 超声引导技术的最新文献

超声引导儿童踝部阻滞的相关文献较少。然而，成人中已证实超声引导可提高胫后神经和腓肠神经阻滞成功率[3,4]。踝部腓深神经阻滞时，超声提高阻滞起效时间，但并未提高整体阻滞质量[5]。

27.7 病例分析

如果存在腘窝坐骨神经阻滞的禁忌证，可进行踝部阻滞。因为超声引导下腘窝坐骨神经阻滞易操作、单次注射可靠性强，而踝部阻滞通常需要多次注射，目前常由外科医生操作，作为术后镇痛的补充。

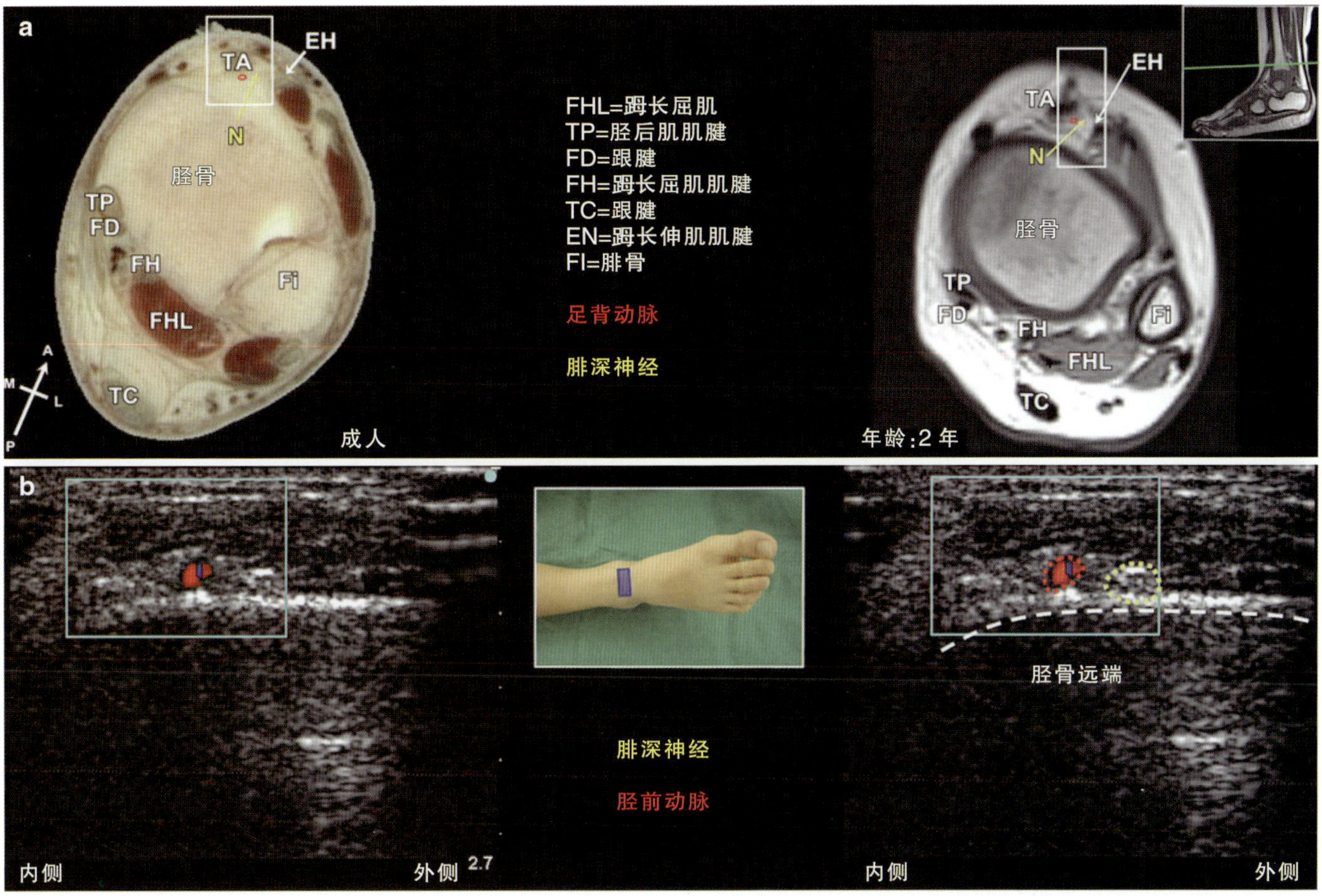

图 27.5　(a)腓深神经周围主要解剖结构的 VHVS 和 MRI 图像。(b)腓深神经周围主要解剖结构的超声成像。

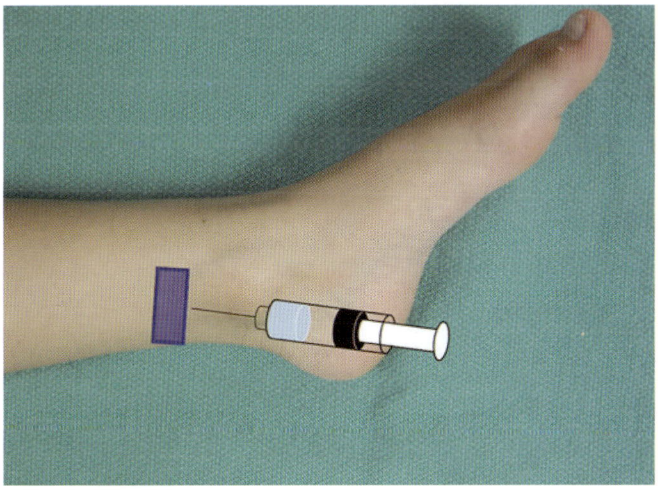

图 27.6　超声引导胫神经阻滞的平面外进针技术。蓝色矩形表示探头所在位置。

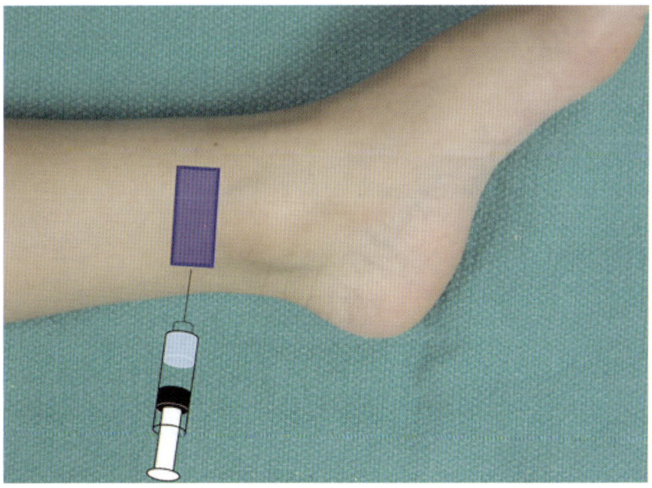

图 27.7　超声引导胫神经阻滞的平面内进针技术。蓝色矩形表示探头所在位置。

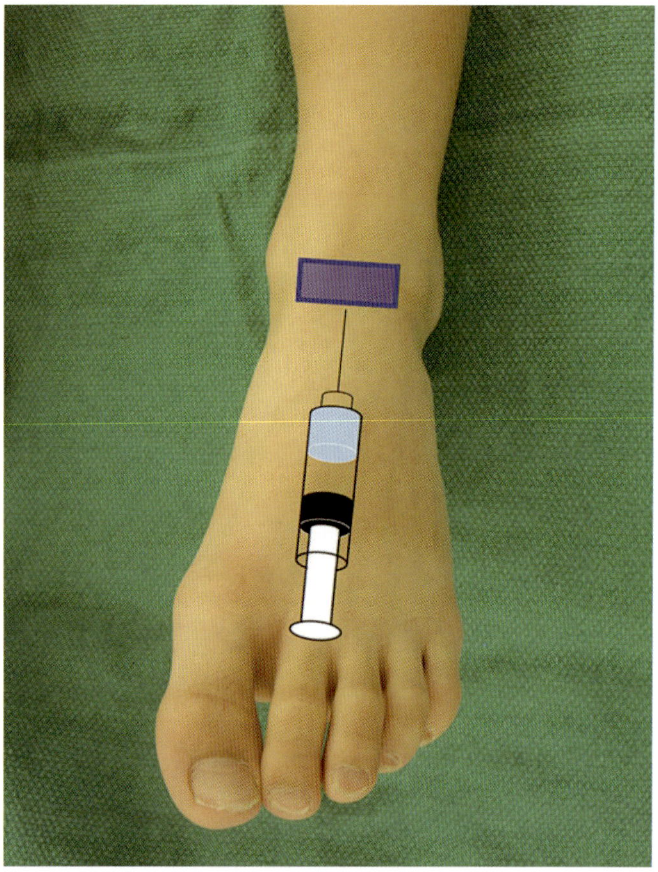

图 27.8 超声引导腓深神经阻滞的平面外进针技术。蓝色矩形表示探头所在位置。

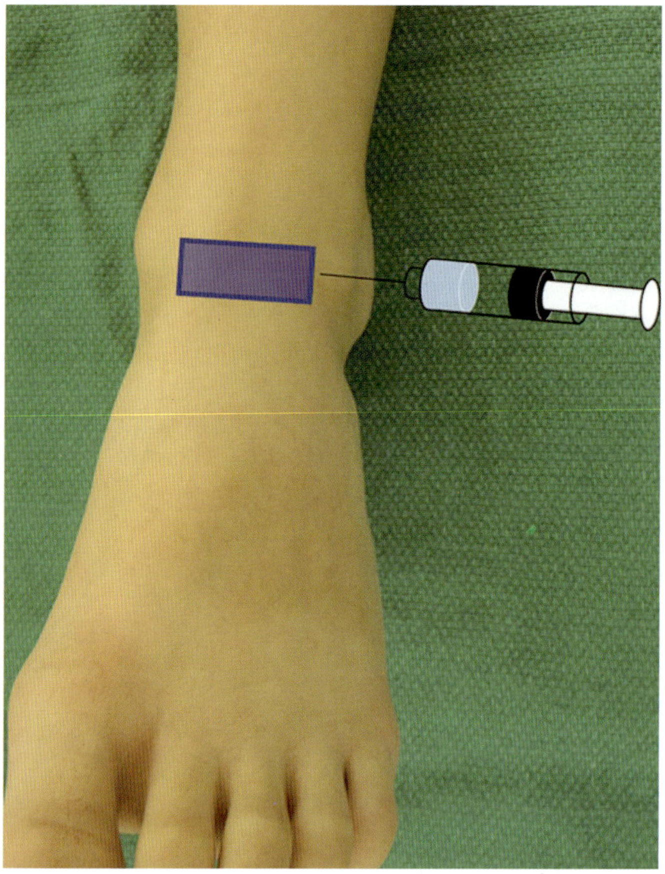

图 27.9 超声引导腓深神经阻滞的平面内进针技术。蓝色矩形表示探头所在位置。

(陈汉文 张冰 译 陈惠群 张鸿飞 校)

参考文献

1. Carpenter EB. Role of nerve blocks in the foot and ankle in cerebral palsy: therapeutic and diagnostic. Foot Ankle. 1983;4:164–6.
2. Silvestri E, Martinoli C, Derchi LE, Bertolotto M, Chiaramondia M, Rosenberg I. Echotexture of peripheral nerves: correlation between US and histologic findings and criteria to differentiate tendons. Radiology. 1995;197:291–6.
3. Redborg KE, Antonakakis, Beach M, Chinn C, Sites B. Ultrasound improves the success rate of a tibial nerve block at the ankle. Reg Anesth Pain Med. 2009;34:256–60.
4. Redborg KE, Sites BD, Chinn CD, Gallagher JD, Ball PA, Antonakakis JG, Beach ML. Ultrasound improves the success rate of a sural nerve block at the ankle. Reg Anesth Pain Med. 2009;34:24–8.
5. Antonakakis JG, Scalzo DC, Jorgenson AS, Figg KK, Ting P, Zuo Z, Sites BD. Ultrasound does not improve the success rate of a deep peroneal nerve block at the ankle. Reg Anesth Pain Med. 2010;35:217–21.

推荐读物

Dalens B. Complementary and distal blocks of the extremities. In: Dalens B, editor. Regional anesthesia in infants, children, and adolescents. Philadelphia: Lippincott Williams & Wilkins; 1995. p. 384–8.

Dalens BJ. Distal conduction blocks. In: Dalens BJ, editor. Pediatric regional anesthesia. Boca Raton: CRC Press, Inc; 1990. p. 340–4.

Peutrell JM, Mather SJ. Regional anaesthesia for babies and children. Oxford: Oxford University Press; 1997. p. 174–84.

Tsui BC. Ankle blocks. In: Tsui BC, editor. Atlas of ultrasound and nerve stimulation-guided regional anesthesia. New York: Springer; 2007. p. 205–13.

第 10 部分

躯干神经阻滞

第 28 章

椎旁阻滞

Heather Yizhen Z. Ting, Karen R. Boretsky, Ban C. H. Tsui

28.1 适应证

椎旁阻滞适用于单侧手术，例如肾脏与开胸手术(胸椎旁阻滞)、下肢手术(臀部、大腿)(腰椎旁阻滞)。椎旁阻滞用于术后镇痛可持续 12~48 小时，通过比预期的局部麻醉持续时间长。与硬膜外腔阻滞相比，椎旁阻滞较少阻滞肢体运动，除非阻滞累及腰段脊髓水平(L2 及以下)。与骶管内或硬膜外腔阻滞相比，椎旁阻滞不能阻断内脏疼痛，可能需要增加麻醉深度。椎旁放置导管可为胆囊切除术和肾脏手术提供有效的术后镇痛，儿童胸科手术中也可在直视下放置导管[1]。本章仅阐述经皮技术(主要为单次注射阻滞)。

28.2 临床解剖

脊柱两旁均有一楔形椎旁间隙，脊神经根自椎间孔发出后经此处分离。胸段椎旁间隙边界如下：内侧为椎体、椎间盘、椎间孔和棘突，前方为壁层胸膜，后方为横突前缘，上方为肋横突韧带，位于相邻肋骨间(图 13.1)。椎旁间隙常稍微向尾侧倾斜，内侧与椎间孔相通，外侧与肋间隙相连。胸段椎旁间隙彼此相通，可发生局部麻醉药液扩散。

腰椎旁间隙被下列结构包绕：腰大肌前部(构成腰椎旁间隙的主要部分)，椎体、椎间盘和椎间孔内侧，腰椎横突及相邻横突之间后方的韧带。腰大肌前部较丰满而后部(附件)纤细。前部起源于椎体前外侧缘，而后部起源于横突前表面。脊髓神经根的腹侧支在腰大肌内横向延伸，腰段椎旁间隙被腰大肌起始段分割。

由于患者体型存在较大个体差异，对椎旁间隙深度的了解对精确穿刺定位至关重要。椎旁间隙的深度与患者体型(如体重、身高和体表面积)密切相关。使用内侧引导穿刺定位方式时，可根据患者体重通过公式计算穿刺深度[2](见下文)。也可采用超声成像观察椎旁阻滞相关的解剖结构(如横突)，协助确定穿刺的准确深度。对于部分患者，超声成像允许操作者观察局部麻醉药液扩散情况并动态控制穿刺轨迹，从而避免穿透硬脊膜和胸膜。使用动态“实时”的超声引导通常取决于患者年龄和解剖结构(包括神经)的可视性。年轻患者脊柱骨骼未完全骨化，因此超声波束更易穿透至椎旁间隙。

28.3 阻滞技术

穿刺部位的皮肤准备与消毒。超声探头应使用无菌保护套保护(见第 4 章)。

28.3.1 体表标志定位技术

28.3.1.1 患者体位

通常采取俯卧位，也可采用侧卧位。清醒患者可采取坐位，但极少使用。

俯卧进行胸段椎旁阻滞，手臂应外展。为尽量减少腰椎向前弯曲，可于腹部垫放一枕头。

侧卧位或坐位时屈曲背部 (增加胸段脊柱后凸) 将增加横突间隙，降低穿刺难度。

28.3.1.2 体表标志与解剖

胸段椎旁阻滞

• 棘突：T7 棘突平齐肩胛骨下角（图 28.1a）。需要使用超声深入了解脊柱解剖，识别脊柱侧凸。

• 横突：T1 横突位于对应的棘突外侧。由于棘突角度越来越小，T1 以下横突逐渐向头端延伸（如 T7 横突位于 T6 棘突外侧）。皮肤上标记相关横突的下边界并连线。

腰段椎旁阻滞

• 棘突：L4 棘突通常位于两髂嵴最高点的连线水平（新生儿和婴儿骨盆比例相对较小，骶骨相对更靠近髂脊，两髂嵴最高点的连线与脊柱中线相交于 L4–L5 或 L5–S1 椎间隙[3,4]）。经髂后上棘（S2 水平）画一条两髂脊连线的垂线（图 28.1 b）。

• 横突：腰椎横突较细长并位于对应的棘突外侧。皮肤上标记相关横突的下边界并连线。

棘突与相应横突之间的距离可变，与患者年龄有关。胸段水平，穿刺点位于脊柱外侧 1cm 或更远距离（2.5cm）（图 28.1a）。腰段水平，穿刺点位于相应棘突外侧 1~2.5cm（图 28.2）。

28.3.1.3 穿刺方法

胸段椎旁阻滞

（1）穿刺部位皮肤消毒，给予患者镇静，在标记的穿刺点做局部麻醉皮丘。

（2）如果使用神经刺激器，选用绝缘穿刺针（5~8cm，22G，取决于患儿体型）通过局部麻醉皮丘于矢状

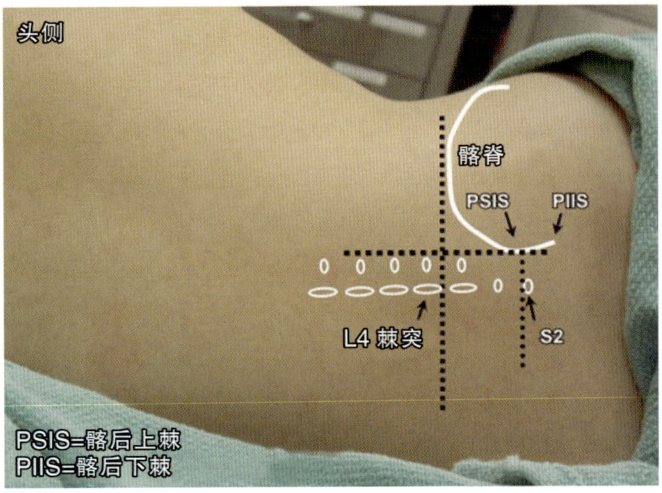

图 28.2 腰段椎旁阻滞体表定位。

面略微偏向头端进针，抵触横突，有时可能是肋横突韧带。

（3）需稍向头端或尾端方能探及骨性标志。

（4）横突深度可通过观察针体上的刻度获得。

（5）从横突退针至皮下，向头端（目标为棘突对应的脊神经）或尾端（目标为相应的棘突下椎体水平）调整 10°重新进针，比先前标记的穿刺深度略深（通常不超过 1cm）。

（6）针尖应稍向内侧偏斜，以避免引起气胸。在这些标志之间的中点（棘突和横突）会有轻微突破感，表明已进入椎旁间隙。

（7）阻力消失法：采用包含 18G~22G Tuohy 穿刺针（后者适用于 6 月龄以下患儿）与注射器的硬膜外穿刺套件。偏离横突后，突破肋横突韧带进入椎旁间

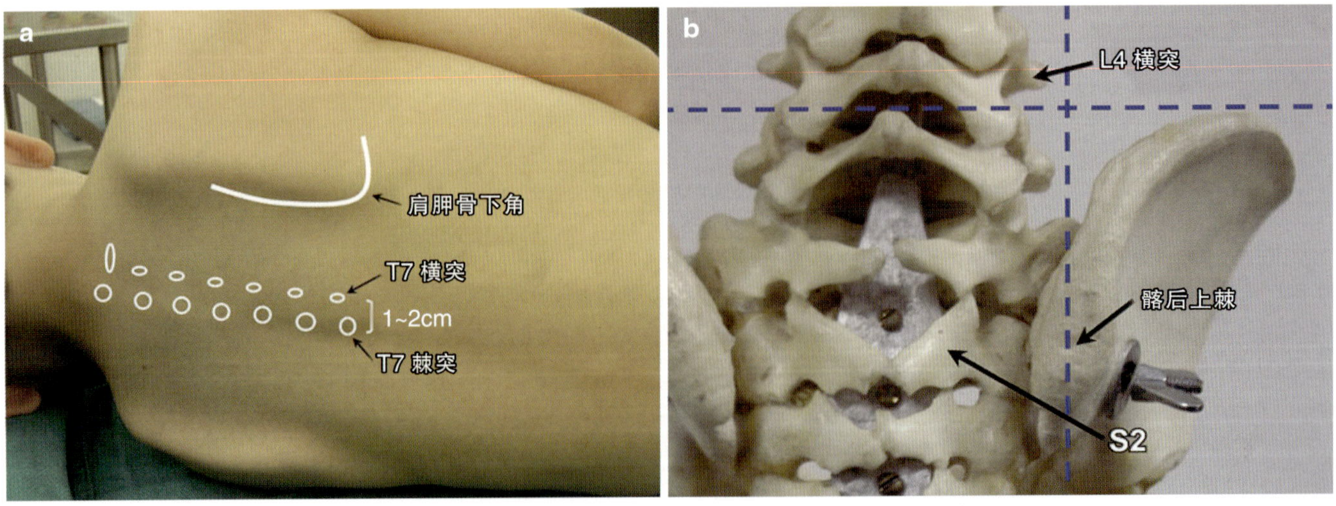

图 28.1 (a)胸段椎旁阻滞体表解剖定位。(b)骨骼模型显示 L4 横突和髂后上棘（PSIS）标志。

隙可听到“扑”的声音，或注射空气、5%葡萄糖溶液时阻力消失。

(8)Lonnqvist 等[1]报道使用计算机断层扫描来确定皮肤-椎旁间隙的深度(S-PVS 深度)以及椎旁间隙与棘突之间的横向距离(SP-PVS 距离)，两者均与患者体重相关：

①S-PVS 深度(mm)=0.48×体重(kg)+18.7

② SP-PVS 距离(mm)=0.12×体重(kg)+10.2

腰段椎旁阻滞

(1)穿刺部位皮肤消毒，给予患者镇静，在标记的穿刺点做局部麻醉皮丘。

(2)如果使用神经刺激器，选用绝缘穿刺针(5~8cm,22G，取决于患儿体型)通过局部麻醉皮丘于矢状面进针，穿透腰方肌周围的筋膜到达横突。

(3)需稍向头端或尾端方能探及骨性标志。

(4)横突深度可通过观察针体上的刻度获得。

(5)从横突退针至皮下，向头端(目标为棘突对应的脊神经)或尾端(目标为相应的棘突下椎体水平)调整 10°重新进针，比先前标记的穿刺深度略深(通常不超过 1cm)，从横突上缘或下缘划过。

(6)在这些标志之间的中点(棘突和横突)会有轻微突破感，表明已进入椎旁间隙。

(7)阻力消失法：采用包含 18G~22G Tuohy 穿刺针(后者适用于 6 月龄以下患儿)与注射器的硬膜外穿刺套件。偏离横突后，突破肋横突韧带进入椎旁间隙可听到“扑”的声音，或注射空气、5%葡萄糖溶液时阻力消失。

临床经验

可使用硬膜外导管套件实施间断或连续阻滞，进入椎旁间隙后将导管向前推进 2~3cm。回抽无血后，注入 1%利多卡因 0.1mL/kg(含 1:200 000 肾上腺素 0.5μg/kg)作为试验剂量，无异常后注射 0.125%~0.25%布比卡因 0.5mL/kg (取决于患儿年龄和体重)，5~10 分钟内注射完毕。需要注意，心率增加可能并不可靠，尤其是麻醉状态下[5]。通过持续输注相同局部麻醉药 0.1~0.25 mL/(kg·h)实施连续阻滞。

28.3.1.4 局部麻醉药的应用

(1)由于椎旁间隙血管丰富，常发生意外的血管内注射，需要注意多次回抽和小剂量注射。

(2)如果需要实现胸部多节段阻滞，可注入含或不含肾上腺素的局部麻醉药 0.5mL/kg (如 0.25%布比卡因)。该局部麻醉药容量应包括至少 4~5 节段脊神经。如果各节段逐个阻滞，局部麻醉药剂量可减少至 0.1mL/kg。局部麻醉药的垂直扩散效果在腰段受限，所以各节段阻滞时局部麻醉药需要量更少。布比卡因总量不应超过 2mg/kg。采取局部麻醉药安全剂量，使用生理盐水稀释有助于增加局部麻醉药体积，使阻滞更有效。

28.3.2 神经刺激器技术

28.3.2.1 电流量与适当的运动反射

(1)开始时使用 1.5~3mA 电流量，针尖朝前推进，直至观察到适当的肌肉收缩(如胸段椎旁阻滞时出现腹部肌肉收缩，而腰段椎旁阻滞时出现股四头肌收缩)。然后降低电流强度至 0.4~0.6mA 以定位神经。

(2)穿刺针到达椎旁间隙之前，运动反射主要来自椎旁肌肉。

(3)注射试验剂量的局部麻醉药(1%利多卡因 0.1mL/kg)确认神经的位置，针尖位置的导电溶液使电流弥散，神经反射消失。

28.3.2.2 电刺激反应不适时的调整

双侧下肢肌肉收缩表明穿刺针针尖可能位于硬膜外腔。低电流(< 1mA)诱发双侧下肢肌肉抽搐，针尖可能位于硬膜下腔。

28.3.3 超声引导技术

传统超声成像用于确定深部骨性标志(包括关节突和横突)，在阻滞前使用(即操作前、支持、离线成像)，而非阻滞期间(实时或在线成像)。椎旁阻滞超声实时成像现已广泛用于单次阻滞，或引导置入导管，实施持续阻滞[6,7]。超声引导有助于识别椎旁间隙、穿刺针位置并观察局部麻醉药液扩散情况。图 28.3~图 28.8 中的 MRI 与超声图像对应，以便读者能更好了解该区域的解剖结构。

28.3.3.1 超声扫描技术

(1)将线性高频(10~12MHz)探头横向置于中轴便于了解椎体概况(图 28.3)。观察椎板与横突，标记出横突的横向长度。

(2)为精确定位横突(横向距离与深度)，将探头旋转至长轴平面，由内向外扫描，依次观察到棘突(图

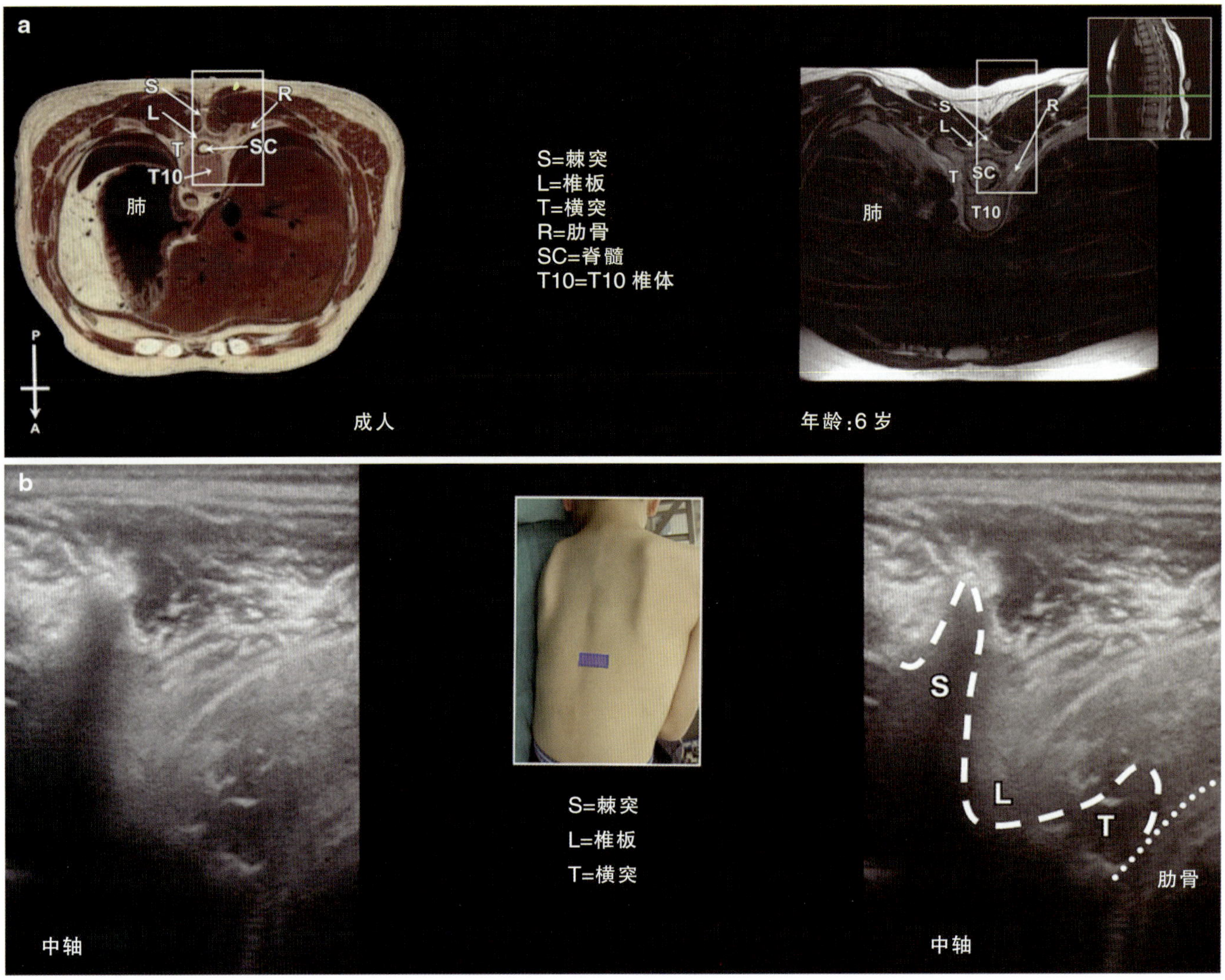

图 28.3 (a)T9–T10 横断面 VHVS 和 MRI 图像。(b)T9–T10 横断面的超声成像。

28.4)、椎板(图 28.5)、关节突(图 28.6)和横突(图 28.7)。胸段扫描还可观察到肋骨(图 28.8)。

(3)在腰段定位所需的节段,探头置于横突外侧的长轴平面,由头端向尾端滑动,获得骶骨头侧影像。然后朝头端反向滑动确定腰椎节段。

28.3.3.2 超声图像

(1)开始时横向扫描显示棘突和横突、脊椎及胸椎对应的肋骨高回声影像(图 28.3)。

(2)长轴平面中线扫描获得棘突影像(图 28.4)。

(3)探头于脊柱长轴横向扫描,首先显现椎板,为明显重叠的线性结构(图 28.5)。

(4)关节突在长轴显示为位于棘突与椎板外侧的多个具有高回声短矩形结构的“肿块”,其下为低回声的骨性声窗(图 28.6)。

(5)横向移动探头将出现横突(图 28.7),形似关节突。探头移动超过横突尖端时,横突从视野消失,有助于与关节突区分,此处即为阻滞的外侧位置。

(6)在胸段,超声探头向外滑动超过横突,出现肋骨头,显现为高回声边界的长阴影区域,深面显示为椎旁肌肉肌纤维线性高回声影(图 28.8)。

(7)椎旁间隙位于横突深面,肋间肌和壁层胸膜之间(图 28.7)。胸膜位于肋骨下方,常显现为高亮的线性回声(图 28.8)。

(8)在腰段,竖脊肌体积相对较大,超声显示为线性结构,覆盖棘突和脊神经根。

(9)横突内侧深面,可能在骨性结构低回声之间发现腰神经根,而低回声平行带与相关结缔组织的高

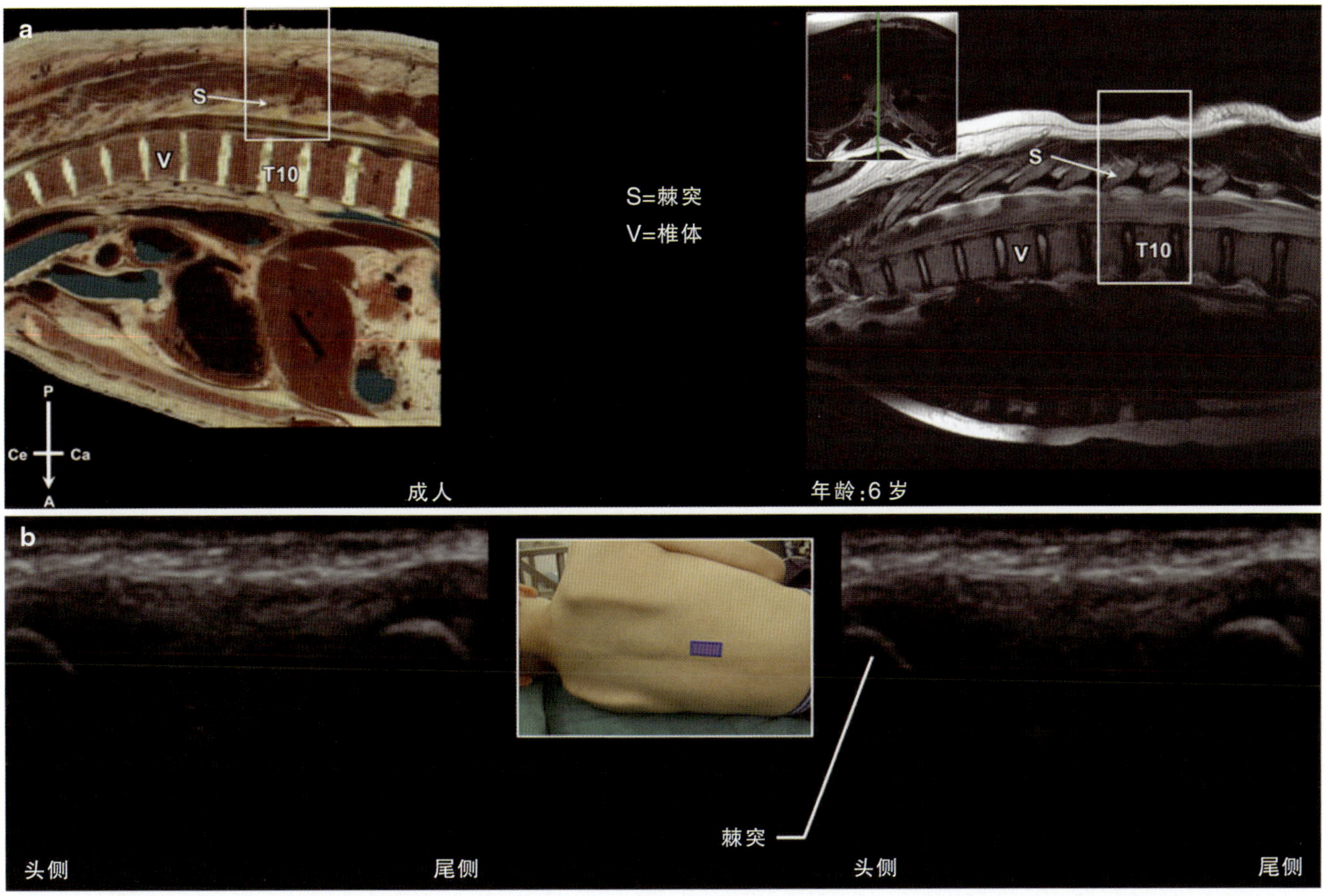

图 28.4 (a) T9 和 T10 棘突中线纵切面 VHVS 和 MRI 图像。(b)T9 和 T10 棘突中线纵切面超声图像。

回声条纹相互交织。

(10)腰段椎旁间隙中,腰丛位于"腰大肌间隙"内,前方为腰大肌,后方为腰方肌(图 11.4 和图 24.6a)。

> **临床经验**
>
> 腰丛与腰段椎旁阻滞对比:
>
> 腰丛阻滞,也称为腰大肌鞘阻滞,是将局部麻醉药注入腰大肌鞘及腰大肌内进行的阻滞。腰段椎旁阻滞,也被称为腰大肌间隙阻滞,是将局部麻醉药注入腰大肌鞘后方,腰大肌和腰方肌之间。

28.3.3.3 穿刺方法

(1)当使用超声引导椎旁阻滞时,仔细观察进针角度至关重要。长轴平面内穿刺技术最常用(图 28.9)。

(2)穿刺针不应过于向内,椎间孔方向刺入并注射可能损伤脊髓。同样,朝外容易引起气胸。

(3)超声实时引导下,请注意:

- 探头纵向长轴放置,平面外穿刺(图 28.10)可能风险更高,因为其通常需要穿刺针向内侧或外侧倾斜(如上所述)。
- 探头横向冠状面放置, 如果穿刺针盲目推进,平面内穿刺方法可能更危险。

28.3.3.4 其他扫描技术:横向法

横突间距较小, 到达椎旁间隙的进针角度陡峭,小部分患儿旁矢状面操作困难。横向法(由外向内)允许连续可视化穿刺,避免盲目进针,是一种安全的替代技术。

(1)使用体表标志或超声预先扫描可确定胸椎节段(见旁矢状面法)。

(2)将高频线阵探头横向置于阻滞对应皮肤节段的棘突上。棘突显现为倒"V"字形高回声,其下方为无回声区。

(3)探头沿肋骨方向横向滑动(稍向尾端倾斜),直至看到横突尖端,显示为"拇指"形状(图 28.11)。将

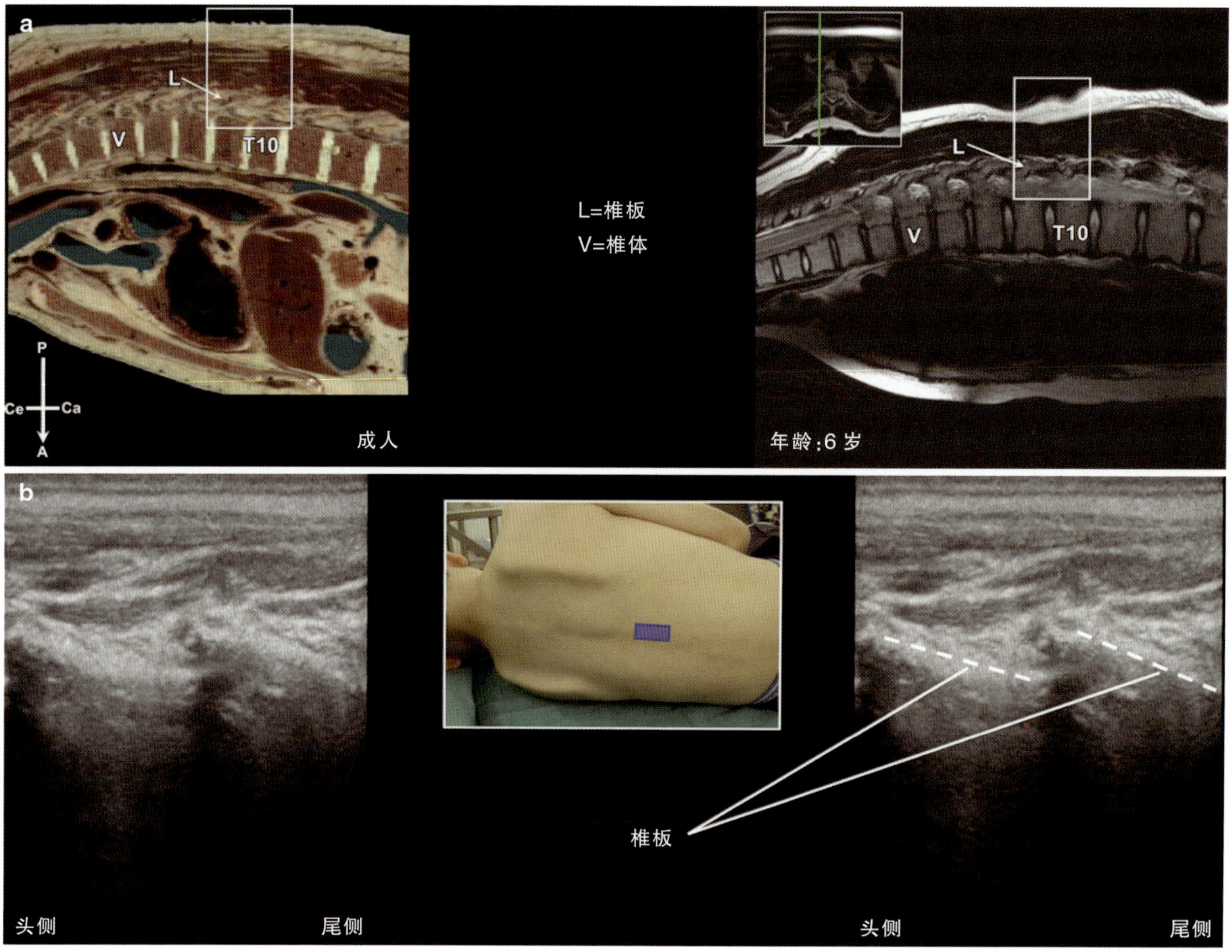

图 28.5 (a) T9 和 T10 椎板纵切面 VHVS 和 MRI 图像。(b)T9 和 T10 椎板纵切面超声图像。

横突定位于屏幕中心,横突侧面及深面可见胸膜。

(4)如果可清楚地看到肋骨与横突,而未看到胸膜,可向头端或尾端滑动探头几毫米,直至肋骨声影消失,胸膜与横突出现。

(5)肋间内膜(IICM)(肋横突韧带横向延续)在超声下显示为线性高回声, 连接肋间肌边缘与横突下缘。

(6)椎旁间隙位于三角形空间内,前方为横突和 IICM,后方为壁层胸膜、外侧为椎体。

(7)探头外侧旁开几厘米平面内倾斜进针。穿刺针以一定角度由外向内前行,直至穿透 IICM,即可进入横突下方的椎旁间隙。

(8)注入少量生理盐水或 D5W,实时可见胸膜前移,即可确定椎旁间隙的正确位置。

28.3.3.5 局部麻醉药的应用

(1)阻滞期间使用超声实时引导操作,由于骨性结构大量散射超声波束并阻碍椎旁间隙的显现,多数患者很难观察到局部麻醉药扩散,除了年幼患儿(一般<2~3 岁),因为其椎弓根尚未与椎体融合,超声束可充分穿透至椎旁间隙。

(2)年幼患儿行胸段椎旁阻滞时,可见局部麻醉药液在壁层胸膜前方呈低回声扩散。腰段椎旁阻滞时,局部麻醉药在腰大肌后方扩散。

(3)6 月龄患儿超声引导下椎旁间隙注入碘海醇注射液造影剂(0.25mL/kg),胸部 X 线片显示注射液前后扩散了 8 个节段(图 28.12)。

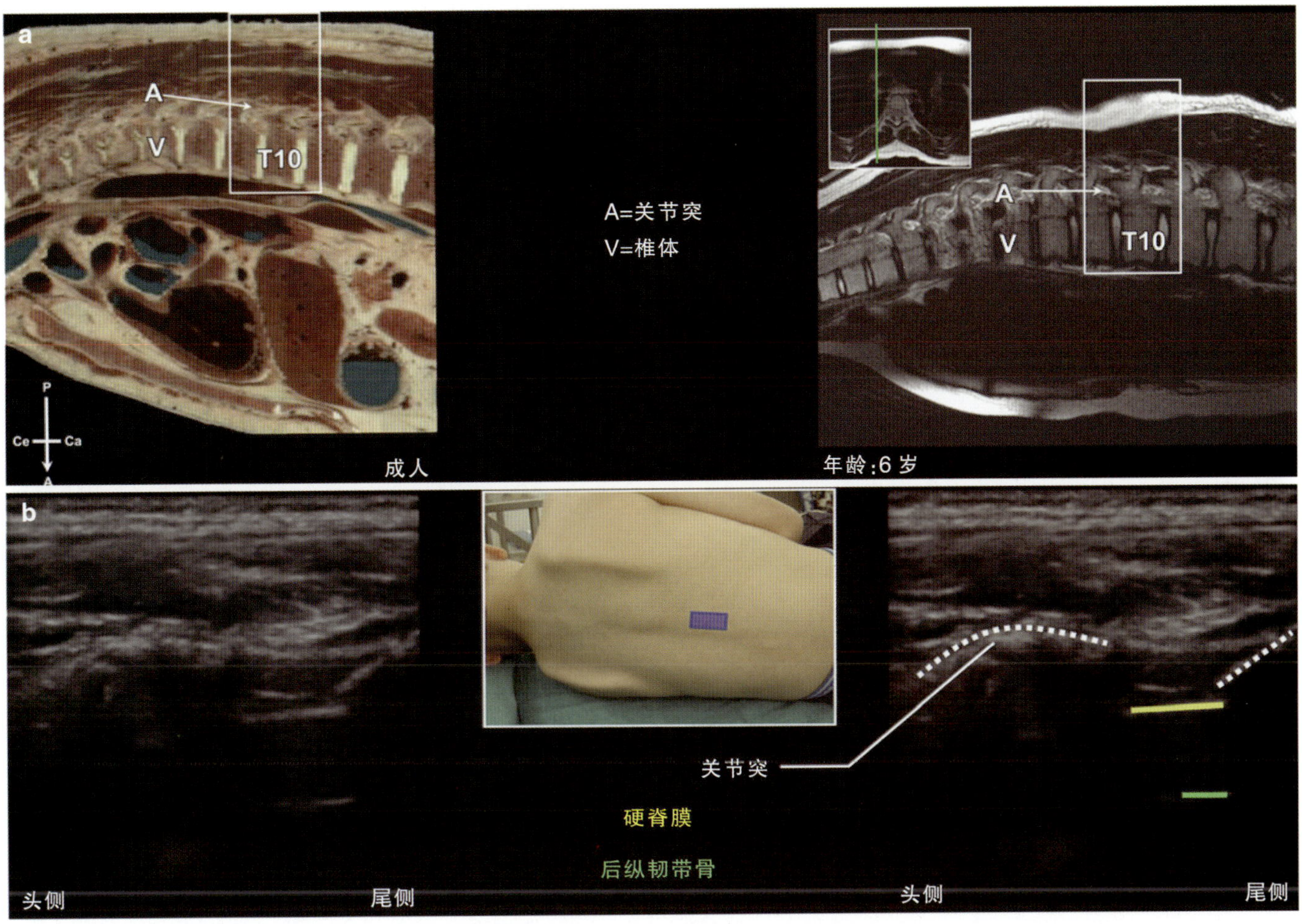

图 28.6　(a)T9 和 T10 关节突纵切面 VHVS 和 MRI 图像。(b)T9 和 T10 关节突纵切面超声图像。

28.4 超声引导技术的最新文献

最近 Ponde 等[8]使用超声测量并结合年龄、体重，通过公式计算 5 岁以上患儿在胸段（T1-12）、腰段(L1)、颈段(C6)从脊柱到穿刺点距离以及从穿刺点到椎旁间隙距离，方法简单。

Visoiu 和 Yang 报道了一例 16 岁 Denys-Drash 综合征（译者注：罕见先天性疾病，1967 年 Denys 和 Drash 医生等首次报道，以肾病综合征为主要表现，伴有男性假两性畸形、肾母细胞瘤或两者之一，肾病病理以弥漫性系膜硬化为主要特征，多发生在 2 岁以内，迅速进展至终末期肾衰竭死亡）患者，有终末期肾功能衰竭病史，接受剖腹探查术和小肠切除术，采用双侧连续椎旁阻滞[9]。入院时存在轻微凝血功能障碍，于 T8 水平置入双侧椎旁阻滞导管。超声引导下，由外向内平面内插入 90mm、18G Tuohy 针，椎旁间隙注射 0.5%罗哌卡因 10mL。导管进入椎旁间隙 3cm，注入 2mL 局部麻醉药确认位置。术后镇痛效果满意，术后第 5 天拔除导管，无相关并发症。

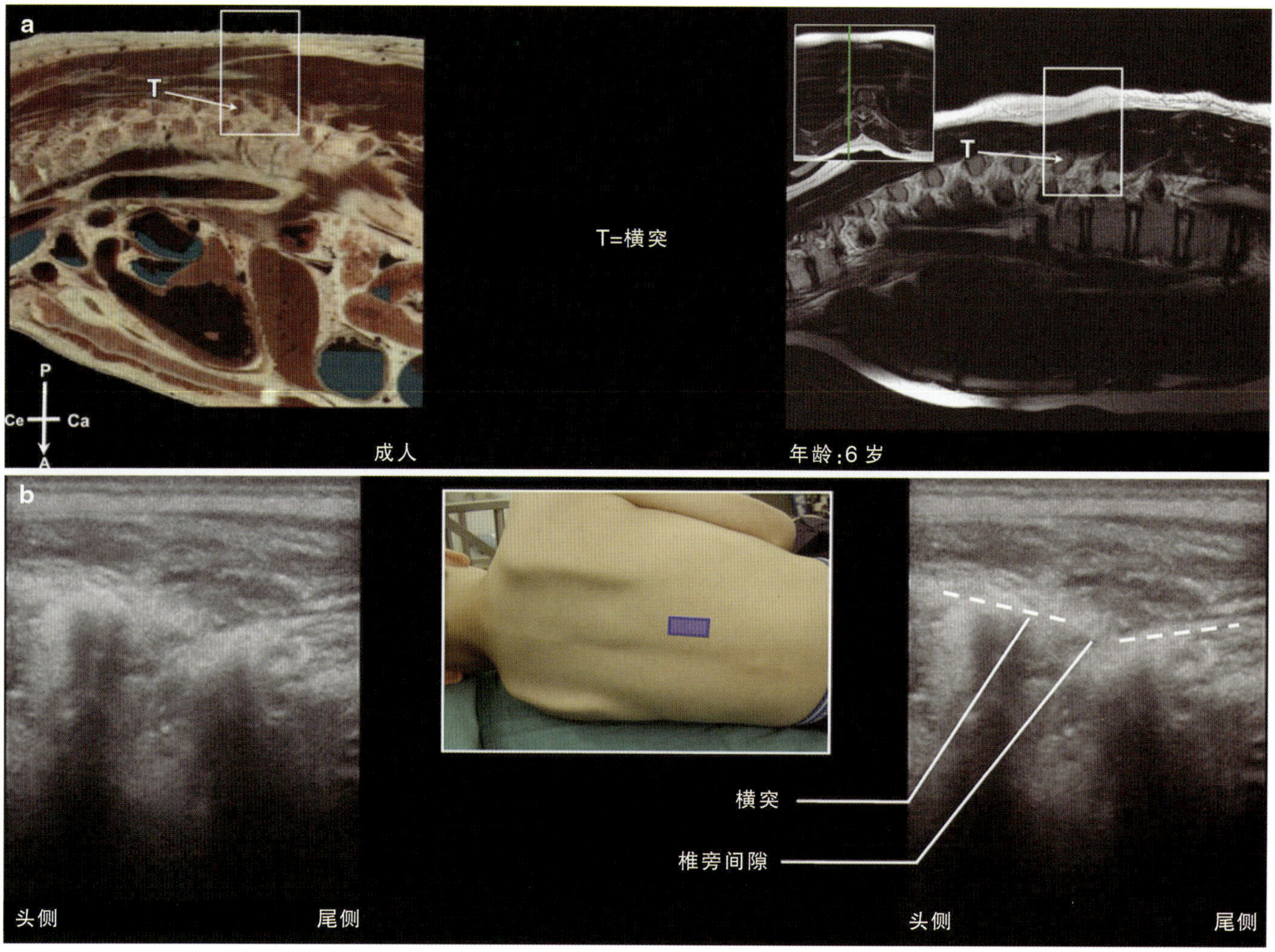

图 28.7 (a)T9 和 T10 横突纵切面 VHVS 和 MRI 图像。(b)T9 和 T10 横突纵切面超声图像。

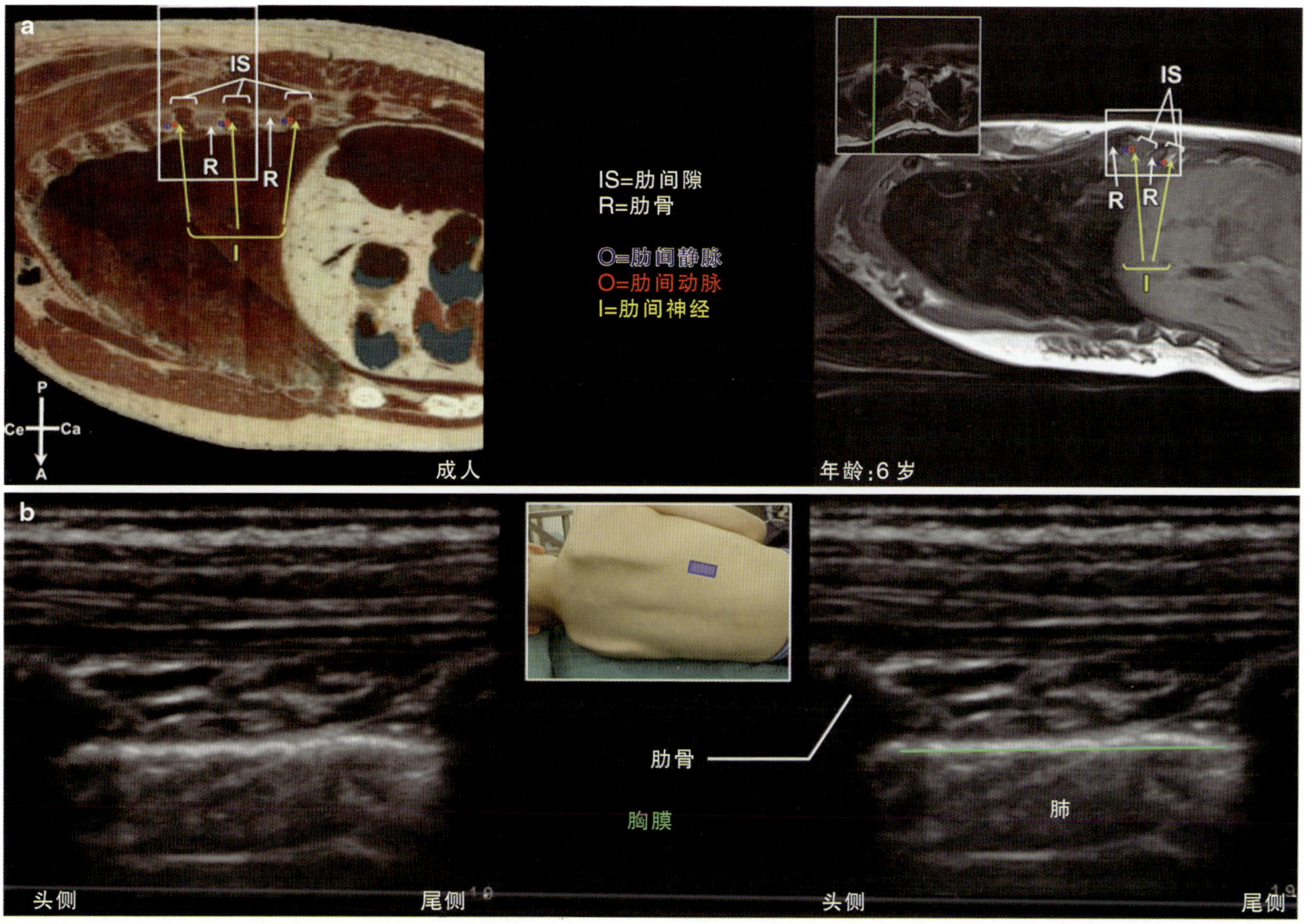

图 28.8　(a)旁正中轴 T9 和 T10 肋骨、胸膜间隙纵切面 VHVS 和 MRI 图像。(b)旁正中轴 T9 和 T10 肋骨、胸膜间隙纵切面超声图像。

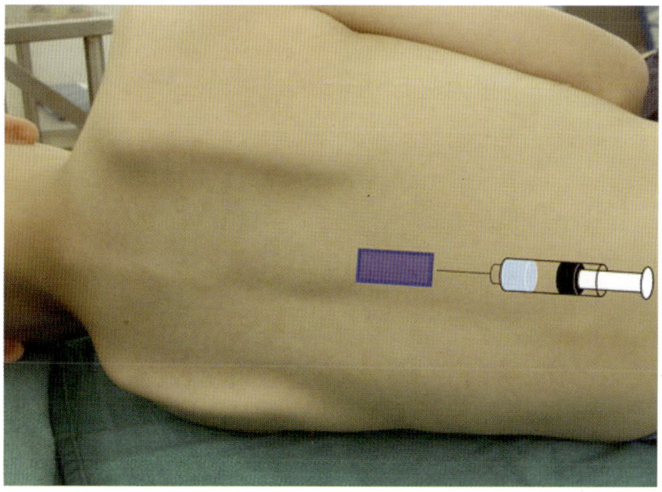

图 28.9　T9-T10 超声引导下椎旁阻滞平面内进针技术，蓝色矩形为探头体表投影。

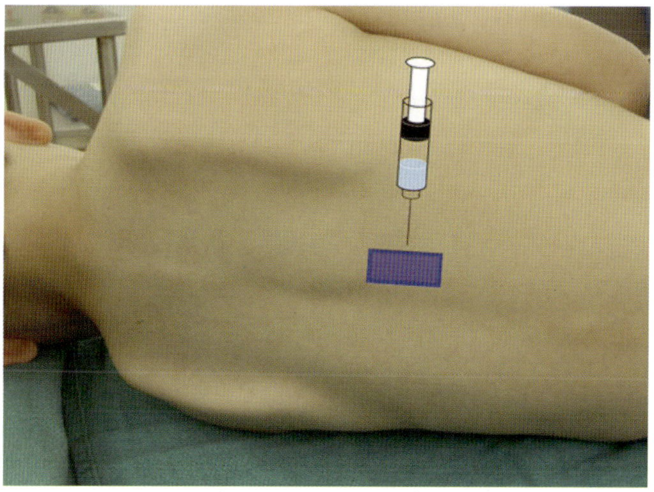

图 28.10　T9-T10 超声引导下椎旁阻滞平面外进针技术，蓝色矩形为探头体表投影。

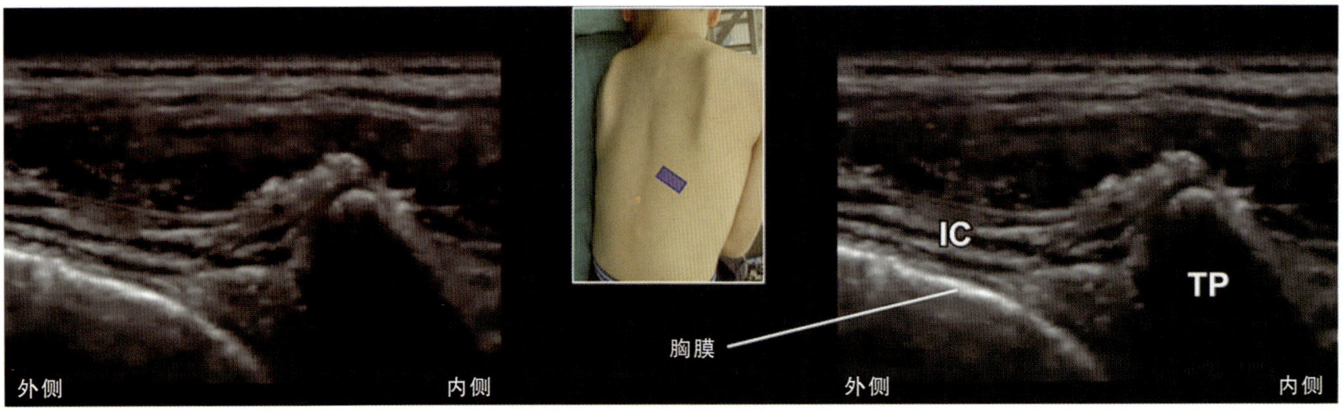

图 28.11 横向法(由内向外)实施胸段椎旁阻滞,横突及周围结构解剖横向视图。IC,肋间肌;TP,横突。

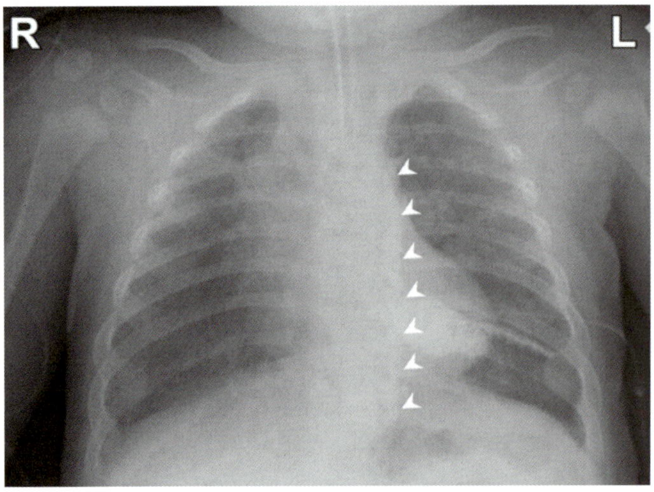

图 28.12 造影剂注入椎旁间隙后,胸部 X 线片显示前后节段扩散(箭头所示)。

28.5 病例分析

胸段椎旁阻滞(A. Sawardekar 提供)

患者男性,16 岁,76kg,既往有漏斗胸,右胸壁持续疼痛。18 个月前患者接受漏斗胸微创矫正术,胸部 X 线片检查后决定取出内置钢板。采用 22G 穿刺针行超声引导下椎旁阻滞(图 28.13)。用 6~13MHz 线阵高频探头定位 T6 椎旁间隙,采用长轴平面外进针技术,于肋横突韧带下注射生理盐水分离定位,然后注入 0.25%布比卡因 10mL。手术时间为 60 分钟,阻滞时间为 12 小时。恢复室或病房没有给予其他镇痛剂。

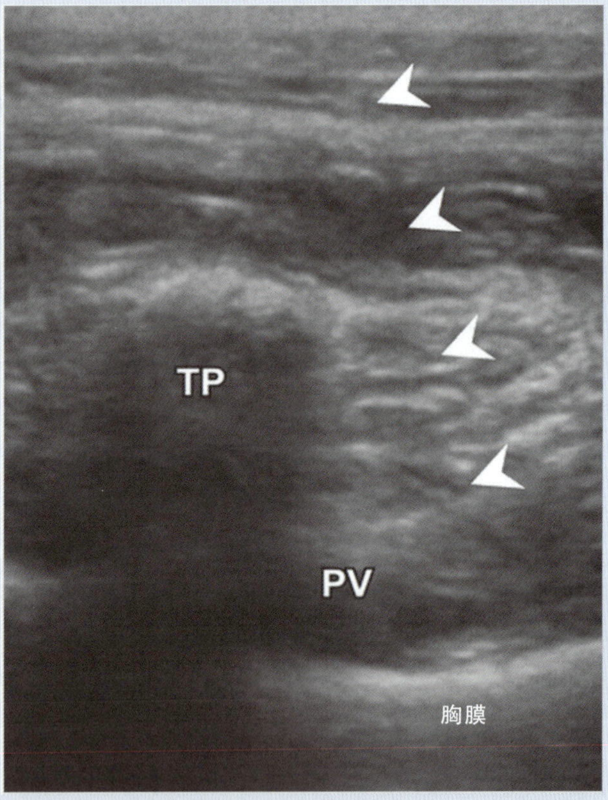

图 28.13 胸段椎旁阻滞超声图像。TP,横突;PV,椎旁间隙;箭头指示穿刺针影。详情参阅“病例分析”。

(吕锐 陈惠群 译 鲁开智 张鸿飞 校)

参考文献

1. Lonnqvist PA. Continuous paravertebral block in children. Initial experience. Anaesthesia. 1992;47:607–9.
2. Lonnqvist PA, Hildingsson U. The caudal boundary of the thoracic paravertebral space. A study in human cadavers. Anaesthesia. 1992;47:1051–2.
3. Busoni P, Messeri A. Spinal anesthesia in children: surface anatomy. Anesth Analg. 1989;68:418–9.
4. Busoni P, Messeri A. Spinal anesthesia in infants: could a L5–S1 approach be safer? Anesthesiology. 1991;75:168–9.
5. Tanaka M, Nishikawa T. Simulation of an epidural test dose with intravenous epinephrine in sevoflurane-anesthetized children. Anesth Analg. 1998;86:952–7.
6. Bhalla T, Sawardekar A, Dewhirst E, Jagannathan N, Tobias JD. Ultrasound-guided trunk and core blocks in infants and children. J Anesth. 2013;27:109–23.
7. Boretsky K, Visoiu M, Bigeleisen P. Ultrasound-guided approach to the paravertebral space for catheter insertion in infants and children. Pediatr Anesth. 2013;23:1193–8.
8. Ponde VC, Desai AP. Echo-guided estimation of formula for paravertebral block in neonates, infants and children till 5 years. Indian J Anaesth. 2012;56:382–6.
9. Visoiu M, Yang C. Ultrasound-guided bilateral paravertebral continuous nerve blocks for a mildly coagulopathic patient undergoing exploratory laparotomy for bowel resection. Pediatr Anesth. 2011;21:459–62.

推荐读物

Dalens BJ. Blocks of nerves of the trunk. In: Dalens BJ, editor. Pediatric regional anesthesia. Boca Raton: CRC Press, Inc.; 1990. p. 459–3.

Suresh S, Polaner DM, Cote CJ. Regional Anesthesia. In: Cote CJ, Lerman J, Anderson BJ, Eds. 5th ed. Philadelphia: WB Saunders; 2013. p. 835–879.

Tsui BC. Paravertebral and intercostal blockade. In: Tsui BC, editor. Atlas of ultrasound and nerve stimulation-guided regional anesthesia. New York: Springer; 2007. p. 257–70.

第 29 章

肋间神经阻滞

Ban C. H. Tsui

29.1 临床解剖

29.1.1 肋间神经

图 13.10 示出半侧胸部横截面。胸段脊神经由椎体上、下关节和肋骨之间的椎间孔(脊柱)发出。脊髓神经分支分别供应椎旁肌肉、背部皮肤 (背侧支)及肋间隙(腹侧支)。 胸段脊神经腹侧支形成 11 对肋间神经(T1–T11),支配 11 对肋间隙(T1 腹侧支分为两支,较大的一支加入臂丛神经)和肋下神经(T12,走行于第 12 肋骨下缘)。通过灰白支区域,神经传递并接收椎旁交感神经链神经节的信息,肋间神经在胸壁前部和侧面发出皮支。

最初,肋间神经沿肋间隙背面走行于肋间膜和壁层胸膜之间。之后向外走行通过肋骨角,穿过内侧肋间膜,并走行于肋间中肌与肋间内肌(也分别称为肋间最内肌和肋间内肌)之间。在侧面,肋间神经发出侧支(走行靠近肋间隙内的神经)和外侧皮肤分支,后者分为腹侧和背部分支。第 2 肋间神经没有分支,形成肋间臂神经,支配腋窝区域。向前走行,肋间神经再次接触壁层胸膜,之后分成胸前皮神经。供应肚脐区域的第 10 肋间神经,横向穿过腹横肌和内斜肌之间,之后走行于腹直肌鞘及其后壁之间(参见第 30 章)。在肋间沟内,肋间静脉、肋间动脉、肋间神经由上至下依次排列。

29.1.2 肋椎关节

肋骨通过两个滑膜关节与椎体连接(见图 13.6)。肋椎关节由肋骨头(与相邻胸椎椎体的半关节面形成关节)与上段椎体关节的相应节段椎间盘构成。肋横突关节由肋骨结节关节面与胸椎横突关节面组成。通过超声成像定位肋横突关节,有助于确定肋间神经阻滞的穿刺点。

29.2 体表标志定位技术

29.2.1 患者体位

- 单侧肋间神经阻滞,患者通常侧卧,上臂置于托手支架上。
- 双侧肋间神经阻滞,患者可俯卧位,清醒状态下也可坐位。手臂置于手术床边缘,使肩胛骨从中线向外侧移动。
- 前路阻滞,患者可取仰卧位或坐位。

29.2.2 体表标志与解剖(图 29.1)

- 腋中线:该线纵向源自腋窝中点,适用于年龄较小的患儿(小于 10 岁)。在该线外侧,肋间肌将神经与壁层胸膜分开。
- 肩胛线:该线经过肩胛骨下角。穿刺点紧邻肩胛骨内侧或位于肩胛线。更适合年龄较大的患儿(10 岁以上)和青少年。
- 肋骨:各肋骨下边缘标记同一水平神经的穿刺点。
- 乳头和胸骨(前路阻滞)。

穿刺点通常位于腋下线(<10 岁的患儿)或肩胛线(>10 岁的患儿)或紧贴肩胛骨内侧(图 29.1)。对于第 11 肋间神经和肋下神经(T12),穿刺点位于肩胛线内侧,相应的肋骨长度决定穿刺点。前路法虽然也

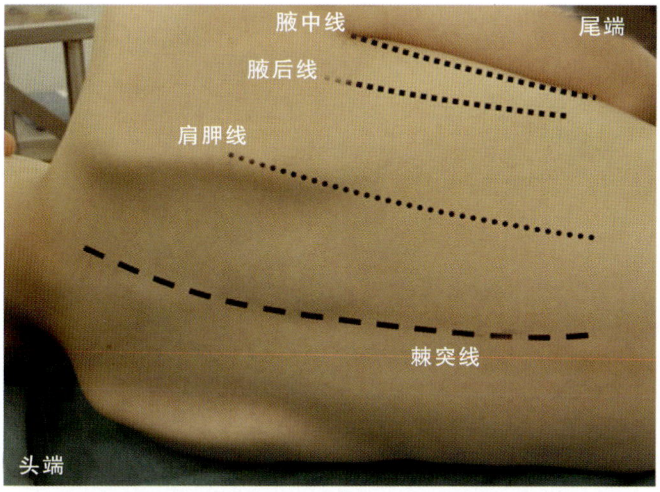

图 29.1 肋间神经阻滞的体表解剖和穿刺点。

有提及[1],但很少采用,本章不讨论。

29.2.3 穿刺技术

(1)各节段阻滞操作过程类似,这里描述后路阻滞。

(2)多数麻醉医生喜欢站在患者足侧,可使用优势手持注射器。

(3)应使用长度不超过 3cm 的短斜面穿刺针,可明显感受周围组织阻力,避免创伤。

(4)通常采用 22G~24G 穿刺针,使用 Tuohy 针时可放置导管进行连续阻滞。

(5)穿刺针与含有局部麻醉药的注射器之间应连接塑料导管,以避免呼吸期间胸部运动造成的干扰。

(6)从最低位置肋骨开始,靠近患者头端的手示指将肋骨部位皮肤向头侧牵拉。

(7)穿刺针斜面朝向头侧,并向头侧倾斜 20°角度进针刺入皮肤。

(8)穿刺针触及肋骨下缘后,稍退针,同时缓慢释放对皮肤的牵拉。

(9)靠近患者头端的手接过穿刺针与注射器,以相同角度将穿刺针滑至肋骨下方。

(10)保持此角度稍微进针(2~3mm)。

(11)保持注射器正压,穿透肋间隙时将感受到阻力消失。

29.2.4 局部麻醉药的应用

(1)穿刺针位于肋间隙,上一肋骨下缘,回抽试验阴性后,注入 0.5~1mL(取决于患者)局部麻醉药液。3 岁以下患儿常使用更低剂量。由于较大容积药液阻滞更有效,所以应当用生理盐水稀释局部麻醉药以免过量。

(2)局部麻醉药在肋间隙吸收入血比率较高,注射后迅速达到血浆峰值,局部麻醉药中毒风险较高。为减少局部麻醉药吸收,建议合用肾上腺素,最大剂量为 4μg/kg,通常浓度为 1:400 000。逐渐增加剂量与反复回抽是避免局部麻醉药毒性的必要措施。

(3)使用 0.25%~1%利多卡因阻滞时间较短,而使用 0.125%~0.25%布比卡因阻滞时间长达 16~18 小时。

临床经验

- 尽管肋间隙阻滞时气胸的发生率备受关注,但熟练者罕见发生。主要取决于严格执行操作流程中的安全措施。重点为时刻注意控制好注射器和穿刺针,尤其是在注药期间。

29.3 神经刺激器技术

通常不使用神经刺激器技术确认肋间神经位置。

29.4 超声引导技术

图 29.2 为肋间隙的 MRI 和相应的超声图像。

29.4.1 超声扫描技术

在各节段适当位置(腋中线或肩胛线或紧贴肩胛骨内侧),垂直于肋骨放置高频探头,以获得头侧和尾侧的肋骨及其深面的胸膜图像。

29.4.2 超声图像

(1)肋骨呈现高回声,后方为无回声。胸膜腔呈低回声,分布于肋骨间及深处(图 29.2b)。

(2)使用 M 型多普勒显示肋间隙时,经典的"海岸征"可更好地识别胸膜和肺组织的位置关系(图 29.3)。

(3)肌肉显示为翼状低回声。

(4)神经血管间隙难以显示,但彩色多普勒中血管束更明显。

29.4.3 穿刺方法

(1)采用 22G~24G 短斜面穿刺针平面外技术进针

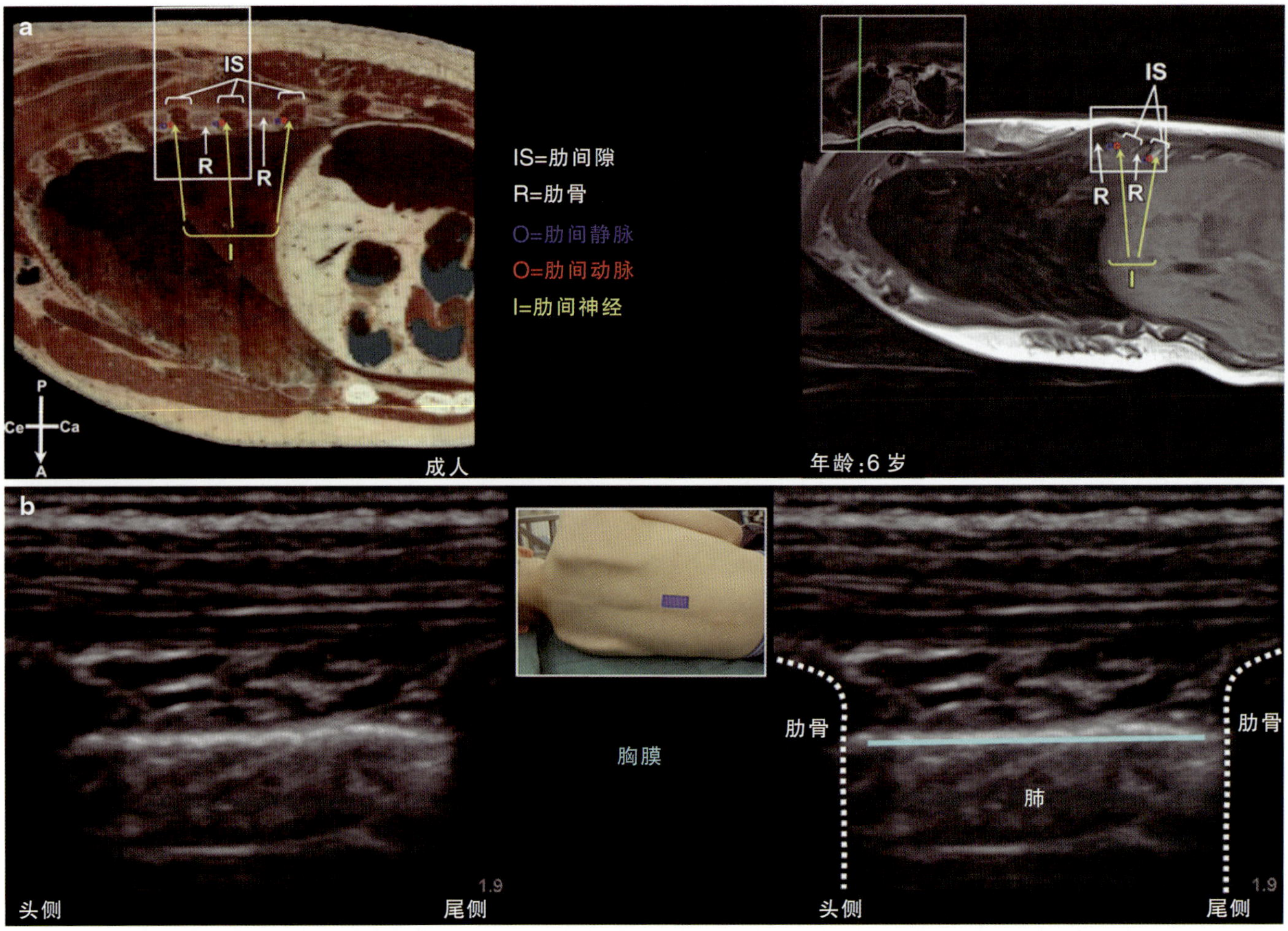

图 29.2 (a)肋间隙的矢状面 VHVS 和 MRI 图像。(b)肋间隙矢状面的超声图像。

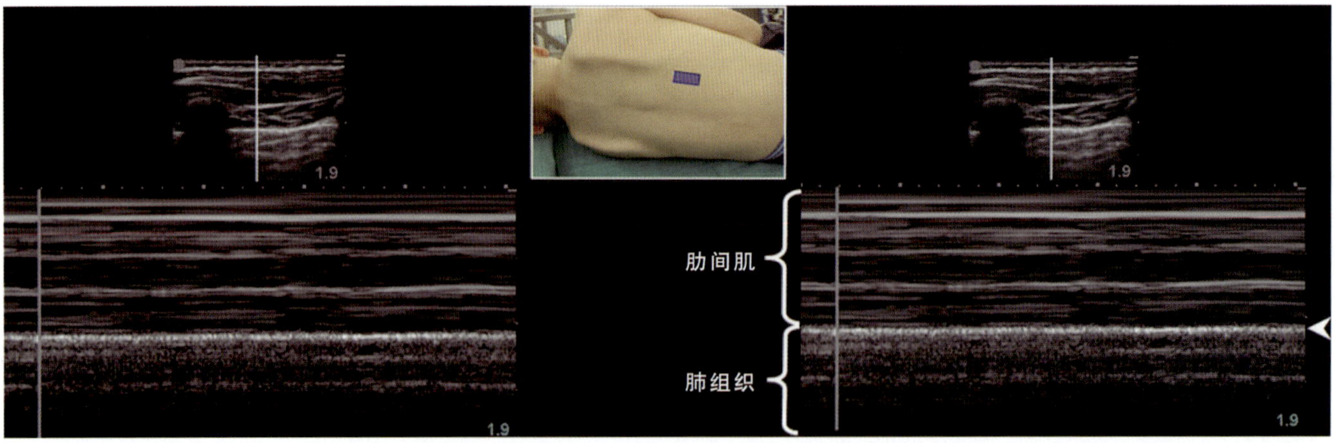

图 29.3 M 型超声显示肋间隙图像。线性图案是胸膜表面的组织(箭头所示),胸膜下方的颗粒状或“沙滩征”是肺组织,“海岸征”显示正常的肺滑动。蓝色矩形表示超声探头体表投影。

(图 29.4)。

(2)应用彩色多普勒有助于确认肋间血管的位置。

(3)将穿刺点定位于紧邻上一肋骨的下缘及动脉下方。

(4)对于平面内进针技术,将超声探头置于旁矢状面,朝向超声探头尾端进针。穿刺针目标为上一肋骨下缘,即为神经血管束所在位置,位于肋间最内肋和肋间内肌之间(图 29.5)。

29.4.4 局部麻醉药的应用

(1)每节段注入 0.5~1mL 局部麻醉药,并观察药液在肋间内肌与肋间最内肌之间的神经血管间隙扩散。

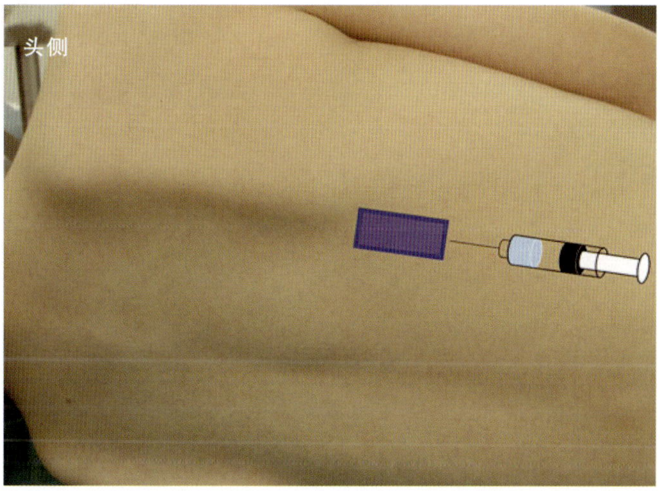

图 29.4 超声引导肋间神经阻滞的平面外穿刺技术。蓝色矩形表示探头体表投影。

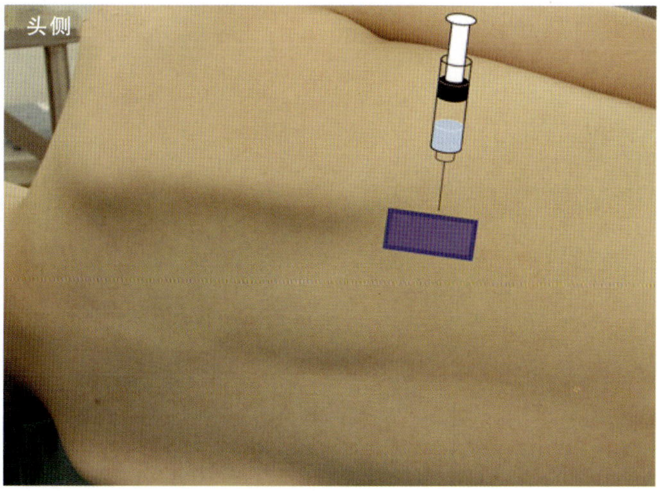

图 29.5 超声引导肋间神经阻滞的平面内穿刺技术,蓝色矩形表示探头体表投影。

(2)局部麻醉药显示为低回声小范围扩散。

29.5 超声引导技术的最新文献

所有外周阻滞中,由于肋间隙血管丰富,肋间神经阻滞局部麻醉药吸收最高。儿童使用 0.5%布比卡因,血浆浓度峰值出现在 5~15 分钟[2],因此添加肾上腺素有助于减缓全身吸收。

Shelly 和 Park 对接受肋间神经阻滞的肝移植患者进行了回顾性分析[3]。研究表明,接受肋间阻滞的患儿阿片类药物需求量明显低于未接受肋间阻滞的患儿。前瞻性研究发现,与仅使用阿片类药物相比,20 名开胸手术患儿(5~12 岁)接受肋间阻滞镇痛效果改善[4]。

29.6 病例分析

肋间神经阻滞(S. Suresh 提供)

6 岁女性患儿,25.7kg,由于颅骨和面骨先天性异常而出现无鼻畸形。拟取左侧第六肋骨行软骨移植鼻部重建手术。术前拍摄胸部 X 线片。超声引导 22G 穿刺针平面内进针,注入 0.25%布比卡因 3mL(含 1:200 000 肾上腺素)进行肋间神经阻滞(图 29.6)。手术时间为 5 小时 25 分钟,阻滞持续时间为 6~8 小时。

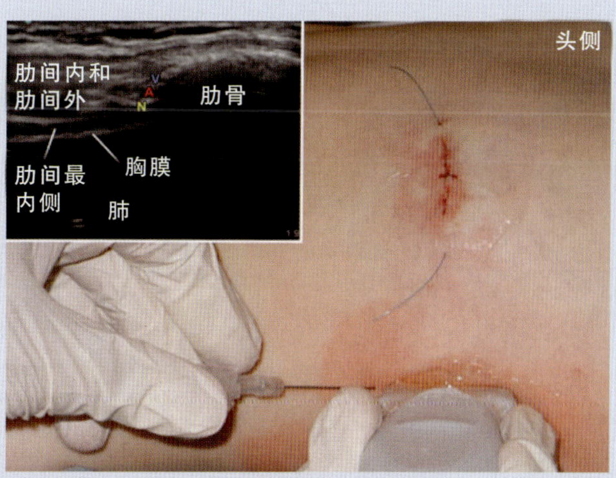

图 29.6 超声引导肋间神经阻滞。N,肋间神经;A,肋间动脉;V,肋间静脉(详见"病例分析")。

(吕锐 邹平 译 鲁开智 张鸿飞 校)

参考文献

1. Dalens B. Regional anesthesia in infants, children, and adolescents. Baltimore: Williams & Wilkins; 1995. p. 464–5.
2. Rothstein P, Arthur GR, Feldman HS, Kopf GS, Covino BG. Bupivacaine for intercostal nerve blocks in children: blood concentrations and pharmacokinetics. Anesth Analg. 1986;65:625–32.
3. Shelly MP, Park GR. Intercostal nerve blockade for children. Anaesthesia. 1987;42:541–4.
4. Matsota P, Livanios S, Marinopoulou E. Intercostal nerve block with bupivacaine for post-thoracotomy pain relief in children. Eur J Pediatr Surg. 2001;11:219–22.

推荐读物

Dalens BJ. Blocks of nerves of the trunk. In: Dalens BJ, editor. Pediatric regional anesthesia. Boca Raton: CRC Press; 1990. p. 441–50.

Peutrell JM, Mather SJ. Regional anaesthesia for babies and children. Oxford: Oxford University Press; 1997. p. 117–24.

Suresh S, Polaner DM, Cote CJ. Regional Anesthesia. In: Cote CJ, Lerman J, Anderson BJ, Eds. 5th ed. Philadelphia: WB Saunders; 2013. p. 835–79.

Tsui BC. Paravertebral and intercostal blockade. In: Tsui BC, editor. Atlas of ultrasound and nerve stimulation-guided regional anesthesia. New York: Springer; 2007. p. 257–70.

第 30 章

腹直肌鞘与腹横肌平面(TAP)阻滞

Bryan J. Dicken, Ban C. H. Tsui

30.1 腹直肌鞘阻滞

30.1.1 临床解剖

(1)前腹壁受下方 7 对胸神经(T6–T12)和 1 对腰神经(L1)支配。这些神经在腹横肌与腹内斜肌之间横向走行,然后于半月线(或腹直肌外侧缘)水平穿透腹直肌鞘,走行于腹直肌鞘后壁与腹直肌之间。自此位置,神经向前穿过腹直肌,支配相应的皮肤。

(2)腹直肌鞘由 3 层腹肌的腱鞘形成,并包绕腹直肌(图 13.9)。双侧鞘融合于弓状线上方的腹白线。弓状线是分离腹直肌鞘后壁下界的水平线,其源自腹内斜肌腱膜的后层和腹横肌腱膜。

(3)弓状线也是腹壁下血管被腹直肌后鞘分开的位置。

(4)腹直肌鞘后壁并未附着肌肉,腹直肌和鞘之间区域可分离用于阻滞。

(5)神经的前皮支穿过腹直肌支配脐区皮肤。

(6)腹直肌鞘阻滞旨在将局部麻醉药液注入腹直肌鞘的后部与腹直肌之间。鞘后壁不附着肌肉,因此可在阻滞注药期间将其分离(即潜在间隙)。

30.1.2 体表标志定位技术

30.1.2.1 患者体位

仰卧位最适合此操作。

30.1.2.2 体表标志与表面解剖(图 30.1)

- 脐。
- 半月线:腹直肌的外侧边缘。

30.1.2.3 穿刺方法

(1)双侧腹壁标记腹直肌鞘外层后,采用短斜面穿刺针, 于腹直肌鞘外侧缘与脐水平线的相交点进针。

(2)与皮肤呈 60°向脐部进针,直到感觉阻力消失和“扑”的声音,表明针尖已到达腹直肌前鞘。

(3)一侧注药后,对侧重复上述步骤。

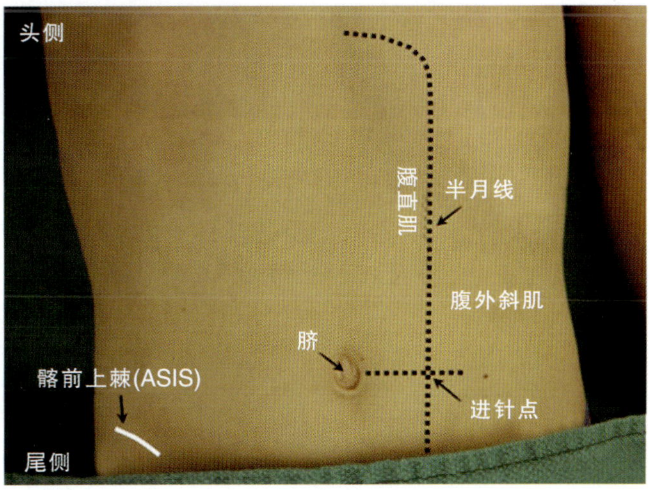

图 30.1　腹直肌鞘阻滞的体表解剖。

30.1.2.4 局部麻醉药的应用

对于7岁以下患儿，0.2%罗哌卡因0.2mL/kg已足够。

对于年龄较大患儿，应使用0.5%左旋布比卡因0.2~0.3mL/kg。

30.1.3 超声引导技术

图30.2为L3-L4水平腹直肌鞘皮下结构的MRI图像和相应的超声图像。

30.1.3.1 超声扫描技术

(1)成功的腹直肌鞘阻滞需多点注药。经典方法是在中线双侧切口上、下缘注射局部麻醉药，总共4个穿刺点。

(2)将线阵探头(6~15MHz)横向置于切口外侧的前腹壁。

(3)穿刺深度随皮下组织的深度而变化，通常为2~4cm。

30.1.3.2 超声图像(图30.2b)

(1)在中线位置，双侧腹直肌肌腹之间，可见高回声腹白线，最浅层是皮下脂肪。

(2)腹直肌后方可见腹膜。

(3)腹壁外侧肌肉(从浅至深依次为腹外斜肌、腹内斜肌、腹横肌)位于腹直肌外侧。

(4)腹内斜肌与腹直肌位于相同平面，并被腹内斜肌腱膜分离为几块。

(5)无法看到目标神经，其穿透腹直肌后鞘、横穿腹直肌之前，走行于腹内斜肌和腹横肌之间。

(6)注射的目标位置是腹直肌后鞘和腹直肌之间的横向间隙。

(7)如果使用超声多普勒功能，可看到穿过腹直肌的腹壁下血管(图30.3)。应避免穿刺损伤血管或直接血管内注药。

30.1.3.3 穿刺方法

(1)根据皮下脂肪深度，使用4~10cm、22G穿刺

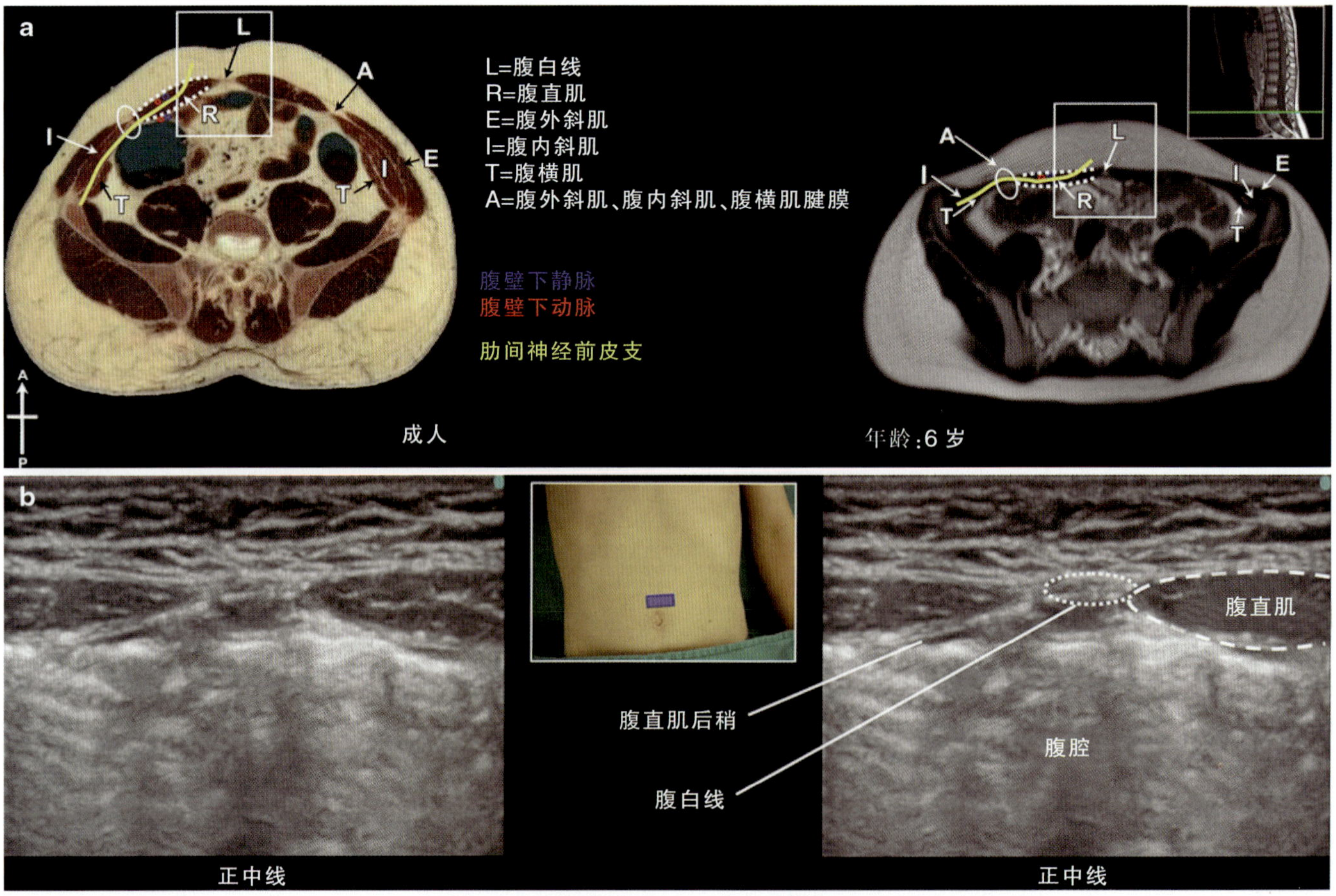

图30.2 (a)腹壁VHVS和MRI图像，显示腹直肌和腹直肌鞘。(b)腹壁超声图像，显示腹直肌和腹直肌鞘。

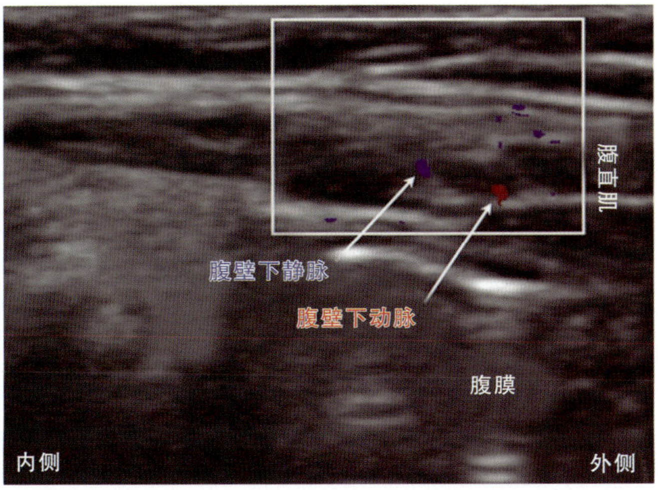

图 30.3　腹直肌(RM)中的腹壁下血管多普勒超声图像。

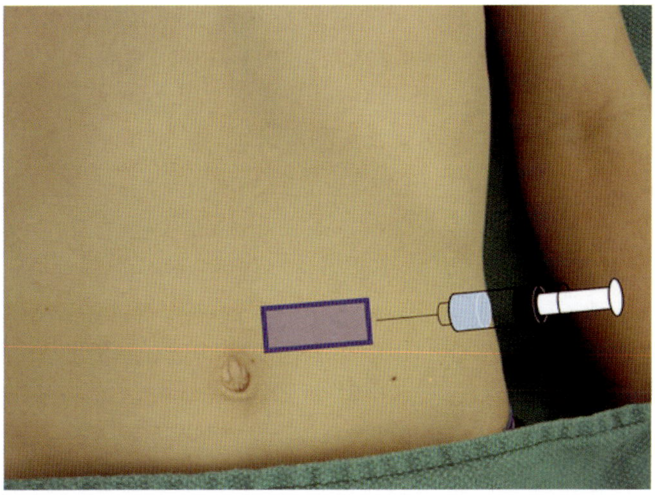

图 30.4　超声引导腹直肌鞘阻滞的平面内穿刺技术。蓝色矩形表示探头体表投影。

针。

(2)采用平面内穿刺技术(IP)(图 30.4)。

(3)建议间断注射 5%葡萄糖注射液,以确认针尖位置。

(4)由外向内进针,为避免损伤腹壁下血管,穿刺点应尽可能靠外。穿刺针直接通过腹外斜肌与腹内斜肌,进入腹直肌外侧间隙,到达腹直肌后鞘的表面。采用该方法,穿刺针不会进入腹直肌肌腹,从而避免损伤腹壁下血管。

(5)可通过注射 5%葡萄糖注射液 1~2mL 确认针尖位置。

30.1.3.4 局部麻醉药的应用

(1)建议推注局部麻醉药之前使用 5%葡萄糖注射液作为试验剂量,通过药液扩散确认针尖位置。

(2)每侧注入 0.2%罗哌卡因、0.25%布比卡因或 0.5%布比卡因 0.2mL/kg。

(3)应观察到局部麻醉药在腹直肌后鞘和腹直肌之间扩散。

30.1.4 超声引导技术的最新文献

腹直肌鞘阻滞,将探头置于脐部下方的半月线上(腹直肌的外侧缘),并将腹直肌外侧缘置于超声屏幕边缘。在肚脐尾侧(即弓形线下方)可能难以确定腹直肌鞘的后壁[1]。腹膜在腹直肌下方呈现较厚的高回声影。

Willschke 等描述了超声引导下腹直肌鞘阻滞方法,并评价了该方法的超声解剖学和临床可行性[2]。其注药点选择在腹直肌后鞘视野最佳位置。采用短斜面穿刺针(例如 22G、40mm,具有小截面尖端)平面外技术,于线性曲棍球探头的下缘,以最适合患者腹直肌鞘深度的角度进针。穿刺针针尖位于腹直肌后鞘与腹直肌后缘之间。回抽试验阴性后(避免腹壁上血管内注射),注入局部麻醉药液;腹直肌鞘和腹直肌后缘之间的间隙扩张,表示针尖位置适当。

研究发现,30 例患儿腹直肌后鞘的平均深度为 8.0mm(范围 5~13.8mm);此外,腹直肌后鞘的深度与体重、身高或体表面积之间相关性较差[3]。由于腹直肌鞘接近腹膜,且无法可靠评估或计算穿刺针的最佳深度,所以阻滞期间的超声成像至关重要。同样,需要注意在弓形线下方较难确定腹直肌鞘后壁[1]。将穿刺点外移,从而尽可能避免穿透腹膜,脐神经位于腹横肌和腹内斜肌之间,支配腹直肌鞘外侧区域。

最近有两项研究比较了超声引导下的腹直肌鞘阻滞与传统局部麻醉浸润用于脐疝修补术术后镇痛的效果,均证明腹直肌鞘阻滞术后阿片类与非阿片类镇痛药物用量下降[4,5]。Gurnaney 等[5]发现两组间追加镇痛的时间无显著差异;Dingeman 等[4]发现超声引导阻滞术后疼痛评分较低。一系列研究支持上述结果,超声引导腹直肌鞘阻滞应用于脐疝修复术,患者在术后复苏室中所需阿片类药物显著减少[6]。这些结果也与非超声引导穿刺的前期研究一致[7],表明穿刺准确性可提高阻滞成功率。

30.1.4.1 脐神经阻滞

脐疝修复术可以进行脐神经阻滞。应扩大扫描视野，包括侧腹壁肌肉的内侧面及其腱膜形成腹直肌鞘的区域。可通过倾斜的高回声线区分外侧腹肌。腹外斜肌覆盖腹内斜和腹横肌，位于最外层。腹直肌较厚，位置居中，可通过腹横肌、腹内斜肌、腹外斜肌腱膜形成的腹直肌鞘来确定。由于肋间神经纤细，纵向走行，与探头相切，不易于超声显影[1]。该区域中线性高回声的神经与肌肉组织的筋膜非常类似。

De Jose Maria 等[1]描述了一种超声引导下脐神经阻滞方法。探头(频率为 10MHz)置于第 10 肋骨与脐、腹直肌交叉点之间，在横切面及纵切面间旋转探头，获得可清晰识别肌肉组织与腹直肌鞘的最佳视窗。阻滞时使用纵切面，探头的理想位置为腹横肌与腹内斜肌腱膜形成腹直肌鞘的最佳视窗。采取平面内方法进针，穿刺针尖靠近腹直肌外侧缘，位于腹肌腱膜之间。在腹直肌后及腹内斜肌下面可观察到局部麻醉药扩散。

30.1.4.2 前干阻滞的评估结果

早期报道的“盲法”腹直肌鞘阻滞技术，成功率较低[8,9]。Willschke 等将超声引导腹直肌鞘阻滞用于 20 例患儿术中及术后镇痛 (直至术后 4 小时出院)，与“盲法”阻滞技术相比，超声阻滞技术所使用的局部麻醉药剂量更低(即 0.25%左布比卡因 0.1mL/kg 与 0.5%布比卡因 0.2 mL/kg 对比)，成功率为 100%[3,9]。脐神经阻滞所需的局部麻醉药剂量与超声引导腹直肌鞘阻滞类似(即 0.25%布比卡因 0.1mL/kg)[1]。

30.1.5 病例分析

腹直肌鞘阻滞(A. Spencer 提供)

4 岁女孩，16kg，行上腹部疝修复术，采取全身麻醉联合超声引导脐周神经阻滞(脐水平，与胸 10 皮肤支配区域相关)。使用 22G、40mm B 斜面穿刺针平面内进针，含肾上腺素的 0.25%罗哌卡因 3.5mL 注入双侧腹直肌下和后鞘 (每侧 0.2mL/kg)(图 30.5)。在与腹直肌相连的腹外斜肌、腹内斜肌和腹横肌腱膜中注射 0.5mL 局部麻醉药。阻滞时间为 6~12 小时，手术时间为 1 小时 10 分钟。

术前给予对乙酰氨基酚 15mg/kg，围术期给予酮咯酸 0.3mg/kg，未使用吗啡。术后 30 分钟与 60 分钟患儿舒适。在恢复室或外科病房(回家前)未予其他镇痛。

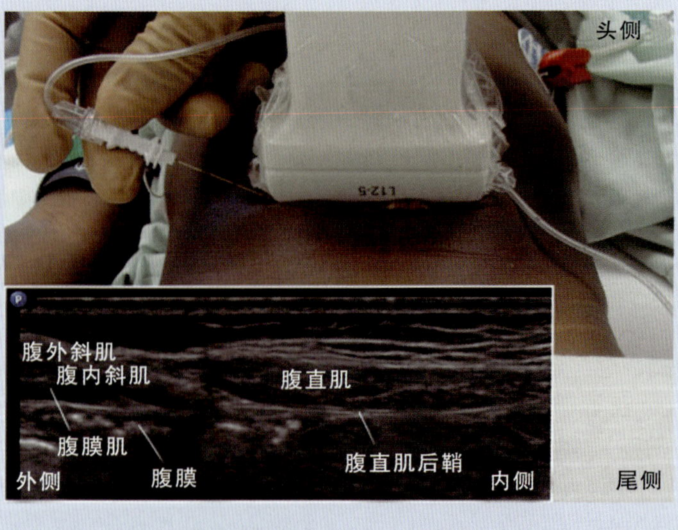

图 30.5 超声引导腹直肌鞘阻滞。EOM，腹外斜肌；IOM，腹内斜肌；TAM，腹横肌；RAM 腹直肌。详细信息请参阅“病例分析”。

30.2 腹横肌平面(TAP)阻滞

30.2.1 临床解剖

(1)腹壁感觉支配神经源自胸腰神经(T6-L1)的前支。

(2)T6-T11 分出肋间神经，T12 分出肋下神经，L1 分出髂腹股沟神经和髂腹下神经。

(3)胸腰神经根穿过背阔肌后方和腹横肌前方之间的“Petit 腰三角”。

(4)从肋弓下缘发出的节段性神经常出现大范围的融合，其节段性起源很快消失[10]。

(5)肋间神经、肋下神经和 L1 神经走行于腹横肌平面(TAP)(图 13.9)。

(6)TAP 位于腹内斜肌和腹横肌之间，局部麻醉药可在该间隙充分扩散。

30.2.2 体表标志定位技术

30.2.2.1 患者体位

- 患者可仰卧或侧卧。
- 清醒患者阻滞时，侧卧位操作比较便利，更易暴露腋后线，适合于后入路方法。

30.2.2.2 体表标志与解剖

- 髂嵴。

- 肋缘。
- Petit 三角。

采用体表标志定位时，可触及外侧腹壁的薄弱点。其底部为髂嵴，前缘为腹外斜肌，后缘为背阔肌(图 30.6)。

30.2.2.3 穿刺方法

(1)推荐使用钝性穿刺针，以便能充分感觉穿刺针穿透腹外斜肌与腹内斜肌时的落空感。

(2)髂嵴外缘、背阔肌附着点的前方，穿刺针通过 Petit 三角，直至触及髂嵴。当穿刺针穿过腹外斜肌时可感觉到落空感。

(3)然后将穿刺针滑过髂嵴，直至感觉到穿透腹内斜肌的显著落空感。此时穿刺针位于腹内斜肌和腹横肌之间，注入局部麻醉药。

(4)在腹部另一侧重复上述步骤。

30.2.2.4 局部麻醉药应用

每侧可使用 0.25% 布比卡因或 0.2% 罗哌卡因 0.2~0.3mL/kg。

每种局部麻醉药总量不应超过 3mg/kg。

30.2.3 超声引导技术

图 30.7 为腹壁及相关肌肉组织、腹直肌鞘的 MRI 成像及相应的超声图像。

30.2.3.1 超声扫描技术

(1)线阵(6~15MHz)探头横向置于髂嵴和肋缘之间的腋中线上。

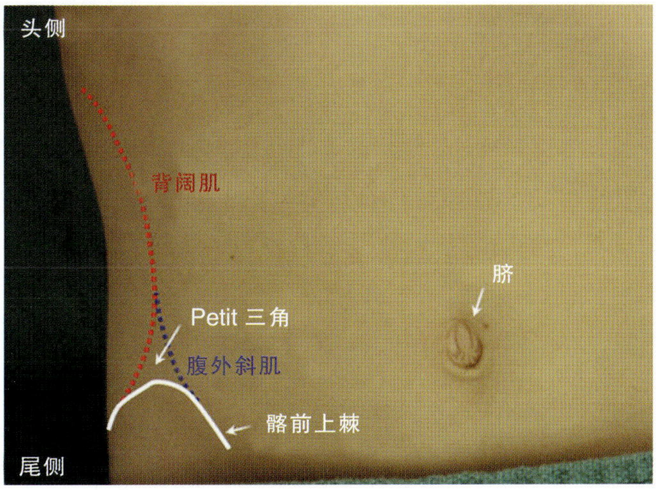

图 30.6　腹横肌阻滞 Petit 三角的体表解剖标志。

(2)肥胖患者可使用凸阵探头，但识别图像可能困难。

(3)穿透所需的深度通常为 2~4cm，但随皮下组织深度而变化。

(4)单个肌肉层可能难以识别，但腹内斜肌始终最宽，有助于识别表浅的皮下组织。

30.2.3.2 超声图像

(1)神经可能不显像，注射的目标位置为神经横穿的筋膜平面(TAP)。

(2)可看到三层肌肉，其上方是皮下脂肪(不要误认为是肌肉层)，下方是腹膜、腹腔和肠管(图 30.7b)。

(3)最浅层为皮下脂肪，多数为低回声，偶尔有高回声条纹穿过。

(4)肌肉层从浅至深依次为腹外斜肌、腹内斜肌和腹横肌，其超声影像比浅部皮下层亮度更高。

(5)腹内斜肌最宽，腹横肌最薄。

(6)每个肌肉层被不同的高回声筋膜平面分隔。TAP 将腹内斜肌和腹横肌分隔开。

(7)腹横筋膜位于腹横肌深处，腹膜与腹横筋膜相连，腹腔和肠管位于腹横筋膜下方。

30.2.3.3 穿刺方法

(1)根据皮肤至 TAP 的距离，采用 5~10cm、22G 穿刺针。

(2)最常用平面内穿刺技术(图 30.8)。因为目标过深而难以看到针尖，甚少采用平面外穿刺技术(图 30.9)。操作中推荐使用 5% 葡萄糖注射液间断注射以确认针尖位置。

(3)平面内穿刺技术，通常在腋前线从探头内侧由内向外穿刺进针 3~4cm，也有部分专家采用由外向内的方法。随着穿刺针与探头趋于平行，更易看到穿刺针尖。由于目标深度，贴近探头表面穿刺将需要穿刺角度更陡，难以可视化。

- 当针穿透筋膜平面时，可感觉到明显的落空感。可通过注射 5% 葡萄糖注射液 1~2mL 确认针尖位置。

(4)平面外穿刺技术，超声探头位置与平面内方法相同。穿刺针由头向尾端方向穿入。由于 TAP 深度，使用“下行”法(见第 4 章)是避免腹膜内穿刺的关键。

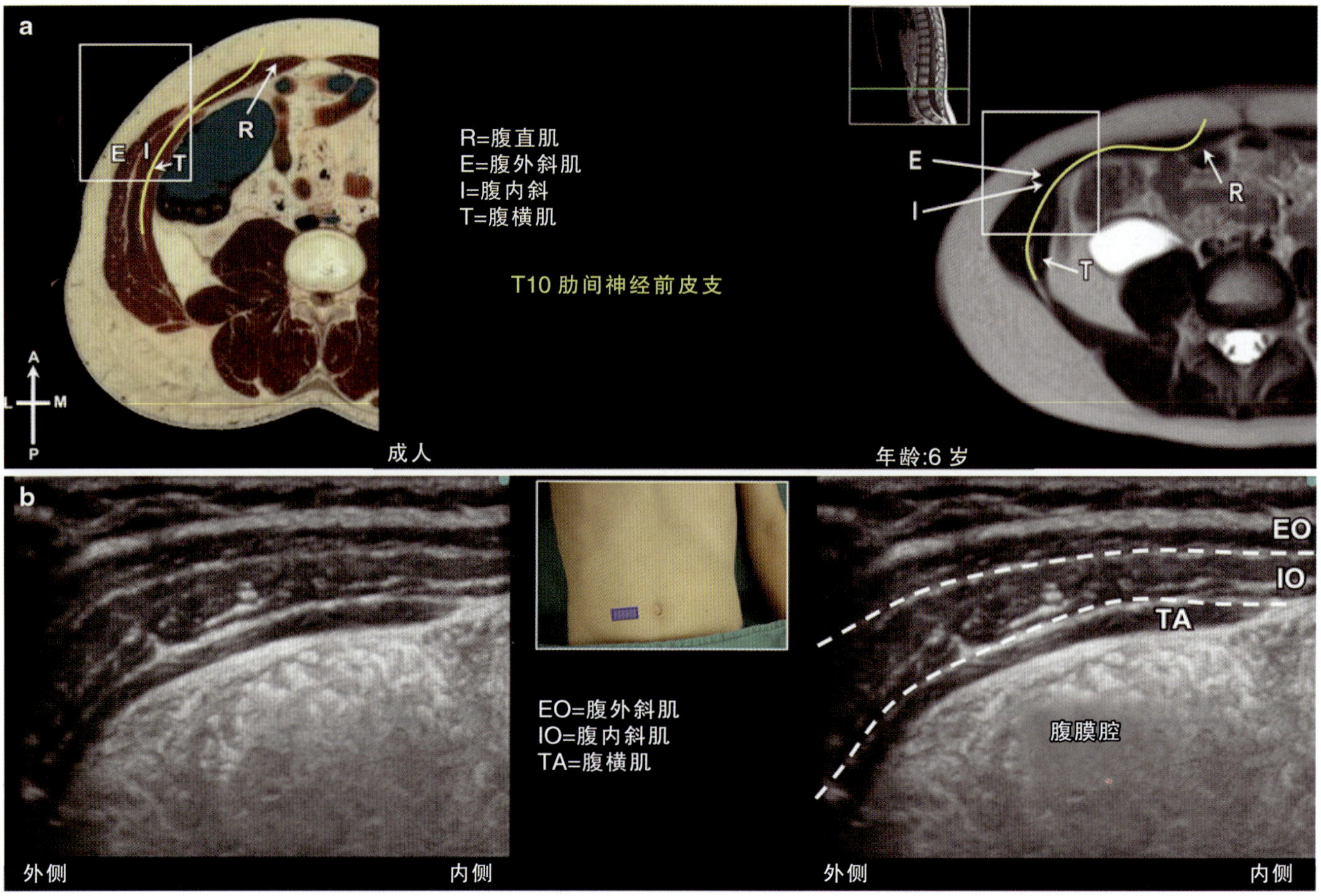

图 30.7 (a)腹壁三层肌肉 VHVS 和 MRI 图像。(b)腹壁三层肌肉的超声图像。

30.2.3.4 局部麻醉药的应用

(1)应用局部麻醉药前建议使用 5%葡萄糖注射液作为试验剂量,以观察扩散并确认针尖位置。

(2)每侧注射局部麻醉药 0.2~0.3mL/kg(例如 0.2%罗哌卡因或 0.25%布比卡因)。

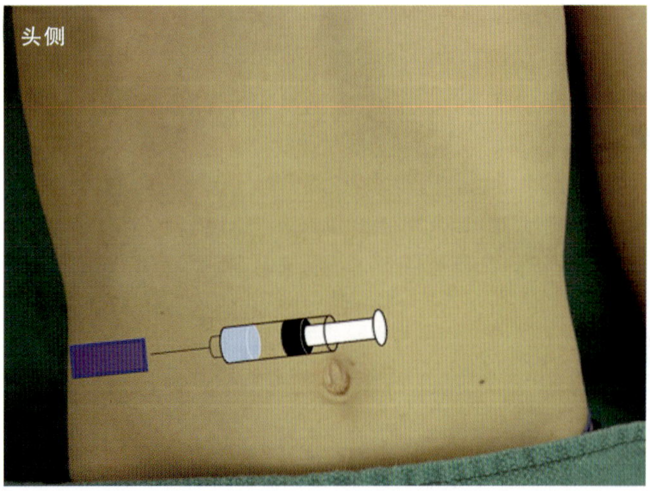

图 30.8 超声引导腹横肌平面阻滞的平面内穿刺技术。蓝色矩形表示探头体表投影。

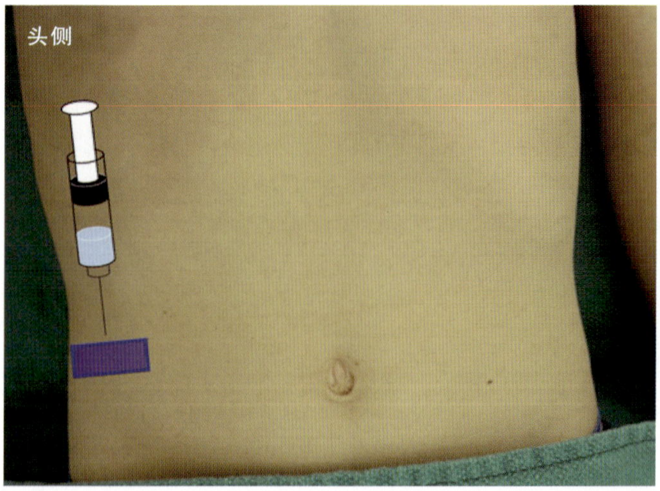

图 30.9 超声引导腹横肌平面阻滞的平面外穿刺技术。蓝色矩形表示探头体表投影。

(3)注射后的正确反应是 TAP 内出现低回声局部麻醉药呈长轴扩散。腹内斜肌或横腹肌内注射时需要重新定位。

30.2.4 直视下置入导管(图 30.10)

手术结束时由外科医生直视下置入导管是体表定位和超声引导放置 TAP 导管的备选方案。

(1)关闭腹横肌和腹直肌层后,导管经皮肤通过腹壁,从头侧置入手术切口至腹横肌侧面。

(2)导管由内向外置入,且导管尖端位于切口最外侧。

(3)三层肌肉(腹横肌、腹内斜肌、腹外斜肌)切口完全缝合后,将导管固定于皮肤上。

(4)可使用此技术放置单侧和双侧 TAP 导管。

(5)此方法的优点包括:

- 外科医生熟悉腹壁肌肉组织的解剖结构,利于导管放置和定位的精确。
- 消除了体表定位和超声引导下是否穿透腹内斜肌和腹横腹肌之间的筋膜平面的不确定性[10]。
- 显著降低使用盲法或超声引导方法穿刺引发的医源性损伤风险。

30.2.5 超声引导技术的最新文献

Mai 等[11]最近对 TAP 阻滞在儿童中的应用进行了综合评价,包括该方法的历史、现有报道的并发症和转归。Laghari 等首先将超声引导 TAP 阻滞用于儿童手术[12]。9 岁女性患儿,采用线阵探头置在髂嵴上侧,平面外方法进针。穿刺点位于髂嵴最高点上方约 2cm, 采用 50mm、21G 绝缘穿刺针小角度朝向头部进针,直至穿刺针尖端处于 TAP 平面,于腹横肌和腹内斜肌之间,缓慢注入局部麻醉药,在 TAP 平面内观察到药液扩散。开腹阑尾切除术中无需镇痛,且术后无疼痛(疼痛评分为 0/10)。也有研究描述了一种阶梯法放置 TAP 阻滞导管,该方法简便易行,可用于儿童阻滞[13]。

Fredrickson 等 [14] 较早报道了在超声引导下实施 TAP 阻滞, 其将线阵探头置于髂嵴上方的长轴平面内, 或三层腹壁外侧肌肉超声图像中最明显的位置。采用短 22G 脊髓穿刺针由前向后平面内进针,观察穿刺针长轴。TAP 阻滞中可观察针尖,注入局部麻醉药时可观察药液在平面内扩散。除了涉及精索(生殖股神经支配)手术需要术中辅助阿片类药物,其他患者均成功阻滞。该报道之后, 有多项研究将超声引导 TAP 阻滞成功用于新生儿[15-17]。最近也有研究证实,超声引导 TAP 阻滞(包括单侧和双侧的各种手术)用于新生儿和婴幼儿术后镇痛的有效性[18]。

Taylor 等[19]报道了两例脊柱裂病史的患儿,行阑尾囊肿切除术, 于超声引导下双侧 TAP 阻滞置管,持续输注布比卡因。术后镇痛完善,且术后不需要辅助镇痛药。此后有系列病例报道,硬膜外腔阻滞麻醉禁忌的低体重 (<15kg) 患儿, 于超声引导下成功实施 TAP 阻滞置管,阻滞完善,无不良事件[20]。

Simpson 等 [21] 在超声引导下实施 TAP 阻滞治疗 13 岁患者前部皮肤神经卡压综合征(ANCES)引起的慢性疼痛。采用 22G 穿刺针平面内穿刺进行双侧 TAP 阻滞,注射 0.25%布比卡因 20mL(含有 1:400 000 肾上腺素)。患者疼痛评分改善。于 6 周后, 再次实施 TAP 阻滞,疼痛缓解 1 个月。

最近,Sandeman 等[22]发现,与未接受 TAP 阻滞的患者相比,接受超声引导 TAP 阻滞的腹腔镜阑尾切除术患者术后疼痛评分减少,但术后首次使用镇痛药的

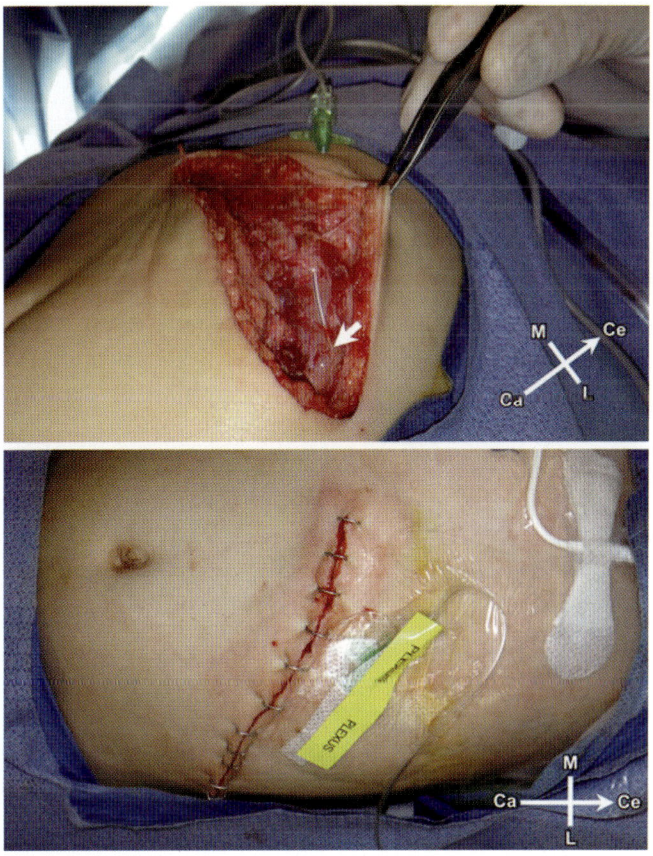

图 30.10　直视下置入 TAP 导管。上图示出导管尖端位于切口外侧(箭头所示);下图示出手术切口缝合后导管的稳妥固定。

时间或阿片类药物剂量无显著差异。而 Elshaikh 和 Sahin 等[23,24]的研究结果与之不同，与全身应用阿片类药物控制疼痛的对照组相比，超声引导 TAP 阻滞的患者疼痛评分和围术期阿片类药物用量显著减少，首次使用镇痛药的时间延长。此外，与使用阿片类药物镇痛相比，TAP 阻滞组呕吐发生率更低。

Palmer 等[25]通过观察性研究探讨了超声引导 TAP 阻滞的多平面阻滞效果。虽然儿科指南推荐 TAP 阻滞用于上腹部和下腹部手术[13]，但 Palmer 等发现，只有 1/4 患者注药后阻滞向上腹部扩散。皮肤阻滞区域与局部麻醉药剂量、体积或浓度之间并不相关。

最近，儿童区域麻醉网分析其数据库关于 TAP 阻滞后并发症的相关信息，包括穿刺血管/腹膜/器官、肺和(或)神经系统症状、血肿和感染[26]。总共分析了 1994 例患者，其中只有 2 例出现并发症。值得关注的是，使用的局部麻醉药剂量范围较大(布比卡因 0.47~2.29mg/kg)，约 7%的患者超过了中毒剂量。该调查显示，虽然 TAP 阻滞在儿童患者中并发症发生率相对较低，仍应注意局部麻醉药剂量，避免中毒。

TAP 阻滞通过在腹部侧面阻滞走行于腹横肌和腹内斜肌之间的低位胸段神经和第一腰神经，提供腹壁术后镇痛。成人可凭借触摸“腰部 Petit 三角”进行定位，其基底部位于腹内斜肌[27]。因为儿童没有明显的 Petit 三角(或仅能感觉到一个小孔)，超声对于确定阻滞穿刺点可能具有一定价值。TAP 阻滞的适应证包括腹部手术后镇痛(包括结肠造瘘术和剖腹探查术)，特别是椎管内阻滞禁忌时，如患儿存在脊柱裂(神经管异常)或凝血异常。当髂前上棘(ASIS)的前面和中间区域成像欠佳时，由于 TAP 阻滞包括第一腰神经根，因此可代替髂腹股沟/髂腹下神经阻滞。该区域的肌肉变化较大(如取决于与肌肉相关的扫描束角度的成像质量)[14]。

30.2.6 病例分析

TAP 阻滞(S. Suresh 提供)

男性患儿，35 月龄，体重 13.5kg，拟行腹腔镜胃造瘘管置入术。该患者有囊性纤维化病史，无胎粪肠梗阻史及发育受限，之前已行上消化道 X 线检查。采用 27G 穿刺针行超声引导下平面内 TAP 阻滞(图 30.11)。注射含有 1:200 000 肾上腺素的 0.25% 布比卡因 8mL。手术时间为 1 小时，阻滞时间 6 小时。术后 45 分钟，患者 FLACC 疼痛评分为 5/10。术后 1 小时给予酮咯酸(Toradol)7mg 静脉注射。

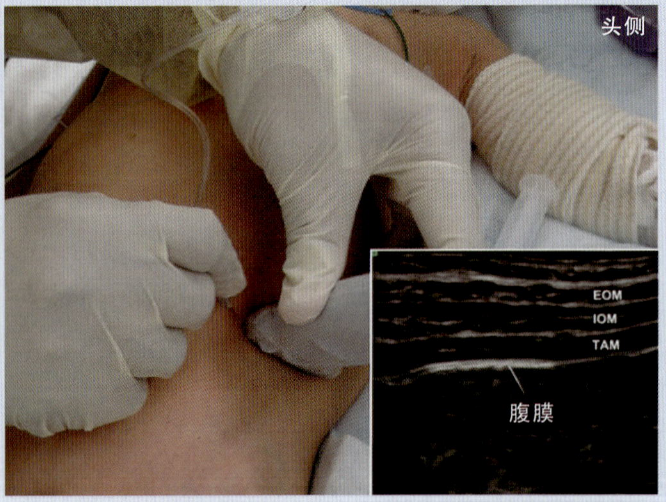

图 30.11 超声引导 TAP 阻滞。EOM，腹外斜肌；IOM，腹内斜肌；TAM，腹横肌(详见“病例分析”)

(吕锐 占丽芳 译 鲁开智 张鸿飞 校)

参考文献

1. de Jose MB, Gotzens V, Mabrok M. Ultrasound-guided umbilical nerve block in children: a brief description of a new approach. Pediatr Anesth. 2007;17:44–50.
2. Willschke H, Bosenberg A, Marhofer P, Johnston S, Kettner SC, Wanzel O, Kapral S. Ultrasonography-guided rectus sheath block in paediatric anaesthesia–a new approach to an old technique. Br J Anaesth. 2006;97:244–9.
3. Willschke H, Bosenberg A, Marhofer P, Johnston S, Kettner S, Eichenberger U, Wanzel O, Kapral S. Ultrasonographic-guided ilioinguinal/iliohypogastric nerve block in pediatric anesthesia: what is the optimal volume? Anesth Analg. 2006;102:1680–4.
4. Dingeman RS, Barus LM, Chung HK, Clendenin DJ, Lee CS, Tracy S, Johnson VM, Dennett KV, Zurakowski D, Chen C. Ultrasonography-guided bilateral rectus sheath block vs local anesthetic infiltration after pediatric umbilical hernia repair: a prospective randomized clinical trial. JAMA Surg. 2013;148:707–13.
5. Gurnaney HG, Maxwell LG, Kraemer FW, Goebel T, Nance ML, Ganesh A. Prospective randomized observer-blinded study comparing the analgesic efficacy of ultrasound-guided rectus sheath block and local anaesthetic infiltration for umbilical hernia repair. Br J Anaesth. 2011;107:790–5.
6. Alsaeed AH, Thallaj A, Khalil N, Almutaq N, Aljazaeri A. Ultrasound-guided rectus sheath block in children with umbilical hernia: case series. Saudi J Anaesth. 2013;7:432–5.
7. Isaac LA, McEwen J, Hayes JA, Crawford MW. A pilot study of the rectus sheath block for pain control after umbilical hernia repair. Pediatr Anesth. 2006;16:406–9.
8. Courreges P, Poddevin F, Lecoutre D. Para-umbilical block: a new concept for regional anaesthesia in children. Pediatr Anesth. 1997;7:211–4.
9. Ferguson S, Thomas V, Lewis I. The rectus sheath block in paediatric anaesthesia: new indications for an old technique? Pediatr Anesth. 1996;6:463–6.
10. Rozen WM, Tran TM, Ashton MW, Barrington MJ, Ivanusic JJ, Taylor GI. Refining the course of the thoracolumbar nerves: a new understanding of the innervation of the anterior abdominal wall. Clin Anat. 2008;21:325–33.
11. Mai CL, Young MJ, Quraishi SA. Clinical implications of the transversus abdominis plane block in pediatric anesthesia. Pediatr Anesth. 2012;22:831–40.
12. Laghari ZA, Harmon D. Ultrasound-guided transabdominus plane block. J Clin Anesth. 2008;20:156–8.
13. Suresh S, Chan VW. Ultrasound guided transversus abdominis plane block in infants, children and adolescents: a simple procedural guidance for their performance. Pediatr Anesth. 2009;19:296–9.
14. Fredrickson M, Seal P, Houghton J. Early experience with the transversus abdominis plane block in children. Pediatr Anesth. 2008;18:891–2.
15. Fredrickson MJ, Seal P. Ultrasound-guided transversus abdominis plane block for neonatal abdominal surgery. Anaesth Intensive Care. 2009;37:469–72.
16. Jacobs A, Thies KC. Ultrasound-guided transversus abdominis plane block for reversal of ileostomy in a 2-kg premature neonate. Pediatr Anesth. 2009;19:1237–8.
17. Tekin M, Gurkan Y, Solak M, Toker K. Ultrasound-guided bilateral transversus abdominis plane block in a 2-month-old infant. J Anesth. 2009;23:643–4.
18. Jacobs A, Bergmans E, Arul GS, Thies KC. The transversus abdominis plane (TAP) block in neonates and infants – results of an audit. Pediatr Anesth. 2011;21:1078–80.
19. Taylor LJ, Birmingham P, Yerkes E, Suresh S. Children with spinal dysraphism: transversus abdominis plane (TAP) catheters to the rescue! Pediatr Anesth. 2010;20:951–4.
20. Visoiu M, Boretsky KR, Goyal G, Cladis FP, Cassara A. Postoperative analgesia via transversus abdominis plane (TAP) catheter for small weight children-our initial experience. Pediatr Anesth. 2012;22:281–4.
21. Simpson DM, Tyrrell J, De RJ, Campbell FA. Use of ultrasound-guided subcostal transversus abdominis plane blocks in a pediatric patient with chronic abdominal wall pain. Pediatr Anesth. 2011;21:88–90.
22. Sandeman DJ, Bennett M, Dilley AV, Perczuk A, Lim S, Kelly KJ. Ultrasound-guided transversus abdominis plane blocks for laparoscopic appendicectomy in children: a prospective randomized trial. Br J Anaesth. 2011;106:882–6.
23. Elshaikh SM, Abdel Halim JMK, El-Awady GA, Saad A. Effects of preoperative ultrasonography-guided TAP block in pediatric patients undergoing major abdominal surgeries for intraabdominal malignancies on surgical outcome and postoperative analgesia. Egypt J Anaesth. 2009;25:335–43.
24. Sahin L, Sahin M, Gul R, Saricicek V, Isikay N. Ultrasound-guided transversus abdominis plane block in children: a randomised comparison with wound infiltration. Eur J Anaesthesiol. 2013;30:409–14.
25. Palmer GM, Luk VH, Smith KR, Prentice EK. Audit of initial use of the ultrasound-guided transversus abdominis plane block in children. Anaesth Intensive Care. 2011;39:279–86.
26. Long JB, Birmingham PK, De Oliveira GS Jr, Schaldenbrand KM, Suresh S. Transversus abdominis plane block in children: a multicenter safety analysis of 1994 cases from the PRAN (Pediatric Regional Anesthesia Network) database. Anesth Analg 2014;119:395–9.
27. Rafi AN. Abdominal field block: a new approach via the lumbar triangle. Anaesthesia. 2001;56:1024–6.

推荐读物

Bhalla T, Sawardekar A, Dewhirst E, Jagannathan N, Tobias JD. Ultrasound-guided trunk and core blocks in infants and children. J Anesth. 2013;27:109–23.

Karmakar MK, Kwok WH. Ultrasound-Guided Regional Anesthesia. In: Cote CJ, Lerman J, Anderson BJ, Eds. 5th ed. Philadelphia: WB Saunders; 2013. p. 880–908.

第 31 章

髂腹股沟神经和髂腹下神经阻滞

Ban C.H. Tsui

31.1 临床解剖

髂腹股沟神经和髂腹下神经均为 L1 神经前支的延伸(图 11.2 和图 11.4)。

这些神经是支配人体腹壁的最低脊神经节段。L1 以下神经前支形成腰丛和骶丛,支配下肢、臀部和肛周区域。

这两条神经通过腰方肌侧面,穿过腹横肌,进入腹横肌和腹内斜肌之间的腹横肌平面(TAP)。

髂腹下神经继续在 TAP 平面行走,支配耻骨上节段皮肤、皮下组织和下腹壁的肌肉(图 13.8)。同时,髂腹下神经在髂嵴位置分出一条外侧皮支并离开 TAP,支配臀上部皮肤, 即 T12 肋下神经支配区以下的皮区。

髂腹股沟神经走行于 TAP 前,直至穿过腹股沟浅环位置的腹内斜肌,位于精索或圆韧带表面,支配同侧阴茎根部、阴囊和腹股沟韧带以下大腿内侧的小部分区域。

31.2 体表标志技术(筋膜突破法)

31.2.1 患者体位

患者仰卧位时最容易进行阻滞。

31.2.2 体表标志及解剖

- 髂前上棘(ASIS):沿髂嵴向腹部前外侧可触及的骨性突起。
- 肚脐。

31.2.3 穿刺方法

穿刺点选择有多种方法推荐,穿刺点不同,穿刺角度不同。成功率低可能与解剖变异或进针过于偏内侧有关[1]。

传统的穿刺点位于 ASIS 和脐连线的中外 1/4 或 1/3 处(图 31.1);然而,Van Shoor 等[1]认为,该位置对多数患者而言可能偏内,其推荐穿刺点为上述连线距离 ASIS 约 2.5mm 处(图 31.1)。

也可采取另一种方法确定穿刺点,位于 ASIS 内、下侧一横指处(患者手指,婴幼儿和青少年距离更短)[2,3]。

一项关于超声引导下髂腹股沟神经阻滞的研究发现, 患儿髂腹股沟神经与 ASIS 的距离为 5~11.3mm,取决于患儿体重,但体重和距离之间并无明显相关性[4]。

上述任何一个穿刺点均可采用,一般来说,神经位置存在较大变异,建议使用超声引导优化定位。

选用长度为 3~4cm 的 22G~27G 短斜面或尖端较小的穿刺针在穿刺点(ASIS 和脐连线上距离 ASIS 2.5mm 处)与中线以 45°角穿刺,直至穿透腹内斜肌后出现特有的突破感。

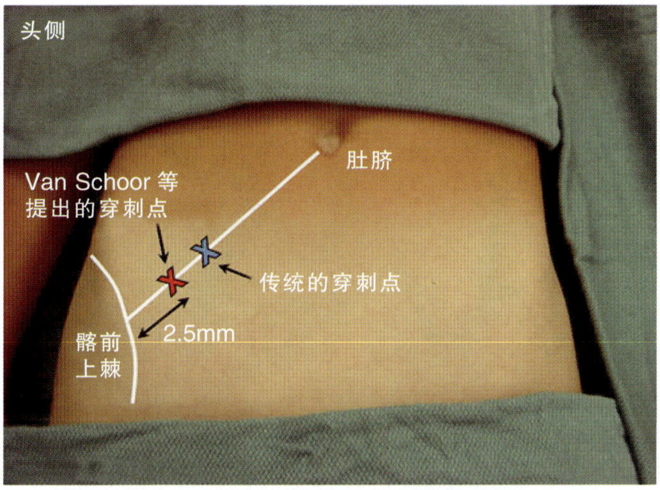

图 31.1　髂腹股沟神经阻滞的体表解剖。

然而，笔者更倾向于在距 ASIS 内侧一横指处（患者的手指）垂直穿刺，可减少意外肠穿孔的风险。

穿透腹外斜肌、腹内斜肌时虽可能出现两次突破感，但经常只有一次突破感。在许多患者中，腹外斜肌在这个水平已移行为腱膜。

31.2.4 局部麻醉药的应用

（1）注射局部麻醉药前确认回抽无血。

（2）获得腹内斜肌筋膜"突破感"后注入局部麻醉药（盲穿时通常使用 0.25%左旋布比卡因或 0.5%布比卡因 0.3~0.5mL/kg）。向头侧（脐方向）和尾侧（腹股沟方向）做扇形阻滞。

（3）另外，作者更喜欢保持针垂直于皮肤，在第二次"突破感"（腹内斜肌筋膜）处注射 1/3 局部麻醉药，稍退针至该筋膜上方注射 1/3 局部麻醉药，然后再次稍退针，将剩余 1/3 局部麻醉药注射在第一次"突破感"的上方（腹外斜肌筋膜）。

（4）穿刺针进入肌层前可先在皮下注射少量局部麻醉药。

（5）退针前，可在皮下注射 0.5~1mL 局部麻醉药以确保髂腹下神经阻滞。

31.3 神经刺激器技术

神经刺激器技术很少用于髂腹股沟神经阻滞。

31.4 超声引导技术

图 31.2 为髂腹股沟神经和周围肌肉组织的 MRI 和相应的超声成像。穿刺点皮肤准备并消毒，穿刺前以无菌敷贴黏附超声探头，如第 4 章所述。

31.4.1 扫描技术

（1）将线阵探头（6~15MHz）斜放在平行于 ASIS 和脐连线的位置。

（2）肥胖患者可使用凸阵探头，但肌肉和筋膜层可能更难区分。

（3）穿刺深度一般为 1~4cm，因皮下厚度不同而有所差异。

（4）在儿童应可识别腹壁和其下面的肌肉层以及骨骼和目标神经。

31.4.2 超声显像

（1）腹壁各层清晰可见，即皮肤、脂肪组织、腹内外斜肌和腹横肌、腹膜及其下面的肠管。在更深处可见到髂肌和髂骨。

（2）50%患者的腹外斜肌可能移行为腱膜[4]。

（3）如果见到精索或圆韧带，则探头可能偏内侧和尾端。

（4）髂腹股沟神经和髂腹下神经位置接近。

（5）儿童髂腹股沟神经和髂腹下神经可见于腹外斜肌和腹内斜肌之间，也可见于腹内斜肌和腹横肌之间，而在成人则很难识别该神经，但通过注射液体作为对比后可能有助于辨认。

（6）彩色多普勒可能有助于识别神经血管束，然而神经太小以致无法显像。

（7）阻滞的目标是以局部麻醉药包绕髂腹股沟神经和髂腹下神经。另外，如果看不见神经，例如在成人或肥胖儿童，可将局部麻醉药注射在 TAP 平面以及腹内、外斜肌之间。

31.4.3 穿刺方法

（1）穿刺针长度取决于患者肥胖程度，通常采用 5~10cm、22G 短斜面穿刺针或 18G Tuohy 针。

（2）可采用平面内（IP）（图 31.3）或平面外（OOP）（图 31.4）穿刺技术。如果目标较深，平面外技术很难辨认针尖，建议间断注射 D5W 以确认针尖位置。

（3）采用平面内技术时，穿刺针以较平角度从探头外侧缘刺入，通常很浅以至于穿刺针近似平行于探头。

（4）这个角度进针的优势在于万一穿刺针意外刺入过深，可能穿刺到髂肌或髂骨，而非肠管。

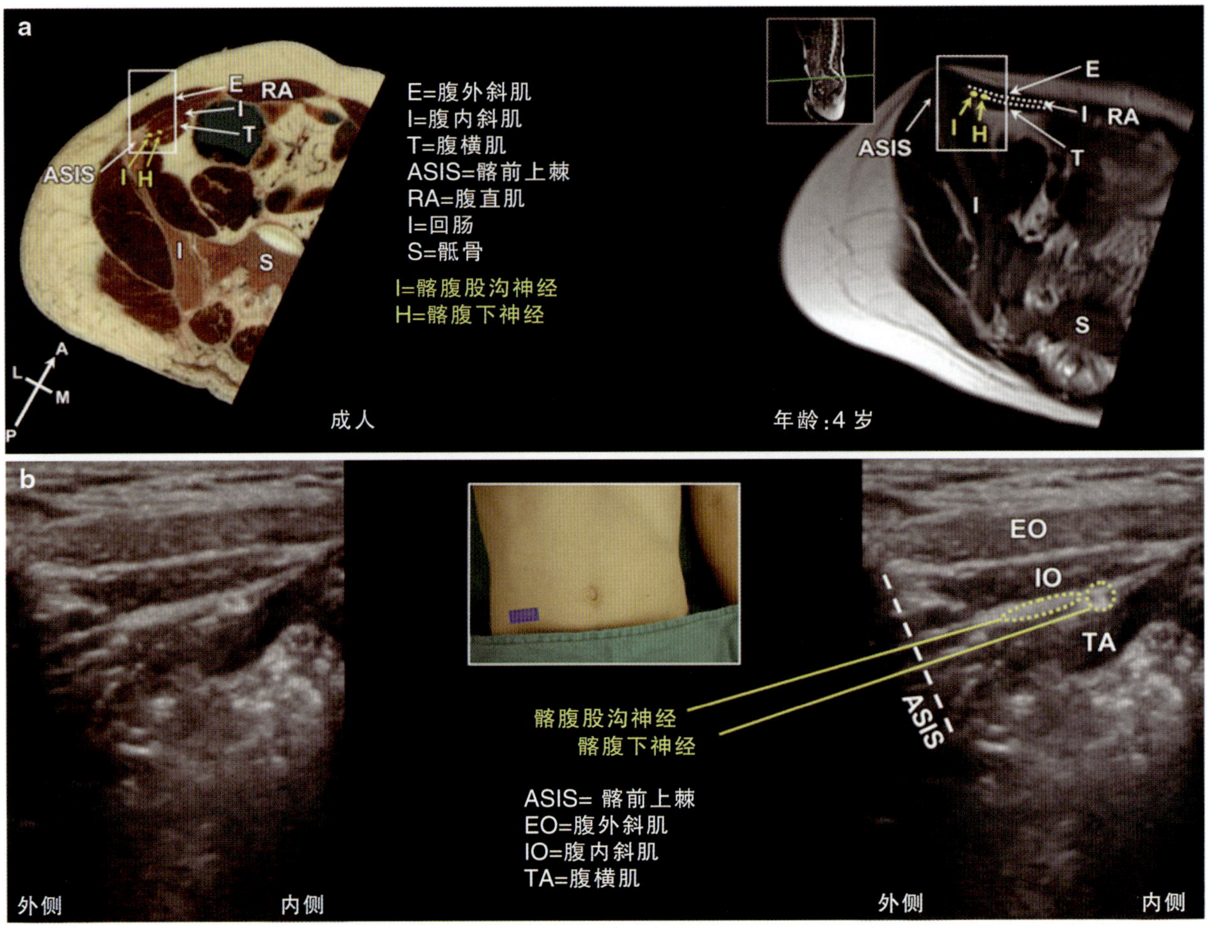

图 31.2 (a)髂腹股沟神经和周围肌肉的 VHVS 和 MRI 图像。(b)髂腹股沟神经和周围肌肉的超声成像。

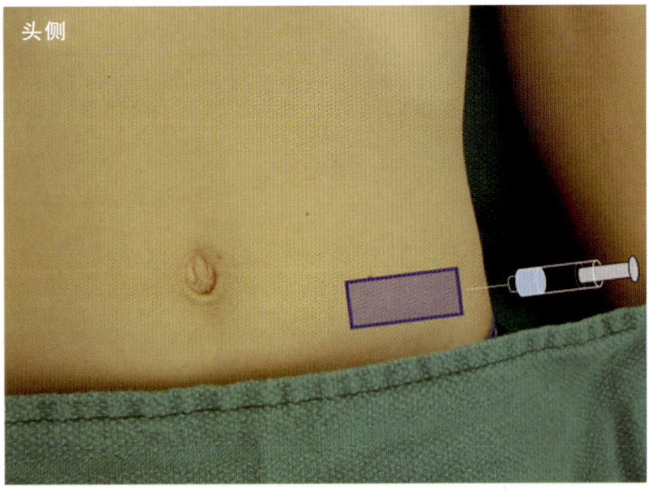

图 31.3 超声引导下髂腹股沟神经/髂腹下神经阻滞的平面内穿刺技术。蓝色矩形表示探头所在。

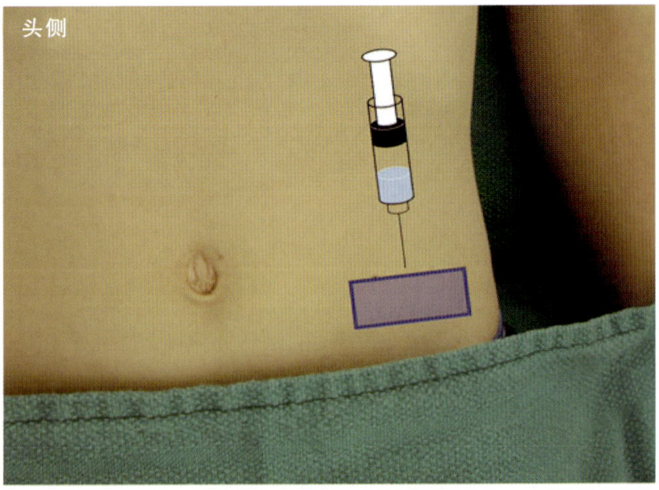

图 31.4 超声引导下髂腹股沟神经/髂腹下神经阻滞的平面外穿刺技术。蓝色矩形表示探头所在。

(5)穿过筋膜层时通常会有明显“突破感”,同时影像可显示该组织出现明显“帐篷”征。可注射 D5W 1~2mL 确认针尖位置。

(6)采用平面外技术时,超声探头斜放在髂前上棘与脐连线处,穿刺针以 45°角向头端或尾端刺入相同距离到达目标神经,可看到针尖。

31.4.4 局部麻醉药的应用

(1)局部麻醉药注射前,推荐 D5W 作为试验剂量,以观察药液扩散并确定针尖位置。

(2)注射 0.25%布比卡因或 0.2%罗哌卡因 10mL 包绕神经(儿童为 0.3~0.5mL/kg)。若神经不可见,可在 TAP 平面注射局部麻醉药 0.2mL/kg 和在腹外斜肌和腹内斜肌之间注射局部麻醉药 0.2mL/kg。

(3)正确成像应为低回声局部麻醉药包绕高回声的神经。如果出现明显的肌肉内注射,应该重新确定穿刺针位置。

临床经验

- 探头朝脐部稍微倾斜,可更好显影向远端走行的髂腹股沟神经和髂腹下神经。
- 当使用平面内进针技术时,首选由内向外穿刺,因为这样针尖将朝向髂前上棘。相反,由外向内穿刺时,针尖朝向腹膜。
- 作者发现,使用体表标记技术同样有效,从距离 ASIS 内侧一横指处(患者的手指)垂直于皮肤进针,采用 31.2.4 所述方法注射局部麻醉药,意外肠穿孔的风险最低。

31.5 超声引导技术的最新文献

Willschke 等[4]通过前瞻性、随机、双盲研究,比较了 100 名患儿分别使用超声引导与传统方法实施髂腹股沟神经/髂腹下神经阻滞行腹股沟择期手术的阻滞有效性。超声引导组的终点是获得局部麻醉药包绕神经的图像,而传统阻滞组采用“突破感”确认。与传统阻滞组相比(26%和 40%),超声引导组较少患儿需要术中或术后增加镇痛(达 4 小时)(分别为 4%和 6%)。另外,超声组所需局部麻醉药用量更少 (0.19mL/kg 比 0.30mL/kg)。

该研究组随后进一步探讨了超声引导下髂腹股沟神经/髂腹下神经阻滞的最佳局部麻醉药容量[5]。每组患者均从 0.2mL/kg 开始,采用序贯法,结果发现 0.75mL/kg 可提供 100%的术后 4 小时镇痛(更长时间的镇痛可能需要更高的容量)。作者认为,使用较低容量的局部麻醉药可降低局部麻醉药毒性反应的风险和不良反应,如股神经麻痹。

最近研究发现,与基于体表标志的阻滞技术相比,超声引导下髂腹股沟神经阻滞需要的局部麻醉药更少[6]。药物动力学研究发现,超声引导组患者的罗哌卡因血浆浓度高于单纯使用突破感穿刺技术[Cmax:1.78(0.62)比 1.23(0.70)μg/mL]。这个有趣的发现可能促使类似研究的广泛开展,但该研究中的局部麻醉药血浆浓度与毒性反应并无相关性。

Hong 等[7]研究了不同年龄组儿童髂腹股沟神经和髂腹下神经的解剖位置,并试图探讨年龄和神经与 ASIS 之间距离是否存在相关性。结果发现,ASIS–髂腹股沟神经距离与年龄和 ASIS–脐距离显著相关,而 ASIS–髂腹下神经距离与年龄和 ASIS–耻骨距离显著正相关。ASIS–神经距离与身高或体重并不相关,同时年龄与皮肤至神经的深度或神经至腹膜的距离也不相关。

Fredrickson 等[8]最近研究了关于超声引导下的TAP 阻滞可取代更为常见的超声引导下髂腹股沟神经阻滞,用于儿童腹股沟区术后镇痛。作者发现,TAP 组中疼痛发生率和口服镇痛药的需求量较高,认为髂腹股沟神经阻滞在这类手术中可提供更好的疼痛控制。然而研究认为,TAP 阻滞的超声图像质量更好,腹股沟神经阻滞组在皮肤以下的穿刺时间更长。超声引导下髂腹股沟阻滞也能减轻骶管麻醉下行腹股沟区手术患儿的术后疼痛,特别是腹股沟疝修补术。

31.6 病例分析

髂腹股沟神经阻滞(S. Suresh 提供)

7 岁女性患儿,20kg,无既往就诊史或相关家族史,拟行右腹股沟疝修补术。超声引导下行髂腹股沟阻滞,采用 22G 穿刺针注射 0.125%布比卡因 10mL(肾上腺素 1:200 000)(图 31.5)。阻滞持续时间为 6~12 小时,手术用时 54 分钟。术后 1 小时在恢复室中疼痛评分为 0/10(VAS 评分)。术后镇痛包括对乙酰氨基酚(泰诺)240mg 口服(必要时每 6 小时 1 次)和氢可酮-对乙酰氨基酚 3~200mg 口服(必要时每 6 小时 1 次)。

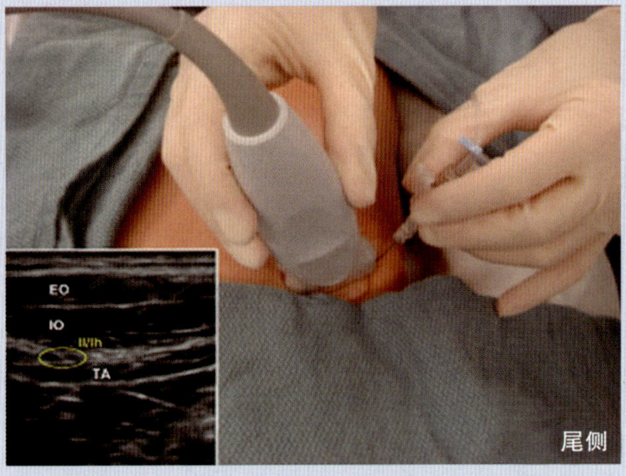

图 31.5 超声引导下髂腹股沟神经/髂腹下神经阻滞。EO,腹外斜肌;IO,腹内斜肌;Il/Ih,髂腹股沟/髂腹下神经;TA,腹横肌(详见"病例分析")。

(郑俊奕 陈惠群 译 李国才 张鸿飞 校)

参考文献

1. van Schoor AN, Boon JM, Bosenberg AT, et al. Anatomical considerations of the pediatric ilioinguinal/iliohypogastric nerve block. Pediatr Anesth. 2005;15:371–7.
2. Schulte-Steinberg O. Ilioinguinal and iliohypogastric nerve block. In: Saint-Maurice C, Schulte-Steinberg O, Armitage EN, editors. Regional anesthesia in children. Norwalk: Appleton & Lange; 1990. p. 156.
3. Sethna NF, Berde CB. Pediatric regional anesthesia. In: Gregory GA, editor. Pediatric anesthesia. New York: Churchill Livingston; 1989. p. 647–78.
4. Willschke H, Marhofer P, Bosenberg A, et al. Ultrasonography for ilioinguinal/iliohypogastric nerve blocks in children. Br J Anaesth. 2005;95:226–30.
5. Willschke H, Bosenberg A, Marhofer P, et al. Ultrasonographic-guided ilioinguinal/iliohypogastric nerve block in pediatric anesthesia: what is the optimal volume? Anesth Analg. 2006;102:1680–4.
6. Weintraud M, Lundblad M, Kettner SC, et al. Ultrasound versus landmark-based technique for ilioinguinal-iliohypogastric nerve blockade in children: the implications on plasma levels of ropivacaine. Anesth Analg. 2009;108:1488–92.
7. Hong JY, Kim WO, Koo BN, et al. The relative position of ilioinguinal and iliohypogastric nerves in different age groups of pediatric patients. Acta Anaesthesiol Scand. 2010;54:566–70.
8. Fredrickson MJ, Paine C, Hamill J. Improved analgesia with the ilioinguinal block compared to the transversus abdominis plane block after pediatric inguinal surgery: a prospective randomized trial. Pediatr Anesth. 2010;20:1022–7.

推荐读物

Dalens BJ. Blocks of nerves of the trunk. In: Dalens BJ, editor. Pediatric regional anesthesia. Boca Raton: CRC Press; 1990. p. 476–9.

Karmakar MK, Kwok WH. Ultrasound-Guided Regional Anesthesia. In: Cote CJ, Lerman J, Anderson BJ, Eds. 5th ed. Philadelphia: WB Saunders; 2013. p. 880–908.

Suresh S, Polaner DM, Cote CJ. Regional Anesthesia. In: Cote CJ, Lerman J, Anderson BJ, Eds. 5th ed. Philadelphia: WB Saunders; 2013. p. 835–79.

阴茎神经阻滞

第 32 章

Heather Yizhen Z. Ting, Peter D. Metcalfe, Ban C. H. Tsui

32.1 临床解剖

尽管有会阴神经、生殖股神经和髂腹股沟神经参与支配阴茎根部，但阴茎主要受两条阴茎背神经支配。

阴部神经(S2–S4)起源于骶神经丛(图 12.1)。阴部神经从阴部管远端进入坐骨小孔并发出痔下神经，然后分成两个终末支：①支配会阴部肌肉与阴囊的会阴神经；②阴茎背神经。

背神经(阴部神经终末支；S2–S4)进入耻骨下区，经过耻骨下方到达阴茎悬韧带深部，然后与阴茎两侧的背动脉伴行，到达阴茎海绵体后被 Buck 筋膜所包裹(图 32.1 和图 32.2)。

从阴茎的基底部开始，背神经开始发出数个分支并围绕阴茎体，最后到达阴茎头部。

在阴茎悬韧带水平，前后走向的基底韧带将两条背神经的阻滞区域分开，因此将耻骨下区分成两部分。

两种筋膜包裹阴茎：阴茎浅筋膜是从腹部浅筋膜移行而来，而包绕三个阴茎海绵体的深层筋膜(Buck 筋膜)则移行为 Scarpa 筋膜。

耻骨下区的前界为腹部皮肤、皮下组织、浅筋膜和深筋膜(Scarpa 筋膜)，上界为耻骨，下界为阴茎海

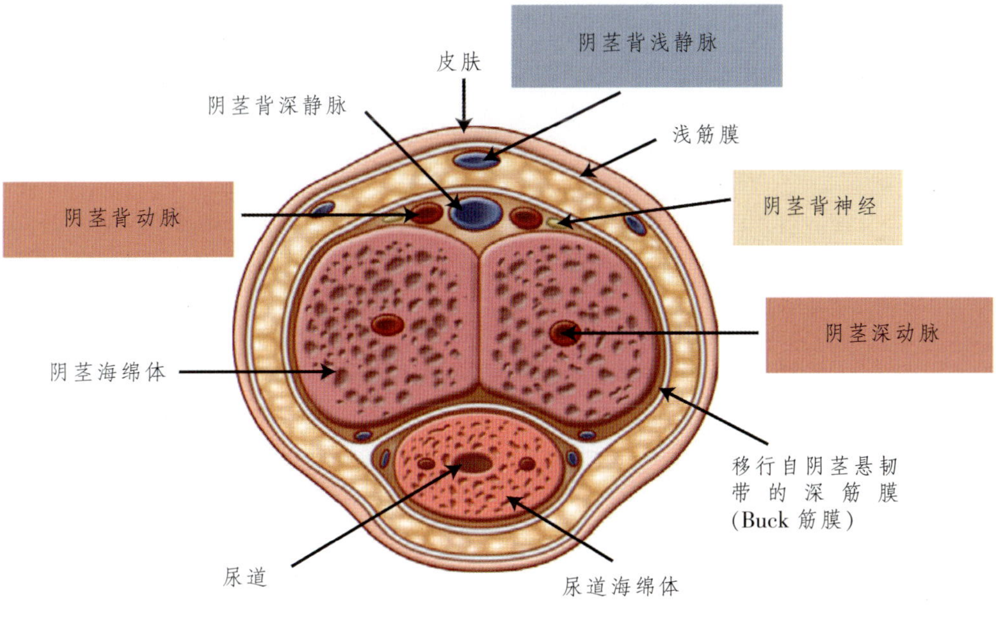

图 32.1　阴茎横截面。

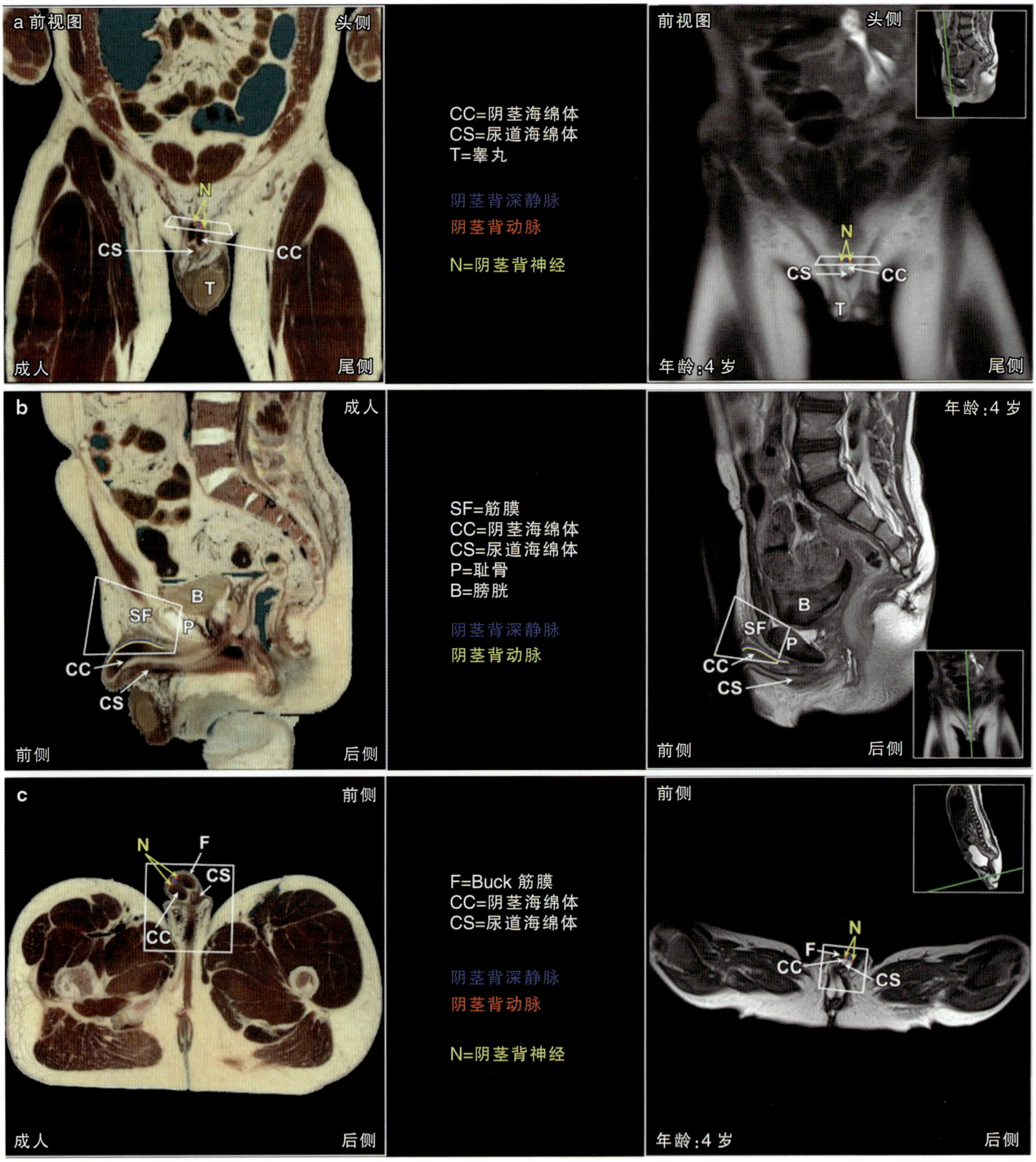

图 32.2 阴茎背神经周围解剖结构的 VHVS 和 MRI 图像;(a)前视图,(b)矢状面,(c)横截面。

绵体。

32.2 体表标志技术(耻骨下区法)

32.2.1 患者体位

患者取仰卧位。

32.2.2 体表标志及解剖

- 耻骨联合。
- 耻骨支下缘。

32.2.3 穿刺方法

(1)两个进针点位于耻骨联合外侧、耻骨支的下方(婴儿为 0.5cm,年长男患儿为 1cm)。

(2)阴茎向下,穿刺点处稍向内侧、尾侧方向进针(与垂直线呈 10°~15°)。

(3)穿刺针穿透 Scarpa 筋膜时会有“突破感”,深度为皮下 8~30mm(深度与患者年龄或体重无关)。穿刺针穿过浅筋膜时也可产生“突破感”(图 32.3)。

(4)常选用长度为 30mm、23G 短斜面穿刺针进行阴茎阻滞。

(5)阴茎背神经阻滞可提供良好的镇痛作用,但不能充分阻滞阴茎腹侧,特别是包皮系带。阴茎根部环形阻滞[1]可确保阻滞更有效,尤其是与阴茎背神经阻滞联合使用时。环形阻滞已被证实在新生儿包皮环切术中比阴茎背神经阻滞或表面麻醉更有效。

(6)环形阻滞的皮肤进针点与阴茎背神经阻滞相同,朝 3 点钟和 9 点钟方向皮下行扇形注射,然后重新定位将局部麻醉药注射至 6 点钟/阴囊区域 (见图 32.4)。

术前进行环形阻滞可能影响尿道下裂或包皮环切术,因此,与泌尿外科医生沟通以明确麻醉操作涉及的组织层面不受影响至关重要。

32.2.4 局部麻醉药的应用

(1)利多卡因有效,但通常选择 0.25%~0.5%布比卡因行阴茎阻滞。每侧用量为 0.1mL/kg,最大剂量为每侧 5mL,平均阻滞时间为 5~12 小时。

(2)由于阴茎背动脉是终末动脉,所以禁用肾上腺素。

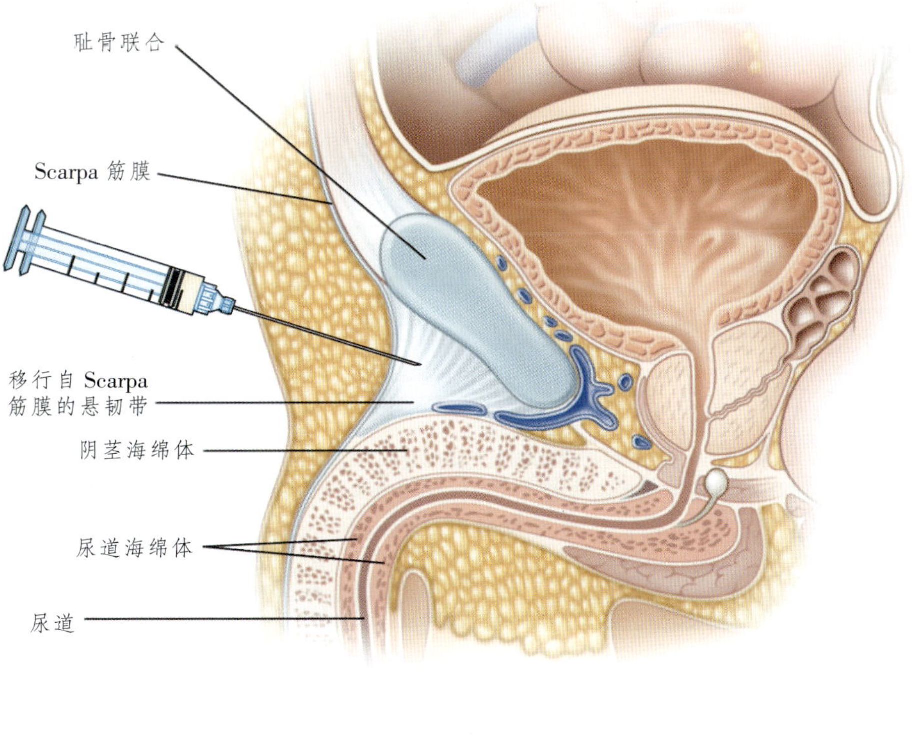

图 32.3　经 Scarpa 筋膜穿刺进入耻骨下区。

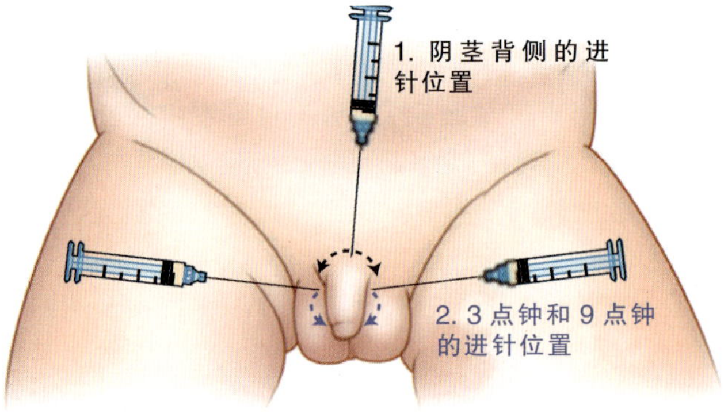

图 32.4 阴茎环形阻滞。从阴茎背侧进针后朝 3 点钟和 9 点钟方向行扇形注射，然后再从 3 点钟和 9 点钟位置进针将局部麻醉药注射到 6 点钟/阴囊区域。

32.3 超声引导技术

32.3.1 扫描技术

将线阵超声探头沿阴茎矢状面放置，扫描耻骨下区。

32.3.2 超声影像(图 32.5)

(1)耻骨下区显示为三角区域，边界分别为：下方为覆盖阴茎海绵体和血管束的 Buck 筋膜；上方为耻骨联合；前方为 Scarpa 筋膜。

(2)基底韧带，在阴茎深筋膜内形成纵隔，超声下呈扇形分布。

(3)超声可显示 Scarpa 筋膜深部的注射，有助于确定局部麻醉药的扩散。

32.3.3 穿刺方法

如上所述，穿刺针可到达耻骨下区 Scarpa 筋膜深部的基底韧带双侧(即探头两侧)。超声下局部麻醉药在耻骨下区扩散表现为低回声的三角形区域。

32.3.4 局部麻醉药的应用

如上所述，每侧 0.25%~0.5% 布比卡因 0.1mL/kg 即可提供充分的手术麻醉与术后镇痛。

32.4 超声引导技术的最新文献

Sandeman 和 Dilley 首先描述了超声引导下阴茎背神经阻滞[3]。后来的研究表明，超声引导下阴茎神经阻滞与基于体表标志的传统方法相比，术后 1 小时的镇痛效果和首次镇痛需求时间均明显改善[4]。然而 Sandeman 等[5]研究证实，在 5 月龄至 15 岁男孩的包皮环切术中，与基于体表标志的阻滞方法和骶管硬膜外镇痛相比，超声引导下阴茎背神经阻滞更具优势。与体表标志组患者相比，超声组和骶管镇痛组患者术后吗啡需求量显著减少，且术后住院时间缩短。此外，超声组和体表标志组患者术后首次镇痛时间显著低于骶管镇痛组。与体表标志组患者相比，超声组患者术中阿片类药需求量减少。

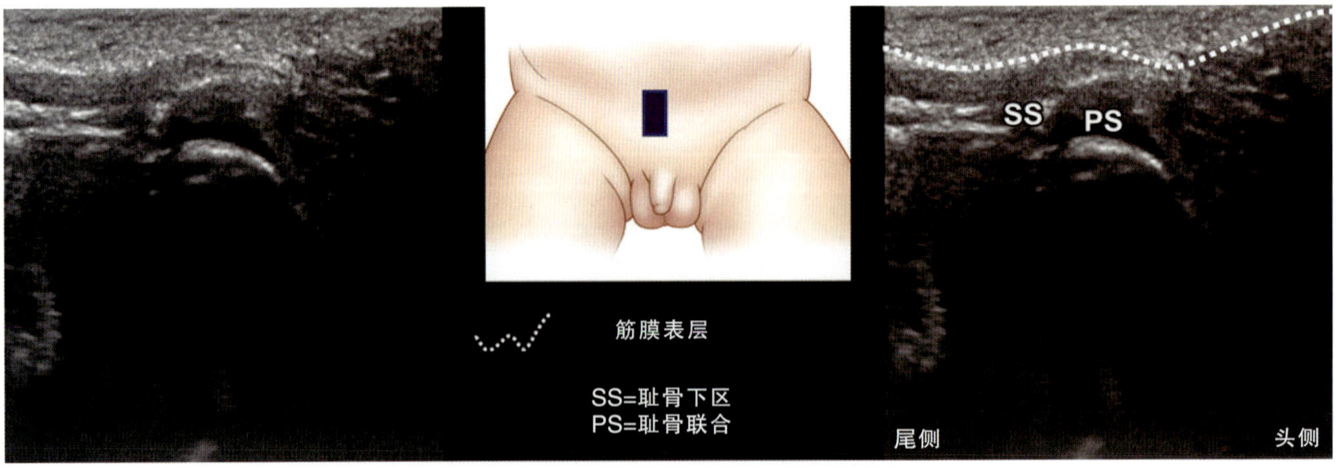

图 32.5 耻骨下区阴茎背神经阻滞的超声成像。

32.5 病例分析

由于阴茎阻滞的注射部位靠近手术区域，许多外科医生选择在手术过程中自己实施阻滞。如图 32.6 所示，患者在基于体表标志的阴茎背神经阻滞下行包皮环切术。触及耻骨联合前缘后，用 23G 的小儿穿刺针稍向内侧、头侧刺入，直至穿透 Buck 筋膜，注射局部麻醉药。穿刺针朝向尾侧改变方向，将剩余局部麻醉药注射在阴茎中线腹侧皮下形成皮丘。镇痛良好，无并发症。

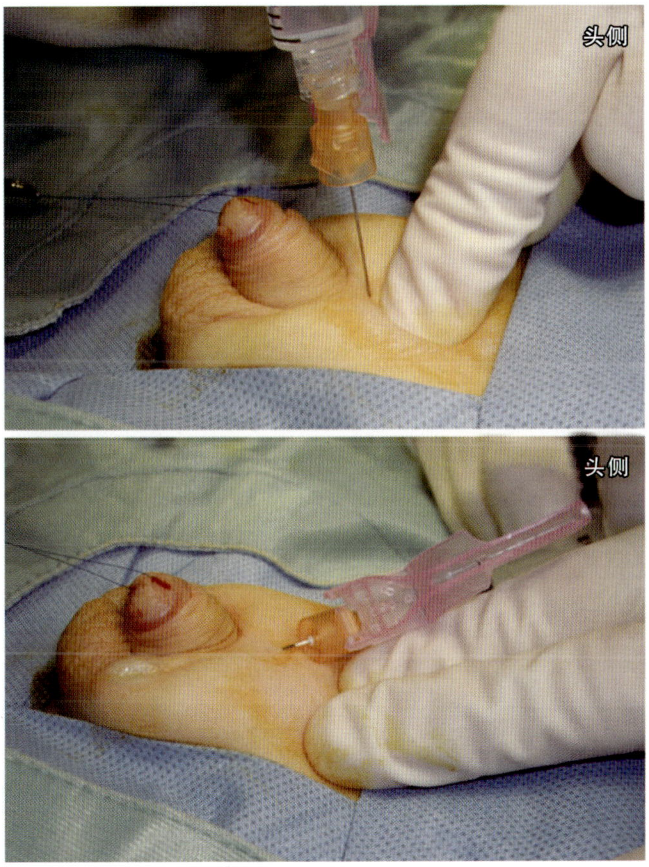

图 32.6 由外科医生基于体表标志实施阴茎阻滞，上图为初始进针位置，下图为改变方向后穿刺针的位置(详见“病例分析”)。

(郑俊奕 陈惠群 译 李国才 张鸿飞 校)

参考文献

1. Broadman LM, Hannallah RS, Belman AB, Elder PT, Ruttimann U, Epstein BS. Post-circumcision analgesia—a prospective evaluation of subcutaneous ring block of the penis. Anesthesiology. 1987;67:399–402.
2. Lander J, Brady-Fryer B, Metcalfe JB, Nazarali S, Muttitt S. Comparison of ring block, dorsal penile nerve block, and topical anesthesia for neonatal circumcision: a randomized controlled trial. JAMA. 1997;278:2157–62.
3. Sandeman DJ, Dilley AV. Ultrasound guided dorsal penile nerve block in children. Anaesth Intensive Care. 2007;35:266–9.
4. Faraoni D, Gilbeau A, Lingier P, Barvais L, Engelman E, Hennart D. Does ultrasound guidance improve the efficacy of dorsal penile nerve block in children? Pediatr Anesth. 2010;20:931–6.
5. Sandeman DJ, Reiner D, Dilley AV, Bennett MH, Kelly KJ. A retrospective audit of three different regional anaesthetic techniques for circumcision in children. Anaesth Intensive Care. 2010;38:519–24.

推荐读物

Dalens BJ. Blocks of nerves of the trunk. In: Dalens BJ, editor. Pediatric regional anesthesia. Boca Raton: CRC Press; 1990. p. 457–64.

Peutrell JM. Penile block. In: Peutrell JM, Mather SJ, editors. Regional anaesthesia for babies and children. Oxford: Oxford University Press; 1997. p. 130–40.

Suresh S, Polaner DM, Cote CJ. Regional Anesthesia. In: Cote CJ, Lerman J, Anderson BJ, Eds. 5th ed. Philadelphia: WB Saunders; 2013. p. 835–79.

第 11 部分

椎管内阻滞

第 33 章

硬膜外和骶管阻滞

Ban C. H. Tsui

33.1 硬膜外阻滞

33.1.1 引言

多种原因可能导致硬膜外穿刺失败，包括解剖变异（如椎间隙狭窄、黄韧带骨化或钙化、小关节肥大或椎体旋转）、识别中线错误（如肥胖、脊柱侧弯）和患者依从性或合作性差。儿童这些问题可能并不明显，但由于患者通常在全身麻醉下操作，发生鞘内注射或脊髓置管时患者不能主诉可能出现的感觉异常，从而增加了操作风险。

神经刺激和超声引导均可用于辅助其他检测方法，以识别穿刺针是否进入硬膜外腔，如注射盐水阻力消失试验。硬膜外神经刺激试验特别有助于警示穿刺针误入硬膜下腔、鞘内或穿刺针靠近神经根。超声的主要优点在于，穿刺前即可估计硬膜外腔的深度和穿刺方向，有助于确定穿刺点和进针角度。儿童中使用阻力消失法实施腰段硬膜外穿刺时，可观察到液体注入硬膜外腔引起的层次分离现象，但硬膜外间隙较窄的胸椎则应用受限（图 33.1）。

导管置入距离决定何种技术适合用于连续阻滞。当导管已进入硬膜外腔时，硬膜外刺激技术有助于判断，但在指导直接置管中的应用并不多。在这种情况

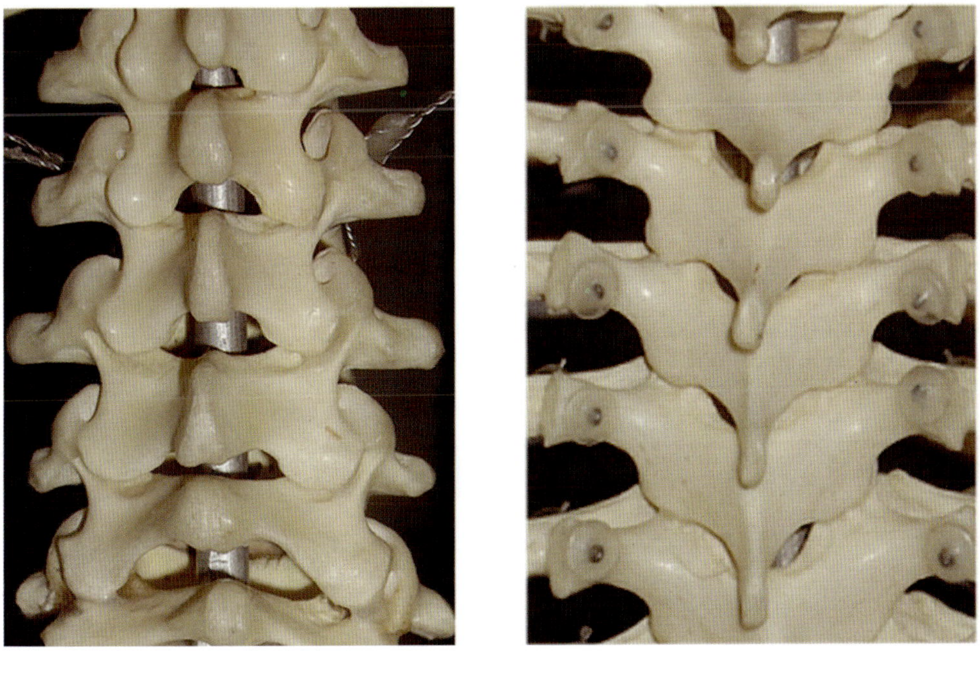

图 33.1 儿童脊柱模型显示胸段和腰段脊柱。

下，盐水阻力消失试验可准确判断硬膜外置管，超声引导也有帮助。即便如此，硬膜外刺激试验有利于警示意外鞘内或血管内局部麻醉药注射。

适应证

通常用于患儿术后镇痛，但偶尔用于下列手术的麻醉：

- 下肢手术。
- 盆腔及泌尿系统手术。
- 腹部手术。
- 胸科手术。

33.1.2 患者体位

麻醉患者采取侧卧位；清醒患者可采取坐位。

33.1.3 体表解剖

腰段(图 33.2)和胸段(图 33.3)脊柱：

棘突 *

- 背部中线触诊棘突；肩胛下角连线平 T7 胸椎。
- 在腰椎区域，L4 位于髂嵴水平，S1 位于双侧髂后上棘水平线之间。

横突

- 根据儿童年龄不同，中线旁开距离不同。

* 直到出生后一年椎弓才能完全融合形成棘突(L5 除外，其余融合更迟)，所以在婴儿中常可触及两个骨性标志。

33.1.4 方法

33.1.4.1 直接腰椎穿刺方法

(1)患者于侧卧位行腰椎硬膜外穿刺术。

(2)定位髂嵴并利用这个体表标志识别 L4 椎体。

(3)可利用空气或生理盐水阻力试验识别腰椎硬膜外腔，各有优、缺点。

- 当使用空气阻力消失(LOR)试验时，空气栓塞(如果针误入静脉)和气颅性脑膨出虽然罕见，但有潜在风险。
- 偶尔情况下，生理盐水阻力试验并不确定。
- 当使用生理盐水行阻力 LOR 试验时，应使用少量盐水，以免稀释局部麻醉药。
- 悬滴法可用以判断是否进入硬膜外腔，更适合于坐位患者(即对镇静患儿并不非常适合)。

(4)皮肤至硬膜外腔的距离可估计为 1mm/kg 或 [10 +(年龄×2)]mm。

(5)正中入路法是经典方法(图 33.4)，一般不需要或不建议旁正中入路法，除非遇到或怀疑腰椎解剖标志异常。

(6)当遇到异常的解剖标志时，强烈建议使用超声对患者脊柱解剖进行仔细检查：

- 识别中线。
- 测量硬膜外(黄韧带)和硬膜腔深度。
- 预测到达硬膜外腔的最佳穿刺路径(投影角

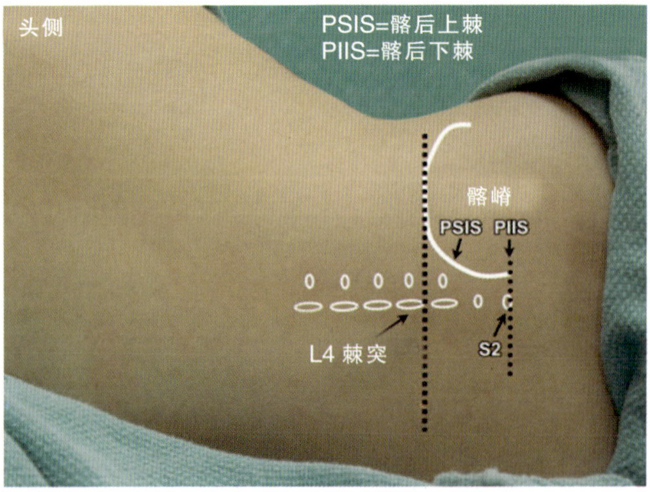

图 33.2 腰段脊柱的体表解剖。

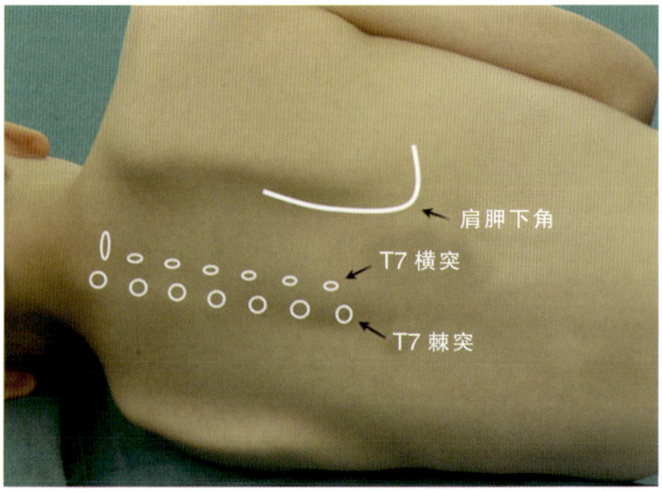

图 33.3 胸段脊柱的体表解剖。

度)。

33.1.4.2 直接胸椎穿刺的方法

儿童患者中,连续性胸段硬膜外麻醉仅用于大手术。胸段硬膜外置管需要较高的技术水平,操作具有一定挑战性。6~12 月龄的幼儿中,由于腰段脊柱的骨性解剖影响硬膜外超声影像显影,所以超声引导胸段硬膜外置管的有效性受限。因此,麻醉医生仍需通过阻力消失试验或悬滴法确认胸段硬膜外腔,而由于进入胸段硬膜外腔的角度问题导致采用这两种方法进针均具有挑战性。正中或旁正中入路均可使用;但如果患者不合作,无论采取哪种方法均可能穿刺困难甚至发生危险。因此,通常在患者麻醉入睡后操作。偶尔情况下和部分病例(如成熟的青少年),可以在清醒情况下行胸段硬膜外穿刺。

33.1.4.3 常用入路

(1)侧卧位进行胸段硬膜外穿刺;定位突出的第 7 颈椎,并使用这一体表标志推算其他椎体水平。肩胛下角位于第 7 胸椎水平,也可作为体表标志。

(2)旁正中法允许以一定角度穿刺到达硬膜外腔,而与相邻椎体棘突之间的空间无关。然而,旁正中入路需要一定的技巧和经验以确保针尖进入硬膜外腔时位于正中线。

(3)与腰椎相比,T10–T12 水平胸椎由于棘突较短而导致椎管稍浅。

(4)选择适合儿童大小的针;≤12kg 幼儿,5cm、19G 的 Tuohy 针较为适合, 而 18G 穿刺针可用于较大患儿。18G 的薄壁穿刺针可允许 20G 导管通过,其优势是穿刺针向头侧以一定角度穿刺进入硬膜外腔时,斜面平行于硬膜外腔,可减少针尖刺破硬膜的风险。

(5)与腰椎硬膜外穿刺相似,空气或生理盐水阻力消失试验可用于确定胸椎硬膜外腔。1 岁及以上儿童,黄韧带阻力所产生的负压足以能够确认胸段硬膜外腔。

(6)对于婴幼儿,可使用 3mL 或 5mL 的小注射器;对于更大的患儿,可使用 5~10mL 的注射器。

33.1.4.4 正中入路

成功的胸椎硬膜外阻滞有赖于因脊柱角度所致的穿刺针与皮肤所形成的锐角角度有关。特别在中段胸椎采取正中入路方法进行硬膜外腔穿刺尤为明显,与腰段穿刺相比,该方法需要向头端以一定角度进针(图 33.4)。这一技术有利于导管在硬膜外腔向头侧置管。

33.1.4.5 旁正中入路

大多数麻醉医生发现旁正中入路是胸段硬膜外置管最有效的技术。该技术包括以下步骤(图 33.5):

(1)将硬外穿刺针从棘突旁开 0.5~2cm(例如 1~2 横指的距离)处进行穿刺。注意:应使用患者的手指测量侧向棘突的距离。

(2)穿刺针垂直于皮肤进针,直至触及椎板。

(3)穿刺针向内侧约 15°离开椎板。

(4)穿刺针的角度向头侧,继续以"离开"技术定位硬膜外腔。

注意:如图 33.6 所示,步骤 2 和步骤 3 必须分开实施,直接斜穿(即同时向内侧和头侧穿刺)可能会错

典型硬膜外穿刺角度

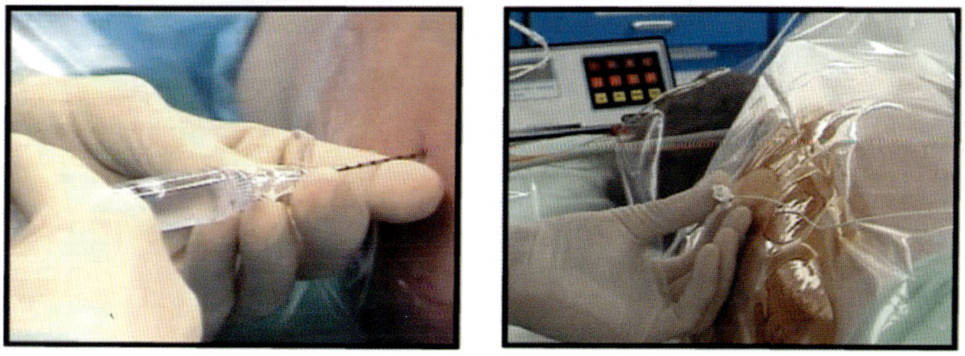

图 33.4　阻力消失 (LOR)技术。(左图)正中入路。腰段通常以最小角度进针。(右图)旁正中入路。胸段区域,通常需要向头部成角才能到达硬膜外腔。

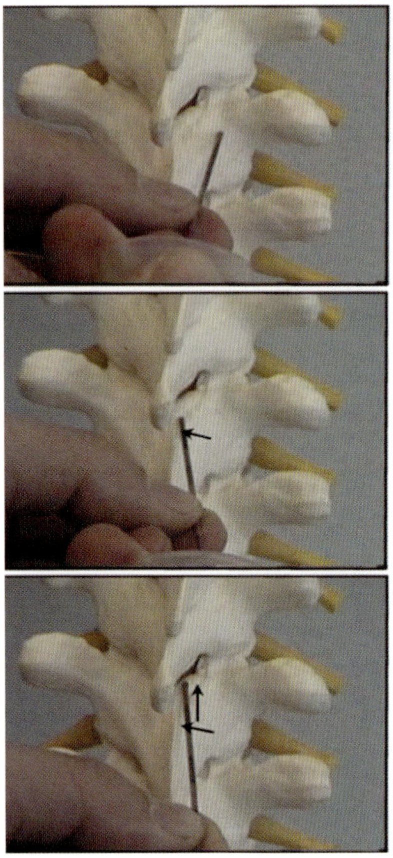

图 33.5 胸段硬膜外穿刺旁正中入路脊柱模型演示。(上图)棘突旁垂直皮肤进针触及椎板。(中图)穿刺针离开椎板，向内侧约 15°进针。(下图)穿刺针与中线呈 15°，向头侧成一定角度，继续进针到达硬膜外腔。

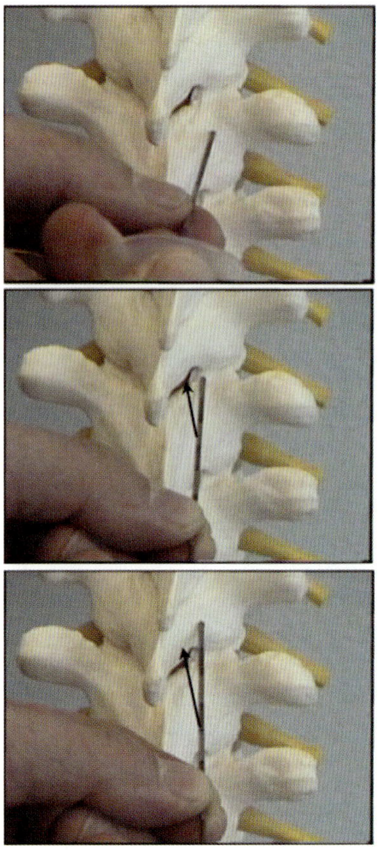

图 33.6 常见错误：同时向内侧和头侧成角度穿刺，穿刺针斜穿离开椎板可能触及棘突或上一节段椎板，从而错过硬膜外腔。

过硬膜外腔。

本操作较难掌握。成功穿刺需要良好的操作技能，最好通过实践学习掌握。通过模型再现必要的解剖学对学习旁正中入路胸段硬膜外麻醉有帮助。

33.1.5 神经刺激器技术

电刺激已用于硬膜外麻醉和周围神经阻滞有多年历史。硬膜外刺激试验(Tsui 试验)是用来确认硬膜外导管的放置，类似外周神经阻滞应用的原则(即使用的电脉冲和电流与神经距离相关)。现已证明，该试验预测硬膜外腔置管的阳性率高达 80%~100%，也可有效指导将导管放置于两个节段水平之间(影像学方法确认)，即能协助顺利放置至合适的水平，并可用于调整移动、折弯或卷曲的导管。此外，该测试也可检测是否发生鞘内、硬膜下腔或血管内置管。

33.1.5.1 穿刺针的确认

操作中采取标准化的测试方法判断穿刺针是否到达硬膜外腔（例如，生理盐水或空气阻力消失试验）：

(1)无菌准备后，神经刺激器与 18G 绝缘 Tuohy 穿刺针连接(见图 1.3)。

(2)皮肤穿刺后向前进针时开始提供电流；硬膜外刺激试验与感受突破感或盐水阻力消失试验同时使用。

(3)确定腰椎或骶椎正确进针位置的阈值电流范围相似，但胸椎区域可能需要 10mA 以上的电流强度(平均 11.1mA，可高达 17mA)[1,2]。

(4)该方法可确认进入硬膜外腔。如果电流设置在 6mA 以上，该方法可进一步提供穿刺进入腰段硬膜外腔的警示[3]。然而,这种技术仅在研究领域中应用,而未广泛用于临床实践中。

33.1.5.2 导管确认

(1)如上所述,用一根绝缘针进行操作,不同的是,神经刺激器与硬膜外刺激导管或使用金属电极的硬膜外导管适配器(如 Johans ECG 适配器)连接(见图 2.9)。

(2)无菌生理盐水对导管和适配器进行冲管(0.2~1mL)。

(3)将神经刺激器的阴极导线与刺激导管或适配器的金属电极连接,阳极则连接到患者身体表面的电极。

(4)设置神经刺激器的低频频率和脉冲宽度(2Hz;0.2ms)。

(5)谨慎、缓慢增加电流强度,直至开始出现运动反应。

(6)各种特异性反应比较见表 33.1。确定导管位置,根据需要按所示位置进行调整。

33.1.5.3 硬膜外刺激试验的机制

(1)穿刺针或导管位置是由导电导管通过生理盐水进行小幅度的电流刺激脊髓神经根(非脊髓)确认。

(2)适当的运动反应(1~10mA;表 33.1)可确定硬膜外导管尖端的准确位置,清晰定位到距离神经根 1~2cm 处(见图 2.8)。

(3)如果在低阈电流(<1mA)下即可观察到明显的运动反应,特别是如果运动反应为弥漫性或双侧,提示导管置入鞘内或硬膜下腔(即,与高导电性的CSF接触)或非常靠近神经根。

(4)导管尖端到达的节段水平可根据导管前进时所致肌肉收缩辨识(即,先下肢肌肉,其次是肋间肌肉,最后为上肢肌肉收缩)。

(5)试验剂量局部麻醉药有助于确认硬膜外腔,避免血管内置管。如果导管放置于硬膜外腔,注射局部麻醉药后运动反应阈电流增加。局部麻醉药意外注射入体循环(即局部麻醉药从神经附近移除)后产生运动反应的刺激电流不变。

用于指导穿刺时

- 通过绝缘针进行该测验时需要的阈电流似乎更低。
- 提示阳性试验的阈电流上限取决于穿刺位置的不同(尾段=平均 3.7mA[4];腰段=平均 3.84mA;胸段=平均 11.1mA;鞘内注射=平均 0.77mA)。
- 指导胸椎区域穿刺时采取更高的阈值电流,可能获取最小的穿刺深度,根本原因在于胸段需要谨慎操作。

33.1.5.4 性能测试与分析的注意事项

(1)由于躯干区域局部肌肉收缩可与硬膜外刺激相混淆,建议在腰段硬膜外穿刺时将阳极放置在上肢,而胸段硬膜外穿刺时放置在下肢。

(2)1~10mA 的测试标准仅作为参考。硬膜外刺激可能超出这个范围。我们建议这个范围是因为容易记忆。此外:

- 重要的是从最低电流开始使用以便监测是否存在鞘内置管或邻近神经根;1mA 的下限适用于所有情况。
- 部分病例需要刺激电流达 17mA 以上,特别是在胸段使用绝缘针时。

表 33.1　硬膜外刺激试验过程中利用运动反应和电流阈值确定导管位置

导管位置	运动反应	电流 [a]
皮下	无	N/A
硬膜下腔	双侧(多节段)	<1mA
蛛网膜下隙	单侧或双侧	<1mA
硬膜外腔		
触及神经根	单侧	<1mA
非血管内	单侧或双侧	1~15mA(注射局部麻醉药后电流阈值增大)
血管内	单侧或双侧	1~15mA(注射局部麻醉药后电流阈值无变化)

[a] 骶管和腰段硬膜外置管需坚持这些标准,但胸段置管时所需电流阈值增加(高达 17mA),而较低阈值适用于引导导管和穿刺针置入。

• 硬膜外腔成功放置的最佳预测指标是，阈电流与引出运动反应的节段分布情况相结合(即，引出与相关节段性对应的运动反应)，而皮下放置不能引出节段性运动反应。

33.1.5.5 穿刺针鞘内和血管内导管置管检测(表 33.1)

注射局部麻醉药之前，必须先回抽注射器。然而，回抽无血或 CSF 并不表明硬膜外针/导管不在鞘内或血管内。患儿中，仅通过回抽无法检测到硬膜外穿刺针或导管置入血管内的可能性高达 86%[5]。穿刺针和导管置入过程中，阈电流引发的运动反应有助于预测鞘内放置。血管内放置需要电刺激试验和局部麻醉药试验剂量相结合来检测。

鞘内

(1)当穿刺针/导管位于硬膜外腔，电流必须大于 1mA 才可引起肌肉收缩。

(2)使用绝缘针，在硬膜外腔引出运动反应的电流(3.84±0.99mA 和 5.2±2.4mA)明显高于鞘内(0.77±0.32mA 和 0.6±0.3mA)。

(3)如果电流小于 1mA 时检测到任何运动反应，应怀疑导管或穿刺针位于鞘内。

血管内

(1)通过位置正确的硬膜外导管重复注射局部麻醉药，可导致神经传导功能缺失，需要逐渐增加电流幅度以引出运动反应。

(2)如果局部麻醉药意外注入血管内(即全身循环，从而神经附近浓度降低)，电流阈值保持不变，而在重复使用局部麻醉药时不需递增电流。

(3)确认血管内注射的相关信息时需谨慎，因为仅在部分成人产科患者中验证过该方法，而未在儿童患者中测试。

(4)肾上腺素试验剂量(0.5μg/kg)用于检测血管内置管需通过观察特异性心电图改变(即，任何导联 T 波或 ST 段升高>25%)。

(5)当试验剂量与硬膜外刺激试验联合使用时，可确定排除血管内或鞘内注射风险。

33.1.6 心电图(ECG)监测技术(图 33.7)

硬膜外刺激技术的局限性之一是，当临床已使用神经肌肉阻断剂或在硬膜外腔已注射局部麻醉药，则无法使用该方法。为了克服该局限性，可采取另一种利用 ECG 监测的替代性技术[6]。使用硬膜外 ECG，通过比较硬膜外导管尖端与目标节段体表电极获得的 ECG 信号差异，确定硬膜外导管的解剖位置。因此，将硬膜外导管从腰部或骶部放置到胸椎区域，并定位于目标间隙水平的两个脊椎节段之间，通过 ECG 监测引导非常简单。

步骤

(1)把左下肢(图中红色)和左上肢(图中黑色)电极放置在标准位置。

(2)在患者目标脊柱水平的背部皮肤通过连接右臂电极(图中白色)，记录标准参考 ECG(Ⅱ导联)。

(3)将右臂电极(图中白色)与连接导管的金属电极相连，记录硬膜外导管的轨迹。

ECG方法的解释

(1)当硬膜外导管尖端位于腰骶区时，QRS 复合波振幅相对较小，因为记录电极(硬膜外尖端)距离心脏较远，和心脏电脉冲的矢量几乎为 90°角。

(2)当硬膜外导管尖端到达胸部区域时，随记录电极靠近心脏，QRS 波振幅增加并更平行于心脏电脉冲。

(3)当导管尖端通过目标节段水平时，QRS 波振幅应与体表参考电极的振幅相称。

局限性

ECG 技术无法警示鞘内或血管内置管。此外，该技术可能不适合短距离置入导管，因为 ECG 变化太小而无法观察。

33.1.7 超声引导技术

通常，硬膜外超声波成像有两种方法。首先，操作前通过超声预先扫描确定穿刺点、硬膜外腔深度和理想进针轨迹。这些过程需要利用超声仪在不同平面的“静止图像”进行准确测量。二，在硬膜外穿刺过程中通过超声实时或“在线”成像显示穿刺针、导管放置和局部麻醉药注射(每个步骤均可通过直接可视或间接方式得以改善)。超声用于椎管内麻醉有一定挑战，但其对婴儿和新生儿有显著益处，并可能对年龄较大的儿童也有效(例如，减少骶管阻滞过程中进针次数并可看见骶裂孔)。

通常，下腰部区域具有最高的可见度(即超声“视窗”)，由于其结构没有胸椎、上腰椎水平致密。患儿中可见与不可见部分的比例在骶部为 2:1， 腰部 1:1，胸部水平 1:2。腰椎和胸椎椎管结构的可见性在 3 月龄

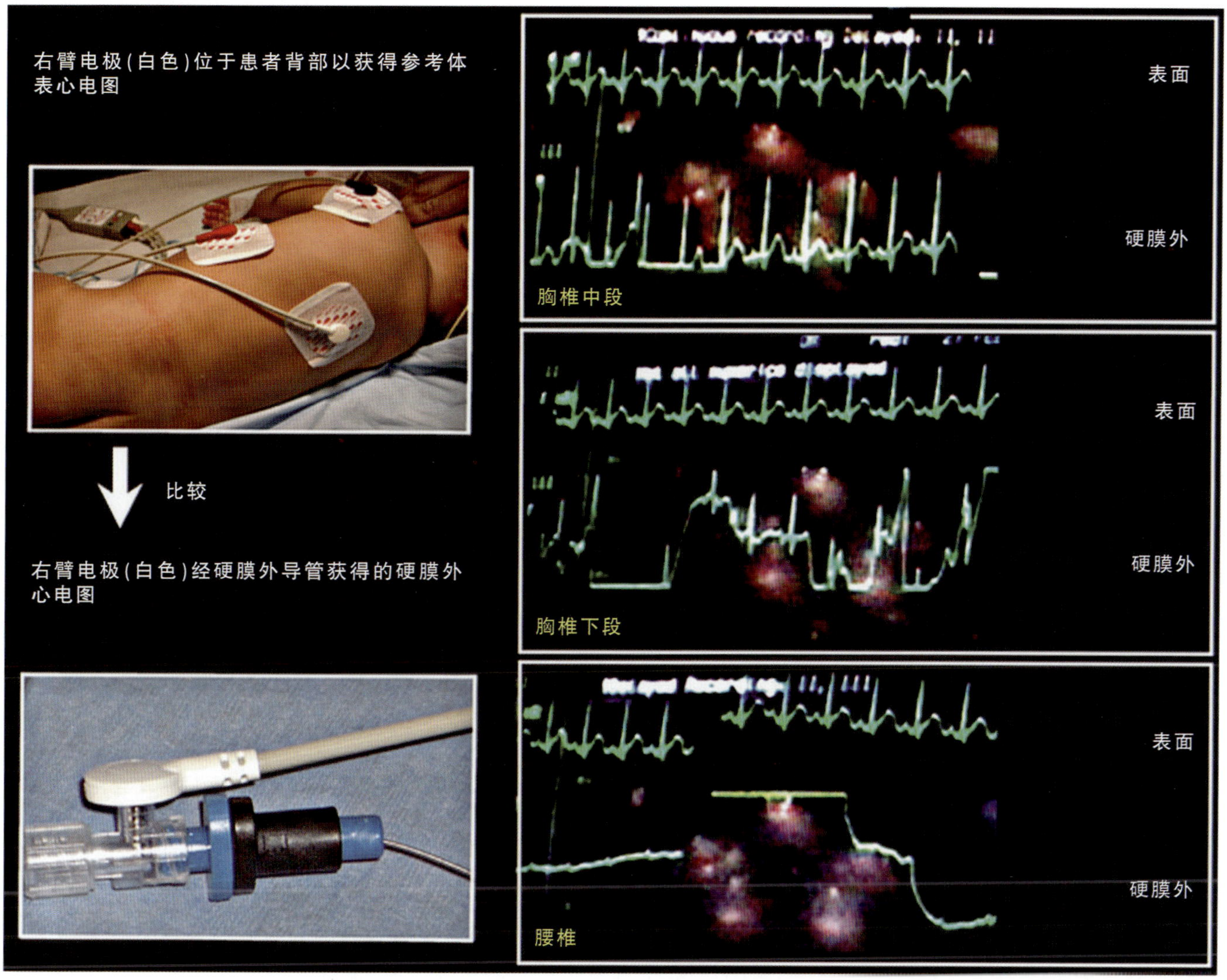

图 33.7 通过腰椎或骶管水平行胸段硬膜外置管的 ECG 监测技术。

及以下的患儿中最清晰，此后随年龄增长而影像质量下降。如图 33.8 所示，骨架模型中显示不同平面超声波扫描的结构会有变化(即旁正中纵向扫描的硬脊膜可视程度比正中纵向扫描更好)，尽管许多方法需要两个或更多个平面综合评估，但不同技术可能需要不同平面。

33.1.7.1 进针点的准备

由于硬膜外腔感染可导致灾难性后果，所以进行椎管内阻滞时无菌技术至关重要。

(1)应采取严格的无菌技术，穿手术衣，戴手套、口罩和帽子。

(2)操作区域应用氯己定、酒精溶液消毒，并应等待药液晾干。

(3)整个手术区必须无菌覆盖。

(4)穿刺针、导管和其他所需设备置于无菌托盘内，且随手可得。

33.1.7.2 扫描技术

使用低频(2~5MHz)探头分别从横向和纵向扫描腰椎和胸椎。

图 33.9 和图 33.10 分别显示腰椎和胸椎横截面 MRI 和超声影像。让患者弯曲脊柱有利于增加脊椎间距离而改善超声窗显影。如果棘突阻挡硬膜影像，多数情况下可估计硬脊膜预期位置(详见下文的解释)。

图 33.11 和图 33.12 显示腰椎和胸椎解剖结构的 MRI 和中线、旁正中纵向平面的超声影像。纵向旁正中平面超声窗最佳，可很好地显示硬脊膜，从而对穿

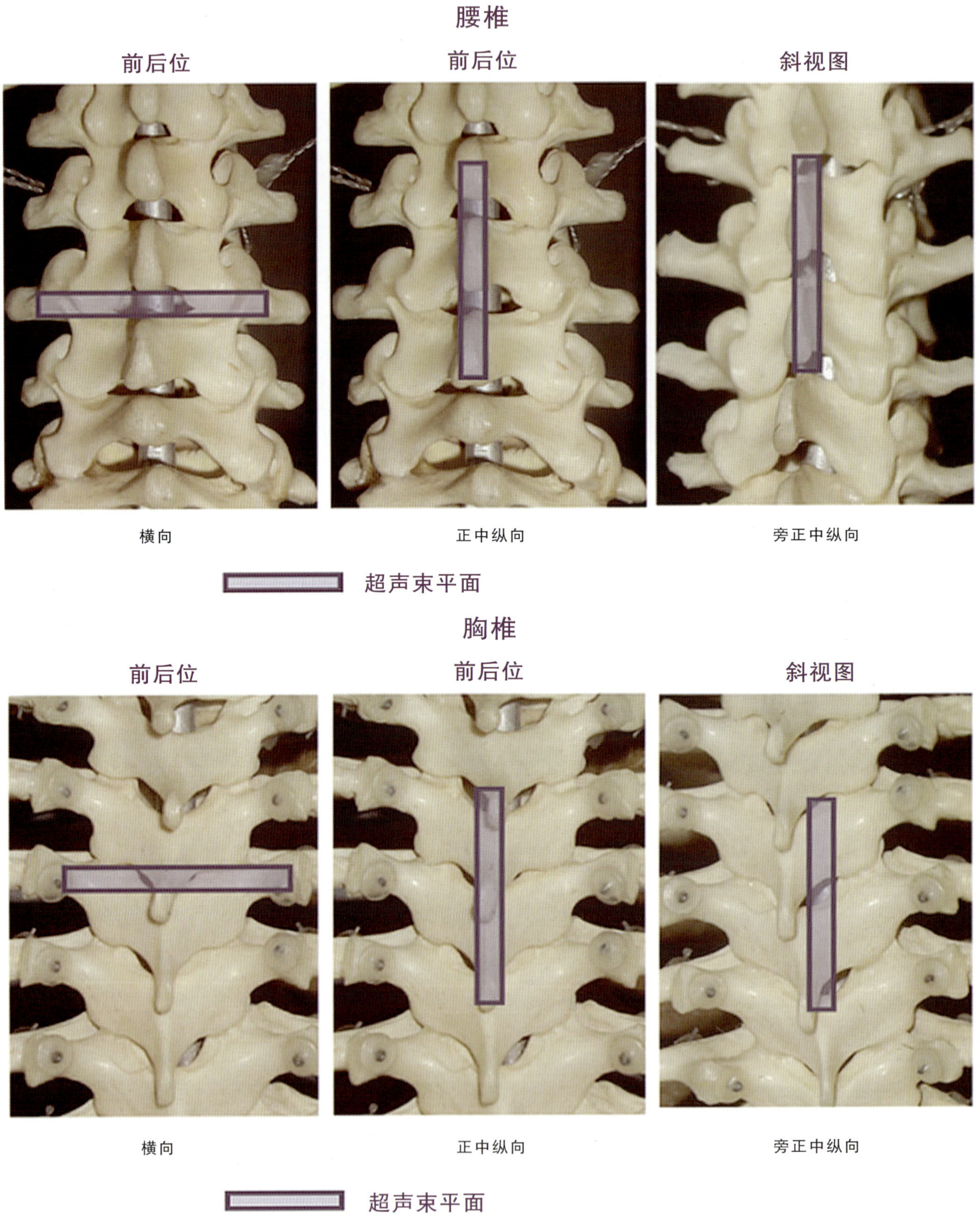

图 33.8 使用儿童骨骼模型下可能的超声视图。(上图)腰椎区域,在横向和旁正中切面可看到硬膜外超声视窗(即无骨头阻挡)。(下图)胸椎区域,硬膜外超声视窗不易观察,只能在旁正中切面可见。

刺部位进行标记并观察阻力消失试验的深度（详情见下文的解释）。

33.1.7.3 超声影像

如图 33.13 所示，新生儿和婴儿（小于 12 月龄）的高质量超声影像。

高回声组织（明亮）

硬脊膜：纵向视图中通常显示为薄、线性、明亮的双层结构；最佳视野为纵向旁正中平面。

骨性结构：表面为明亮高反射影，其下方为暗影。

脊髓圆锥和马尾：呈纤维状，接近强回声外观。

导管：纵向视野上呈双线性结构，短轴视野上为一强回声点（见下文）。

等回声/低回声结构（相同密度；表现为灰色）

硬膜外腔：位于相对强回声硬脊膜以外。

脊髓：胸椎水平上呈低回声、双线。

无回声结构/物质（黑色）

局部麻醉药：注射后，注射部位可见一低回声扩张，并经常使神经和血管结构分离。

鞘内：充满 CSF。

一名 10 岁患儿的腰椎：

横向轴（图 33.9b）：

- 屏幕中心包含脊椎（椎管）内圆形硬膜下腔，及其内的无回声 CSF 和被高回声薄层硬脊膜所包裹的低回声髓内神经根（图 33.9 中未显示）。
- 表面可能看到线性强回声的皮下组织和倒 V 形的椎弓根与棘突。

旁正中纵切面（图 33.11d）：

- 图像呈黑暗（骨背影）和明亮（超声窗口）交替模式（主要是椎间隙）。

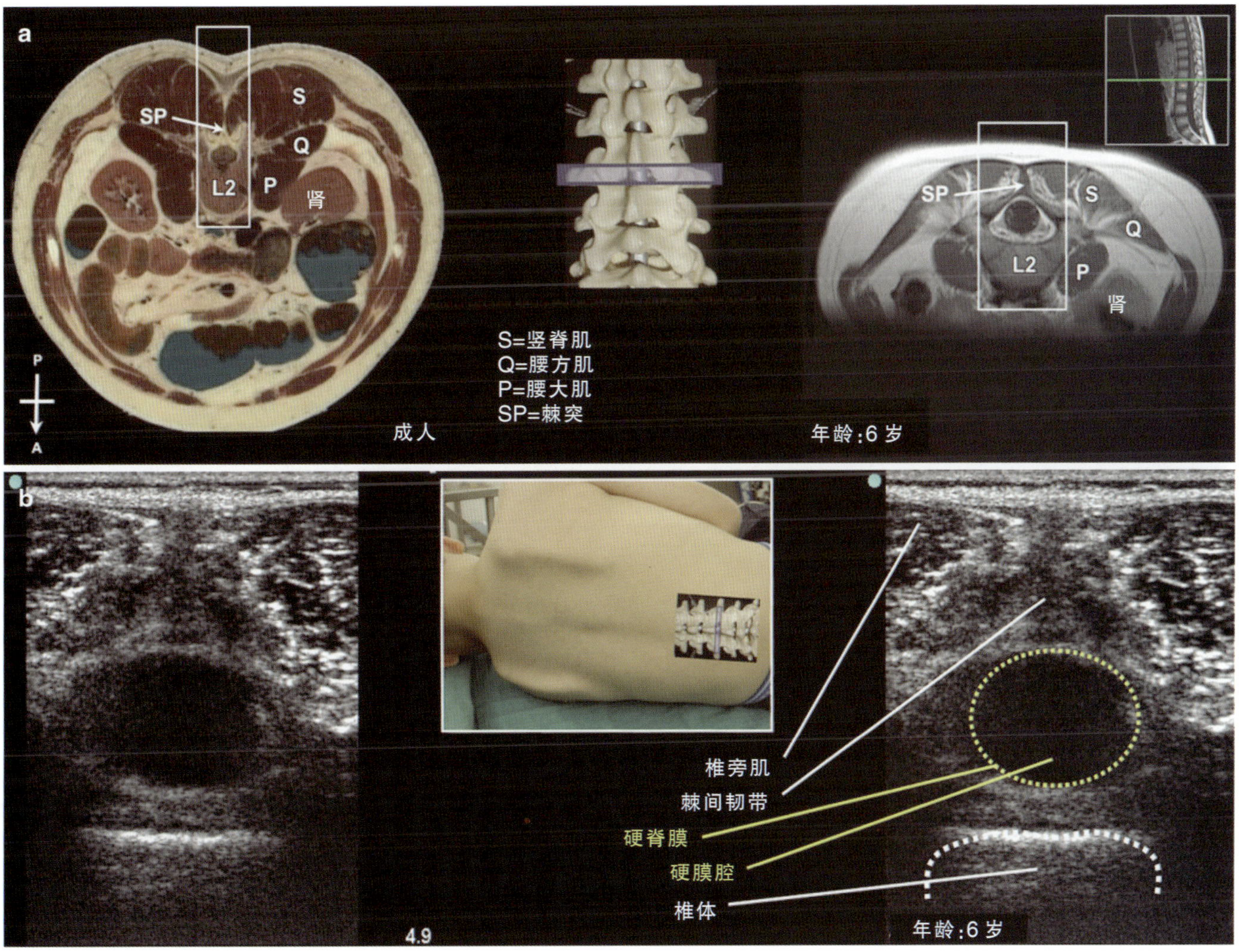

图 33.9　(a)腰椎横切面 VHVS 和 MRI 图像。(b)腰椎横切面的超声影像。

• 如果可见，脊髓圆锥和马尾神经呈高回声和纤维状。

• 低密度 CSF 位于脊神经根附近且在线性高回声硬脑膜内。

• 硬脊膜背侧可见黄韧带，也可用于定位硬膜外腔。

一名 10 岁患者的胸椎：

横向轴(图 33.10b)：

• 细长的棘突两侧低回声阴影中，椎旁肌呈明显的"星夜形"。

• 横向广泛扫描，视窗足以看到关节和横突。

• 大于几月龄的患儿中，由于与胸段区域骨组成的致密特性存在差异，腰段和骶段椎管内脊柱的中央"窗口"的显影效果不佳。

• 一般情况下高回声的硬脊膜不能显示，但硬脊膜的位置最易估计。

旁正中纵向观察(图 33.12d)：

• 脊髓位于棘突覆盖的阴影间隙，呈低回声，周围硬脊膜呈现一薄的高回声线，其余与腰椎显影类似。

• 可看到黄韧带，有时可测量硬膜外腔。

直接影像

(1)横切面显示棘突为位于中线的阴影，侧面为小关节，椎体结构最深，有可能观察到鞘内结构。除非采取侧入路，否则穿刺针轨迹显示受限。

(2)通过正中纵切/矢状位可非常清晰地显示棘突和棘突间隙，该方法可引导进针。

(3)年幼患儿中"软组织窗"显示清晰，硬脑膜分层且清晰可见，而黄韧带、蛛网膜下隙、脊髓、神经根、和纤维(包括马尾)位于中间且可通过超声识别。

(4)也可使用旁正中纵向切面，硬脊膜显示最清晰。该方法很少受骨骼干扰，成像质量高且椎间隙结构更清晰。

(5)在旁正中纵切面(图 33.11d)，可见椎板和关

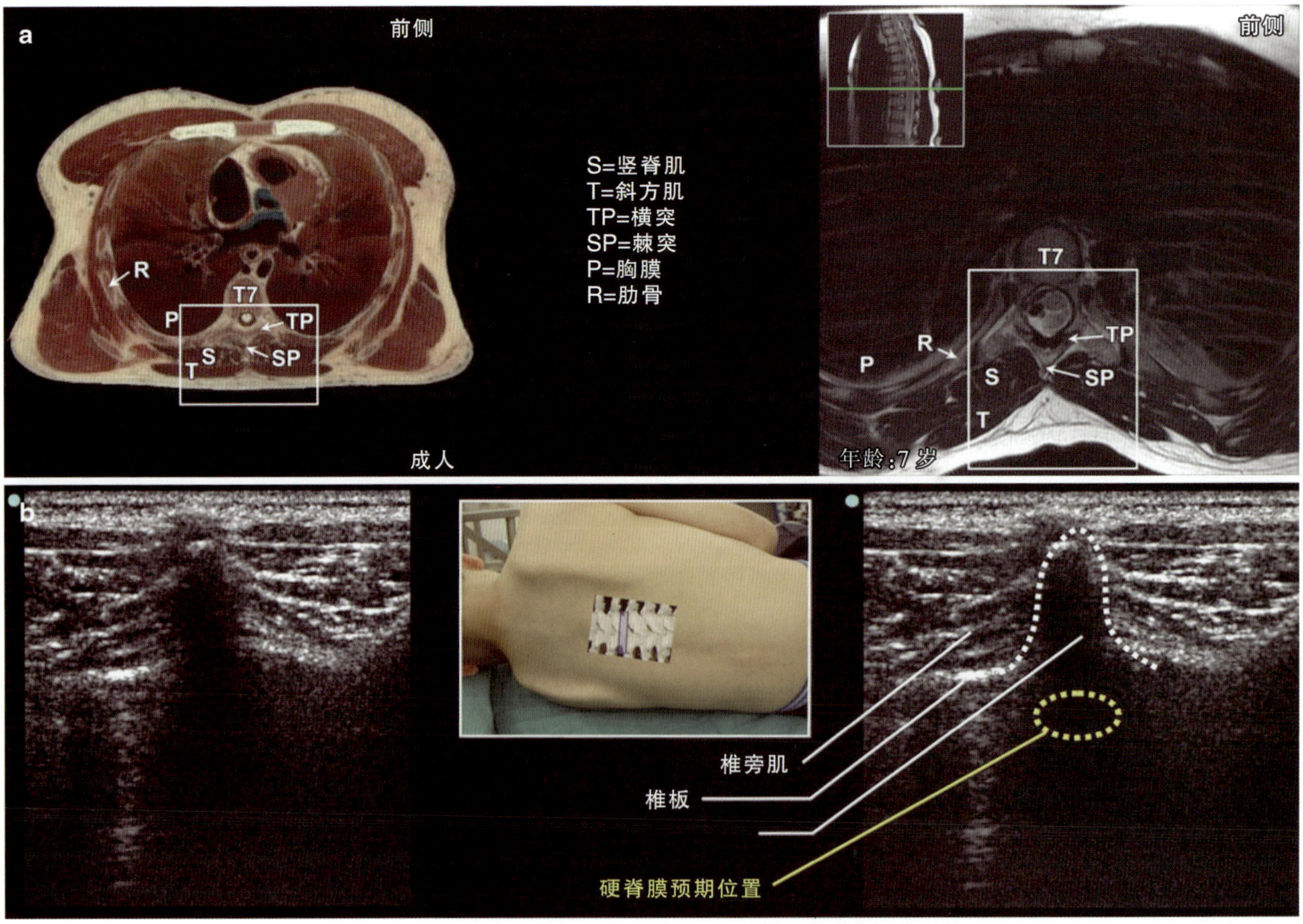

图 33.10 (a)胸椎横切面 VHVS 和 MRI 图像。(b)胸椎横切面超声影像。

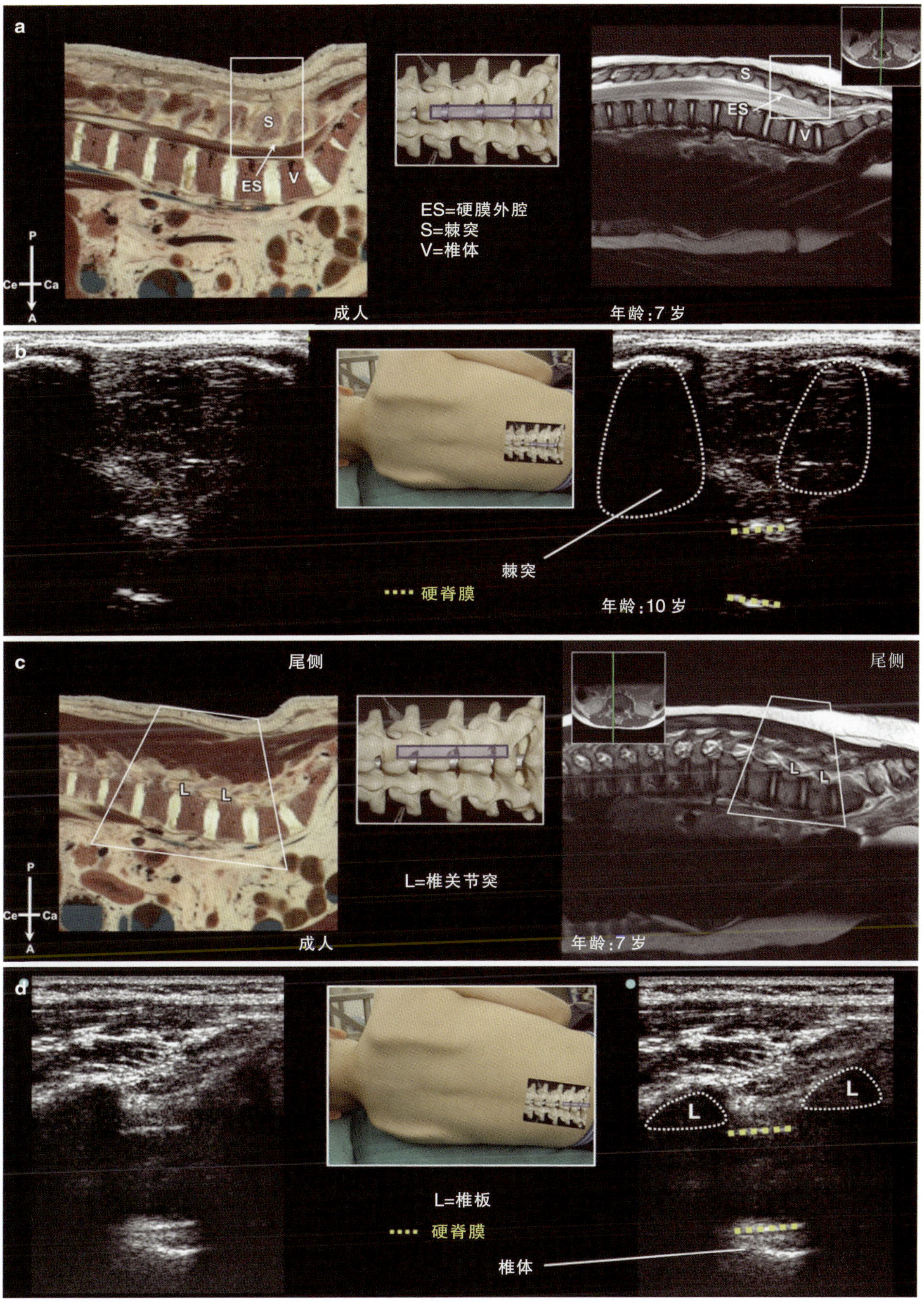

图 33.11 (a)腰椎中线纵向平面 VHVS 和 MRI 图像。(b)腰椎中线纵向平面超声影像。(c)腰椎旁正中纵向平面 VHVS 和 MRI 图像。(d)腰椎旁正中纵向平面超声影像。

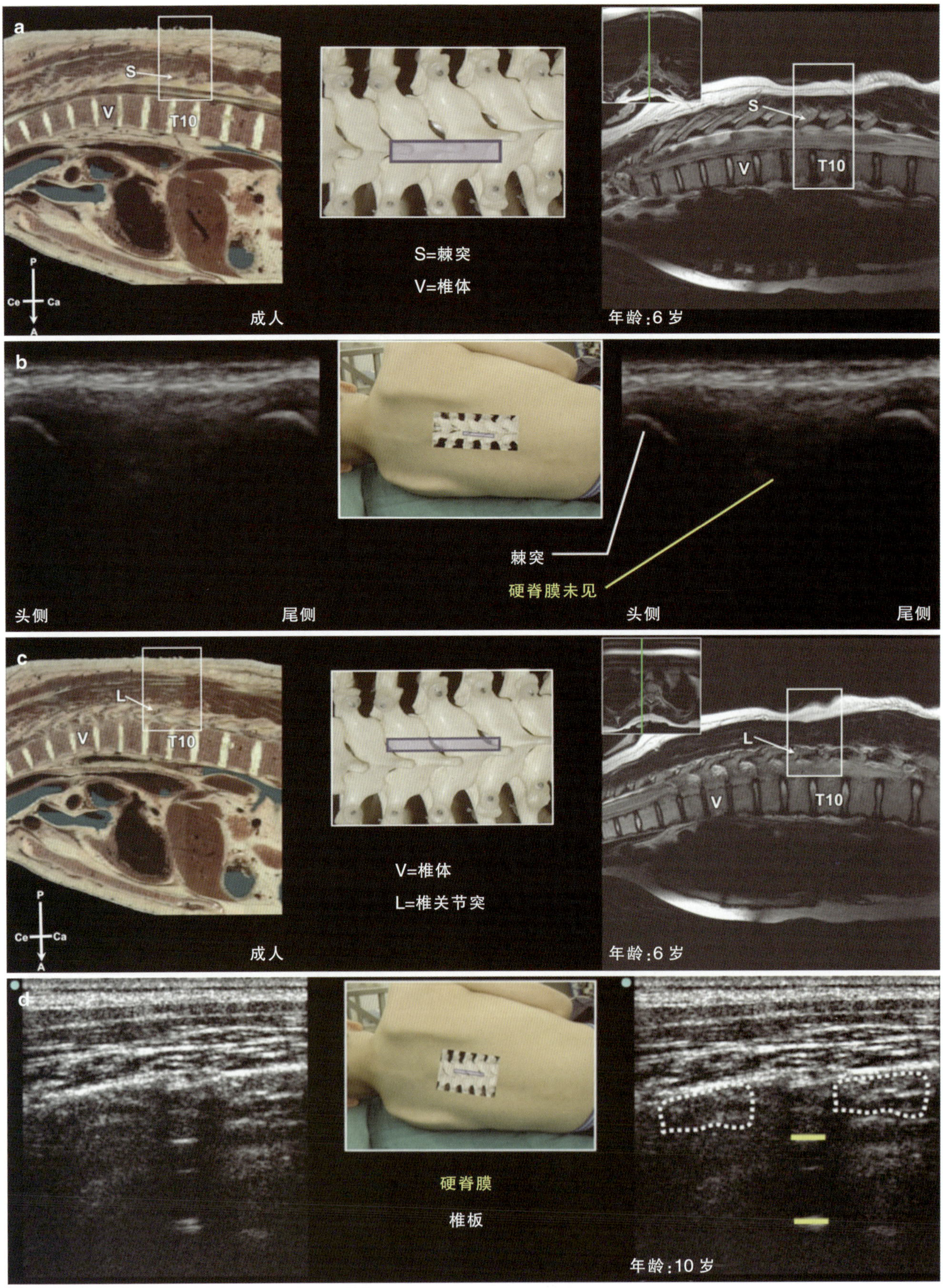

图 33.12 (a)胸椎中线纵向平面 VHVS 和 MRI 图像。(b)胸椎中线纵向平面超声影像。(c)胸椎旁正中纵向平面 VHVS 和 MRI 图像。(d)胸椎旁正中纵向平面超声影像。

节突关节，而不是棘突（棘突在正中纵向切面更清楚）。

(6)旁正中纵切面技术的难度在于穿刺针(正中)和探头(旁正中)的相切(平面外;短轴)关系,穿刺时只能看到针尖,进针角度的控制难度增加。

间接成像

(1)由于超声束受骨结构反射,持续监视针尖穿刺过程和导管置入比较困难。

(2)通常通过针尖运动和周围软组织的位移来观察穿刺过程。

(3)注射生理盐水时可能观察到硬膜外腔扩大和硬脊膜向腹侧移动。

(4)导管推进通常通过注射液的扩散和导管尖端附近硬脊膜的运动间接观察。

(5)此方法重新评估导管位置的效能较低。

(6)据报道,使用金属涂层导管可能有益,超声显示为高亮条纹状,但我们的经验表明,其效能有限。

33.1.8 穿刺方法

预先超声扫描测量

(1)使用探头在旁正中位置进行短轴和长轴扫描。

(2)超声可用于评估椎管解剖,根据视窗,测量椎管的各种距离,包括自皮肤和骨结构到硬脊膜、硬膜外腔、蛛网膜下隙的距离。

(3)超声引导可测定硬膜外腔和阻力消失时的深度,而超声测量的深度和临床出现阻力消失时的深度之间应有良好的相关性。

• 该方法有助于评估脊柱（横向和纵向的图像）并估计硬膜外腔（如预计阻力消失试验的深度）(图

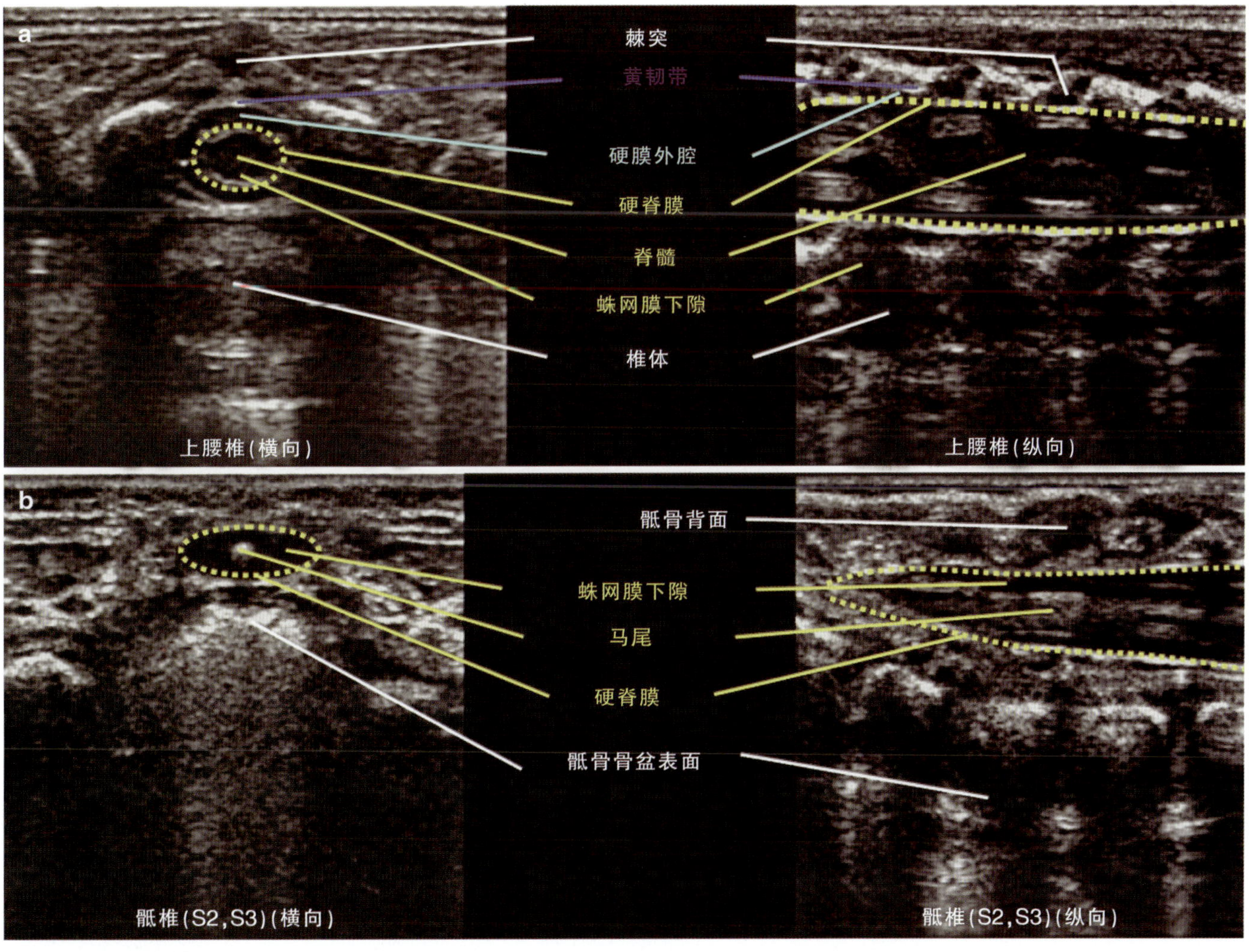

图 33.13　12 月龄婴儿上腰段(a)和骶段(b)水平横向和纵向超声图像。注意:小儿脊柱由于椎管后部缺乏钙化与融合,超声可视性更强。

33.14)。

• 如果看见硬脑膜：

硬膜外腔深度=比皮肤到硬膜的距离略浅

• 如果看见椎板，但未见硬脊膜：

硬膜外腔深度=比皮肤到椎板的距离略深

(4)确定理想的穿刺点和进针轨迹。

(5)实时超声引导或实施标准的阻力消失技术之前进行评估。

超声实时引导

(1)在大于几月龄的患儿中，胸段区域动态超声引导的价值有限。

(2)穿刺通常在所需节段采取正中入路，探头最好沿旁正中纵向切面放置。

(3)采用平面外技术，只有针尖可见。

(4)仍需使用阻力消失试验，并借助超声直视下穿透黄韧带，特别是在腰椎穿刺时。然而，硬膜外腔一般需要通过看到试验剂量的局部麻醉药注射和注射后硬膜移动确认。

硬膜外穿刺期间使用超声引导，常需要一名助理进行超声扫描，这样麻醉医生可通过双手进行 LOR(图 33.15)。否则，麻醉医生将需要利用一个自动装置来进行LOR（例如，Episure 自动检测注射器，Indigo，Orb，CA，USA)以解放一只手操作超声探头。

(5)当对婴儿(<10kg)进行超声引导下硬膜外置管时，可使用 20G 穿刺针。

(6)确认硬膜外腔后，注射局部麻醉药可见药液向尾侧和头侧扩散。

33.1.9 导管置入和确认

(1)为确认导管置入正确，我们推荐使用盐水阻力消失试验，而不是超声引导或硬膜外刺激测试技术。

(2)通过超声监视下注射局部麻醉药试验剂量后观察药液扩散并引起硬脊膜前移，确认穿刺针进入硬膜外腔后，可置入硬膜外管。

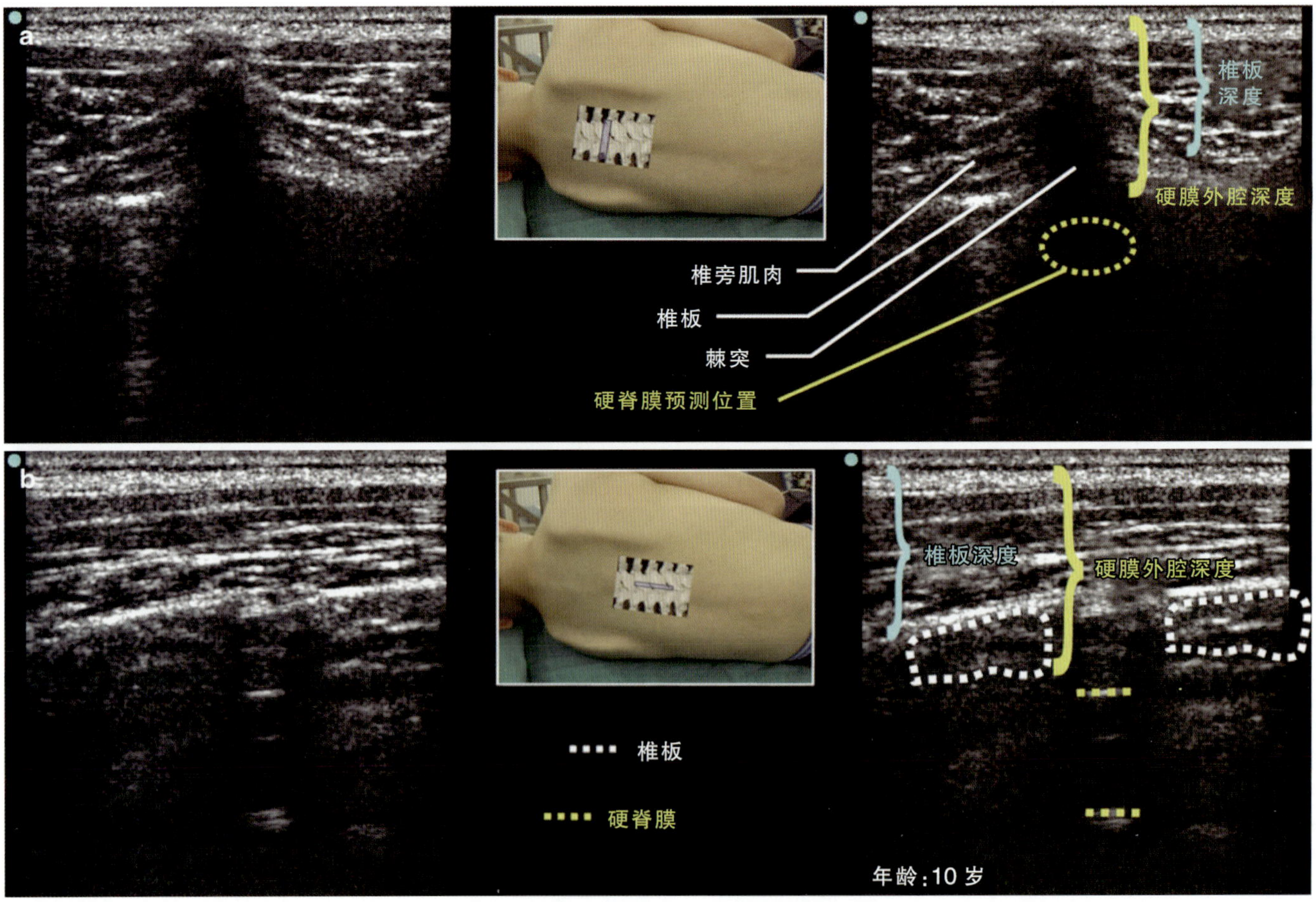

图 33.14 (a)胸椎横切面硬膜外腔深度的估计。(b)胸椎长轴切面硬膜外腔深度的估计。

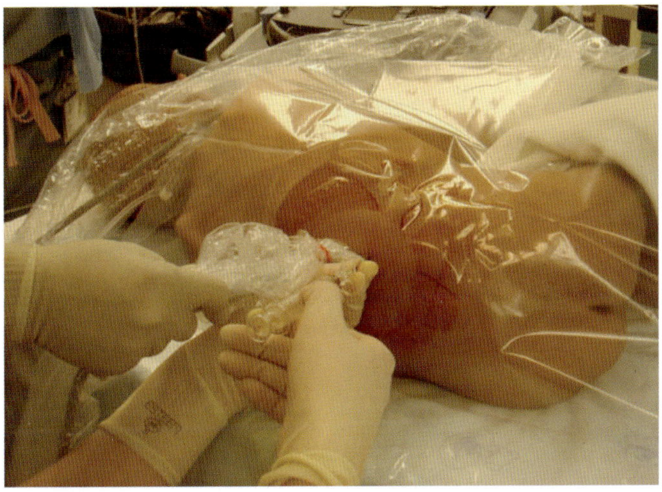

图 33.15　超声平面外技术实时引导下行下胸段硬膜外穿刺，穿刺针位于中线，探头位于旁正中切面，需要一名助手操作超声成像。

(3)置管和注射局部麻醉药时可看到导管尖端。

(4)硬膜外刺激试验可用于确定硬膜外腔置管位置正确(即预防鞘内或血管内置管)，虽然其在短距离置管(2~5cm)作用较为有限。

(5)一旦确认导管尖端位置正确，排除鞘内置管，注射局部麻醉药。如果硬脊膜明显前移，导管尖端可见，可确认硬膜外腔置管。3~6 岁及以下患儿，可以识别导管尖端(见图 33.16)。

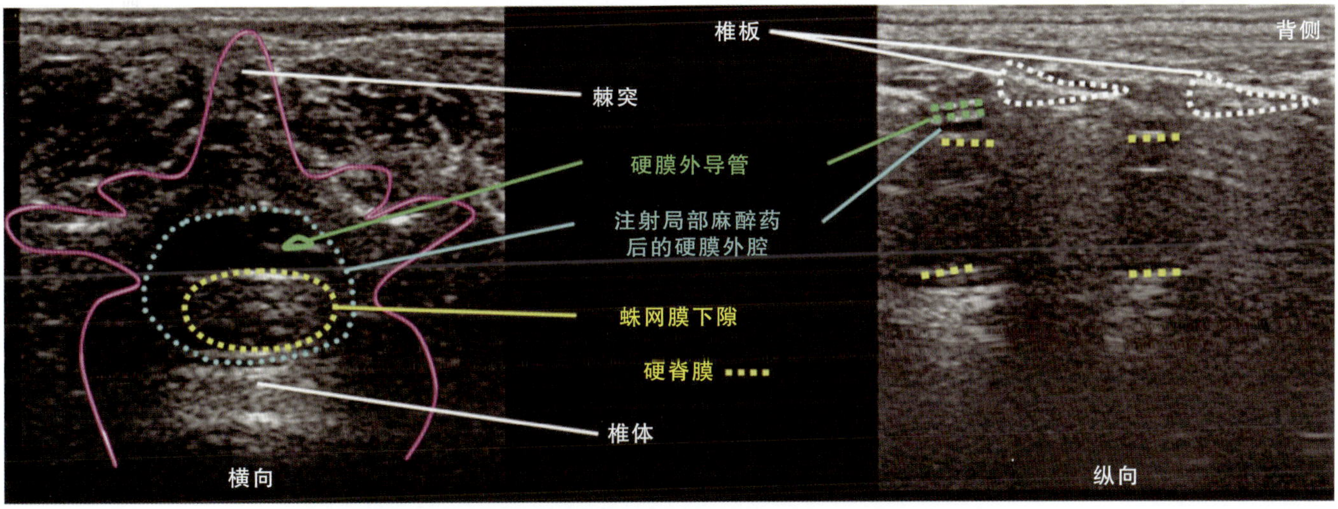

图 33.16　14 月龄患儿腰段硬膜外导管短轴和长轴超声影像。

33.1.10 病例分析：腰段硬膜外穿刺

腰段硬膜外穿刺（A. Spencer 提供）

2 月龄女婴，体重 3.3kg，择期进行吻合口黏膜瘘手术。既往因胎粪性肠梗阻行剖腹手术；术后患儿由于通气困难在镇静状态下维持气管插管 3 周。在此期间患儿还诊断为囊性纤维化和肺高压。超声引导下实施 L2–L3 硬膜外置管。穿刺前超声扫描旁正中、纵轴椎管内结构：包括骶、腰、下胸段水平，皮肤到硬脊膜的深度及脊髓圆锥尖端的位置。

利用 5cm、20G Tuohy 穿刺针，多孔的 24G 硬膜外导管置入硬膜外腔（图 33.17）。试验剂量为 1%利多卡因 0.3mL（1:200 000 肾上腺素），0.25%罗哌卡因 2.5mL 作为初始剂量。术中 0.25%罗哌卡因 1mL 硬膜外给药两次。术后计划连续输注 0.08%罗哌卡因 1mL/h[0.23mg/(kg·h)]。疼痛控制不佳时以乙酰氨基酚 40mg（6 小时 1 次）直肠给药 2 天。

在恢复室患儿舒适，转移到外科病房时，由于患儿存在激惹症状且因 NPO 饥饿，开始给予低剂量吗啡输注[10μg/(kg·h)]。急性疼痛服务小组随访 48 小时，停止硬膜外药物并拔除导管。

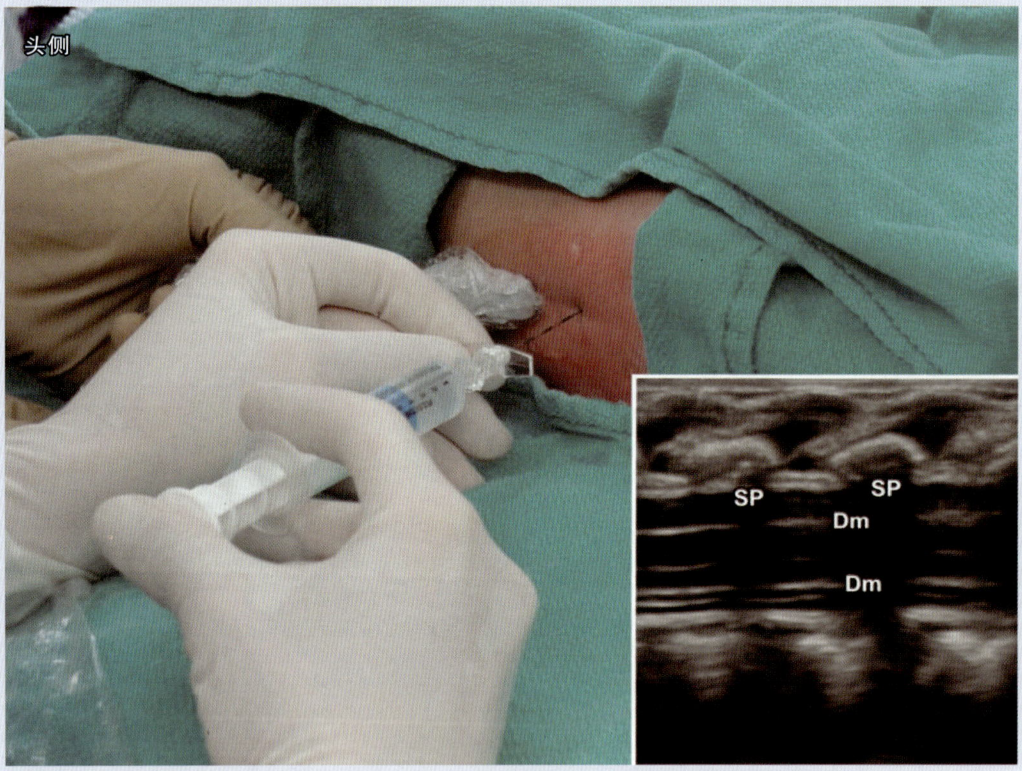

图 33.17 腰段硬膜外阻滞。SP，棘突；DM，硬脊膜（详见“病例分析”）。

33.2 骶管阻滞

33.2.1 引言

单次骶管硬膜外麻醉适用于对阻滞腰骶神经节段。因为骶裂孔低于脊髓，穿刺时比椎管的其他区域安全，但失败率较高(达 25%)，与骶管穿刺技术相关，且有一定概率发生意外血管内穿刺(5%~9%患者)。通常情况下，当穿刺针经骶裂孔并穿破骶尾韧带进入骶管，可感觉到明显的突破感，加上留置针向前推进和局部麻醉药注射均很顺畅，是传统确认穿刺针位置的方法(图 33.18)。

硬膜外电刺激测试技术的发展提高了评估骶管内正确穿刺的效能，比当前其他可用方法更客观。超声波可能有助于确定骶管穿刺的最佳位置。和其他脊柱水平相比，婴幼儿(<1 岁)骶骨骨化不明显，该区域超声窗非常清晰，超声显像更有优势。超声和神经刺激器的主要缺点是不能提供即时血管内穿刺警示。

适应证

镇痛或手术麻醉：

- 泌尿生殖系统手术。
- 下肢手术。

33.2.2 患者体位

患者取侧卧位。

33.2.3 体表解剖(图 33.19)

髂嵴：

- 约 L4 棘突水平。

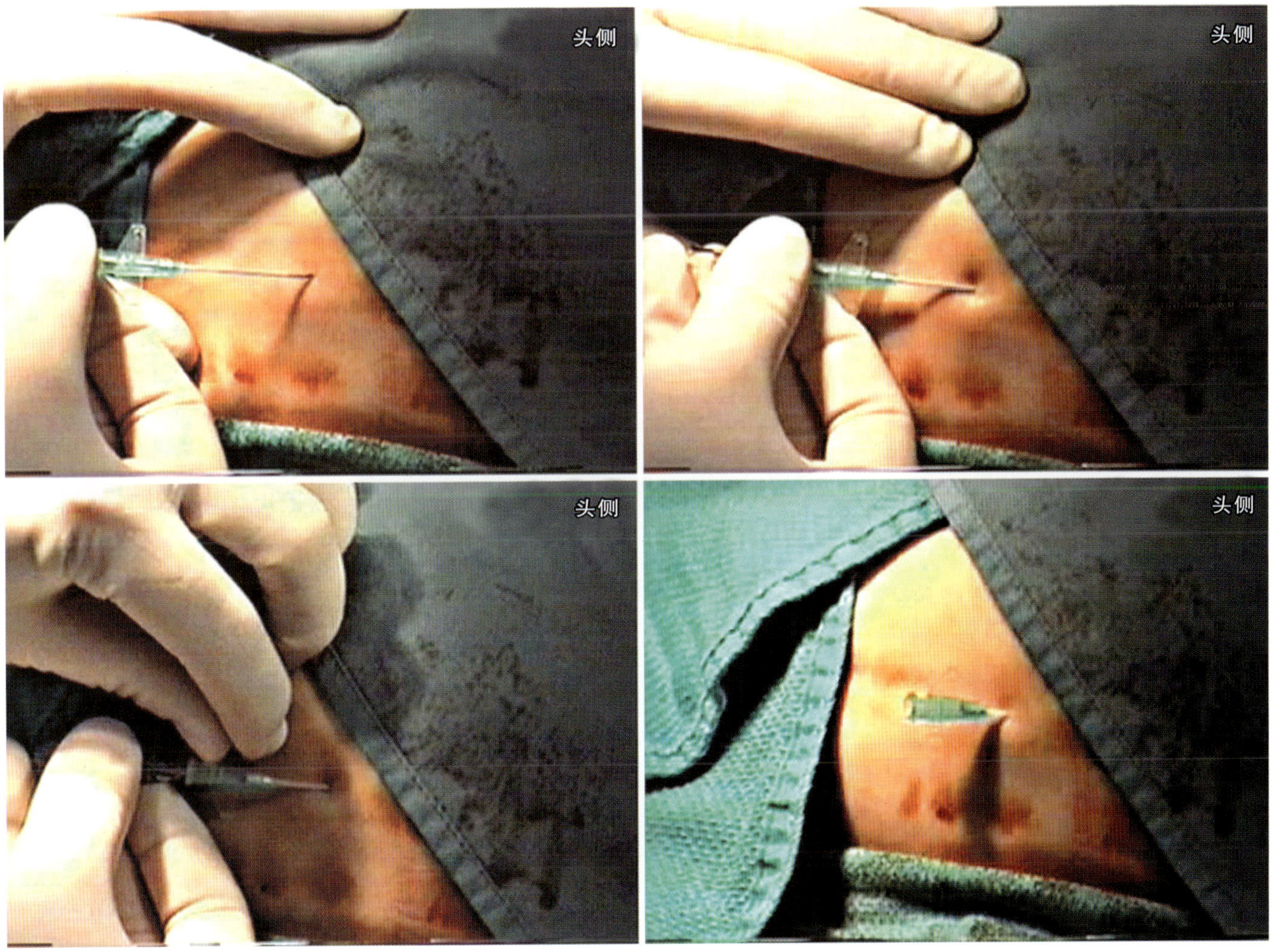

图 33.18 骶管阻滞包括穿刺针/导管进入骶裂孔并通过其后的骶尾韧带(左上)。当穿刺针进入骶管和硬膜外腔时，可感觉到突破感(右上)。留置针向前推进和局部麻醉药注射均很顺畅，可用于确认穿刺针位于尾段硬膜外腔。

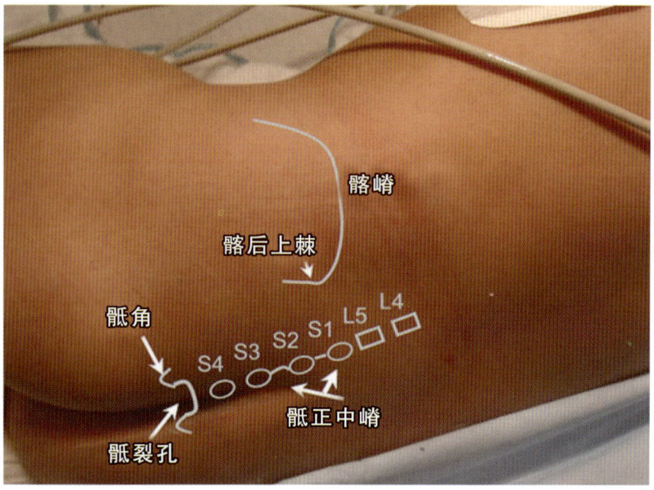

图 33.19 骶管阻滞患者体位及体表标志。

髂后上棘(PSIS):
- S1/S2 侧面 4~5cm。

正中骶嵴:*
- 融合的骶骨棘突(背部表面)。
- 皮下组织过多患者可能难以触诊。

骶裂孔:*
- 可在尾骨尖上方约 5cm 处触及骶角。
- 骶裂孔位于骶角之间的中点。

* 这些体表标志只适合作为年龄较大患儿的参考点。参见图 13.4 获得更多信息。

临床经验

利用体表标志使用留置针穿刺(图 33.18):
- 留置针顺畅推进是确认骶管硬膜外位置最重要的标志。
- 拔出针芯后轻轻回抽即可容易发现意外血管内置管。

33.2.4 神经刺激器技术

(1)绝缘、22G 套管针可用于硬膜外刺激试验。

(2)无菌准备后,将神经刺激器连接到套管针。

(3)神经刺激器阴极(负极;黑色)与绝缘针连接,阳极(正极;红色)与患者体表电极连接。

(4)设置神经刺激器为低频和脉冲宽度(1Hz 或 2Hz;0.1ms 或 0.2ms)。

(5)穿刺针垂直于骶角水平皮肤进针(通过触诊定位)。

(6)进针直至出现特征性的"弹性"或"扑"的突破感,提示进入骶管硬膜外腔。

(7)仔细、缓慢增加电流强度,直至出现运动反应。

(8)正确的运动反应是肛门括约肌(S2–S4)收缩,电流阈值一般在 1~15mA 之间。

(9)臀部或背部局部肌肉收缩是不正确的反应,提示穿刺针可能位于骶尾韧带外的皮下间隙。此外,这种情况下需要电流强度更高(>8mA)。

(10)表 33.1 为运动反应的参考阈值电流信息,特别是关于鞘内置管的内容。

(11)回抽无 CSF 后,给予肾上腺素试验剂量(0.5μg/kg)以确定未发生意外血管内置管。如果发生意外的血管内置管,ECG 出现特有的变化(不论哪个导联,T 波和 ST 段升高>25%)

(12)局部麻醉药注射时出现皮下肿胀或阻力异常表现,均提示穿刺位置不正确和骶管阻滞失败。

33.2.5 超声引导阻滞

33.2.5.1 穿刺部位皮肤准备

穿刺部位应使用氯己定外科消毒并覆盖无菌敷料。所有操作均应和硬膜外置管一样注意无菌技术。

33.2.5.2 扫描技术

(1)用短轴横向探头(5~12MHz,线阵探头)定位在第五骶椎水平识别体表标志。超声下可看到骶角(骶骨双边角)、骶骨背面、骶尾韧带后面和骶管裂孔(图 33.20)。

(2)经皮穿刺,旋转探头 90°变成长轴(纵向)在两个骶角之间扫描,可看到穿刺针进入骶尾韧带入口的平面内轨迹影像;突破骶尾韧带,特征性 "扑" 的突破感可用以确认穿刺针进入骶管硬膜外腔。

(3)线性探头对多数患儿具有优势,即使具有较低频率的曲线阵列探头对老年和(或)肥胖患者更有利。较小的曲棍球棒探头更适合幼儿患者。

(4)进入骶管硬膜外腔后,探头可从纵向旋转为横向,在骶尾韧带和骶骨骨盆面(腹侧)之间(即骶管硬膜外腔)定位穿刺针位置(显示为一个点)。

(5)年幼婴儿(最好是大于 1 岁的患儿),由于骶椎骨化未完全(见图 33.13),探头(7~12 MHz,线性)可放在骶骨中点水平(S2–S3)。长轴视图可清晰见到穿刺针通过骶管入口进入到硬膜外腔的轨迹。

33.2.5.3 声像图表现

骶裂孔短轴视窗(图 33.20b)：

• 从表面上看，两个骶角呈强回声的倒 U 型结构，位于线性回声多变的皮下组织下方。

• 两骶角之间深部的两条强回声带为骶尾韧带后部(首先)和骶骨骨盆背侧(基底部)；之间的低回声区域为骶裂孔。

• 骶角和韧带深处，图像显示侧面的暗影和中间低回声的硬膜外腔，可能存在差异。

• 穿刺针可表现为穿刺通过骶尾韧带 (未显示) 的骶管裂孔内强回声点。

骶裂孔长轴视窗(图 33.21b)：

• 骶尾韧带出现变宽、强回声、线性，向尾骨倾斜。

• 骶骨背面呈高回声，在骶尾韧带的深部、偏头侧。

• 骶骨腹侧面(骨盆)背侧，位于图像底部，表现为暗影，和一中度低回声空间–骶裂孔–位于骶尾韧带和骶骨之间(骶骨背面头侧、下方为尾段硬膜外腔)。

• 硬膜外腔之外，穿刺针可能呈现强回声的线性结构。由于骶骨背侧对超声束的反射，硬膜外腔内的穿刺针看不见(未显示)。

33.2.5.4 骶管比鞘内注射

骶管阻滞时，存在硬脊膜穿刺导致意外鞘内注射的风险。发生鞘内注射时可出现头痛，甚至全脊麻。

几种方法，包括“嘶嘶” 感和“嗖嗖”感的测试、电刺激和超声影像，已用于引导穿刺针的准确放置，帮助确认骶管位置。

最近研究表明，用于判断是否注入骶管或鞘内，彩色多普勒超声具有较高的敏感性和特异性。骶管注射产生明确的信号，而鞘内注射不会产生可检测到的信号(图 33.22)。

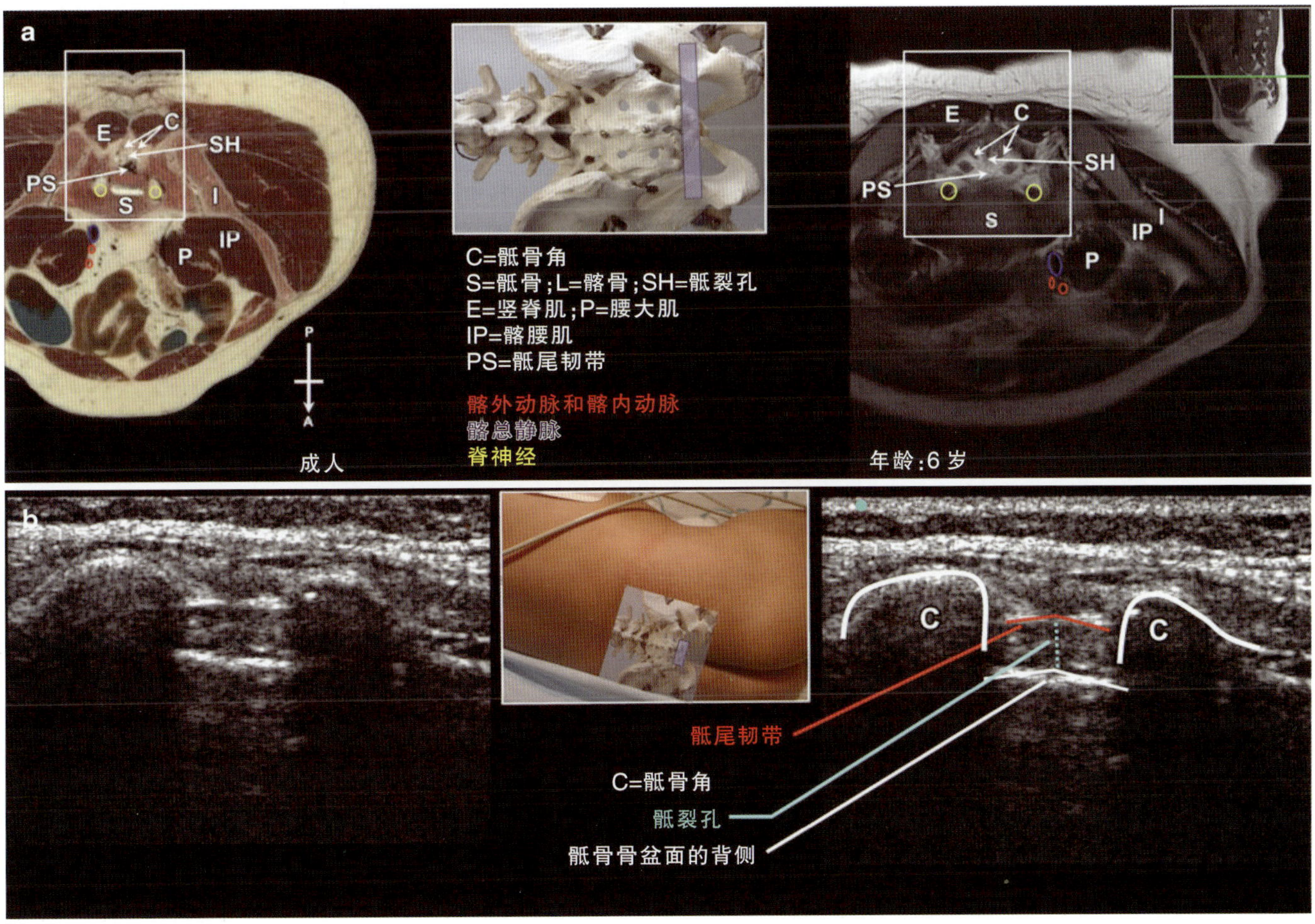

图 33.20　(a)尾段横切面 VHVS 和 MRI 图像。(b)线性探头横向/短轴扫描 10 岁患儿骶裂孔水平的图像。

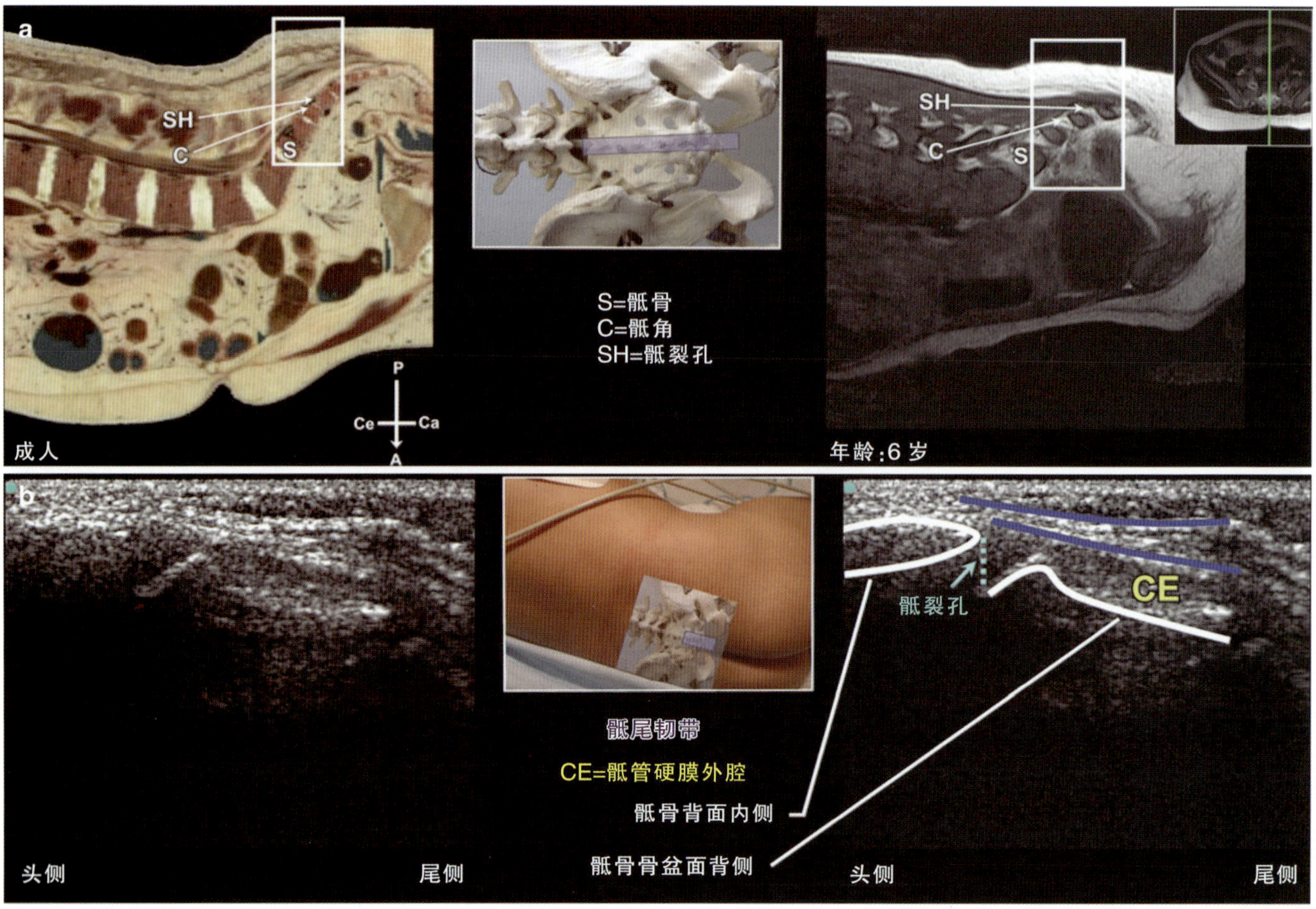

图 33.21 (a)尾段纵切面 VHVS 和 MRI 图像。(b)线性探头纵向/长轴扫描 10 岁患儿骶角之间的图像。

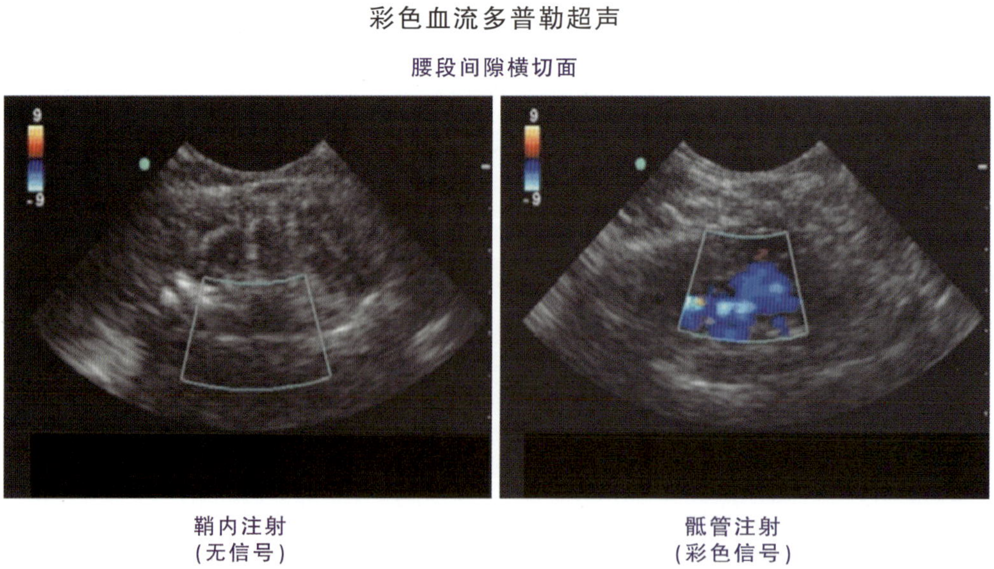

图 33.22 彩色多普勒确认局部麻醉药扩散至腰段(L4)硬膜外腔。注射前(左),没看到彩光而可见中央圆形蛛网膜下隙;注射后(右),局部麻醉药表现为混合色彩,且硬膜外腔出现轻微扩张。

33.2.5.5 穿刺方法和局部麻醉药的应用

儿童患者中，骶管麻醉多在全身麻醉后实施。

对于年龄>1 岁的患者，超声探头置于骶管裂孔。对于婴儿，超声探头则置于 S2–S3。

(1)在骶裂孔中线，22G 穿刺针垂直皮肤穿刺。

(2)探头纵向放置，当向前推进并穿透骶尾韧带时可在长轴看到穿刺针。

(3)推进穿刺针直至出现“扑”的突破感，提示进入骶管硬膜外腔。

(4)婴幼儿因骶骨背侧未完全融合和钙化，穿刺针超越韧带并进入硬膜外腔内后仍可在超声下看到针尖。

(5)旋转探头，在短轴切面确认穿刺针位置(硬膜外腔的一个亮点)并注射局部麻醉药。

(6)局部麻醉药在超声影像下表现为扩展性低回声，间接征象则是硬脊膜移动。

33.2.6 病例分析：骶管硬膜外

骶管硬膜外(S. Suresh 提供)

9 月龄男婴，11kg，择期在骶管阻滞下行尿道下裂修复。超声引导下实施阻滞，使用 22G 穿刺针注射 0.25%的布比卡因 10mL (含 1:200 000 肾上腺素)(图 33.23)。手术时间为 2 小时；阻滞持续时间为 4~6 小时。恢复室内未发生疼痛(FLACC 评分为 0)。术后镇痛使用 6mg 酮咯酸(Toradol)注射。

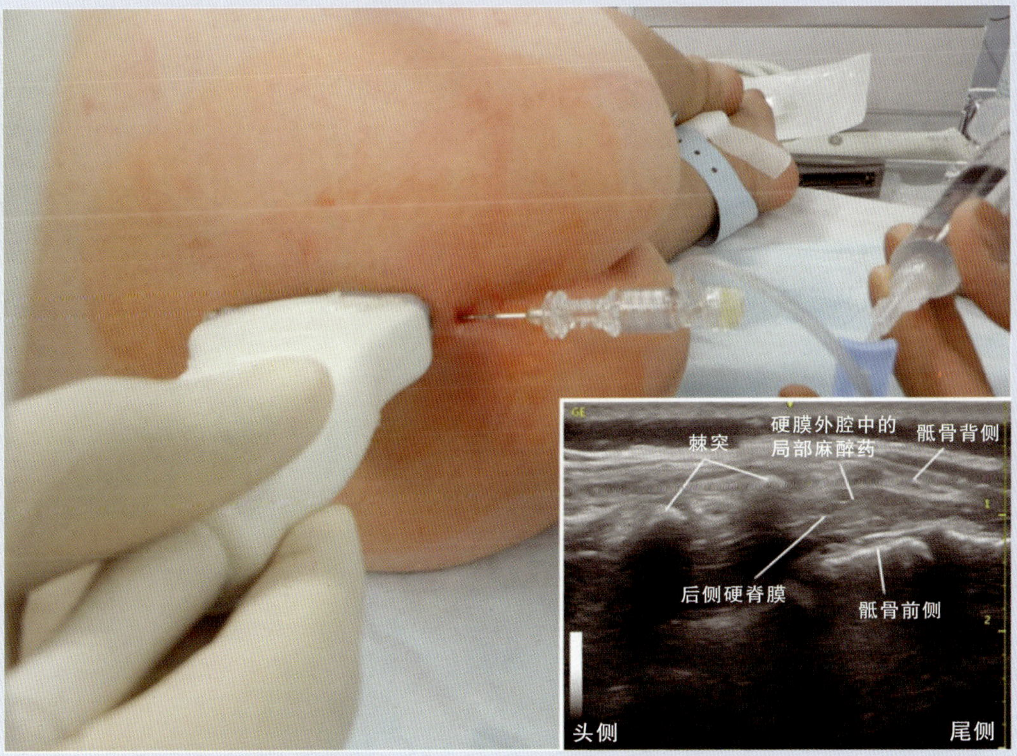

图 33.23 超声引导下骶管硬膜外阻滞(详情见“病例分析”)。

33.3 从尾段穿刺置管至腰段或胸段脊柱

从骶椎(或下腰椎)置入导管至腰椎或胸椎水平,有减少直接脊髓损伤的风险(特别是那些在麻醉下无法报告感觉异常的患儿),并且对既往曾行更高节段脊柱手术的患者在技术上更简单。确认导管在硬膜外腔准确放置并监测导管向头侧硬膜外腔推进至关重要,超声和硬膜外电刺激具备动态特性,可能有益。硬膜外刺激测试可预防穿刺或置管意外进入鞘内或血管。

1 岁以下患儿应用成功率最高,因为 1 岁以后,脊柱腰曲变得更加明显,增加硬膜外导管从尾部向上置入的难度。然而,采用专门带探针的导管联合硬膜外刺激试验指导定位,从骶管向上置管在稍大儿童已成为可能。

33.3.1 硬膜外刺激引导技术(图 33.24)

操作

(1)使用可通过 20G 穿刺针的带有探针的硬膜外刺激导管或含金属的硬膜外导管,估计目标距离所需要的长度(见图 2.10)。

(2)调整探针位置至硬膜外导管远端,使其保持一定的硬度。

(3)无菌准备后,插入 18G 静脉套管针,使用类似技术进行骶管硬膜外腔单次穿刺;通过典型的"弹性"或"扑"的穿透骶尾韧带的感觉来确认套管针正确放置(图 33.18)。

(4)使用电极适配器将神经刺激器与硬膜外导管连接。

(5)首先用无菌生理盐水(1~2mL)填充刺激导管和适配器。

(6)将神经刺激器阴极引线连接到适配器的金属端,阳极连接到患者的体表电极。

(7)设置神经刺激器为低频率和脉冲宽度(2Hz;0.2ms)。

(8)持续骶管麻醉时,推进导管几毫米,并逐步调节导管电流直至肛门括约肌(S2–S4)出现运动或收缩反应。

(9)需要置管至腰椎或胸椎水平时,推进导管的同时逐渐施加电流。

(10)随着导管向头侧方向的推进,运动反应也逐渐进展(从下肢和腰背部到胸段肋间和上肢),直至达到所需节段。

(11)导管推进过程中若遇到小阻力可通过向导管注射生理盐水和(或)简单的弯曲或伸展患者脊柱来克服。

(12)注射局部麻醉药试验剂量以排除血管内置

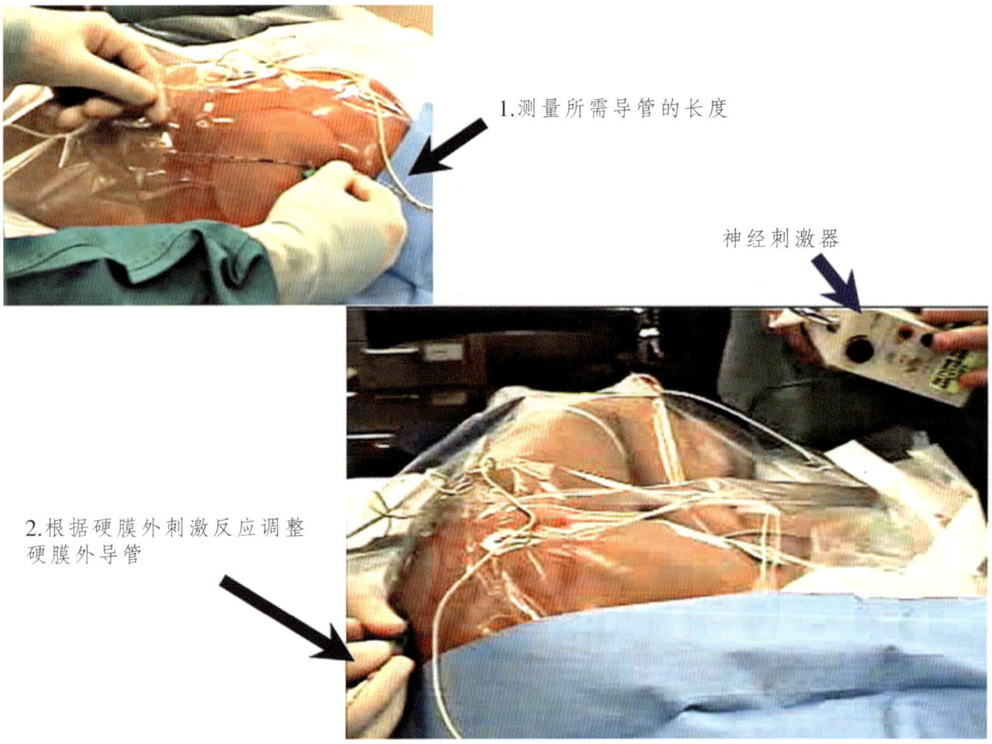

图 33.24 使用硬膜外电刺激引导硬膜外置管。首先,估计含金属针芯的导管长度。其次,用传统方法(即阻力消失法)置入导管至骶管硬膜外腔,并推进导管。观察神经刺激反应以确认硬膜外置管和导管尖端所处节段。

管。

(13)对比表 33.1 所述的运动反应特点判断导管的位置,并做出必要的调整。

(14)如果导管未能达到预期节段,可退出导管,重新置入(译者注:应连同穿刺针一起退出,重新穿刺)。

(15)一旦获得最佳位置,退出 18G 静脉留置针和探针。

(16)立即使用几层封闭性敷料将导管从头侧向穿刺点粘贴固定(图 33.25)。

33.3.2 注射局部麻醉药(试验剂量)以确认避免血管内置管

(1)回抽排除鞘内置管后,注入局部麻醉药试验剂量(1%利多卡因与 1:200 000 肾上腺素混合液 0.1mL/kg)以确认导管不在血管内。

(2)如果导管放置正确,增加电流阈值,注射局部麻醉药后运动反应应该停止。

(3)如果导管尖端在血管内,则局部麻醉药将全身分布,重复注射局部麻醉药后运动反应保持不变。

(4)一旦排除血管内置管,如上所述在皮肤上粘贴固定导管。

33.3.3 超声引导技术

该技术最适合年幼的婴儿(0~6 月龄),由于其脊椎骨化不完全,导管尖端和大量的解剖结构更容易在超声下显示。胸椎因其体积较小且棘突重叠,故超声视窗较少。

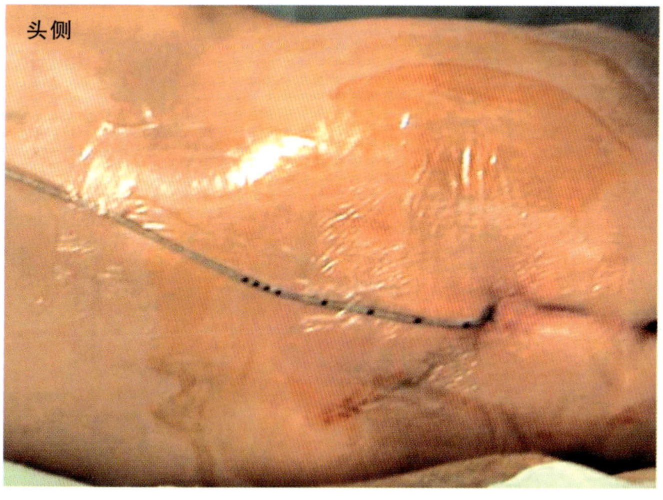

图 33.25 用无菌封闭敷料在婴儿背部固定硬膜外导管,保持无菌。

33.3.4 扫描技术

(1)置管过程中必须有一名助理进行超声成像。

(2)在骶管置管和硬膜外导管推进中,按照前文所述超声扫描方法指导婴幼儿骶管穿刺。

(3)查看脊柱腰段和胸段区域时,应放置探头在正中或旁正中(探头置于棘突侧方)长轴切面。

(4)两种切面均适合于腰椎,但旁正中切面可能更好,因为可更清晰地显示硬脊膜。导管置入后引起的硬脊膜运动已被证明是检测黄韧带穿透的更好方法(正中切面更容易看到)。

(5)旁正中切面(无论横向或纵向)是扫描胸椎的最佳选择,因为此处脊柱骨化更完全,棘突较长、倾斜且互相重叠。

33.3.5 超声影像表现

骶管硬膜外腔的超声影像与进行单次麻醉穿刺时所见一致(见图 33.20 和图 33.21)。

导管可视性(14 月龄)

腰段虽然可能需要一个以上的超声切面,但可看到导管尖端进入和推进过程(图 33.16)。在 3~6 岁及以上儿童,导管尖端在置入后可能无法清晰显示。

一般来说,通过注射液体后硬膜运动间接判断导管;低回声局部麻醉药在硬膜外腔扩张并导致硬脊膜向腹侧运动。

局部麻醉药注射

一般情况下,不能直接看到局部麻醉药,但偶尔可从硬脊膜移位观察到局部麻醉药向尾端和头端扩散。

33.3.6 导管置入和局部麻醉药的应用

(1)在患者的体表测量所需导管长度。

(2)用 18G 静脉留置针和 20G 硬膜外导管实施阻滞(如果使用硬膜外电刺激,需要神经刺激器)。

(3)如果使用硬膜外电刺激,超声看到导管时,按照前一节所述操作。

(4)如果仅使用超声与经典的“扑”突破感用于骶管硬膜外腔置管,可直接看到导管推进(年幼婴儿)或间接观察局部麻醉药注射引起硬脊膜运动判断导管位置。

(5)一旦导管尖端位置确认正确,排除意外鞘内置管(表 33.1)和注射局部麻醉药排除血管内注射。超声波也可清晰地发现硬脊膜运动或位于硬膜外腔的导管尖端。

33.3.7 病例分析：胸段硬膜外

胸段硬膜外(B. Tsui 提供)

8月龄患儿接受开放性 Nissen 胃底折叠手术。全身麻醉诱导，未使用肌肉松弛药，患儿侧卧位。严格无菌条件下，如图 33.18 和图 33.24 所示，利用神经刺激技术经骶管行硬膜外置管。在神经刺激引导下，硬膜外导管置至胸椎。导管达到所需位置后(通过神经刺激确认)，以图 33.25 所示方法固定。导管推进中利用超声实时引导。L3/4 横切面扫描(图 33.26a)，中段胸椎水平以旁正中纵切面扫描(图 33.26b)；这些图像中可清晰地显示硬脊膜及硬膜外导管。婴儿苏醒时无不适并在术后返回病房。

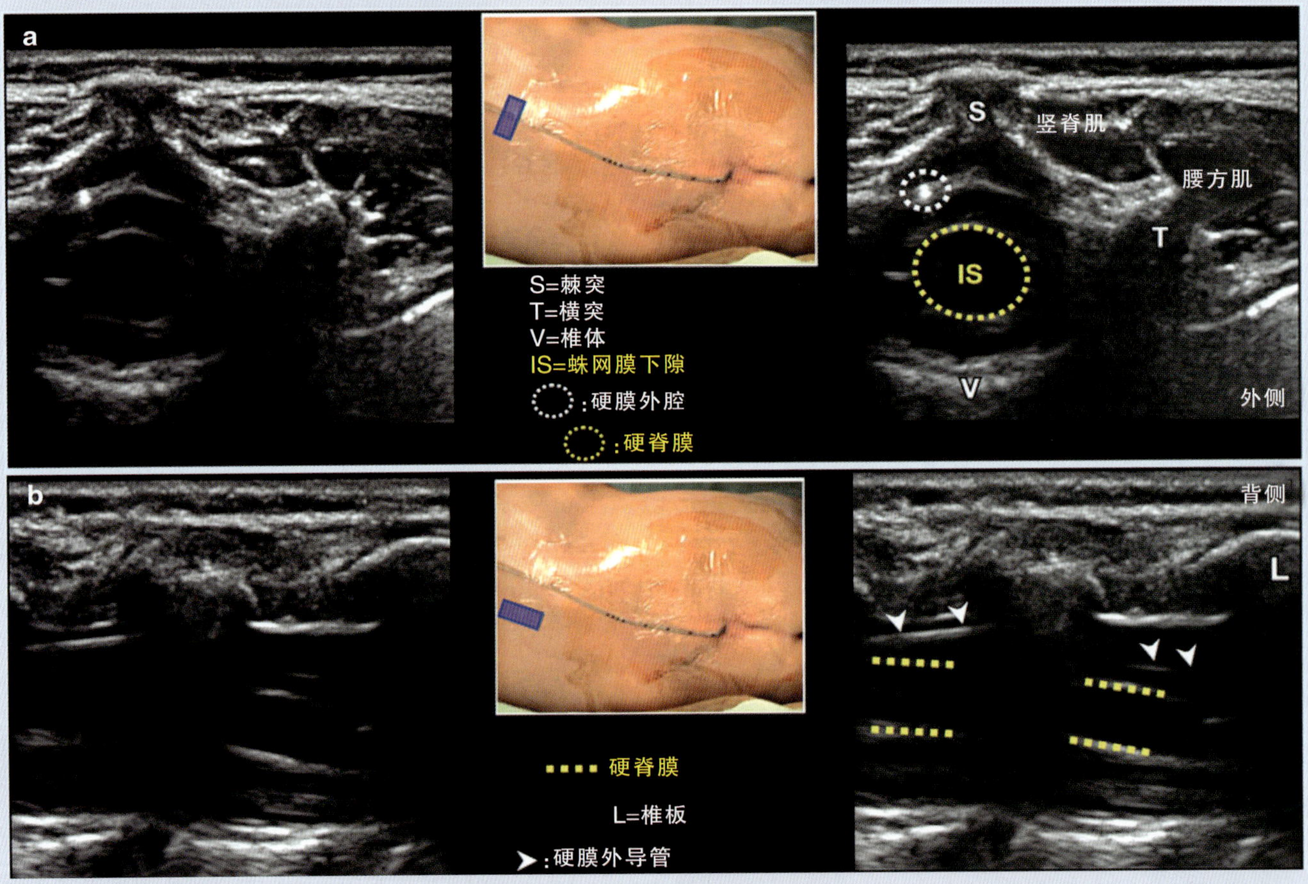

图 33.26 超声引导经骶管置入胸段硬膜外导管。超声横切面(a)和旁正中纵切面(b)视图。蓝色矩形表示探头位置(详见“病例分析”)。

33.4 超声引导技术的最新文献

最近关于超声引导用于儿童的文献报道非常丰富。多数研究比较超声引导和传统的非超声引导方法；其中重点之一是两种方法穿刺所用时间的比较。对于胸段硬膜外穿刺，Tachibana 等[7]发现，与对照组相比，采用超声预扫描可显著减少穿刺时间[中位数100(77~116)秒比 165(130~206)秒]。然而，使用超声扫描时，预先扫描需要时间；在 Tachibana 等的研究中，超声扫描显示椎管内结构的时间多超过 2 分钟。某些情况下，这种对整个穿刺时间的延长可能并不必要。Wang 等[8]对经骶裂孔超声引导骶管注射和传统骶管注射所需时间进行比较，超声组所用时间更短(145±23 秒比 164±31 秒)，但研究未包括扫描本身所花费的时间。因此，超声预扫描缩短了实际针刺时间，但可能增加整体阻滞时间。

研究的另一个热点是超声引导下神经阻滞成功率。Wang 等[8]发现，虽然骶管阻滞的整体成功率在超声组和传统 LOR 组之间相似(92.8%比 95.7%)，超声组首次穿刺成功率明显较高（92.8%比 50%）。同样，Tachibana 等[7]的研究结果表明，使用超声预扫描时硬膜外穿刺的次数减少，未进行超声预扫描时硬膜外操作明显更加困难。Shin 等[9]比较两种超声引导下骶管阻滞的方法：一种使用常规的骶裂孔入路，另一种使用 S2–S3 间隙入路。尽管两种方法之间整体成功率相似，但第一种方法硬膜外尝试穿刺的成功率明显高于后者。

最近有部分研究评估超声引导下椎管内阻滞时局部麻醉药扩散的直接可视性。Lundblad 等[10]使用超声成像显示与年龄、体重、身高和骶管阻滞后向头侧扩散的最大距离呈明显负相关。Triffterer 等[11]评估超声引导下骶管阻滞局部麻醉药不同注射速度(0.5mL/s 比 0.25mL/s)，发现局部麻醉药向头侧扩散或以脊髓圆锥为参照在硬膜外腔的扩散距离，组间无明显差异。Ueda 等[12]证实经食管超声心动图可用于胸椎硬膜外阻滞过程中观察导管位置和局部麻醉药扩散三维成像。最后，一项关于儿童接受外科手术或化疗的前瞻性观察研究中，Tsui 等[13]发现彩色多普勒超声可成功区分硬膜外和鞘内注射。

超声波也可用于显示更多的皮下椎管解剖结构。Koo 等[14]用超声检查患者不同体位的硬脊膜运动；结果发现侧卧位比仰卧位时硬膜囊向头侧移位更明显。同一组研究者使用超声检测泌尿生殖系统异常患儿脊柱裂的患病率[15]。和正常组相比，怀疑有脊髓栓系的患儿脊髓圆锥和终丝的水平更低。Kim 等[16]通过超声扫描骶裂孔，表明传统确定骶裂孔的等角三角形方法并不可靠。利用超声估计椎管结构的深度，Tachibana 等[7]发现进针深度与超声估计的皮肤至硬脑膜距离呈显著相关。Shin 等[9]发现，与骶裂孔水平相比，S2–S3 水平骶管深度存在显著差异。

关于阻滞质量，Willschke 等[17]回顾性分析 20 例肥厚性幽门狭窄婴儿行超声引导下胸段硬膜外阻滞的效果。所有婴儿接受超声引导单次硬膜外阻滞，术中镇痛完善，心率和氧饱和度稳定。

（郑俊奕 李国才 译　陈惠群 张鸿飞 校）

参考文献

1. Tsui BC, Wagner A, Cave D, Seal R. Threshold current for an insulated epidural needle in pediatric patients. Anesth Analg. 2004;99:694–6.
2. Tsui BC, Wagner AM, Cunningham K, Perry S, Desai S, Seal R. Threshold current of an insulated needle in the intrathecal space in pediatric patients. Anesth Analg. 2005;100:662–5.
3. Tsui BC, Wagner AM, Cunningham K, Perry S, Desai S, Seal R. Can continuous low current electrical stimulation distinguish insulated needle position in the epidural and intrathecal spaces in pediatric patients? Pediatr Anesth. 2005;15:959–63.
4. Tsui BC, Tarkkila P, Gupta S, Kearney R. Confirmation of caudal needle placement using nerve stimulation. Anesthesiology. 1999;91:374–8.
5. Fisher QA, Shaffner DH, Yaster M. Detection of intravascular injection of regional anaesthetics in children. Can J Anesth. 1997;44:592–8.
6. Tsui BC. Thoracic epidural catheter placement in infants via the caudal approach under electrocardiographic guidance: simplification of the original technique. Anesth Analg. 2004;98:273.
7. Tachibana N, Yamauchi M, Sugino S, Watanabe A, Yamakage M. Utility of longitudinal paramedian view of ultrasound imaging for middle thoracic epidural anesthesia in children. J Anesth. 2012;26:242–5.
8. Wang LZ, Hu XX, Zhang YF, Chang XY. A randomized comparison of caudal block by sacral hiatus injection under ultrasound guidance with traditional sacral canal injection in children. Pediatr Anesth. 2013;23:395–400.
9. Shin SK, Hong JY, Kim WO, Koo BN, Kim JE, Kil HK. Ultrasound evaluation of the sacral area and comparison of sacral interspinous and hiatal approach for caudal block in children. Anesthesiology. 2009;111:1135–40.
10. Lundblad M, Lonnqvist PA, Eksborg S, Marhofer P. Segmental distribution of high-volume caudal anesthesia in neonates, infants, and toddlers as assessed by ultrasonography. Pediatr Anesth. 2011;21:121–7.
11. Triffterer L, Machata AM, Latzke D, Willschke H, Rebhandl W, Kimberger O, Marhofer P. Ultrasound assessment of cranial spread during caudal blockade in children: effect of the speed of injection of local anaesthetics. Br J Anaesth. 2012;108:670–4.
12. Ueda K, Shields BE, Brennan TJ. Transesophageal echocardiography: a novel technique for guidance and placement of an epidural catheter in infants. Anesthesiology. 2013;118:219–22.

13. Tsui B, Leipoldt C, Desai S. Color flow Doppler ultrasonography can distinguish caudal epidural injection from intrathecal injection. Anesth Analg. 2013;116:1376–9.
14. Koo BN, Hong JY, Kim JE, Kil HK. The effect of flexion on the level of termination of the dural sac in paediatric patients. Anaesthesia. 2009;64:1072–6.
15. Koo BN, Hong JY, Song HT, Kim JM, Kil HK. Ultrasonography reveals a high prevalence of lower spinal dysraphism in children with urogenital anomalies. Acta Anaesthesiol Scand. 2012;56: 624–8.
16. Kim MS, Han KH, Kim EM, Jeong SH, Lee JR. The myth of the equiangular triangle for identification of sacral hiatus in children disproved by ultrasonography. Reg Anesth Pain Med. 2013;38: 243–7.
17. Willschke H, Machata AM, Rebhandl W, Benkoe T, Kettner SC, Brenner L, Marhofer P. Management of hypertrophic pylorus stenosis with ultrasound guided single shot epidural anaesthesia – a retrospective analysis of 20 cases. Pediatr Anesth. 2011;21:110–5.

推荐读物

Dalens B. Caudal anesthesia. In: Dalens B, editor. Regional anesthesia in infants, children, and adolescents. Philadelphia: Lippincott Williams & Wilkins; 1995. p. 171–94.

Dalens B. Lumbar epidural anesthesia. In: Dalens B, editor. Regional anesthesia in infants, children, and adolescents. Philadelphia: Lippincott Williams & Wilkins; 1995. p. 207–48.

Dalens B, Khandwala R. Thoracic and cervical epidural anesthesia. In: Dalens B, editor. Regional anesthesia in infants, children, and adolescents. Philadelphia: Lippincott Williams & Wilkins; 1995. p. 249–60.

Suresh S, Polaner DM, Cote CJ. Regional Anesthesia. In: Cote CJ, Lerman J, Anderson BJ, Eds. 5th ed. Philadelphia: WB Saunders; 2013. p. 835–79.

Tsui BC. Epidural anesthesia using electrical epidural stimulation and ultrasound guidance. In: Tsui BC, editor. Atlas of ultrasound and nerve stimulation-guided regional anesthesia. New York: Springer; 2007. p. 235–55.

Tsui BC. Caudal and epidural blockade. In: Tsui BC, editor. Atlas of ultrasound and nerve stimulation-guided regional anesthesia. New York: Springer; 2007. p. 271–93.

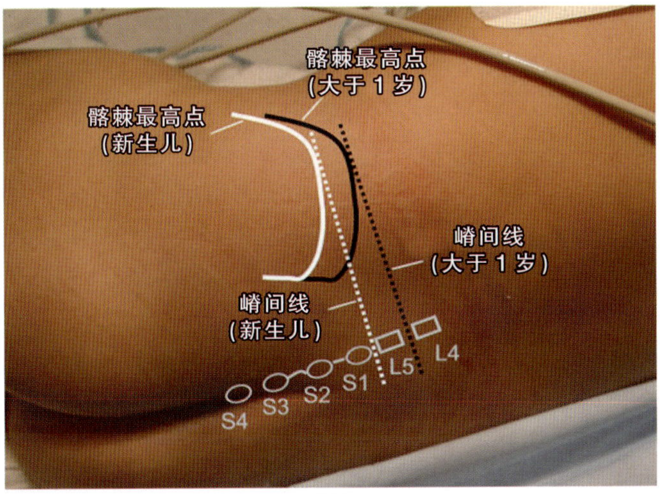

图 34.2 儿童蛛网膜下隙阻滞的体表解剖标志。白线和黑线分别代表新生儿和大于 1 岁儿童的髂棘最高点和嵴间线。

34.3.4 超声评估

(1)蛛网膜下隙阻滞的超声检查类似于腰部硬膜外麻醉的超声检查。对于较小的儿童或婴幼儿,采用(10~13MHZ)高频探头效果较好,而由于青少年患者的轴索结构位置较深,采用如 2~6MHZ 的曲线低频探头,则能获得满意的声透信号。

(2)在中央或近中央位置采用宽的线阵探头较清晰。有时,在近中央的位置采用纵切面探测效果更佳,但这通常适用于同时在中央位置做过探测的新生儿及小于 6 个月的婴儿。

(3)尽管 3 个月龄以下的小儿用超声检查较为清晰(>80%),但随着年龄增加清晰度逐渐下降,到 9 个月龄时清晰度下降近 30%~40%。

(4)在进行蛛网膜下隙阻滞前先在腰椎的中央或近中央位置进行超声的横切面检查非常重要。如此便可以:

- 在硬膜外穿刺前确定腰椎与骶椎水平。
- 勾画出棘突与进针轨迹。
- 确保硬膜外穿刺部位在脊髓终丝以下。
- 评估蛛网膜下隙腔隙的深度;确定皮肤与硬膜外腔的距离,新生儿与婴幼儿一般较窄(6~8mm)[6]。如果超声检查时探头加压较大,评估结果可能有误。

近来,使用实时彩色多普勒检查能区分出硬膜外注射和鞘内注射(即,硬膜外注射呈现出流体信号,而鞘内注射不出现)(见图 33.22)[14]。

> **临床经验**
> - 超声检查可用于预扫描。
> - 蛛网膜下隙阻滞可在实时超声引导下完成,但此方法的价值并不确切,且因为需要增加额外的设备及医务人员而导致感染的风险增加。

34.3.5 神经刺激器技术

对儿童患者进行蛛网膜下隙阻滞采用神经电刺激辅助并不是常规手段,所以在此不多述。然而当采用绝缘的穿刺针时,神经电刺激可帮助鉴别出针尖到达的位置是硬膜外腔(>1mA)或是蛛网膜下隙(<1mA)(见第 2 章)[15]。

34.4 设备与脊椎穿刺针

(1)跟所有的区域麻醉一样,必须严格遵守无菌操作原则。在蛛网膜下隙阻滞前先在患者和保温毯之间放置吸水垫。蛛网膜下隙阻滞成功注药后,患儿有时会有小便,吸水垫能有效地吸收这些体液,避免因疏忽而致患儿术中受凉。

(2)体位摆好后,用 2%的氯己定溶液及 70%的酒精消毒,然后自然晾干。

(3)铺无菌巾,备好脊髓穿刺针和注射器。

(4)确保麻醉者操作和助手辅助患者摆体位的方式舒适有效。当给采取侧卧位的清醒的患儿进行穿刺时,建议麻醉者采取坐姿,能使穿刺过程更加平稳和灵巧。

(5)如果之前没有使用麻醉凝胶,则在脊髓穿刺前用 27G~30G 的穿刺针和 1%利多卡因做好皮肤的浸润麻醉。

34.4.1 穿刺针

(1)用短的 25G~27G 脊髓穿刺针在腰部采用正中央位置进针。没有证据表明穿刺针的类型与穿刺的成功率和蛛网膜下隙阻滞后并发症有关[16,17]。然而,使用较小的穿刺针能减少在儿童患者身上难以评估出的穿刺后头痛。

(2)儿童患者的脊髓穿刺针的类型有多种型号可供选择。我们一般选用 2.5cm,25G 的笔尖式穿刺针,如果穿刺失败,则采用 3.8cm,22G 的 Quincke 穿刺针。新生儿和年幼的婴儿不需要导引器。

(3)儿童的韧带柔软,硬膜外穿刺的突破感不明显。

(4)间断地移除管芯以检查脑脊液的流出。开始流出的脑脊液部分可能带有血丝,当脑脊液变得清澈而持续流出时再注入药液。

(5)给新生儿和小的婴幼儿注药时,使用1mL注射器(结核菌素试验用的刻度清晰的注射器)缓慢地注药。经验是注药时间为15~20秒,以避免微气泡迅速释出作用而导致的难以接受的高平面的运动神经阻滞。

(6)蛛网膜下隙阻滞完成后,应避免抬高下肢,保持躯干部分低于头部,以防止局部麻醉药向头部扩散,在放回吸水垫的过程中这一点特别重要,吸水垫通常能够对新生儿及小婴儿的背部起到固定作用。

34.5 局部麻醉药

许多用于儿童蛛网膜下隙阻滞的药物用于不同外科手术时需要不同的药物剂量,这些药物可以单独应用,还可结合镇静和全身麻醉。可用于儿童的鞘内药物包括布比卡因、丁卡因、利多卡因、罗哌卡因和左旋布比卡因;佐剂包括吗啡、芬太尼、可乐定、肾上腺素、新斯的明和葡萄糖。

普遍用于儿童椎管内麻醉的局部麻醉药物是布比卡因和丁卡因。一般来说腰麻给予0.4~1mg/kg的丁卡因和布比卡因可以很好地满足手术需要。在儿童中用药更倾向于每千克体重大剂量给药,但是只要谨慎地实施麻醉,全脊麻的风险是极低的。在我们的指南中,首选药物是0.5%的不含防腐剂的普通布比卡因,体重≤5kg的新生儿及婴幼儿使用不含防腐剂的1mg/kg(0.2mL/kg)0.5%普通布比卡因可以有效地提供长达60分钟的腹股沟疝修补外科手术的麻醉。然而,这类麻醉药物在新生儿及婴幼儿的阶段使用的数据有限。通用指南推荐使用以下剂量:

• 2个月~12岁的儿童使用0.5 % 布比卡因0.3~0.5mg/kg。

• 12周到2岁的儿童使用高比重盐酸丁卡因0.3~0.4mg/kg。

• 2岁以上的儿童使用高比重盐酸丁卡因0.2~0.3mg/kg 。

34.5.1 佐剂

对≤5kg的新生儿及婴幼儿实施腰麻,在布比卡因(1mg/kg)中加入可乐定(1μg/kg)的药效几乎是单独使用局部麻醉药的药效的两倍[18]。在这个年龄阶段,增加椎管内可乐定的浓度至2μg/kg,也不能减少术中血压一过性下降的倾向,也不能增强手术术后的镇静。

已经证实椎管内使用(5~10mg/kg)咖啡因可以防止术后呼吸暂停的可能,尤其是在复合使用可乐定的腰麻[18,19]。

在延长腰麻阻滞的时间方面,使用肾上腺素冲刷结核菌素注射器比鞘内使用标准剂量的肾上腺素(比如1:100 000稀释后的肾上腺素0.01mL/kg) 更有优势。

与电解质溶液相比,混有葡萄糖的重比重溶液并不能延长儿童腰麻的持续时间。

表34.1总结了局部麻醉药物及佐剂推荐使用剂量。

34.6 阻滞平面的评估

(1)评估患者感觉和运动的阻滞平面也是一项挑战,特别是对新生儿、幼儿和镇静中的患者。

(2)针对婴幼儿可以通过观察对寒冷刺激的反应(比如,包在手套里的冰块或者酒精棉球)。

(3)Bromage评分(见表34.2)[20]可作为一项金标准,经常用于大于2岁的儿童。

(4)注意当阻滞平面快速上升时,可以将患者置于头高位,以防止局部麻醉药进一步向头侧扩散。

34.7 并发症

(1)最常见的并发症包括多次穿刺,感觉运动阻

表34.1 局部麻醉药及佐剂在腰麻中的剂量

局部麻醉药物溶液	
布比卡因	0.3~1mg/kg
丁卡因	0.4~1mg/kg
佐剂	
肾上腺素冲刷	
可乐定	1μg/kg
吗啡	5μg/kg 一般儿童手术的术后镇痛(如脊柱侧弯矫正术)
	10μg/kg 术后需要机械通气的心脏外科手术

表 34.2　针对脊髓阻滞平面评估的 Bromage 评分表

分级	标准	阻滞的程度
Ⅰ	下肢可以自主活动	无，0%
Ⅱ	仅可以屈膝，双脚自主活动	部分，33%
Ⅲ	不能屈膝，但双脚可以自主活动	几乎完全，66%
Ⅳ	腿和脚不能动	完全，100%

滞失败需追加麻醉药物，阻滞时间不够手术时间。

(2)比较少见的并发症有出血血肿、感染、过敏反应、局部麻醉药中毒、心血管并发症及神经损伤。还有使用丁卡因出现的高铁血红蛋白血症的风险。

(3)尽管还有硬膜穿刺后头痛和短暂神经根症状这些并发症，但在儿童中并不常见。

34.8 超声引导蛛网膜下隙阻滞的近期文献

尽管关于在儿童实施蛛网膜下隙阻滞时使用超声引导的文献比较少，但这项具有里程碑意义的技术一直成功地应用于儿童。然而，正如上面所讨论的，超声在识别神经结构和证实可能存在的解剖异常中存在着潜在价值。Koo 等[21]表明超声可用于合并泌尿生殖系统畸形的儿童以确诊其是否存在隐性脊柱裂。Chin 和 Perlas[22]也在报道中进一步讨论了可以在手术前使用超声扫描后再进行阻滞。

34.9 病例分析

病例分析：蛛网膜下隙阻滞(A.Spencer 提供)

有一个 56 天的婴儿是胎龄 30 周早产的三胞胎之一，现在需要行双侧腹股沟疝修补术。出生时体重 2.48kg。出生后由于窒息和心动过缓以及饮食问题在新生儿监护室住了 5 周，最后在 36 周时出院回家。目前没有发现药物过敏，除了日常服用铁剂和维生素外没有服用其他药物。蛛网膜下隙阻滞实施前 30 分钟，将 Ametop 凝胶(4%丁卡因)涂抹于 L3–L5 腰椎水平并覆盖上一 Tegaderm®敷料。在七氟烷(4%)全身麻醉诱导后，将患儿摆置左侧卧位，由一名手术室护士固定其体位，将敷料去除，擦去多余凝胶，皮肤用 2%葡萄糖酸氯己定和 70%异丙醇擦拭。线阵探头(10~13MHz)以旁正中纵向观扫查患者的脊柱(图 34.3)。这可以完成脊柱棘突评估、腰椎节段定位、硬脊膜和脊髓深度的评估及脊髓圆锥的终点定位。腰骶部的超声图像用来标记低于圆锥的进针最低位置。使用 2.5cm 长 25G 的腰椎穿刺针穿破硬脊膜，见脑脊液后，将 0.2mL/kg(总容量 0.5mL)的 0.5%的无防腐剂的布比卡因缓慢注射，注射时间不少于 20 秒。阻滞效果可达 70 分钟，手术大概需要 50 分钟。

对乙酰氨基酚 15mg/kg 口服液在术前服用，术后 48 小时内每 6 小时服 1 次。术后 30 分钟患者没有任何不适。但由于其低龄早产且有心动过缓和窒息的病史，患儿术后在儿科特护病房度过了 24 小时。在留观期间患者平稳，术后第二天出院回家。

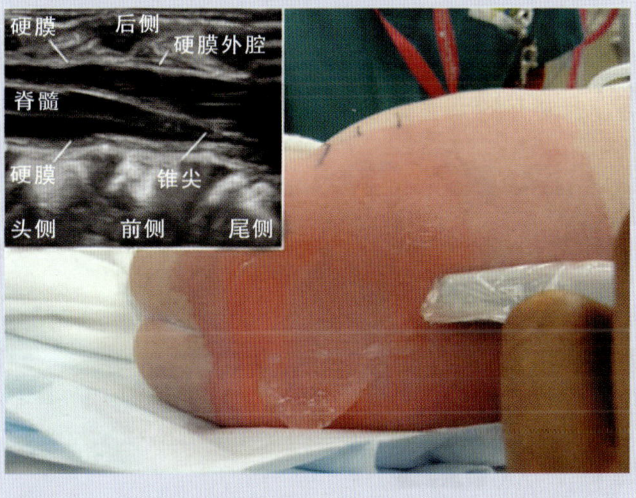

图 34.3　婴儿神经结构的旁正中纵向扫描(详见“病例分析”)。

(张建峰　译　周金锋　梅伟　校)

参考文献

1. Frawley G, Ingelmo P. Spinal anaesthesia in the neonate. Best Pract Res Clin Anaesthesiol. 2010;24(3):337–51.
2. Bainbridge WS. A report of twelve operations on infants and young children using spinal analgesia. Arch Pediatr. 1901;18:570–4.
3. Gray HT. A study of spinal anaesthesia in children and infants. Lancet. 1909;2:913–7.
4. Abajian JC, Mellish RW, Browne AF, Perkins FM, Lambert DH, Mazuzan Jr JE. Spinal anesthesia for surgery in the high-risk infant. Anesth Analg. 1984;63:359–62.
5. Kesler H, Dias M, Kalapos P. Termination of the normal conus medullaris in children: a whole-spine magnetic resonance imaging study. Neruosurg Focus. 2007;23:E7.

6. Arthurs MM, Zubier M, Tooley J, Kelsall W. Ultrasonographic determination of neonatal spinal canal depth. Arch Dis Child Fetal Neonatal Ed. 2008;93:F451–4.
7. Bonadio W, Smith D, Metrou M, et al. Estimating lumbar-puncture depth in children. N Engl J Med. 1988;319:952–3.
8. Shenkman Z, Rathaus V, Jedeikin R, et al. The distance from the skin to the subarachnoid space can be predicted in premature and former-premature infants. Can J Anaesth. 2004;51:160–2.
9. Cote CJ, Lerman J, Todres ID. A practice of anesthesia for infants and children. Saunders, Elsevier: Philadelphia; 2009. Chapter 42 regional anesthesia, p. 877.
10. Cote CJ, Zaslavsky A, Downes JJ, Kurth CD, Welborn LG, Warner LO, Malviya SV. Postoperative apnea in former preterm infants after inguinal herniorrhaphy. A combined analysis. Anesthesiology. 1995;82:809–22.
11. Tobias JD. Spinal anaesthesia in infants and children. Pediatr Anesth. 2000;10:5–16.
12. Andrew M, Paes B, Milner R, Johnston M, Mitchell L, Tollefsen DM, Castle V, Powers P. Development of the human coagulation system in the healthy premature infant. Blood. 1988;72:1651–7.
13. De Saint Blanquat L, Simon L, Laplace C, Egu JF, Hamza J. Preoperative coagulation tests in former preterm infants undergoing spinal anaesthesia. Pediatr Anesth. 2002;12(4):304–7.
14. Tsui B, Leipoldt C, Desai S. Color flow Doppler ultrasonography can distinguish caudal epidural injection from intrathecal injection. Anesth Analg. 2013;116(6):1376–9.
15. Tsui BC, Wagner AM, Cunningham K, Perry S, Desai S, Seal R. Can continuous low current electrical stimulation distinguish insulated needle position in the epidural and intrathecal spaces in pediatric patients? Pediatr Anesth. 2005;15(11):959–63.
16. Kokki H, Heikkinen M, Turunen M, et al. Needle design does not affect the success rate of spinal anaesthesia or the incidence of postpuncture complications in children. Acta Anaesthesiol Scand. 2000;44:210–3.
17. Kokki H, Salonvaara M, Herrgard E, Onen P. Postdural puncture headache is not an age-related symptom in children: a prospective, open-randomized, parallel group study comparing a 22-gauge Quincke with a 22-gauge Whitacre needle. Pediatr Anesth. 1999;9:429–34.
18. Rochette A, Raux O, Troncin R, Dadure C, Verdier R, Capdevilla X. Clonidine prolongs spinal anesthesia in newborns: a prospective dose-ranging study. Anesth Analg. 2004;98(1):56–9.
19. Henderson-Smart DJ, Steer PA. Prophylactic caffeine to prevent postoperative apnoea following general anaesthesia in preterm infants. Cochrane Database Syst Rev. 2001;4:CD000048.
20. Bromage PR. A comparison of the hydrochloride and carbon dioxide salts of lidocaine and prilocaine in epidural analgesia. Acta Anaesthesiol Scand Suppl. 1965;16:55–69.
21. Koo BN, Hong JY, Song HT, Kim JM, Kil HK. Ultrasonography reveals a high prevalence of lower spinal dysraphism in children with urogenital anomalies. Acta Anaesthesiol Scand. 2012;56:624–8.
22. Chin KJ, Perlas A. Ultrasonography of the lumbar spine for neuraxial and lumbar plexus blocks. Curr Opin Anaesthesiol. 2011;24:567–72.

推荐读物

Dalens BJ. Spinal anesthesia. In: Dalens BJ, editor. Pediatric regional anesthesia. Boca Raton: CRC Press; 1990. p. 417–35.

Ganesh A, Kim A, Casale P, Cucchiaro G. Low-dose intrathecal morphine for postoperative analgesia in children. Anesth Analg. 2007;104:271–6.

López T, Sánchez FJ, Garzón JC, Muriel C. Spinal anesthesia in pediatric patients. Minerva Anestesiol. 2012;78:78–87.

Suresh S, Polaner DM, Cote CJ. Regional Anesthesia. In: Cote CJ, Lerman J, Anderson BJ, Eds. 5th ed. Philadelphia: WB Saunders; 2013. p. 835–79.

Puncuh F, Lampugnani E, Kokki H. Use of spinal anaesthesia in paediatric patients: a single centre experience with 1132 cases. Pediatr Anesth. 2004;14:564–7.

Rowney DA, Doyle E. Epidural and subarachnoid blockade in children. Anaesthesia. 1998;53:980–1001.

Saint-Maurice C. Spinal anesthesia. In: Dalens B, editor. Regional anesthesia in infants, children, and adolescents. Philadelphia: Lippincott Williams & Wilkins; 1995. p. 261–73.

Troncin R, Dadure C. Paediatric spinal anaesthesia. Update Anaesth. 2009;25:20–4.

索 引

Z

其他